DEUTSCHE DEMOKRATISCHE REPUBLIK
DEUTSCHE AKADEMIE DER LANDWIRTSCHAFTSWISSENSCHAFTEN ZU BERLIN
INSTITUT FÜR LANDWIRTSCHAFTLICHE INFORMATION UND DOKUMENTATION

Landwirtschaftliches Zentralblatt

ABTEILUNG IV

VETERINÄRMEDIZIN

8. JAHRGANG

1963

AKADEMIE-VERLAG · BERLIN

LZ. IV VETERINÄRMEDIZIN · JG. 1963 · NR. 6 · SEITE 1121—1344 · BERLIN · JUNI 1963

LANDWIRTSCHAFTLICHES ZENTRALBLATT

ABTEILUNG VETERINÄRMEDIZIN

INHALTSVERZEICHNIS

NAMENVERZEICHNIS

Seitenzahl in [Klammer] bedeutet Bibliographie, mit Stern * bedeutet Buchbesprechung

LANDWIRTSCHAFTLICHES ZENTRALBLATT
ABTEILUNG VETERINÄRMEDIZIN

1963 NR. 6 JUNI

I. ALLGEMEINES

Schützler, G.; Berlin-Dahlem. **200 Jahre tierärztliche Lehranstalt in Lyon.** Berliner Münchener tierärztl. Wschr. **75** (1962) Nr. 9. S. 161–162. 20.

Haucke, W.; Rostock. **Die Fachschule für Veterinärmedizin in Rostock.** Mh. Veterinärmed. **17** (1962) Nr. 12. S. 503–505.
In der 1954 neu errichteten Fachschule für Veterinärmedizin in Rostock wurden anfangs, und zwar bis 1956, in dreimonatigen Lehrgängen über 400 LPG -und VEG-Angehörige zu Tiergesundheitshelfern ausgebildet. Sie konnten sich jedoch nicht durchsetzen, da ihre Bindung zum Veterinärwesen zu locker und ihre Fachkenntnisse nur oberflächlich waren. Die Entwicklung des staatlichen Veterinärwesens machte es notwendig und möglich, beim Vorliegen der erforderlichen Voraussetzungen, Veterinärtechniker über ein zweijähriges Direktstudium auszubilden. Die theoretische Ausbildung erfährt durch praktische Übungen die notwendige Ergänzung (Tierklinik, Schlachthof, Lebensmittelbetriebe, LPG). Von 1958–1960 entstand ein modernes Schul- und Laborgebäude, das auch die Möglichkeit zur Ausbildung von vet.-med.-technichen Assistenten bietet. Dieser zentralen Ausbildungsstätte für sämtliche mittleren Kader des Veterinärwesen wurde die ehemalige Fachschule für Landwirtschaft in Beichlingen als Außenstelle der Rostocker Fachschule angegliedert, die jetzt in Halbjahrslehrgängen Veterinärhelfer ausbildet. Die Fachschule in Rostock hat folgende Fächer auf ihrem Programm: Gesellschaftswissenschaft, Sozialistisches Recht, Sport, Physik, Chemie, Photographie, Arbeitsschutz, Anatomie, Physiologie, Pathologie, Hygiene, Staatsveterinärkunde, Histologie, Hämatologie, klinische Chemie, Bakteriologie, Parasitologie, Röntgenologie, Milch- und Lebensmittelkunde. Das Dozentenkollektiv besteht aus 5 Tierärzten, 1 Diplomlandwirt, 1 Gesellschaftswissenschaftler und 6 Gastdozenten. Die Fachschule verfügt über 100 Internatsplätze. H. Rauch. 20.

Anonym. Compte rendu de la trentième Session générale du Comité de l'Office. **(Berichterstattung über die 30. Ausschußsitzung des OIE.)** Bull. Office int. Épizooties **58** (1962) Session Générale du Comité de l'Office Nr. 30. S. 1–1459.
Teil I enthält Berichte über Paratuberkulose, Listeriose, (G. Schoop), Theileriose, infektiöse Pneumonie der Schweine, Fasciolose der Rinder und Schafe, Arbor-Viren bei Haustieren in Afrika übertragen durch Arthropoden, Salmonellosen und ihre Bedeutung für das öffentliche Gesundheitswesen (E. Bulling, E. H. Kampelmacher, L. Polak und I. Kral) und über epizootische Erkrankungen und ihre Bekämpfung (K. R. Störiko, A. A. Boiko). In Teil II folgen Mitteilungen über die Bekämpfung der Geflügelpest (Newcastle Disease), der afrikanischen Pferdesterbe, der afrikanischen Schweinepest, über Dermatomykosen in Jugoslawien, über die Weltverbreitung der Echinococcose-Hydatidose und zur Frage der Gefriertechnik und Kältewirtschaft bzw.-wissenschaft im tierärztlichen Interesenbereich. In Teil III sind die Protokolle der abgehaltenen Sitzungen, in Teil IV die gefaßten Beschlüsse enthalten. Teil V bringt die Berichte der ständigen Kommissionen des OIE

betr. MKS, Anwendung biologischer Präparate, Erkrankungen durch Anaërobier, Bienenkrankheiten, Tenazität von Viren im Fleisch u. a. m. Auf S. 1117ff. ist die Tagesordnung der 31. Ausschußsitzung des OIE vom 13.–18. Mai 1963 in Paris ersichtlich. K. Reinhardt. 80.

Frenkel, H. S.; Amsterdam, Centr. Diergeneeskund. Inst. De dierenarts in het onderwijs en het onderzoek. **(Der Tierarzt im Unterricht und in der Prüfung.)** Tijdschr. Diergeneeskunde 87 (1962) Nr. 1. Jubileum Aflevering S. 11–17. K. Reinhardt. 100.

Pritchard, W. R.; Ames, Iowa State Univ., Coll. of Veterin. Med., Veterin. Med. Res. Inst. A proposal for a change in veterinary education to better meet the needs of a changing profession. **(Ein Vorschlag zur Abänderung des tierärztlichen Studiums, um den Bedürfnissen eines sich wandelnden Berufes besser zu entsprechen.)** J. Amer. veterin. med. Assoc. **140** (1962) Nr. 12. S. 1298–1303. K. Reinhardt. 100.

Reuter, H.; Jena. **Der Tierarzt in der sozialistischen Landwirtschaft.** Mh. Veterinärmed. **17** (1962) Nr. 12. S. 481–482.
Die seit dem 1. 1. 62 ausschließlich in staatlichen Tierarztpraxen arbeitenden Tierärzte des Kreises Jena beschlossen einen Arbeitsplan. Darin stehen neben den kurativen Verrichtungen die prophylaktischen im Vordergrund. Die Tierärzte wollen verstärkt auf die Stallbauten Einfluß nehmen. Fortbildungsmöglichkeiten sollen maximal genützt werden. Die Teilnahme an Produktionsberatungen der LPG und die Unterstützung bei der Qualifizierung der Genossenschaftsmitglieder rückt mehr in den Aufgabenbereich der Tierärzte. Der Auswertung zuchthygienischer Untersuchungen in den Rinderbeständen wird vorrangige Bedeutung beigemessen. Dabei übernahm jeder Tierarzt die spezielle Betreuung einer LPG, die hinsichtlich Zuchthygiene mit Schwierigkeiten zu kämpfen hat. H. Rauch. 100.

Vuuren, H. van und Schalk, P. van; Breda, Rotterdam. De dierenarts in het leger. **(Der Tierarzt beim Heere.)** Tijdschr. Diergeneeskunde 87 (1962) Nr. 1. Jubileum Aflevering S. 25–26. K. Reinhardt. 100.

Karten, Dave. The sky's the limit ..... for AF-Veterinarians. DVM's paving man's road to the moon. **(Der Himmel ist die Grenze...... für die Tierärzte der Luftstreitkräfte. Tierärzte bahnen dem Menschen den Weg zum Mond.)** Calif. Veterinarian 18 (1962) Nr. 4. S. 10–12. 21. 24. — 2 Abb.
Vf. berichtet über die Aufgaben der Tierärzte in den Luftstreitkräften der US-Armee. Es wird besonders die Tätigkeit im Forschungsprogramm der Weltraumflüge hervorgehoben. Die Tierärzte legen die Tierversuche in Zusammenarbeit mit den Raketentechnikern fest. Sie wählen die Tiere aus, sorgen für ihre gute Kondition und überprüfen, ob nicht Krankheiten der Tiere die Versuche gefährden. Ferner legen sie die Nahrung nach vorheriger Testung fest. Sie helfen bei der Konstruktion der Käfige und sonstiger Apparate. Insgesamt achten sie bei der Durchführung der Tierversuche auf die Einhaltung der Tierschutzbestimmungen. Neben dieser besonderen Tätigkeit sind die Tierärzte nach Mitt. des Vf. als Mitglieder des Medizinischen Dienstes der Luftstreitkräfte in die Lebensmittelüberwachung sowie bei der Festlegung der Verpflegung routinemäßig tätig. Sie beteiligen sich an medizinischen Forschungsprogrammen und sind vor allem in die präventive Tätigkeit zur Gesunderhaltung des Flugpersonals eingeschaltet. Ferner leisten sie wichtige Hilfe für die regierungseigenen Tiere, insbesondere für die Wachhunde der Luftstreitkräfte. So hatte die Zunahme der Zahl der Wachhunde auch die Erhöhung des Veterinärpersonals zur Folge. Zur Zeit sind mehr als 300 Veterinäroffiziere und 700 Hilfskräfte im Veterinärkorps der Luftstreitkräfte tätig. In Zusammenarbeit mit den Ländern, in denen ameri-

kanische Truppen stationiert sind, leiten sie Maßnahmen vor allem gegen die Verbreitung der Zoonosen ein. G. Mehlhorn. 100.

Pogrebskij, Viktor Nikolaevič. **Novoe v veterinarii.** (Neues in der Veterinärmedizin.) Moskva: Izd. „Znanie". 1962. (39 S.) 8°. (SR 168, 15)
Naukovi praci. Ukraïnśkyj naukovo-doslidnyj instytut eksperymental'noï veterynariï. (Wissenschaftliche Arbeiten. Ukrainisches Forschungsinstitut für Experimentelle Veterinärmedizin. Bd. 26.) Hrsg.: Ukr. akad. sil'śkogosp. nauk. Kyïv: Vyd. UASGN. 1960. (ukrain.) 4°. (ZB 558)
Trabajos presentados a la IV convención nacional de médicos veterinarios. Santiago (Chile): Universidad de Chile. 1961. (57 S.) 4°. (1962 B 201)

II. ANATOMIE, HISTOLOGIE, EMBRYOLOGIE

Jipp, Peter; Kiel, Univ., Pathol. Inst. **Zur Technik der makroskopisch-präparativen Darstellung des atrioventrikulären Verbindungsbündels.** Zbl. allg. Pathol. pathol. Anatom. **104** (1962) Nr. 1/2. S. 6–10. – 2 Abb., 10 Lit.
Das Reizleitungssystem ist seit seiner Entdeckung von His jun. 1893 bis heute infolge technischer Schwierigkeiten noch nicht befriedigend präparativ dargestellt worden. Die Präparation gelingt an reduzierten Herzen kachektischer Menschen nach 24–48stündiger Formalinfixierung, wenn der Stamm des Hisschen Bündels zunächst in der Pars membranacea septi ventriculorum aufgesucht wird. Der bindegewebig umscheidete Stamm wird von seiner Hülle befreit und der linke Ast verfolgt, wozu sich die Beseitigung des Endocards erforderlich macht. Im Gegensatz zu dem nur sehr schwer darstellbaren linken Schenkel ist der rechte leichter zu präparieren. Der Aschoff-Tawara-Knoten läßt sich bei Verfolgung des Stammes in Richtung auf den Sinus coronarius in der Vorhofmuskulatur auffinden.
C.-H. Becker. 230.

Kühn, H.; Leipzig, Karl-Marx-Univ., Veterin.-Anatom. Inst. **Zur topographischen Anatomie der Liquorpunktionsstellen beim Schafe.** Mh. Veterinärmed. **17** (1962) Nr. 21. S. 842–846. – 4 Abb., 28 Lit.
An 25 Merinofleischschafen wurden topographisch-anatomische Untersuchunsuchungen an der Einstichstelle zur Occipital- und Lumbalpunktion vorgenommen. Nach den Untersuchungen des Vf. beträgt der Abstand der liquorführenden Räume von der äußeren Haut bei Beugehaltung des Kopfes durchschnittlich 3,5 cm. Diese Angaben variieren entsprechend dem Geschlecht, der Rasse und dem Ernährungszustand der Tiere. Die Cisterna cerebellomedullaris, aus der der Liquor bei der Occipitalpunktion entnommen wird, reicht vom Os occipitale, dessen Pars nuchalis knapp die Hälfte der Zisterne bedeckt, bis zur kranialen Begrenzung des dorsalen Atlasbogens; ihre Länge beträgt etwa 2,5 cm, die Breite etwa 2,2 cm, wobei diese kaudalwärts kontinuierlich abnimmt. Durch starkes Abbeugen des Kopfes vergrößert sich die Zisterne in allen Dimensionen. An der Einstichstelle zur Lumbalpunktion in Höhe des Foramen lumbosacrale beträgt der Abstand von der äußeren Haut bis zum Cavum subarachnoideale etwa 2,8 cm. Das Cavum subarachnoideale ist in dieser Höhe relativ eng und viel weniger geräumig als am Orte der Occipitalpunktion. Das Foramen lumbosacrale, durch das die Punktionsnadel in den Wirbelkanal eindringen soll, stellt ein zur Medianebene quergestelltes Oval dar, dessen größte transversal verlaufende Achse im Mittel 1,9 cm mißt und dessen maximaler Längsdurchmesser etwa 0,9 cm beträgt. Auf die Komplikationsmöglichkeiten der Liquorpunktion wird hingewiesen. R. Berg. 300.

Grützmacher, Edith; Berlin, Humboldt-Univ., Veterinärmed. Fak., Inst. für Veterin.-Anatomy. **Die Anatomie des äußeren Gehörgangs im Hinblick auf die Otitis-Operation.** Diss. Berlin **1962** 80 S. – 58 Abb., 45 Lit.
An 17 Hunderassen wurden mit Hilfe von Metallausgüssen, Röntgenaufnahmen und Volumenmessungen Untersuchungen über den äußeren Gehörgang

angestellt. Dabei haben sich rassenmäßige Unterschiede in den einzelnen Gehörgangsabschnitten ergeben. Beziehungen der Länge des Gehörganges, der Ausbildung der Abdrücke von der löffelförmigen Platte und von den einzelnen Ringfurchen zur Ohrstellung und Häufigkeit der Otitis-Erkrankung wurden jedoch nicht gefunden. Sicher nachweisbar ließen sich hingegen aber aus den Ergebnissen der Volumenmessung des lateralen Gehörgangsabschnittes Schlüsse über das Auftreten der Otitis-Erkrankung ziehen. So erkranken Hunderassen mit einem wenig geräumigen Anfangsteil des Gehörgangs häufiger an einer Otitis externa als solche mit einem weiten Gehörgangsbeginn. Die Ohrstellung spielt dabei eine untergeordnete Rolle. Ist jedoch ein enger Gehörgangseingang mit Hängeohren verbunden, wie dies bei den Langhaardackeln der Fall ist, so wird dadurch die Empfänglichkeit für eine Otitis externa stark erhöht. E. Wiesner. 300.

Luktuke, S. N. und Rao, A. S. P.; Izatnagar, Uttar Pradesh, Indian Veterin. Res. Inst. Studies on the biometry of the reproductive tract of the buffalo-cow. **(Untersuchungen einiger Maße der Fortpflanzungsorgane der Büffelkuh.)** Indian J. veterin. Sci. Animal Husbandry **32** (1962) Nr. 2. S. 106–111. E. Wiesner. 465.

Münter, Ursula; Hannover, Tierärztl. Hochschule, Anatom. Inst. **Arterien der Körperwand des Schafes.** Diss. Hannover **1962** 33 S. – 3 Abb., 30 Lit.

Nach einem kurzen einleitenden Überblick über das arterielle Gefäßsystem der Körperwand werden der Truncus brachiocephalicus communis, die Aorta thoracica und die Aorta abdominalis mit ihren Abzweigungen beschrieben. Dabei werden in der üblichen Weise der Ursprung, der Verlauf und die Lagebeziehungen der einzelnen Gefäße behandelt. Zusammenfassend gibt ein Schema einen Überblick über den Aufzweigungsmodus des an der Blutversorgung der Körperwand beteiligten Gefäßsystems. A. Smollich. 510.

Rauhut, Dorothea; Hannover, Tierärztl. Hochschule, Anatom. Inst. **Venen der Körperwand der kleinen Wiederkäuer: Ziege und Schaf.** Diss. Hannover **1962** 53 S. – 3 Abb., 20 Lit.

Die Venen der Körperwand werden in 3 Abschnitten dargestellt (1. V. cava cranialis, 2. V. azygos sinistra, 3. V. cava caudalis). Im einzelnen werden Ursprung, Verlauf und Topik der Gefäße beschrieben. Eine schematische Übersicht über den Aufzweigungsmodus der Venen beschließt die Arbeit. A. Smollich. 510.

Nickel, Wolfgang; Hannover, Tierärztl. Hochschule, Anatom. Inst. **Arterien und Venen der Vordergliedmaße der Ziege.** Diss. Hannover **1962** 49 S. – 6 Abb., 10 Lit.

Die Blutgefäße der Schultergliedmaße werden im Hinblick auf ihren Ursprung, ihren Verlauf und die topischen Verhältnisse abgehandelt. Durch jeweils ein Schema wird der Aufzweigungsmodus der A. axillaris bzw. der V. cephalica humeri und der V. axillaris veranschaulicht. A. Smollich. 510.

Freytag, Klaus; Hannover, Tierärztl. Hochschule, Anatom. Inst. **Arterien und Venen der Beckengliedmaße des Schafes.** Diss. Hannover **1962** 67 S. – 6 Abb., 20 Lit.

Neben den Gefäßen der Beckengliedmaße wird auch die Blutversorgung des letzten Lumbalsegments, des Kreuzbeinbereiches und des Schwanzes beschrieben. Die Gefäße der Geschlechtsorgane und der Milchdrüse finden nur so weit Berücksichtigung, als sie topographisch zum Beckenbereich gehören. Grundsätzlich wird festgestellt, daß fast alle Venen die gleichnamigen Arterien begleiten. Ausnahmen von dieser Regel bilden die Endaufzweigung der V. cava caudalis, die Venen des Geschlechtsapparates, die V. saphena parva sowie die Venen des Fußbereiches. Der Aufzweigungs-

modus des arteriellen und des venösen Gefäßsystems wird in Form der üblichen Schemata in übersichtlicher Weise zusammengefaßt.
A. Smollich. 510.

Flax, Martin H. und Caulfield, James B.; Boston, Mass., Harvard Med. School, Gen. Hospital, Dep. of Pathol., Edwin S. Webster Memorial Lab. Use of methacrylate embedding in light microscopy. **(Verwendung der Methacrylat-Einbettung in der Lichtmikroskopie.)** Arch. Pathol. **74** (1962) Nr. 4. S. 387–395. – 15 Abb., 26 Lit.
Nach gewöhnlicher Fixation in 10%igem Formalin und nachfolgender OsO_4-Behandlung können nach Einbettung in Methacrylat 0,5 bis 2 μ dünne Schnitte mit dem Ultramikrotom oder auch mit den üblichen Stahlmesser-Mikrotomen hergestellt werden. Derartige Schnitte sind denen von paraffiniertem Material überlegen, außerdem ist so vorbehandeltes Gewebe sowohl für das Elektronen- als auch für das Lichtmikroskop geeignet. Die Schrumpfungs- und Verzerrungseffekte sind geringer als nach der Paraffin- oder Zelloidineinbettung. Neben anderen Färbungen empfiehlt sich besonders die Giemsafärbung.
C.-H. Becker. 710.

Rey, Louis; Dijon, Fac. des Sci. De la conservation de la vie par congélation à la technique de lyophilisation. **(Über die Konservierung von Leben durch Gefrieren bei der Technik der Gefriertrocknung.)** Bull. Soc. franç. Physiol. végétale **7** (1961) Nr. 4. S. 155–172. – 4 Abb., 29 Lit.
Gewebe von Warmblütern, z. B. isolierte Herzen von Hühnerembryonen, kann man durch Behandlung mit Glycerin und extrem schneller Abkühlung oder sehr langsamer, kombiniert mit schnellster Erwärmung, resistent gegen Temperaturen von –190 °C machen. Gefriertrocknung überleben solche Präparate nicht, im besonderen deshalb, weil das Glycerin nicht verdunstet. Ohne Glycerin kann Gefriertrocknung bekanntlich von manchen Mikroorganismen überlebt werden. Vf. erwartet, daß es gelingen wird, mit Hilfe anderer Schutzstoffe anstelle des Glycerins auch Gewebe höherer Pflanzen und Tiere in einen Zustand zu bringen, in dem sie Gefriertrocknung überleben.
G. Kretschmer. 710.

Korb, G. und David, H.; Berlin, Humboldt-Univ., Pathol. Inst.; Charité, Rudolf-Virchow-Haus. **Zur fluoreszenzmikroskopischen Darstellung der Mitochondrien im Herzmuskel.** Z. mikroskop.-anatom. Forsch. **69** (1962) Nr. 1. S. 121–126. – 5 Abb., 5 Lit.
Nach Färbung mit einer gepufferten Coriphosphinlösung lassen sich im Herzmuskel mit dem Fluoreszenzmikroskop kleine goldgelbe Granula erkennen. Nach der von Cleland und Slater (vgl. Biochem. J. **53** [1953] S. 547–556.) angegebenen Methode ist es durch Zentrifugieren möglich, Mitochondrien aus dem Rattenherzmuskel zu isolieren. An Aufschwemmungen und Ausstrichen dieser Zentrifugate konnte durch elektronenoptische Kontrolluntersuchungen der Beweis erbracht werden, daß die fluoreszenzmikroskopisch nachweisbaren Granula in der Herzmuskulatur mit den Mitochondrien identisch sind.
G. Michel. 730.

Lindner, D.; Berlin, Humboldt-Univ., Inst. für Veterin.-Anatomie, Abt. Histol. **Zur Diplasmazität der Fibroblasten des lockeren Bindegewebes.** Z. mikroskop.-anatom. Forsch. **69** (1962) Nr. 1. S. 82–87. – 5 Abb., 25 Lit.
Die erstmals von Jaswoin (vgl. Z. mikrosk.-anat. Forsch. **15** [1928] S. 107 bis 156.) nachgewiesene Diplasmazität der Fibroblasten fand nach Angabe der Vfn. bisher im deutschen Schrifttum wenig Beachtung. An nach Jaswoin gefärbten Häutchenpräparaten der Subcutis der Regio inguinalis von 25 Rindern und 9 Schafen verschiedener Altersstufen konnte die Diplasmazität der Fibroblasten bestätigt werden. Es findet sich eine diplasmatische und eine monoplasmatische Zellform. Bei der diplasmatischen Form besteht der Zell-

leib aus einem stets homogen und glasig erscheinenden Ektoplasma und einem fein- oder grobwabigen Endoplasma, welches in etwas überfärbten Präparaten dunkler als das Ektoplasma ist. Das Cytoplasma der monoplasmatischen Zellform kann dem Endoplasma der diplasmatischen gleichen oder ganz feinstrukturiert sein. Auf die Beziehungen der Diplasmazität zu den Zellfunktionen und dem Differenzierungsgrad der Fibroblasten wird kurz hingewiesen.
G. Michel. 730.

Knoll, Paul; Hannover, Tierärztl. Hochschule, Inst. für Pathol. **Cytometrische Untersuchungen zur Form- und Volumenveränderung endometrialer Stromazellen beim Rind.** Diss. Hannover **1962** 19 S. — 5 Abb., 1 Tab., 20 Lit.

An 51 Schlachtfärsen wurden die Form- und Volumenveränderungen der endometrialen Stromazellkerne während des uterinen Zyklus beim gesunden Rind untersucht. Aus dem ermittelten kleinen und großen Halbmesser wurde der Formfaktor und das Volumen der Kerne errechnet und statistisch ausgewertet. Das größte Kernvolumen ist annähernd an die Kugelform, das kleine an die Spindelform gebunden. Vom Zeitpunkt der Brunst bis zum 9.—10. Tag des Zyklus steigt das Volumen der Stromazellkerne an. Etwa am 11. Tag, dem Einsetzen der Umbauphase, nimmt das Kernvolumen stark ab, um mit Beginn der frühen Aufbauphase wieder langsam anzusteigen. Die erhebliche Streuung unter den Einzelwerten und die geringe Anzahl der untersuchten Tiere ließen eine statistische Sicherung nicht zu. G. Michel. 730.

Michel, G.; Leipzig, Karl-Marx-Univ., Veterin.-Anatom. Inst. **Zur mikroskopischen Anatomie der Purkinjefasern im Herzen des Schweines und des Hundes.** Mh. Veterinärmed. **17** (1962) Nr. 21. S. 848—850. — 5 Abb., 7 Lit.

Den Untersuchungen liegt ein Material von 5 Hunden und mehreren Schweinen zugrunde. Die vergleichende Betrachtung wurde nur an den spezifischen Herzmuskelfasern der Endausbreitungen der beiden Schenkel des Hisschen Bündels in den Kammern vorgenommen. Die spezifischen Fasern der Purkinjefasernetze in den Kammern des Schweineherzens finden sich subendocardial in Form von einer oder mehreren Lagen, in Vertiefungen dagegen als Faseranhäufungen. Von diesen dringen Bündel von Purkinjefasern zwischen die Arbeitsmuskulatur ein, zweigen sich dort in einzelne Fasern auf, die allmählich in Arbeitsmuskelfasern übergehen. Die Purkinjefasern des Schweines zeigen im Prinzip den für die Huftiere typischen Aufbau. Die spezifischen Fasern in den Purkinjefasernetzen der Kammern des Hundeherzens unterscheiden sich von denen des Schweines durch einen bedeutend geringeren Durchmesser und die ausschließlich subendocardiale Lage. Auf die deutlichen Altersunterschiede im Aussehen der Purkinjefasern beim Hunde wird hingewiesen.
R. Berg. 960.

Chiarini, Claudio Nelson; Ferrara, Univ., Ist. di Anatomia. Ricerche istologiche sulla composizione delle fibre mieliniche del nervo intercarotideo e del nervo aortico nel gatto e nel coniglio. **(Histologische Untersuchungen über die Zusammensetzung der Markscheide des N. intercarotideus und des N. aorticus bei der Katze und dem Kaninchen.)** Arch. ital. Anatom. Embriol. **66** (1961) Nr. 3. S. 294—309. K. Reinhardt. 1030.

O'Rahilly, Ronan; Detroit, Mich., Wayne State Univ., Coll. of Med., Dep. of Anatomy. The development of the sclera and the chorioid in staged chick embryos. **(Die Entwicklung der Sklera und der Chorioidea bei Kükenembryonen verschiedener Entwicklungsstadien.)** Acta Anatom. [Basel] **48** (1962) Nr. 4. S. 335—346. — 16 Abb., 27 Lit.

An Kükenembryonen, die nach den Kriterien von Hamburger und Hamilton (vgl. J. Morph. **88** [1951] S. 49—92.) eingeteilt wurden, untersuchte Vf. an Serienschnitten des Kopfes oder der isolierten Augen die Entwicklung der Sklera und Chorioidea. Beim Stadium 16 (51—56 Std.) läßt sich eine PAS-

positive Membran an der Außenfläche der Augenblase feststellen, die als Anlage der Basalmembran der Chorioidea gedeutet wird. Beim Stadium 20 (70–72 Std.) und 21 (3½ Tage) findet sich außen an dieser Membran eine dünne Gefäßschicht. Eine beim Stadium 24 (4 Tage) auftretende Mesodermverdichtung stellt die Anlage der Sklera dar, während beim Stadium 28 (5½ Tage) erstmals die Anlage des Skleralknorpels beobachtet wird. Die erste Ossifikation wurde beim Stadium 37 (11 Tage) in der Form von 14–16 Skleralknöchelchen festgestellt. Am Schlusse der Arbeit werden die gewonnenen Ergebnisse kurz im Vergleich zur bisherigen Literatur diskutiert.
G. Michel. 1150.

Nejedlý, Josef und *Sláma, Karel.* **Anatómia a fyziologia hospodárskych zvierat.** (Anatomie und Physiologie landwirtschaftlicher Nutztiere.) Bratislava: Slov. vyd pôdohospod. lit. 1962. (198 S.) 8° = Pol'nohospodárske učebnice. Zv. 486. (SR 2720,486)

Unter d. Red. v. *Liozner, L. D.* und *Dobrochotov, V. N.* **Processy regeneracii i kletočnogo razmnoženija u životnych.** (Prozesse der Regeneratoren und der Zellvermehrung bei Tieren.) Moskva: Izd. Moskovskogo univ. 1961. (191 S.) 4°. Rbl. 1,20 = Trudy Moskovskogo obščestva ispytatelej prirody, Moskva Bd. 2. (SR 2894,2)

Šachnazarov, G. M. **Izmenenie rosta i differencirovki v rannem émbriogeneze krolika pod vlijaniem biopreparatov.** (Veränderungen im Wachstum und in der Differenzierung in der frühzeitigen Embryogenese unter dem Einfluß biologischer Präparate.) 4°. = Žurnal obščej biologii, Moskva 22 (1961) Nr. 3.

III. PHYSIOLOGIE, PHYSIOLOGISCHE CHEMIE

Goswami, S. B. und Narain, Prem; Izatnagar, Uttar Pradesh, Indian Veterin. Res. Inst. The effect of air temperature and relative humidity on some physiological indices of buffalo-bulls (Bubalus bubalis). **(Die Wirkung der Lufttemperatur und der relativen Luftfeuchtigkeit auf einige physiologische Werte bei Büffelbullen [Bubalus bubalis].)** Indian J. veterin. Sci. Animal Husbandry **32** (1962) Nr. 2. S. 112–118. E. Wiesner. 1200.

Jackson, Jack E., Breen, Moira und Chen, Chiadao; Chicago, Ill., Northwestern Univ., Med. School., Dep. of Biochem. Fluorometric titration of calcium. **(Die fluorometrische Titration von Calcium.)** J. Lab. clin. Med. **60** (1962) Nr. 4. S. 700–708. – 2 Abb., 5 Tab., 10 Lit.
Es wird eine Methode zur direkten Titration von Ca unter Verwendung von Calcein W als Indikator und EDTA-Na_2 als Komplexbildner beschrieben. Proben von Serum oder Harn mit einem Gehalt von 2–10 μg Ca werden in 0,25 N NaOH titriert, wobei Calcein und Ca-Ionen einen fluoreszierenden Komplex bilden, dessen maximale Anregung bei einer Wellenlänge von 490 mμ und dessen maximale Emission bei einer Wellenlänge von 520 mμ liegt. Die rapide Abnahme der Fluoreszenz, die eintritt, wenn durch Zugabe von EDTA das Ca aus dem Ca-Calcein-Komplex entfernt wird, dient zur Ermittlung des Endpunktes der Titration in einem Fluorometer. Mg und P beeinflussen die fluorometrische Titration nicht, dagegen führt die Anwesenheit von Cu-, Zn-, Fe-Ionen zu geringeren Titrationswerten für Ca, kann aber durch Zugabe von KCN und Triaethanolamin verhindert werden. Die mit dieser Methode bestimmten Ca-Werte befinden sich in guter Übereinstimmung mit den durch die Oxalatfällungsmethode nach Clark und Collip ermittelten Resultaten.
E. Grün. 1220.

Chemnitius, K. H.; Jena, Friedrich-Schiller-Univ., Inst. für Pharmakol.; VEB Jenapharm, Wiss. Lab. **Zur getrennten Gewinnung von Harn und Kot bei Stoffwechselversuchen an Ratten.** Z. Versuchstierkunde 1 (1962) Nr. 6. S. 179–183. 1220.

Wichert, P. v.; Köln-Lindenthal, Univ., Physiol. Inst. **Enzymatische Bestimmung von L-α-Glycerophosphat in normalen und belasteten Warmblüterorganen.** Biochem. Z. **336** (1962) Nr. 1. S. 49. 1220.

Müller, E. R.; Düsseldorf, Med. Akad., Physiol. Inst. **Über die aërobe und anaërobe Stoffwechselkapazität des isolierten Warmblüterherzens.** Pflügers Arch. ges. Physiol. Menschen Tiere **276** (1962) Nr. 1. S. 42–55. 1315.

Cross, Cecil E. und Oblath, Robert W.; Burbank, Calif., St. Joseph Hospital, Dep. of Med. Res. Coronary vasomotor tonus in atherosclerotic dogs. **(Der Coronar-Gefäß-Tonus bei atherosklerotischen Hunden.)** Amer. J. Physiol. **202** (1962) Nr. 4. S. 616–618. – 1 Abb., 2 Tab., 6 Lit.
Im Vergleich zu einer Kontrollgruppe wird bei 5 Hunden, die täglich 750 mg Cholesterin/kg Kgw. und 50 mg Thiouracil/kg Kgw. erhalten, der Coronarkreislauf überprüft. Unter dem Einfluß der angegebenen Versuchsbedingungen verlieren die Coronar-Gefäße die Fähigkeit, ihren Tonus den Zirkulationsveränderungen anzupassen. Die Reaktionsfähigkeit der Coronar-Gefäße verhält sich proportional zu den Atherosklerose-fördernden Versuchsbedingungen. H.-A. Ketz. 1315.

Tumanova, E. I. (Tumanowa, Je. I.) Reakcija serdečno-sosudistoj sistemy i organov dychanija loščadi na fizičeskuju nagruzku v svjazi s različnym kormleniem. **(Einfluß verschiedenartiger Fütterung und Arbeit auf Kreislaufsystem und Atmungsorgane der Pferde.)** Trudy. Vsesojuznyj naučno-issledovatel'skij institut konevodstva, Moskva **23** (1960) S. 206–213. – 5 Tab., 6 Lit. Zus. in Engl.
Es wurde erstmalig die Beeinflussung des Kreislaufsystems und der Atmungsorgane bei jungen Arbeitspferden, die unterschiedliches Futter erhielten (1. Gr.: 5–6% Saftfutter, 46–49% Konzentrate, 2. Gr. 17–20% Saftfutter, 31–37% Konzentrate) in % organischer Substanz untersucht. Es wurde die Pulsfrequenz, die Atmung, der arterielle Blutdruck und die Zeit, in welcher die Indices ihren Anfangswert wieder erreichen, beobachtet. – Ergebnis: Die Verfütterung erhöhter Gaben Saftfutter braucht auf Grund der Untersuchungsergebnisse nach Ansicht des Vf. keine Gefahr hervorzurufen. K. Tzschachmann. 1320.

Matsumoto, Hideto; Sapporo, Japan, Hokkaido Univ., Fac. of Veterin. Med., Dep of Physiol. Study on the slow rhythm found in the pulse and respiration intervals of rabbits. I. On the method of analysis and the maintenance of the slow rhythm. **(Untersuchungen über Langzeitintervalle bei Puls und Atmung von Kaninchen. 1. Mitt. Über die Bestimmungsmethode und die Aufrechterhaltung der Langzeitintervalle.)** Jap. J. veterin. Res. **10** (1962) Nr. 1. S. 19–30. – 8 Abb., 13 Lit. Orig.: engl.
Bei Kaninchen werden Untersuchungen über Langzeitintervalle bei Puls und Atmung infolge bestimmter Körperhaltung durchgeführt. Einzelheiten der Ergebnisse siehe Originalarbeit. H.-A. Ketz. 1320.

Wrba, H., Schreiner, L. und Theimer, W.; München, Univ., Pathol. Inst.; Klin. und Poliklin. für Hals-Nasen-Ohrenkranke. **Der Gehalt an freien Aminosäuren in der Perilymphe des Kaninchenohres.** Klin. Wschr. **40** (1962) Nr. 16. S. 857. – 1 Tab., 2 Lit.
Die nach einer bereits beschriebenen Methode gewonnene Perilymphe von insgesamt 22 Kaninchen wird papierchromatographisch (absteigend, 66 Std. mit Butanol-Eisessig-Wasser 4:1:1 auf Schleicher und Schüll-Papier 2040b M) auf ihren Gehalt an freien Aminosäuren analysiert. In den Fraktionen I und II werden Histidin, Lysin, Arginin, Asparagin-Glycerin, Glutaminsäure, Threonin und Alanin nachgewiesen. Auf Grund der gefundenen Aminosäurezusammensetzung der Perilymphe wird die Herkunft der einzelnen Fraktionen diskutiert. H.-A. Ketz. 1360.

Voigt, K.-D.; Hamburg-Eppendorf, II. Med. Univ.- Klin., Hormonlab. **Zusammensetzung der Cholesterinester in Blut und Lymphe von Ratten.** Biochem. Z. **336** (1962) Nr. 1. S. 1. 1360.

Mielke, H., Rossow, N. und Weidemann, H.; Leipzig, Karl-Marx-Univ., Veterin.-Physiol. Inst.; Med. Tierklin. **Zur Leberphysiologie des Schafes. 1. Mitt. Die Bestimmung der Leberdurchblutung, der hepatischen BSP-Clearance und des Sauerstoffverbrauches im Splanchnicusgebiet.** Arch. exp. Veterinärmed. **16** (1962) Nr. 4. S. 691–704. — 2 Abb., 8 Tab., 32 Lit.
Bei insgesamt 16 Schafen im Alter von 1–4 Jahren wird die Gehirnrindendurchblutung, der Sauerstoffverbrauch im Splanchnicusgebiet und die BSP-Clearance mit Hilfe der BSP-Dauerinfusion und Katheterisierung der V. hepaticae bestimmt. Der Mittelwert für die Leberdurchblutung wird mit 36,6 $\pm$ 2,9 ml $\cdot$ min^{-1} $\cdot$ kg^{-1}, für den Sauerstoffverbrauch mit 1,8 $\pm$ 0,4 ml $\cdot$ min^{-1} $\cdot$ kg^{-1} für die BSP-Clearance mit 10,3 $\pm$ 2 ml $\cdot$ min^{-1} kg^{-1} angegeben. Die ermittelten Werte werden im Vergleich zu bisherigen Befunden diskutiert. H.-A. Ketz. 1366.

Rossow, N. und Mielke, H.; Leipzig, Karl-Marx-Univ., Med. Tierklin.; Veterin.-Physiol. Inst. **Zur Leberphysiologie des Schafes. 2. Mitt. Die Bestimmung indirekter BSP-Eliminationsgrößen (Eliminationskonstante, Halbwertszeit, Totalclearance.)** Arch. exp. Veterinärmed. **16** (1962) Nr. 4. S. 705 bis 709. — 3 Tab., 11 Lit. 1. Mitt. vgl. vorst. Ref.
Bei insgesamt 20 Mutterschafen und Hammeln (42–72 kg Kgw.) und 17 Jungtieren (18–37 kg Kgw.) wird die indirekte BSP-Clearance aus der Eliminätionskonstanten und dem Verteilungsvolumen sowie die Halbwertzeit für BSP nach i. v. Verabreichung von 5 mg BSP/kg Kgw. berechnet. Die totale BSP-Clear ance wird für Mutterschafe und Hammel mit 13,4 $\pm$ 2,4 ml $\cdot$ min^{-1} $\cdot$ kg^{-1} und für Jungtiere mit 18,3 $\pm$ 3,7 ml $\cdot$ min^{-1} $\cdot$ kg^{-1} angegeben. Die ermittelten Ausgangs- und Endwerte werden im Vergleich zu bisherigen Befunden diskutiert. H.-A. Ketz. 1366.

Langendorf, H., Siebert, G., Lorenz, I., Hannover, R. und Beyer, R.; Mainz, Johannes-Gutenberg-Univ., Physiol.-Chem. Inst. **Kationenverteilung in Zellkern und Cytoplasma der Rattenleber.** Biochem. Z. **335** (1961) Nr. 3. S. 273–284. — 5 Tab., 35 Lit.
An aus Rattenlebergeweben isolierten Zellkernen werden Kationenbestimmungen durchgeführt. Im Vergleich zum Zellplasma enthält der Zellkern etwa zwölfmal so viel Natrium, während für Kalium, Magnesium und Calcium zwischen Zellkern und Zellplasma kein charakteristisches Konzentrationsgefälle besteht. Aus den Versuchen wird geschlossen, daß kein aktiver Natriumtransport in den Zellkern erfolgt. H.-A. Ketz. 1366.

Nikitin, V. N. und Šereševskaja, C. M. (Nikitin, W. N. und Schereschewskaja, Z. M.); Charkow, Gorki-Univ., Forsch.-Inst. für Biol., Abt. für Wachstumsphysiol. und -biochemie. Nukleotidnyj sostav ribonukleinovoj i dezoksiribonukleinovoj kislot pečeni životnych raznogo vozrasta. **(Nucleotide Zusammensetzung der Ribonuclein- und Desoxyribonucleinsäuren in den Lebern von Tieren verschiedenen Alters.)** Biochimija, Moskva **26** (1961) Nr. 6. S. 1062–1064.
Es wurde die nucleotide Zusammensetzung der Ribonucleinsäure und Desoxyribonucleinsäure in der Leber bei Tieren im Alter von mehreren Monaten bis zu zwei Jahren untersucht. Als Versuchstiere dienten weiße Ratten. Die Analyse erfolgte papierchromatographisch und elektrophoretisch. Die RNS der Leber junger und alter Tiere gehört zum GC-Typ, während die DNS dem AT-Typ angehört. Summarisch ist die nucleotide Zusammensetzung der RNS und DNS bei jungen und alten Tieren praktisch unverändert. H. John. 1366.

Machiňko, V. I. und Blok, L. N. (Machinko, W. I. und Blok, L. N.); Charkow, Gorki-Univ., Lehrstuhl für Physiol. des Menschen und der Tiere. Nukleotidnyj sostav ribonukleinovoj kisloty pečeni v ėmbriogeneze utki.

(Die nucleotide Zusammensetzung der Ribonucleinsäure der Leber während der Embryogenese bei Enten.) Biochimija, Moskva **26** (1961) Nr. 6. S. 993 bis 1000. — 1 Abb., 2 Tab., 23 Lit. Zus. in Engl.

Es wurde die nucleotide Zusammensetzung der Ribonucleinsäure der Leber bei Entenembryonen vom 13. bis 24. Entwicklungstag und bei erwachsenen Tieren untersucht. Ziel der Arbeit war, die altersbedingte Spezifität der Nucleinsäure zu klären. Die Nucleotide der RNS sind während der Embryogenese in der postembryonalen Phase bis zum Erwachsenenalter keinen Änderungen unterworfen, so daß eine altersbedingte Spezifität abgelehnt werden muß. Der Spezifitätskoeffizient, d.h. das Verhältnis A + U/G + C, beträgt 0,616, während das umgekehrte Verhältnis G + C/A + U – 1,580 beträgt. Folglich gehört die RNS der Entenleber zum Guanyl-Citidyl-Typ. Es konnte ferner festgestellt werden daß der Spezifitätskoeffizient während der Entwicklungsphasen recht konstant bleibt. H. John. 1366.

Rykovskaja, I. A. (Rykowskaja, I. A.); Karaganda, Med. Inst., Lehrstuhl für Biochem. Vlijanie aminazina na sintez cholesterina v pečeni belych krys in vivo i in vitro i ee acetilirujuščuju sposobnost'. **(Einfluß des Aminasins auf die Cholesterinsynthese in der Leber bei weißen Ratten in vivo und in vitro sowie auf ihre acetylierenden Eigenschaften.)** Biochimija, Moskva **27** (1962) Nr. 4. S. 595–598. — 1 Abb., 2 Tab., 11 Lit. Zus. in Engl.

Aminasin beeinflußt die Geschwindigkeit der Cholesterinsynthese in der Leber weißer Ratten in vivo und in vitro. In vitro zeigt Aminasin bei steigenden Konzentrationen eine Hemmung der Cholesterinsynthese. Ferner wurde eine deutliche Senkung der actylierenden Eigenschaften des Lebergewebes festgestellt, was wohl als wesentliche Ursache der Cholesterinsynthesehemmung angesehen werden kann. H. John. 1366.

Nikitin, V. N., Moroz, Ju. A. und Galavina, O. I. (Nikitin, W. N., Moros, Ju. A. und Galawina, O. I.); Charkow, Univ., Lehrstuhl für Physiol. der Menschen und der Tiere. Vozrastnye osobennosti vo vlijanii kortizona na belki pečeni. **(Altersbedingte Abhängigkeit der Cortisonwirkung auf die Lebereiweiße.)** Biochimija, Moskva **27** (1962) Nr. 4. S. 675–678. — 2 Tab., 15 Lit. Zus. in Engl.

Bei normalen Tieren (weißen Ratten) konnten keine sicheren Altersveränderungen in der Konzentration der Eiweißfraktionen und des Gesamteiweißes in der Leber gefunden werden. Cortison in einer Dosierung von 2,5 mg/100 g Kgw. hat bei dreitägiger intramuskulärer Injektion zwar das Körpergewicht wenig beeinflußt, wohl aber, besonders bei jungeren Tieren, zur Zunahme des Lebergewichtes geführt. Die Gewichtszunahme der Leber geht vor allen Dingen auf Kosten einer Eiweißeinlagerung vor sich. Besonders bei einmonatigen Ratten tritt die Zunahme des Lebergewichtes signifikant hervor. Bei jüngeren Tieren löst Cortison Verschiebungen in den Eiweißfraktionen aus; besonders die Albuminfraktion nimmt hierbei zu. Bei alten Tieren treten keine wesentlichen Verschiebungen innerhalb der Eiweißfraktionen auf. H. John. 1366.

Klingenberg, Martin; Marburg, Philipps-Univ., Physiol.-Chem. Inst. **Zur Reversibilität der oxydativen Phosphorylierung. 4. Mitt. Die Beziehung zwischen dem Redoxzustand des Cytochrom c und dem Phosphorylierungspotential des Adenosintriphosphates.** Biochem. Z. 335 (1961) Nr. 3. S. 263–272. — 5 Abb., 1 Tab., 7 Lit. 3. Mitt. vgl. LZ. Abt. IV **6** (1963) Nr. 6. S. 1132.

Aus Versuchen an Lebermitochondrien von Ratten geht hervor, daß der Redoxzustand des Cytochrom c von dem Quotienten [ADP] . [P]/[ATP] abhängig ist. Diese Abhängigkeit wird als wesentliche Unterstützung der Vorstellung eines mit dem Adenosinnucleotid-System gekoppelten Redoxgleichgewichtes in der Atmungskette angesehen. Danach besteht eine einfache lineare Funktion zwischen der Redoxratio Cytochrom c_{red}/Cytochrom c_{ox} und der Ratio [ADP]/[P] . [ATP]. H.-A. Ketz. 1366.

Klingenberg, Martin und Schollmeyer, Peter; Marburg, Univ., Physiol.-Chem. Inst. **Zur Reversibilität der oxydativen Phosphorylierung. Adenosintriphosphat-abhängige Atmungskontrolle und Reduktion von Diphosphopyridinnucleotid in Mitochondrien.** Biochem. Z. **333** (1960) Nr. 4. S. 335–350. — 4 Abb., 4 Tab., 24 Tab.

An Skelettmuskelmitochondrien aus den Hinterbeinen von Ratten werden Versuche zur Reversibilität der oxydativen Phosphorylierung durchgeführt. Die durch ATP bewirkte Hemmung der Atmung wird durch Phosphat, ADP, durch Endkomplex oder durch Magnesium aufgehoben! Serumalbumin kann ähnlich wie ATP die Hemmung der Atmung bewirken. Der stationäre Reduktionszustand der Komponenten der Atmungskette wird durch ATP so verschoben, daß die Komponenten bis zum Cytochrom b weiter reduziert wurden, während Cytochrom c und Cytochrom a weiter oxydiert werden. Unter den Bedingungen dieser ATP-Wirkung auf die Atmung wird das mitochondriale DPN in Gegenwart von Glycerin-1-P oder Succinal durch ATP weitgehend reduziert. Aus den Versuchsergebnissen geht hervor, daß ATP in der Rückreaktion der oxydativen Phosphorylierung die Übertragung von Reduktionsäquivalenten in der Atmungskette beeinflußt.
H.-A. Ketz. 1372.

Gajdaj, V. M. (Gaidai, W. M.); Kiew, Schewtschenko-Univ., Lehrstuhl für Biochem. und Biophysik. Pro vmist i sklad nukleïnovych kyslot v testes i m-jazach kačok pekinśkoï ta dykoï porid. **(Über den Gehalt und die Zusammensetzung der Nucleinsäuren in den Hoden und Muskeln von Enten der Peking- und wilden Rasse.)** Ukraïnśky biochimičnyj žurnal, Kyïv **34** (1962) Nr. 3. S. 352–358. — 3 Tab., 27 Lit. Orig.: ukrain., Ausz.: russ., engl.

Die Untersuchungen wurden an Enten der genannten Rassen in der Frühjahrsperiode durchgeführt. Das Gewicht der Hoden betrug bei der Pekingrasse 50 bis 150 g und bei der wilden Rasse 20 bis 60 g. Die Nucleinsäuren wurden nach dem Phosphorgehalt bestimmt, die Desoxyribonucleinsäure nach dem 2-Desoxyribosegehalt. Es zeigte sich, daß der Ribonucleinsäure- und Desoxyribonucleinsäuregehalt in den Hoden 5- bis 6mal höher lag als in der Skelettmuskulatur. Rassenunterschiede wurden hierbei nicht gefunden. Die Zusammensetzung der RNS wurde papierchromatographisch mit anschließender spektrophotometrischer Bestimmung untersucht. So konnte festgestellt werden, daß die aus den Hoden und der Skelettmuskulatur isolierte RNS zum GC-Typ gehört. Rassenbedingte oder gewebebedingte Spezifität der RNS wurde nicht beobachtet. H. John. 1372.

Klingenberg, Martin und Schollmeyer, Peter; Marburg, Philipps-Univ., Physiol.-Chem. Inst. **Zur Reversibilität der oxydativen Phosphorylierung. 2. Mitt. Der Einfluß von Adenosintriphosphat auf die Atmungskette in atmenden Mitochondrien.** Biochem. Z. **335** (1961) Nr. 3. S. 231–242. — 6 Abb., 12 Lit. 1. Mitt. vgl. LZ. Abt. IV 8 (1963) Nr. 6. S. 1131.

Aus den Hinterbeinen von Ratten isolierte Mitochondrien werden für Untersuchungen über den Einfluß von ATP auf die Atmungskette benutzt. Aus den Versuchsergebnissen geht hervor, daß die Oxydationswirkung des ATP auf die Cytochrome c und a durch Endkomplex aufgehoben und durch ADP und Phosphat kompetetiv unterdrückt werden. Diese Wirkung des ATP auf den Redoxzustand der Atmungskettenkomponenten hat einen Umkehrbereich zwischen Cytochrom b und c. Serumalbumine besitzen die gleiche Wirkung auf die Redoxveränderungen bei den Cytochromen wie ATP.
H.-A. Ketz. 1378.

Klingenberg, Martin und Schollmeyer, Peter; Marburg, Philipps-Univ., Physiol.-Chem. Inst. **Zur Reversibilität der oxydativen Phosphorylierung. 3. Mitt. Der Einfluß von Adenosintriphosphat auf die Atmungskette in atmungsgehemmten Mitochondrien.** Biochem. Z. **335** (1961) Nr. 3. S. 243–262. – 14 Abb., 2 Tab., 14 Lit. 2. Mitt. vgl. vorst. Ref.

An atmenden und atmungsgehemmten Lebermitochondrien von Ratten wird der Einfluß von ATP auf die Atmungskomponenten untersucht. Während die Cytochrome a und c unter dem Einfluß von ATP sowohl in atmenden als auch in atmungsgehemmten Mitochondrien oxydiert werden, werden Cytochrom b, Flavoprotein und DPN in atmenden Mitochondrien mehr reduziert, in atmungsgehemmten Mitochondrien mehr oxydiert. Weitere Ergebnisse siehe Originalarbeit. H.-A. Ketz. 1378.

Kolb, E. und Schimmel, D.; Leipzig, Karl-Marx-Univ., Veterin.-Physiol. Chem. Inst. **Untersuchungen über den Mangangehalt von Organen des Schafes, unter besonderer Berücksichtigung der Manganverteilung in der Wandung verschiedener Abschnitte des Magen-Darm-Kanals.** Arch. exp. Veterinärmed. **16** (1962) Nr. 4. S. 743–751. – 3 Tab., 28 Lit.

Es werden Untersuchungsergebnisse über den Mangangehalt in den verschiedenen Abschnitten des Magen-Darm-Kanals sowie in einigen lebenswichtigen Organen des Schafes mitgeteilt. Die Mangankonzentration in der Wandung des Duodenums liegt im Mittel bei 15,5, im Pansen bei 1,0, in der Haube bei 9,6, im Ileum bei 7,4, im Jejunum bei 6,4, im Labmagen bei 5,6, im Colon bei 4,8, im Caecum bei 4,6 und im Psalter bei 4,5 mg/kg Trockensubstanz. In den Organen fällt der Mangangehalt in folgender Reihenfolge ab: Leber, Nierenrinde, Nierenmark, Herzmuskel, quergestreifte Muskulatur, Lunge und Milz. H.-A. Ketz. 1378.

Schimmel, D. und Kolb, E.; Leipzig, Karl-Marx-Univ., Veterin.-Physiol. Chem. Inst. **Untersuchungen über den Eisen-, Kupfer- und Mangangehalt verschiedener Organe von Gänsen, unter besonderer Berücksichtigung der Verteilung in der Wandung verschiedener Abschnitte des Verdauungskanals.** Arch. exp. Veterinärmed. **16** (1962) Nr. 4. S. 753–761. – 13 Tab., 12 Lit.

Es werden Mittelwerte für den Eisen-, Kupfer- und Mangangehalt in Organen und Geweben von Gänsen mitgeteilt. Berücksichtigung finden die verschiedenen Abschnitte des Verdauungskanals sowie Milz, Leber, Niere, Lunge, Knochenmark, Pankreas, Herzmuskulatur, Brust- und Oberschenkelmuskulatur, Haut, Großhirn, Kleinhirn, und Rückenmark. Einzelwerte siehe Originalarbeit. H.-A. Ketz. 1378.

Horváth, Zoltán und Karsai, Ferenc. Egyinjekciós, vizelet nélküli, frakcionális vese-clearance vizsgálatok fenolvörössel. I. Módszer és normálértékek. **(Fraktionierte Nierenclearence-Bestimmung ohne Harnuntersuchung mittels einer Injektion von Phenolrot. 1. Mitt. Methodik und Normalwert.)** Magyar Állatorvosok Lapja [Ung. veterinärmed. Bl.] **17** (1962) Nr. 6. S. 223 bis 226. – 3 Abb., 9 Lit. Zus. in Russ., Engl. Aus: Ung. Agrar-Rdsch. **1963** Nr. 1.

Phenolrot erwies sich als ein zur fraktionierten Nierenclearence geeignetes Mittel. Durchschnittlich werden 87,3% der verabfolgten Farbstoffmenge im Harn und 3% in der Galle ausgeschieden. Bis zum Ende der ersten Stunde nach Verabfolgung werden 48,1–82% des Farbstoffes ausgeschieden, bis zum Ende der zweiten Stunde ebenfalls noch verhältnismäßig bedeutende Mengen. Die Plasmakonzentration des Farbstoffes fällt zwischen der 20. und 60. Min. nach der Verabfolgung in einem logarithmischen Verhältnis in gerader Linie. Von den erhaltenen Werten halten Vff. die biologische Halbierungszeit ($t_{1/2}$) als charakteristisch für die Nierenfunktion und für den klinischen Gebrauch am geeignetsten. Im Durchschnitt beträgt dieser

Wert bei Rindern 20,6, bei Pferden 18,5, bei Schafen 16, bei Hunden 18 Min. In den Werten der fraktionierten Clearence bestehen zwischen den einzelnen Haustierarten keine bedeutenden Unterschiede. Die Werte schwanken innerhalb verhältnismäßig enger Grenzen. 1400.

Becker, E. Lovell und Ginn, H. Earl; New York City, New York Hospital, Cornell Med. Center, Dep. of Med. Free water excretion in normal dogs. **(Die Ausscheidung von freiem Wasser beim normalen Hund.)** Amer. J. Physiol. **202** (1962) Nr. 6. S. 1131–1135. – 4 Abb., 1 Tab., 25 Lit.
Bei insgesamt 15 trainierten Hündinnen wird die renale Ausscheidung von freiem Wasser unter dem Einfluß verschiedener Substanzen untersucht. Die höchsten Clearancewerte für freies Wasser werden bei Verabreichung von 0,95%iger Natriumchloridlösung, die niedrigsten nach Verabreichung von 1,5%iger Natriumsulfatlösung registriert. Hohe Clearanceraten für freies Wasser werden unter dem Einfluß von Quecksilberverbindungen (Meralurid, Mercaptomerin) beobachtet. H.-A. Ketz. 1400.

Voudoukis, Ignatios J. und Boucek, Robert J.; Miami, Univ. of Miami, School of Med., Howard Hughes Med. Inst., Lab. of Biochem. Induced renal vasomotion on the intact dog. **(Die künstlich herbeigeführte renale Gefäßreaktion beim intakten Hund.)** Amer. J. Physiol. **202** (1962) Nr. 5. S. 888 bis 892. – 4 Abb., 2 Tab., 13 Lit.
Es wird eine Methode zur Röntgenkontrolle der kontrastgefüllten Nierengefäße beim Hund beschrieben. Mit Hilfe der Methode wird eine extreme Empfindlichkeit der Nierengefäße des Hundes auf Katecholamin beobachtet. Es werden zwei charakteristische Reaktionen der Nierengefäße auf kurz wirkende und lang wirkende, blutdrucksteigernde Mittel beschrieben. Schädigung des Rückenmarkes, die zur Paraplegie führt, ist im renalen Arteriogramm von einer Vasodilation begleitet, die durch Epinephrin und Norepinephrin wieder aufgehoben werden kann. H.-A. Ketz. 1400.

Schirmeister, J., Schmidt, L. und Söling, H. D.; Freiburg/Br., Med. Univ.-Klin.; Univ., Pharmakol. Inst. **Über die Autoregulation des Glomerulusfiltrates bei intratubulärem Druckanstieg am Hund.** Klin. Wschr. **40** (1962) Nr. 17. S. 883–889. – 2 Abb., 2 Tab., 45 Lit.
Im akuten Tierexperiment wird die Veränderung des intraglomerulären Capillardruckes bei intratubulärem Druckanstieg infolge Abklemmung der Arterien an 15–31 kg schweren Hunden in Nembutalnarkose untersucht. Die infolge des intratubulären Druckanstiegs registrierte Zunahme des intraglomerulären Capillardruckes ist die Folge einer venösen Abflußbehinderung durch druckbedingte Erweiterung der Tubuluslumina. Die Nierendurchblutung wird durch das Ausmaß der Erweiterung des Vas afferens nach intrarenalem Druckanstieg bestimmt. Durch die präglomeruläre Widerstandsabnahme wird die postglomeruläre Widerstandszunahme kompensiert. Die Befunde werden in Zusammenhang mit der Autoregulation der Nierendurchblutung diskutiert. H.-A. Ketz. 1400.

Wesson, Laurence G.; New York, Univ., School of Med., Dep. of Physiol. Magnesium, calcium, and phosphate excretion during osmotic diuresis in the dog. **(Die Magnesium-, Calcium- und Phosphatausscheidung während der osmotischen Diurese beim Hund.)** J. Lab. clin. Med. **60** (1962) Nr. 3. S. 422 bis 432. – 7 Abb., 19 Lit.
An 6 Hunden wurden unter Chloralosenarkose Belastungsversuche mit Harnstoff, hypertonischer Salzlösung und Wasser vorgenommen. die Plasmakonzentrationen und Ausscheidungsraten von Ca, Na, Cl und Harnstoff bestimmt sowie die Ausscheidungsrate des anorganischen Phosphats ermittelt. Die osmotische Diurese, allein betrachtet, hatte nur einen geringen Einfluß auf die Exkretion von Mg, Ca oder PO_4. Zwischen der Clearance

von Mg bzw. Ca und der Natrium- bzw. Chloridausscheidung ließ sich eine positive Beziehung ermitteln, für Phosphat und Natrium aber nicht. Die Diurese nach Infusion einer 20%igen Mannitlösung oder nach Harnstoffinjektion war nicht signifikant verschieden. Bei der Quecksilberdiurese dagegen traten viel größere Clearancewerte für die bivalenten Ionen Ca und Mg in bezug auf die Natrium- und Chloridausscheidung auf als bei der osmotischen Diurese. Als alleinige Folge der Narkose wurde eine deutliche Zunahme der Plasmaphosphatkonzentration beobachtet, der Plasmacalciumgehalt sank gering ab, während die Mg-Menge im Plasma mäßig abnahm. Durch Harnstoffbelastung erfolgte eine weitere Verminderung der Mg-Konzentration.

H. Richter. 1400.

Handler, Joseph S.; Bethesda, Md., Nat. Inst. of Health, Nat. Heart-Inst., Lab. of Kidney and Electrolyte Metabolism. A study of renal phosphate excretion in the dog. **(Eine Untersuchung über die renale Phosphatausscheidung beim Hund.)** Amer. J. Physiol. **202** (1962) Nr. 4. S. 787–790. – 2 Tab., 31 Lit.

Aus Versuchen an insgesamt 25 Hunden (9–22 kg/Kgw.) geht hervor, daß bei den Versuchstieren unter verschiedensten Bedingungen keine reine tubuläre Sekretion von anorganischem Phosphat nachweisbar ist. Diese Bedingungen sind eine Steigerung der Phosphatplasmakonzentration bis zu 20 μ Mol/ml, Glukoseinfusion, Infusion von Para-Aminohippursäure, Verabreichung von Nebenschilddrüsenextrakt und Mannitoldiurese.

H.-A. Ketz. 1400.

Toussaint, Charles und Vereerstraeten, Pierre; Brussels, Belgium, Univ. Libre de Bruxelles, Dep. of Exp. Med.; Fondation Méd. Reine Elisabeth. Effects of blood pH changes on potassium excretion in the dog. **(Die Einflüsse der Blut-pH-Veränderungen auf die Kaliumausscheidung beim Hund.)** Amer. J. Physiol. **202** (1962) Nr. 4. S. 768–772. – 4 Abb., 5 Tab., 19 Lit.

Bei narkotisierten Hunden (10–29 kg) wird die renale Kaliumausscheidung unter verschiedenen experimentellen Bedingungen untersucht. Aus den Versuchen geht hervor, daß die renale Kaliumausscheidung von der Plasmakaliumkonzentration und von der Wasserstoffionenkonzentration des Blutes abhängig ist. Das glomerulär filtrierte Kalium wird zum größten Teil im proximalen Tubulus wieder rückresorbiert und dann in Abhängigkeit vom H^+-Ionengradienten in den distalen Tubulusabschnitten sezerniert.

H.-A. Ketz. 1400.

Mercer, Paul F. und Gans, Joseph H.; Ithaca, N. Y., Cornell Univ., New York State Veterin. Coll., Dep. of Physiol. Stop-flow analysis of renal function in the sheep. – The effects of chlorothiazide. **(Der Durchfluß-Stop-Test der Nierenfunktion beim Schaf. – Die Wirkung von Chlorothiazid.)** Amer. J. veterin. Res. **23** (1962) Nr. 95. S. 714–717. – 2 Abb., 14 Lit.

Bei Verhinderung des Abflusses einer Niere unter einer Mannitoldiurese werden in den weiter distal gelegenen Tubulusabschnitten beträchtliche Mengen Kalium nachgewiesen. Unter physiologischen Bedingungen führt die Verabreichung von Chlorothiazid beim Schaf mit intensivem Harnfluß zur erhöhten Ausscheidung von Natrium, Chlorid und Kalium. Unter der Bedingung der Antidiurese kommt es nach Chlorothiazid zur Ausscheidung eines dünnen Harnes. Bei Verhinderung des Nierenabflusses wird der Harn wieder konzentriert.

H.-A. Ketz. 1400.

Poluškina, S. S. (Poluschkina, S. S.); Krasnodar, Med. Inst. des Kubangebietes. K voprosu o mechanizme kompensacii diureza posle odnostoronnej nefrėktomii u sobak. **(Zur Frage des Kompensationsmechanismus der Diurese nach einseitiger Nephrektomie bei Hunden.)** Bjulleteń ėksperimental'noj

biologii i mediciny, Moskva **52(26)** (1961) Nr. 12. S. 28–30. – 1 Tab., 10 Lit. Zus. in Engl.
Im Rattentest wurde die Adiuritinwirkung von Hundeplasma getestet. Wie zu erwarten, kam es hiernach zur Diuresehemmung bei Ratten. Nach Applikation von Plasma derselben Hunde nach einseitiger Nephrektomie blieb der antidiuretische Effekt aus. Der gleiche Effekt wurde bei Anwendung von Rattenplasma vor und nach Nephrektomie erzielt, um die Heterogenität des Blutes auszuschließen. Somit kann festgestellt werden, daß die antidiuretische Aktivität von Plasma nephrektomierter Tiere völlig reduziert ist und statt dessen eher ein diuretischer Effekt eintritt. Die Ergebnisse werden als Störung der Osmoreceptoren in den Gefäß- und Gewebssystemen nach Nephrektomie interpretiert. H. John. 1400.

Edwards, M. J.; Neston, Ches., Univ. of Liverpool, Veterin. Field Stat. Weights of cyclic and pregnancy corpora lutea of dairy cows. **(Die Gewichte der Corpora lutea periodica und graviditates bei Milchkühen.)** J. Reproduct. Fertility 4 (1962) Nr. 1. S. 93–98. – 4 Tab., 7 Lit.
Von insgesamt 114 Corpora lutea periodica von Schlachtrindern wird ein mittlerer Durchmesser von 2,30 cm und ein mittleres Gewicht von 5,71 g angegeben. Die Corpora lutea graviditates von insgesamt 145 Schlachtrindern haben einen mittleren Durchmesser von 2,46 cm und ein mittleres Gewicht von 6,52 g. Die Gewichte der Corpora lutea graviditates sind abhängig vom Zeitpunkt der Trächtigkeit und von der Jahreszeit, in der die Befruchtung stattgefunden hat. Bis zum 2. bzw. 3. Monat wird eine Gewichtszunahme, bis zum 4–6. Monat eine Gewichtsabnahme der Gelbkörper beobachtet. Das höchste Gewicht der Gelbkörper wurde nach einer Befruchtung im Sommer, das niedrigste Gelbkörpergewicht nach einer Befruchtung im Winter gemessen. H.-A. Ketz. 1450.

Short, R. V.; Cambridge, Univ., Dep. of Veterin. Clin. Studies, A. R. C. Unit. of Reproduct. Physiol. and Biochem. Steroid concentrations in normal follicular fluid and ovarian cyst fluid from cows. **(Die Steroidkonzentration in der normalen Follikelflüssigkeit und der Eierstockscystenflüssigkeit von Rindern.)** J. Reproduct. Fertility 4 (1962) Nr. 1. S. 27–45. – 7 Abb., 3 Tab., 40 Lit.
Aus der Follikelflüssigkeit und der Cystenflüssigkeit aus den Eierstöcken von Rindern werden chromatographisch folgende Steroide isoliert: Progesteron, 17-2-Hydroxyprogesteron, Androstenedion, Oestron, Oestradiol-17β und 20β-Hydroxypregn-4-en-3-on. In der normalen Follikelflüssigkeit kommt hauptsächlich Oestradiol-17β, in der Cystenflüssigkeit vor allem Progesteron vor. Im Steroidgehalt der normalen Follikelflüssigkeit und dem der Cystenflüssigkeit besteht kein signifikanter Unterschied. Die Konsequenzen aus diesen Befunden werden im Zusammenhang mit der Entstehung von Eileitercysten diskutiert. H.-A. Ketz. 1450.

Black, D. L. und Davis, John; Amherst, Univ. of Massachusetts, Dep. of Dairy and Animal Sci. A blocking mechanism in the cow oviduct. **(Ein blockierender Mechanismus im Eileiter des Rindes.)** J. Reproduct. Fertility 4 (1962) Nr. 1. S. 21–26. – 3 Tab., 8 Lit.
Aus Untersuchungen an Eileitern von insgesamt 17 Färsen und Kühen geht hervor, daß nach Unterbindung des Oviduktes die Eileiterflüssigkeit 72 Std. nach der Ovulation wieder verschwindet. Die Versuchsergebnisse zeigen, daß die glatte Eileitermuskulatur auf eine mechanische Blockade in charakteristischer Weise reagiert. H.-A. Ketz. 1450.

Sturkie, Paul D. und Freedman, S. L.; New Brunswick, N. J., Rutgers Univ. Effects of transection of pelvic and lumbosacral nerves on ovulation and oviposition in the fowl. **(Die Folgen einer Durchschneidung des N.**

pelvicus und lumbosacralis auf die Ovulation und Legefähigkeit beim Huhn.) J. Reproduct. Fertility **4** (1962) Nr. 1. S. 81–85. – 1 Abb., 1 Tab., 18 Lit.
Eine Durchschneidung des N. pelvicus und lumbosacralis hat bei jungen Legehennen keinen Einfluß auf die Ovulation und die Legetätigkeit. Aus den Versuchsergebnissen wird geschlossen, daß die parasympathische Innervation des Uterus für die Legetätigkeit ohne Bedeutung ist. H.-A. Ketz. 1450.

Dubreuil, G.; Bordeaux, Fac. de Méd., Lab. d'Histol. Corps progestatifs et gestatifs. Leurs variétés et leurs modes d'évolution chez les vertébrés vivipares. **(Progestations- und Gestationskörper. Ihre Unterschiede und Entwicklungsformen bei den lebendgebärenden Vertebraten.)** Ann. d'Endocrinol. **23** (1962) Nr. 1. S. 1–13. – Zus. in Engl.
Der Gelbkörper ist bei den verschiedenen Arten entweder reine Progesterondrüse oder oestroprogestative Doppeldrüse, da die Follikel-Theca der progestativen oder gestativen Drüse verbunden bleibt. Zur rationellen Kennzeichnung der „Gelbkörper" in den beiden Abschnitten Progestation und Gestation, die bei den verschiedenen Arten der Lebendgebärenden sehr unterschiedlich dauern, wird vor der Ovoimplantation von progestativen Körpern und von der Ovoimplantation bis zur Geburt von gestativen Körpern gesprochen. Progestative Körper: a) zyklische: sie bilden sich spontan nach Ruptur reifer Follikel, ihre Progesteronsekretion ruft tubuläre und uterine Veränderungen hervor; b) der Pseudogestation: die Drüse persistiert beim Fehlen von Ovoimplantation mit progrestativer oder oestroprogestativer Sekretion und hält im Genitaltrakt die von ihr erregten Strukturen aufrecht; c) latente bei Arten mit verzögerter Implantation (Reh, Marder): Körper und erzeugte Veränderungen bleiben unter Saisoneinfluß bis zur Ovoimplantation auf inkomplettem Stadium stehen; d) latente der Gestation und Laktation entstehen bei Gelegenheit von Brunst und Befruchtung während Gestation und Laktation; d) accessorische entstehen bei manchen Arten nach der Brunst mit Ovulation reifer Follikel und Fertilisation aus kleinen und mittleren Follikeln zur gleichen Zeit wie der Körper aus dem Reifefollikel; f) abortive entstehen aus Follikeln, die eine partielle und inkomplette Metaplasie der Granulosa erfahren. Die hyperplastische Granulosa füllt die Follikelhöhle. Dieser Pseudo-Gelbkörper bleibt unvascularisiert und wertlos als Drüse. Gestativkörper: a) Gestativkörper im engeren Sinne entstehen bei Ovoimplantation aus progestativen, die wiederum aus geborstenen, reifen Follikeln stammen; die Zellen der progestativen Körper sind lediglich voluminöser und ihre Vascularisation vollkommener; b) bei Laktation verlängerte beobachtete man bei einigen Arten; c) accessorische entstehen aus den accessorisch progestativen und substituieren bei manchen Arten die primären Körper, die während der Gestation involtiert werden; d) der Superfetation: besondere bei der Frau während der Schwangerschaft beobachtete kleine Körper bestehen im wesentlichen aus Theca-Zellen und nur zum geringen Teil aus echten Gestativzellen; sie können als oestro-progestative oder oestrogestative Adenome bezeichnet werden. Theca-Adenome sind normale Hypertrophien der Follikel-Theca nach normaler Atresie, die zur interstitiellen Oestrogendrüse gehören. W. Wohanka. 1450.

Lamond, D. R.; Armidale, New South Wales, Australia, C. S. I. R. O., Div. of Animal Physiol., Pastoral Res. Lab. Effect of season on hormonally induced ovulation in Merino ewes. **(Der Einfluß der Jahreszeit auf die hormonal ausgelöste Ovulation bei Merinoschafen.)** J. Reproduct. Fertility **4** (1962) Nr. 1. S. 111–120. – 2 Abb., 4 Tab., 34 Lit.
Bei insgesamt 196 nicht laktierenden Merinoschafen wird der Zeitpunkt der Ovulation zu verschiedenen Jahreszeiten (Juli, Oktober, Januar, April) nach Injektion von Serumgonadotropin, Choriongonadotropin und Progesteron nach Laparatomie untersucht. Aus den Versuchsergebnissen geht hervor,

daß die hormonal auslösbare Ovulation bei Schafen von jahreszeitlichen Umweltbedingungen nicht beeinflußt wird. Die Befunde werden dahingehend diskutiert, daß die Au slösung der Ovulation mehr ein neurohumoraler Vorgang ist, der zum größten Teil von einer angeblichen jahreszeitlich bedingten Hormonproduktion unabhängig verläuft. H.-A. Ketz. 1455.

Mielke, H., Kleinke, G. und Tröger, F.; Leipzig, Karl-Marx-Univ., Veterin.-Physiol. Inst.; Inst. für Landmaschin enlehre. **Die laktationsphysiologischen Grundlagen der maschinellen Milchge winnung.** Dtsch. Milchwirtsch. 9 (1962) Nr. 11. S. 322–328.
Es wird ein Überblick über die Physiologie der Laktation gegeben, wobei eine enge Verbindung zu den Erfordernissen der praktischen Melkarbeit hergestellt wird. Nach Ausführungen über Milchsekretion und Milchspeicherung, bei denen die Möglichkeit einer Speicherung der Milch im Zisternenteil des Euters betont wird, werden die Probleme des Milchentzuges behandelt. Entscheidenden Einfluß auf den ökonomischen Erfolg des Melkens hat die Eutervorbereitung. Sie ist ein komplexer Vorgang, der das Abmelken der ersten Milch, die Reinigung und die Massage des Euters umfaßt, 50 bis 60 Sek. dauert, und an den sich unmittelbar das Aufsetzen der Melkbecher anschließen soll. Eine Beeinflussung des Milchentzuges ist beim maschinellen Melken nur in dieser einen Minute möglich. Die sinnvolle Ausnutzung dieser Zeit verhindert eine fraktionierte Oxytocinausschüttung und damit unerwünschte, große Nachgemelke. R. Held. 1470.

Kisza, Jan und Sobina, Adam; Olsztyn, Polen, Landwirtsch.Hochschule, Inst. für Milchwirtsch. Technol. **Einige Veränderungen in den Milchproteinen normaler und anormaler Milch (Colostrum und Mastitis).** Milchwissenschaft **17** (1962) Nr. 10. S. 544–549. – 6 Abb., 2 Tab., 15 Lit. Zus. in Engl.
Untersuchungen der Milch- und Molkenproteine bei 10 mastitiskranken Kühen wurden durchgeführt, von denen 2 erkrankte Tiere eine „Chlormilchzuckerzahl" von mehr als 10 und 8 chronisch erkrankte Tiere eine solche von 3–6 (Normalwerte unter 2) hatten. Den höchsten Gesamt-N-Gehalt wies die Milch von den akut kranken Kühen auf (0,777% und 0,828% N); auch bei den chronisch kranken Tieren (Durchschnitt: 0,585% N) waren vergleichsweise zu gesunden (Durchschnitt: 0,406% N) die Werte erhöht. Bei den akut kranken Tieren nahm die Caseinfraktion anteilmäßig stark, bei den chronisch erkrankten etwas ab. Der Gehalt an Albumin-N lag dagegen bei allen erkrankten Tieren geringfügig höher. Ein starker Anstieg betraf bei akut erkrankten Tieren die Globulinfraktion (0,205 bzw. 0,188% N), die auch bei chronischen Erkrankungen (Durchschnitt: 0,048% N) vergleichsweise zu gesunden Kühen (0,02% N) erhöht war. Die Rest-N-Fraktion lag bei erkrankten Tieren gleichfalls etwas höher. Die Molkenproteine zeigten erhebliche Unterschiede. Der Molkeneiweiß-N betrug bei akuter Mastitis 0,354 bzw. 0,4%, bei chronischer Mastitis 0,162% und bei gesunden Tieren 0,099%. Ein Anteil an Serumalbumin von über 20% und ein solcher von mehr als 50% an Pseudo- und Euglobulin deutet auf eine akute Mastitis hin, während ein Gehalt an Serumalbumin von über 10% und von Pseudo- und Euglobulin von über 45% auf eine chronische Form der Mastitis hinweist. Weitere Angaben betreffen die Milch - und Molkenprotein-Komponenten der Colostralmilch von gesunden Tieren. E. Kolb. 1470.

Thompson, M. P., Kiddy, C. A., Pepper, L. und Zittler, C. A.; Philadelphia, Eastern Regional Res. Lab. Variations in the α_s-casein fraction of individual cows milk. **(Abweichungen in der α_s-Caseinfraktion der Milch einzelner Kühe.)** Nature [London] **195** (1962) Nr. 4845. S. 1001–1002. – 1 Abb., 5 Lit.

Die Milch von insgesamt 93 Kühen wird mit Hilfe der Stärkegel-Harnstoff-Elektrophorese auf ihre Kaseinfraktionen untersucht. Bei insgesamt 6 Kühen wird die calciumempfindliche α_s-Fraktion nachgewiesen. Alle sechs Tiere stammen von einem Vatertier ab. H.-A. Ketz. 1470.

Rogal', I. G. (Rogal, I. G.); Leningrad, Pawlow-Inst. für Physiol. der Akad. der Wiss. der UdSSR, Lab. für Physiol. Landwirtsch. Nutztiere; Lab. für Radiobiol. Sezonnye izmenenija količestva nekotorych fosfornych soedinenij v plazme krovi i tkani moločnoj železy u krolikov. **(Quantitative saisonbedingte Veränderungen einiger Plasmaphosphorverbindungen im Blut und Gewebe der Milchdrüsen bei Kaninchen.)** Biochimija, Moskva **26** (1961) Nr. 6. S. 1022–1026.

Der Gehalt an anorganischem Phosphat im Blutplasma erhöht sich bei nichtträchtigen und nichtlaktierenden Kaninchen in der Winterperiode und fällt bei Tieren mit Anzeichen eines Oestrus ab. Der Gehalt an anorganischen Phosphaten und Phospholipoiden im Milchdrüsengewebe nichtträchtiger und nichtlaktierender Kaninchen erhöht sich während der Frühlings- und Sommerzeit unabhängig vom Geschlechtszyklus und fällt konstant während der Winterperiode wieder ab. Die Phospholipoide erreichen im Milchdrüsengewebe ihr Maximum während des Oestrus. Der RNS-Gehalt steigt vom Moment der geschlechtlichen Aktivität an und bleibt bis zum Jahresende unabhängig vom Geschlechtszyklus konstant erhöht. Kurz vor dem Einsetzen der geschlechtlichen Aktivität ist der Tr.-S.-Gehalt in der Milchdrüse hoch; er fällt jedoch später kontinuierlich ab. H. John. 1470.

Suchomlynov, B. F. und Fiktaš, I. S. (Suchomlynow, B. F. und Fiktasch, I. S.); Lwow, Forsch.-Inst. für Ackerbau und Tierzucht der Westl. Bezirke der Ukrain.SSR. Charakterystyka funkcional'noï dijal'nosti moločnoï zalozy za dopomogoju S^{35}-metioninu. **(Charakteristik der funktionellen Tätigkeit der Milchdrüse mittels ^{35}S-Methionin.)** Visnyk sil'śkogospodarśkoi nauky, Kyïv **4** (1961) Nr. 3. S. 118–119. – 3 Abb. Orig.: ukrain., Ausz.: russ.

Mit Hilfe von markierten Aminosäuren (Methionin), wurde bei Kühen verschiedener Produktivität die Regenerationsgeschwindigkeit der Plasmaeiweiße, des Caseins und der Milcheiweiße untersucht. Es zeigte sich, daß die Synthese der Plasmaeiweiße bei hochproduktiven Kühen intensiver abläuft als bei Kühen mit schlechter Produktivität. Es konnten Korrelationen zwischen der Intensität der Caseinsynthese, der Milcheiweißsynthese, Plasmaeiweißsynthese und der funktionellen Tätigkeit der Milchdrüse im Zusammenhang mit der Incorporationsgeschwindigkeit von ^{35}S-Methionin in die Milcheiweiße und Plasmaeiweiße eruiert werden. H. John. 1470.

Cjupko, V. V., Azimov, G. J. und Kaplan, V. A. (Zjupko, W. W., Asimow, G. J. und Kaplan, W. A.); Charkow, Forsch.-Inst. für Tierzucht des Waldsteppen- und Polessje-Gebietes der Ukrain.SSR. Vmist letkych žyrnych kyslot u krovi laktujučych koriv ta poglynannja ïch vym-jam. **(Flüchtige Fettsäuren im Blute laktierender Kühe und ihre Absorption im Euter.)** Ukraïnskyj biochimičnyj žurnal, Kyïv **34** (1962) Nr. 4. S. 496–503. – 3 Tab., 7 Lit. Orig.: ukrain., Ausz.: russ., engl.

Es wurde die Abhängigkeit der Absorption flüchtiger Fettsäuren durch das Euter vom arteriellen Blutspiegel bestimmt. So konnte festgestellt werden, daß sich die Menge der absorbierten Essigsäure aus dem Blut durch das Euter bei steigender arterieller Konzentration erhöht. Der Absorptionsgrad flüchtiger Fettsäuren ist einige Stunden nach dem Melken höher als eine Stunde danach. Der arterielle Spiegel an flüchtigen Fettsäuren (Punktion der Bauchaorta) ist unter Thyroxingaben erniedrigt, unter den Bedingungen einer Hypothyreose erhöht. Die Absorption flüchtiger Fettsäuren durch das Euter wird durch Thyroxin ebenfalls gesenkt und kehrt unter der Hypothyreose zur Norm zurück. Somit kann die Erhöhung des Milchfettgehaltes unter Schilddrüsenhormonen nicht durch Steigerung des Absorptionsgrades durch das Euter erklärt werden. Methodik der Fettsäurebestimmung siehe Original. H. John. 1470.

Taranenko, A. G.; Leningrad, Pawlow-Inst. für Physiol. der Akad. der Wiss. der UdSSR, Wiss. Versuchs-Stat.; Lab. für Physiol. Landwirtsch. Nutztiere. Vlijanie ščitovidnoj železy na soderzanie kazeina v moloke i ego aminokislotnyj sostav. **(Einfluß der Schilddrüse auf den Caseingehalt in der Milch und die Aminosäurezusammensetzung.)** Fiziologičeskij žurnal SSSR imeni I. M. Sečenova, Moskva-Leningrad **48** (1962) Nr. 6. S. 742–747. – 4 Abb., 14 Lit.

Versuche an 5 laktierenden Ziegen, bei denen der Einfluß der Schilddrüse auf die Milchzusammensetzung untersucht wurde. Nach Verfütterung von jodiertem Casein steigt der Fettgehalt in der Milch an, während der Caseingehalt absinkt. Die Wirkung verabreichten jodierten Caseins mit der Nahrung wird durch die Denervation der Milchdrüsen nicht beeinflußt. Die Fett- und Caseinsynthese läuft in der Milch weiterhin ungestört ab, was auf eine ausreichende kompensatorische Kapazität der Milchdrüsenfunktion schließen läßt. Bei Verabreichung von jodiertem Casein an Ziegen mit intakter Milchdrüse und Ziegen mit einer denervierten Milchdrüse wurden vergleichsweise keine quantitativen Unterschiede der Aminosäuren und des Caseins in der Milch beobachtet. Aus diesen Untersuchungen wird geschlossen, daß nicht nur die Fett-, sondern auch die Caseinsekretion mit der Milch von dem Funktionszustand der Schilddrüse abhängig ist. H. John. 1470.

Lyster, R. L. J. und Aschaffenburg, R.; Shinfield, Reading, Nat. Inst. for Res. in Dairying. The reactivation of milk alkaline phosphatase after heat treatment. **(Die Reaktivierung der alkalischen Phosphatase der Milch nach Hitzebehandlung.)** J. Dairy Res. **29** (1962) Nr. 1. S. 21–35. – 7 Abb., 6 Tab., 19 Lit.

Es wurde ein einfaches System, bestehend aus β-Glycerophosphat, β-Lactoglobulin und Mg-Ionen entwickelt, in welchem die aus der Milch isolierte alkalische Phosphatase nach einer 45 Sek. in kochendem Wasser erfolgten Erhitzung reaktiviert werden konnte. Etwa 10–30% der ursprünglichen Enzymaktivität konnte nach Incubation damit bei 37 °C wiederhergestellt werden. Der Einfluß von Veränderungen der Komponenten des Systems sowie der Einfluß anderer Faktoren auf das System wurde untersucht, wobei eine Hemmung der Reaktivierung durch Hg-, Zn- und Cd-Salze bereits bei niedrigen Konzentrationen festgestellt werden konnte. In Milch, bei welcher nach der gleichen Erhitzung eine geringere Reaktivierung des Enzyms (ca 1%) eintrat, konnte ein dialysierbarer, hitzelabiler Inhibitor gefunden werden, welcher für die mangelnde Reaktivierung hauptsächlich verantwortlich gemacht wird. Die Milch enthält aber auch einen nicht dialysierbaren, hitzestabilen Aktivator des Reaktivierungsprozesses, der im β-Lactoglobulin des Systems enthalten und bei sehr geringen Konzentrationen (0,2 Vol%) bereits hochwirksam ist. E. Grün. 1470.

Žachariev, Zach. (Sachariew, Sach.) Sŭotnošenie na mlečnata produktivnost ot otdelnite četvŭrtini na vimeto prez perioda na laktacijata. **(Verhältnis der Milchergiebigkeit der einzelnen Euterviertel während der Laktationsperiode.)** Naučni trudove. Visš selskostopanski institut „Georgi Dimitrov". Zootechničeski fakultet, Sofija **11** (1962) S. 139–160. – 6 Abb., 11 Tab., 18 Lit. Zus. in Russ., Dtsch.

Im Verlaufe einer 300tägigen Laktation wurde jeden Monat an zwei aufeinanderfolgenden Tagen die aus jedem Euterviertel von 49 Kühen (Montafonern und hochblütigen Montafoner Kreuzungen) ermolkene Milch gemessen. Außerdem wurde die Milchleistung von 2 Montafoner Kühen, 2 kurzhornigen Rhodopenkühen und 2 Büffelkühen in derselben Weise täglich kontrolliert, dabei auch alle Tage deren Milch analysiert. Der Anteil der einzelnen Euterviertel an der Gesamtmilchleistung des Euters betrug durchschnittlich: vorderes rechtes Viertel 20,70%. vorderes linkes Viertel 20,71%, hinteres rechtes Viertel 28,70%, hinteres linkes Viertel 29,89%. In dieser Beziehung sind erhebliche individuelle Unterschiede, sogar bei Kühen von ein und derselben Mutter, feststellbar. So wurden zum Beispiel aus der vorderen Euterhälfte von 4 Töchtern ein und derselben Kuh 33,74, 35,95, 38,52 bzw. 44,12% und aus ihrer hinteren Euterhälfte 66,26, 64,05, 61,48 bzw. 55,88% der Gesamtmilch des Euters ermolken. Das Prozentverhältnis zwischen der aus den einzelnen Eutervierteln ermolkenen Milch verändert sich während der ganzen Laktationsperiode fast nicht. Die chemische Zusammensetzung der Milch aus den einzelnen Eutervierteln ist die gleiche und hängt nicht von der Menge der aus jedem Euterviertel ermolkenen Milch ab. Der Artikel enthält auch andere ausführliche Angaben über die tägliche Milchleistungskontrolle der 4 Kühe und 2 Büffelkühe. N. Platikanow. 1470.

Georgiev, I. V. (Georgiew, I. W.) Izmenenie na sŭstava i svojstvata na ovčeto mljako prez laktacionnija period. **(Veränderungen in der Zusammensetzung und den Eigenschaften der Schafmilch während der Laktation.)** Naučni trudove. Visš selskostopanski institut „Georgi Dimitrov". Zootechničeski fakultet, Sofija **11** (1962) S. 315–326. – 1 Abb., 7 Tab., 12 Lit. Zus. in Russ., Dtsch.
Im Jahre 1957 wurde während der ganzen Laktationsperiode die Milchleistung einer Gruppe von etwa 40 Feinwollschafen (hochblütigen Kreuzungen) alle 14–15 Tage individuell kontrolliert und die chemische Zusammensetzung ihrer Milch anhand von 562 Proben bestimmt. Im Jahre 1958 wurde in der gleichen Weise die chemische Zusammensetzung der Gesamtmilch einer Gruppe von 167 Schafen periodisch kontrolliert und im Jahre 1959 die chemische Zusammensetzung der Milch einer Gruppe von 6 Schafen während der Säugezeit periodisch untersucht. Ergebnisse der chemischen Analyse der Milch von rd. 40 Schafen: Tr.-S. zu Beginn der Laktation 12,55 bis 16,00%, am Ende der Laktation 17,11–25,77%, durchschnittlich 21,29%; Fettgehalt zu Beginn der Laktation 1,45–5,10%, durchschnittlich 3,68%, am Ende der Laktation 6,10–13,20%, durchschnittlich 9,09%; Eiweißgehalt zu Beginn der Laktation 3,68–5,31%, durchschittlich 4,32%, am Ende der Laktation 6,53–8,99%, durchschnittlich 7,28%; mittleres spez. Gew. der Milch 1,0355–1,0391, bei individuellen Schwankungen von 1,0313 bis 1,0441; Säuregrad zu Beginn der Laktation 11–19 °T, durchschnittlich 17 °T, am Ende der Laktation 22–33,5 °T, durchschnittlich 29,8 °T. Mittlere chemische Zusammensetzung der Milch von 167 Schafen während der Laktationsperiode: Tr.-S. 17,33%, Fettgehalt 6,30%, Milchzuckergehalt 4,50%, Gesamteiweißgehalt 5,63%, Kaseingehalt 4,57%, Gehalt an löslichen Eiweißstoffen 1,08%, Aschegehalt 0,89%, CaO-Gehalt 0,236%, spez. Gew. 1,0379, Säuregrad 20,9 °T. N. Platikanow. 1470.

Anastaśjeva, N. V. und Skljarov, Ja. P. (Anastasjewa, N. W. und Skljarow, Ja. P.); Lwow, Med. Inst., Lehrstuhl für Normale Physiol. Fiziologičnyj analiz nervovych vplyviv na vsmoktuvannja lipidiv u tonkomu kyšečnyku. **(Die physiologische Analyse neuraler Einflüsse auf die Fettresorption im Dünndarm.)** Fiziologičnyj žurnal, Kyïv 8 (1962) Nr. 2. S. 185–192. – 3 Abb., 10 Lit. Orig.: ukrain., Ausz.: russ., engl.
Versuche an Hunden mit isolierter Dünndarmschlinge nach Thiery, bei denen der Einfluß des Sympathico- und Parasympathicotonus sowie der Dünndarmnerven auf die Fettresorption untersucht werden sollte. Die subdiaphragmale Durchtrennung des N. vagus führt zur Senkung der Fettresorption,

die besonders gegen das Ende der zweiten Woche ausgeprägt ist. Nach Sympathektomie erhöht sich die Fettresorption, um dann allmählich zum Ausgangsniveau zurückzukehren. Nach Beseitigung der intramuralen Nervenverbindungen durch einen Längsschnitt aller Dünndarmschichten mit anschließender Quervernähung ist die Fettresorption empfindlich gestört. Die Wiederherstellung der Resorption geht erst ganz allmählich vor sich. Hierbei ist zu bedenken, daß im Gegensatz zur Sympathektomie und Vagotomie die Darmmotorik schwerer gestört und somit die Resorption mit beeinträchtigt worden ist. H. John. 1505.

Anastaśeva, N. V. (Anastasjewa, N. W.); Lwow, Med. Inst., Lehrstuhl für Normale Physiol. O vlijanii nekotorych gormonal'nych preparatov na vsasyvanie žirnych kislot v tonkom kišečnike. **(Über den Einfluß einiger Hormonpräparate auf die Resorption von Fettsäuren im Dünndarm.)** Problemy ėndokrinologii i gormonoterapii, Moskva 8 (1962) Nr. 4. 53–59. — 2 Abb., 6 Tab., 12 Lit. Zus. in Engl.
Die Fettsäureresorption unter dem Einfluß verschiedener Hormonpräparate wurde an Hunden mit nach Thyry-Pawlow isoliertem Dünndarm untersucht. Verabreichung von Pituitrin (3 E) verringert die Lipoidresorption. ACTH (1 E/kg Kgw.) erhöht die Resorption von Fettsäuren und Wasser etwas. Intravenöse Verabreichungen von Thyroxin (0,0005 mg) verursachen eine Steigerung der Lipoidresorption, die auf den erhöhten Stoffwechsel zurückzuführen ist. Insulin (0,75 E/kg Kgw.) besitzt keine eindeutige Wirkung auf die Fettresorption. Intramuskuläre Cortinapplikation (1 E/kg Kgw.) verstärkt die Resorption. Subcutane Verabreichung von Adrenalin (0,08 ml einer 0,1% Lösg./kg Kgw.) setzt die Resorption der Fettsäuren etwas herab. G. Pose. 1505.

Asplund, J. M., Grummer, R. H. und Phillips, P. H.; Madison, Univ. of Wisconsin, Dep. of Animal Husbandry and Biochem. Absorption of colostral gamma-globulins and insulin by the newborn pig. **(Die Resorption von Colostrum-Gammaglobulinen und von Insulin bei neugeborenen Ferkeln.)** J. Animal Sci. **21** (1962) Nr. 3. S. 412–413. — 2 Tab., 6 Lit.
Die Untersuchung der Plasmaproteine bei neugeborenen Ferkeln ergab, daß die Gamma-Globuline bis zu einem Zeitpunkt von 21 Std. nach der Geburt regelmäßig resorbiert wurden, während von der 27. Std. an mit keiner Aufnahme mehr zu rechnen ist. In der 24. Std. war der Nachweis bei einem Ferkel positiv, bei drei Tieren negativ. Bei Ferkeln ohne Colostralmilch waren keine Gammaglobuline im Plasma vorhanden. Nach peroraler Verabreichung von 400 Einheiten Insulin trat bei den Ferkeln bis zur 18. Std. stets ein positiver Effekt auf, während nach 27 Std. keine Wirkung mehr zu erzielen war. Bis zur 24. Std. bestanden meist positive Ergebnisse. Die Senkung des Blutzuckers war unterschiedlich, wobei der tiefste Wert 8 mg% (Normaltiere 88–100 mg%). Es ist somit ersichtlich, daß die Resorption größerer Proteinmoleküle ohne Strukturveränderungen bei Ferkeln in den ersten 24 Std. nach der Geburt nicht auf die Gammaglobuline beschränkt ist. E. Kolb. 1505.

Ajdarchanov, B. A. (Aidarchanow, B. A.) Rezorbcija radiofosfora iz kišečnika krolikov vo vremja medikamentoznogo sna i posle operacii v brjušnoj polosti. **(Die Darmresorption von Radiophosphor beim Kaninchen während des medikamentösen Schlafes und nach Operation in der Bauchhöhle.)** Izvestija Akademii nauk Kazachskoj SSR. Serija mediciny i fiziologii, Alma-Ata **1962** Nr. 2. S. 29–33. — 4 Abb. Orig.: russ., Ausz.: kasach.
An Kaninchen wurde die Resorption von peroral verabreichtem radioaktivem Phosphat (25 μc/kg Kgw.) aus dem Darm unter verschiedenen Bedingungen untersucht. Die Resorption beginnt bei gesunden Tieren 2–5 Minuten nach der Applikation und steigt im Laufe von 3–3,5 Std. an. Während des medika-

mentösen Schlafes (3–3,5 ml/kg Kgw. einer 2%igen Barbamyllösung) und nach operativem Eingriff (Eventration und Trocknung des Darmes) ist der Übertritt des Phosphors aus dem Darm in das Blut beachtlich vermindert. Die Resorptionsverminderung während des Schlafes wird vermutlich durch die gehemmte Peristaltik verursacht. Mit dem Aufwachen der Tiere kommt es sowohl zur Wiederherstellung der Peristaltik als auch der Resorption.
G. Pose. 1505.

Moll, H. Ch. und Koczorek, Kh. R.; München, Univ., II. Med. Klin.; I. Med. Klin. **Über den Einfluß eines Aldosteron-Antagonisten (SC-8109) auf die Resorption von Natrium aus dem Magen-Darmtrakt von Ratten.** Klin. Wschr. **40** (1962) Nr. 16. S. 825–27. – 3 Abb., 11 Lit.
Im akuten Experiment wird der Einfluß eines Aldosteron-Antagonisten (SC 8109) auf die Resorption von ^{22}Na und ^{24}Na im Magen-Darmtrakt von 300–400 g schweren männlichen Ratten untersucht. Adrenalektomie führt zur Verlangsamung, zusätzliche Aldosteronverabreichung zur Beschleunigung der Natriumresorption aus dem Magen-Darmtrakt der Ratte. Eine Tagesdosis von 30 mg SC 8109 blockiert sowohl die endogene als auch die exogene Aldosteronwirkung auf die Natriumresorption im Magen-Darmtrakt.
H.-A. Ketz. 1505.

Turevśkyj, A. A. (Turewsky, A. A.); Lwow, Zootechn. und Veterinärmed. Inst. Gistochimija bagatokamernogo šlunku žujnych tvaryn. **(Die Histochemie des Wiederkäuermagens.)** Dopovidi Akademiï nauk Ukraińskoï RSR, Kyïv. **1961** Nr. 10. S. 1332–1337. – 5 Abb., 13 Lit. Orig.: ukrain., Ausz.: russ., engl.
Nach der Methode von Gomori wurde die Histochemie der alkalischen Phosphatase der Vormägen bei Rindern untersucht. Es konnte gezeigt werden, daß die Epithelschicht der Mucosa von Rumen, Reticulum und Omasum eine hohe alkalische Phosphataseaktivität besitzt. Die anderen Schichten besitzen keine alkalische Phosphataseaktivität, wohl aber einen hohen Gehalt an Mineralphosphor. Es wird angenommen, daß die Fermentationsprodukte Phosphorylierungsprozessen unterworfen werden und mit Hilfe der alkalischen Phosphatase über die Intercellulärspalten des Vormagenepithels resorbiert werden.
H. John. 1510.

Chajdarov, Ch. (Chajdarow, Ch.); Ukrain. Akad. der Landwirtsch.-Wiss. Vplyv kobal'tu na travlennja v rubci j moločnu produktyvnist' koriv. **(Einfluß von Kobalt auf die Verdauungsprozesse im Rumen bei Milchleistungskühen.)** Visnyk sil'skogospodarskoï nauk, Kyïv **5** (1962) Nr. 3. S. 115–117. – 3 Tab. Orig.: ukrain., Ausz.: russ.
Es wurde die Zufütterung von Kobaltchlorid und dessen Einfluß auf Verdauungsprozesse im Rumen sowie auf die Milchproduktivität bei Kühen untersucht. Nach Zugabe von Kobaltchlorid in einer Dosierung von 40 mg/Tier und Tag erhöht sich der Gehalt an flüchtigen Fettsäuren, vornehmlich der Essig- und Propionsäure im Rumen. Weiterhin wurde eine Steigerung der cellulosespaltenden Aktivität der Bakterien um 40 bis 60 % beobachtet. Kobaltchlorid stimuliert die Funktion des hämatopoetischen Systems und führt zur Erhöhung des Vitamin B_{12}-Gehaltes im Rumen und in der Milch. Nach Anwendung des Spurenelementes wird bei laktierenden Kühen eine Steigerung der Milchproduktivität um 5 bis 8% und Erhöhung des Milchfettgehaltes um 0,12 bis 0,13% gefunden.
H. John. 1510.

Dehority, B. A. und Johnson, R. R.; Wooster, O., Agric. Exp. Stat., Dep. of Animal Sci. Effect of particle size upon the in vitro cellulose digestibility of forages by rumen bacteria. **(Die Wirkung der Teilchengröße auf die Verdauung von Cellulose aus Futter durch Pansenbakterien in vitro.)** J. Dairy Sci. **44** (1961) Nr. 12. S. 2242–2249. – 4 Abb., 4 Tab., 17 Lit.

Untersucht wurde die Celluloseverdauung verschiedener Entwicklungsstadien des Wiesenlieschgrases, der Trespe, des Wiesengrases und der Luzerne. Die Proben wurden an der Luft oder bei 65 °C getrocknet und in einer Kugelmühle 6, 24 und 72 Std. gemahlen. Der Betrag der verdauten Cellulose stieg mit abnehmender Teilchengröße. Mit fortschreitender Reife und Verholzung der Pflanzen nahm der Anteil der erst durch Mahlen verdaubaren Cellulose zu. Wurde der Rückstand von vorverdautem Gras gemahlen, konnten noch 67% Cellulose verdaut werden, während es bei der ungemahlenen Kontrolle weniger als 5% waren. Die Löslichkeit der Cellulose in Cupriaethylendiamin zeigte entsprechende Abhängigkeiten von der Teilchengröße. Unterschiede in den Pflanzenarten sind vorhanden. Die Untersuchungen bestätigen die Theorie, nach der das Lignin die Celluloseverdauung herabsetzt, wenn es auf Grund der anatomischen Verhältnisse eine Schranke zwischen der Cellulose und den cellolytischen Pansenbakterien bildet. W. Goldbach. 1510.

Rice, R. W., Salsbury, R. L., Hoefer, J. A. und Luecke, R. W.; East Lansing, Michigan State Univ., Dep. of Animal Husbandry; Dep. of Biochem. Relation of certain end products of rumen fermentation to forage feeding value. **(Die Beziehung verschiedener Endprodukte der Pansengärung zum Nährwert des Futters.)** J. Animal Sci. **21** (1962) Nr. 3. S. 418–425. — 3 Abb., 3 Tab., 24 Lit.

Es wurden vergleichende Untersuchungen über den Nährwert von Haferstroh (ergänzt durch eine Protein-, Vitamin- und Mineralstoffmischung) und von Luzerne-Trespen-Heu sowie der Bildung flüchtiger Fettsäuren und des Celluloseabbaues in vitro durchgeführt. Der Gehalt an verdaulichen Nährstoffen lag bei der Luzerne-Trespen-Heu-Mischung um 2,4% höher als beim supplementierten Haferstroh. Bei trockenstehenden Holstein-Kühen wurden durchschnittlich 10,4 kg der Luzerne-Trespen-Mischung und 6,1 kg Haferstroh freiwillig aufgenommen. Bei der Vergärung mit Pansenmikroorganismen in vitro trug das Luzerne-Trespen-Gemisch schneller zur Bildung niederer Fettsäuren bei. Das Essig-/Propionsäure-Verhältnis war in den ersten 4 Std. der Vergärung bei der Luzerne-Trespen-Mischung zunächst niedriger als beim supplementierten Haferstroh, ohne nach 24 Std. noch wesentliche Unterschiede zu zeigen. Der Celluloseabbau verlief zunächst bei der Luzerne-Trespen-Mischung schneller; nach 24 Std. war der Anteil der abgebauten Cellulose in beiden Fällen gleich. Unterschiede in der Vergärung in vitro sind auch von der Zusammensetzung der Mikroflora abhängig. Der Abbau erfolgt dabei am schnellsten, wenn der Pansensaft von Tieren mit der jeweiligen Fütterung stammt. E. Kolb. 1510.

Krogh, Nils; Oslo, Veterin. Coll. of Norway, Dep. of Internal Med. Studies on alterations in the rumen fluid of sheep, especially concerning the microbial composition, when readily available carbohydrates are added to the food. III. Starch. **(Untersuchungen über Änderungen in der mikrobiellen Zusammensetzung des Pansensaftes vom Schaf bei Zusatz von leicht verdaulichen Kohlenhydraten zum Futter. 3. Mitt. Stärke.)** Acta veterin. scand. 2 (1961) Nr. 2. S. 103–119. — 2. Mitt. vgl. LZ. Abt. IV 6 (1961) Nr. 9. S. 1555. — 2 Abb., 2 Tab., 8 Lit.

An Schafe mit Heufütterung wurde Weizenstärke als Suspension im Überschuß (bis zu 1500 g täglich) verabreicht. Der pH-Wert des Pansensaftes fiel vom Neutralpunkt auf 4–5, der Gehalt an Protozoen und cellolytischen Bakterien sank unter log 3/ml, die Anzahl der grampositiven Arten, im wesentlichen Laktobazillen, stieg stark an, das Verhalten der Hefen und amylolytischen Streptokokken war unterschiedlich. Gleichzeitig mit den physikalischen und mikrobiellen Veränderungen des Pansensaftes wurden klinisch leichter Anstieg der Temperatur, Appetitlosigkeit, Nachlassen der Pansenbewegung, Aufhören des Wiederkauens, leichter Durchfall mit grau gefärbten Faeces, häufiges Liegen und Abfall des pH-Wertes von Urin und Faeces beobachtet. Die Resultate werden mit den früheren Ergebnissen nach Fütterung von anderen Kohlenhydraten (Rohrzucker und Milchzucker) verglichen und diskutiert. Gemeinsam und entscheidend ist die mit der starken Vermehrung von Laktobazillen einhergehende Säuerung des Pansensaftes.

W. Goldbach. 1510.

Kuseń, S. J. (Kussen, S. J.); Lwow, Ukrain. Forsch.-Inst. für Physiol. und Biochem. Landwirtsch. Nutztiere. Fosforni spoluky stinky travnogo traktu velykoï rogatoï chudoby. **(Phosphorverbindungen in den Wänden des Verdauungskanals bei Rindern.)** Ukraïnškyj biochimičnyj žurnal, Kyïv **34** (1962) Nr. 4. S. 551–561. — 4 Tab., 12 Lit. Orig.: ukrain., Ausz.: russ., engl.

An 16 Kühen wurde der Gehalt an anorganischem Phosphor, organischem Phosphor, Kreatinphosphat, ATP und ADP, Glykose-1-Phosphat, Glykose- und Fruktose-6-Phosphat, Phosphortriose, Phosphorweinsteinsäure und Gesamtphosphat in der Schleimhaut und in der Muscularis des Rumen untersucht. Die Mucosa zeichnet sich durch höheren Kreatinphosphat-, Phosphortriose- und Phosphorweinsteinsäuregehalt aus. Besonders starke Unterschiede wurden in der Konzentration anorganischen Phosphors festgestellt. Die Konzentrationsunterschiede im Phosphorgehalt zwischen Mucosa und Muscularis sind durch den anorganischen Phosphor bedingt. Die anorganischen Phosphate sind hauptsächlich an der Zottenoberfläche absorbiert, wobei die Verbindung mit dem Gewebe sehr locker ist. So vermag innerhalb kürzester Zeit der anorganische Phosphor in die umgebende Ringerlösung überzugehen. Der Gehalt an anorganischem Phosphor sinkt in der Reihenfolge Rumen-Reticulum-Omasum-Abomasum ab. Der Gesamtphosphorgehalt verringert sich in der gleichen Weise. Die Ergebnisse werden eingehend vom verdauungsphysiologischen Standpunkt diskutiert.

H. John. 1510.

Chamberlain, C.C. und Burroughs, Wise; Knoxville, Univ. of Tennessee; Ames, Iowa State Univ. Effect of fluoride, magnesium and manganese ions on in vitro cellulose digestion by rumen microorganisms. **(Der Einfluß von Fluorid-, Magnesium- und Mangan-Ionen auf die durch Pansenmikroorganismen in vitro bewirkte Celluloseverdauung.)** J. Animal Sci. **21** (1962) Nr. 3. S. 428 bis 432. — 1 Abb., 2 Tab., 11 Lit.

Unter Verwendung einer gewaschenen Suspension von Pansenmikroorganismen wurde die Hemmung der Celluloseverdauung durch Fluorid-Ionen demonstriert. Es ließ sich jedoch keine lineare Beziehung zwischen Hemmwirkung und Fluoridkonzentration ermitteln. Das Fehlen von Mg-Ionen im Nährmedium verursachte keine signifikante Verminderung des Celluloseabbaues, wohingegen bei Abwesenheit von Mangan-Ionen signifikant weniger Cellulose im Vergleich zu den Kontrollen verdaut wurde. Wenn sich im Nährmedium weder Mg- noch Mn-Ionen befanden, konnten die Pansenmikroorganismen nur noch 27,8 % der beigefügten Cellulose zerstören gegenüber 52,2% in den Kontrollversuchen. Eine Zugabe von Fluorid bis zu 200 ppm zog keine weitere Verminderung der abgebauten Cellulosemenge nach sich.

H. Richter. 1510.

Nesic, P. und Ibrovic, M.; Sarajevo, Yugoslavia, Veterin. Fak., Klin. za Unutrasnje Bolesti za Farmakol. **Wirkung von Sulfadimidin, Sulfaguanidin und Nitrofurazon auf die fermentative Aktivität der Mikroorganismen in den Vormägen der Wiederkäuer.** Berliner Münchener tierärztl. Wschr. **75** (1962) Nr. 21. S. 403–407. — 4 Tab., 15 Lit. Zus. in Engl.

Die Wirkung von Sulfadimidin, Sulfaguanidin und Nitrofurazon auf die fermentative Aktivität der Vormagenmikroorganismen an Kühen und Schafen wurde unter besonderer Berücksichtigung der Gärproben, der Nitratbindung, der Cellulosedigestion und der pH-Wert-Beeinflussung untersucht. Gleichzeitig wurden die klinischen Veränderungen und die Wirkung von normalem Pansensaft auf die Regeneration der Mikroflora und -fauna beobachtet. Sulfaguanidin und Sulfadimidin können in einer Dosis von 0,1 g pro kg Kgw. bei Wiederkäuern bis zu 5 Tagen verabreicht werden, ohne daß die Verdauung gefährdet ist. Eine längere Verwendung therapeutischer Dosen kann die Verdauung beeinflussen sowie zu Vergiftungserscheinungen führen. Bei Pansenatonie ist besondere Vorsicht geboten. Nitrofurazon rief bei Verabreichung in Dosen von 20 mg pro kg Kgw. keine Störung der Verdauung und des Allgemeinbefindens hervor, wenn seine Verwendung nicht länger als 10 Tage andauerte. Die Regeneration der Flora nach Absetzen des Präparates tritt innerhalb weniger Tage von selbst ein, wobei die Zufuhr von frischem Pansensaft unbehandelter Tiere beschleunigend wirkt. E. Kolb. 1510.

Tetjaeva, M. B., Gzgzjan, D. M., Gažala, E. M. und Karakulina, T. T. (Tetjajewa, M. B., Gsgsjan, D. M., Gashala, Je. M. und Karakulina, T. T.); Leningrad, Setschenow-Inst. für Evol.-Physiol. der Akad. der Wiss. der UdSSR. Dvigatel'naja dejatel'nost' želudka i tonkoj kiški u ščenkov v ontogeneze. **(Die motorische Funktion des Magens und Duodenums bei jungen Hunden in der Ontogenese.)** Fiziologičeskij žurnal SSSR imeni I. M. Sečenova, Moskva-Leningrad 48 (1962) Nr. 7. S. 864–868. – 14 Lit.
Bei vier bis 30 Tage alten Hunden bestehen zunächst ununterbrochene fast chaotische Magenkontraktionen von tonischem Charakter. Späterhin verstärken sich die Kontraktionen mit Steigerung der Amplitude. Erst dann treten kurze Pausen auf. Im Alter von 5 Mon. existieren bereits inkonstante periodische Bewegungen, die dann einen regelmäßigen Charakter annehmen. Die Darmbewegungen können fehlen oder sie tragen permanenten Charakter mit niedriger Amplitude. Vom 2. Lebensmonat ab intensivieren sich die Bewegungen. Vom 4. bis 6. Lebensmonat an gleichen sich die Magen- und Darmbewegungen einander an, d. h. die Darmmotorik wird während der Magenbewegung intensiver. Vom 10. bis 14. Monat an sind die Darmbewegungen entsprechend der Magenmotorik schon periodisiert. Reichliche Fettnahrung hemmt die Magenmotorik. Bis zum 6. Monat hemmt Adrenalin die Magen- und Darmmotorik. Späterhin schwächt sich der Hemmeffekt ab. H. John. 1550.

McGillivray, W. A.; Palmerston North, New Zealand, Dairy Res. Inst. The role of carotene and vitamin A. **(Die Rolle des Carotins und des Vitamin A.)** Wld. Rev. Nutrit. Dietetics 2 (1960) S. 132–155. – 2 Abb., 2 Tab., 124 Lit.
Es werden die die Verwertung des Carotins beeinflussenden Faktoren hauptsächlich bei der Nutzung des Weidefutters besprochen. Dem letzteren kommt für die Tierernährung, die Umwandlung des Carotins zu Vitamin A und dessen und der Carotine Verwandlung in tierische Erzeugnisse die Hauptbedeutung zu. Nur die wenigstens einen β-Ionenring in ihrer Struktur enthaltenden Carotinoide sind zum Aufbau des Vitamin A im Tierkörper geeignet. Die Absorption der Carotinoide wird nach verschiedenen Methoden gemessen. Die Zunahme des Vitamin A-Gehaltes im Blute oder anderen Geweben nach oder während der Aufnahme von Carotinoiden hat sich hierbei als brauchbarer Maßstab erwiesen. Aber die Absorption der Provitamine und die ihre Umwandlung in Vitamin A beeinflussenden Faktoren lassen sich hiermit noch nicht unterscheiden. Nach Moore (1957) hängen diese mit den Provitaminen selbst und den Fähigkeiten des Einzeltieres zusammen, die einzelnen Nahrungsstoffe zu verdauen und Fett zu absorbieren. Die Haustierarten gliedern sich diesbezüglich in zwei Gruppen. Die einen vermögen Carotinoide in ihrem Körper nicht zu speichern. Hierzu gehören die Schweine und die Schafe. Die anderen speichern sie, wie z. B. das Pferd und das Rind. Die Vögel speichern vor allem Xanthophyll. Die 3. Gruppe Säugetiere, zu denen auch der Mensch gehört, absorbieren alle Carotinoide ohne Selektionsvermö-

gen und speichern sie im Körper. Das Rind hat einen stärkeren Blutcarotingehalt als andere Tiere; er ist am stärksten bei den Guernseys. Die Werte bei den anderen Rassen betragen nur 45 bis 60% hiervon. Die individuellen Schwankungen auch im Carotin:Xanthophyllquotienten sind beträchtlich. Bei eineiigen Zwillingen stimmen sie jedoch überein. Der Blutplasmacarotingehalt bei Kühen ist fünfmal höher als im Bullenplasma, auch im Carotin- und Vitamin A-Stoffwechsel gibt es Unterschiede zwischen den Geschlechtern, die aber durch die unterschiedliche Ernährung der Bullen und Kühe bedingt sein können. Vor der Geburt sinkt der Blutcarotinoidgehalt der Kuh ab, wahrscheinlich, weil die Milchdrüse die Carotinoide dann zur Kolostralbildung speichert. Bei der Geburt ist er beim Kalb niedrig (2,4 μg/100 ml Plasma) und steigt am ersten Tage nach dem Säugen auf 25 μg an. Bei einjährigen Jungrindern beträgt er 74% des Wertes bei erwachsenen Kühen. Bei erstlaktierenden Kühen ist er etwas niedriger als in späteren Laktationen. Der Vitamin A-Gehalt der Milch schwankt in Abhängigkeit von der Jahreszeit. Die Trockenheit der Weiden spielt dabei eine Rolle. Wichtiger als die Mengen des aufgenommenen Carotins sind aber die Unterschiede in der Carotinverwertung. Auch die Jodzahl im Milchfett und dessen Tokopherolgehalt zeigen jahreszeitliche Schwankungen. Deshalb ist anzunehmen, daß die gleichen Ursachen, die die Carotinabsorption verringern, auch auf die Absorption der anderen fettlöslichen Bestandteile, wie des Tokopherols einen Einfluß ausüben und mit der Fettabsorption bzw. dem gesamten Stoffwechsel interferieren. H. Busse. 1585.

Begović, S. und Aganović, N.; Sarajevo, Zavod za Fiziol., Patol. Fiziol. i Biokem.; Veterin. Fak., Dijagnost. Inst. Kočenje produkcije B_{12}-kompleksa u inkubiranom sadržaju rumena, kulturama Escherichia coli var. acidilactici i Propionibacterium freudenreichii u prisustvu Acidum pyrogallicum, gallicum i tannicum. **(Hemmung der B_{12}-Komplex-Produktion in bebrütetem Panseninhalt durch Kulturen von E. coli var. acidilactici und Propionibacterium Freudenreichii in Gegenwart von Acidum pyrogallicum, gallicum und tannicum.)** Veterinaria [Sarajevo] **11** (1962) Nr. 2. S. 163–170. – 2 Abb., 1 Tab., 8 Lit. Zus. in Engl.

In frischem Panseninhalt des Rindes waren 0,1260 Gamma Vitamin B_{12}-Komplex pro ml enthalten. Nach 48stündiger Bebrütung stieg der Gehalt auf 0,5 Gamma/ml-Acidum gallicum (Ag), pyrogallicum (Ap) und tannicum (At) übten in 0,1–0,9%iger Lösung einen hemmenden Einfluß auf die B_{12}-Produktion aus; Ap verhinderte die Produktion in 0,1%iger Lösung, Ag in 0,2%iger und At in 0,5%iger Lösung. Die Hemmung der B_{12}-Synthese kann nicht mit der Änderung des pH-Wertes erklärt werden, da sie auch bei Einstellung des pH-Wertes auf 7 erfolgte. Ag, Ap und At wirken bakteriostatisch. P. Schmidt. 1595.

Žmejdo, A. T., Grafskaja, Z. S. und Černikova, N. V. (Shmedo, A. T., Grafskaja, S. S. und Tschernikowa, N. W.); Moskau, Forsch.-Inst. für Vitaminol. des Min. für Gesundheitswes. der UdSSR. K voprosu o polučenii „čistogo“ D-avitaminoza u krys. **(Zur Frage der Entwicklung einer „reinen“ D-Avitaminose bei Ratten.)** Voprosy pitanija, Moskva **21** (1962) Nr. 4. S. 71–74. – 2 Abb., 2 Lit. Zus. in Engl.

Bei längerer Verabreichung (6 Mon.) einer Vitamin D-Mangelkost (Casein, Maismehl, Brauereihefe, Schweinefett), in die zur Verhinderung der Rachitis Osborne-Mendel-Salzgemisch gegeben wurde, konnten keine klaren Symptome eines Vitamin D-Mangels festgestellt werden. Zur Entwicklung von Vitamin D-Mangel führte eine Diät, die aus Weizenmehl, Trockenhefe und Salzgemisch bestand. Das Körpergewicht der mit dieser Kost gefütterten Tiere war verringert, der Aschegehalt der Knochen gesenkt und der Gehalt an alkalischer Phosphatase im Plasma erhöht. G. Pose. 1620.

Rodina, A. I.; Moskau, Forsch.-Inst. für Vitamininol. des Min. für Gesundheitswes. der UdSSR, Klin. Abt. Biologičeskaja rol' vitamina E. **(Die biologische Rolle des Vitamin E.)** Voprosy pitanija, Moskva **21** (1962) Nr. 4. S. 74–80. – 66 Lit.

Vitamin E-Mangel führt neben Schädigungen der Geschlechtsdrüsen zu Beeinträchtigung des ZNS, Degeneration der quergestreiften Muskulatur und des Herzmuskels sowie zu Muskeldystrophie und Myopathie. Der ATP- und Kreatinphosphorsäuregehalt und der Carnosingehalt der Muskeln sind vermindert. Bei E-Avitaminosen treten in den Muskeln in einer Reihe von Fermentsystemen Störungen auf. Der Glykogengehalt der Leber ist vermindert, die Ausscheidung der Aminosäuren erhöht. In einer Reihe von Organen steigt der Gehalt an RNS und DNS. Stark geschädigt ist der Lipoidstoffwechsel. Es wird angenommen, daß Vitamin E an der Gewebeatmung und Oxydationsphosphorylierung beteiligt ist. Vitamin E zeigt eine günstige Wirkung bei Atherosklerose. G. Pose. 1630.

Kopylova-Sviridova, T. N., Chodosova, I. A., Frenkel', S. Ja. und Vorob'ev, V. I. (Kopylowa-Swiridowa, T. N., Chodossowa, I. A., Frenkel, S. Ja. und Worobjow, W. I.); Inst. für Zytol. der Akad. der Wiss. der UdSSR. K voprosu ob uslovijach obrazovanija iskusstvennych nukleoproteidov. **(Über die Bildungsbedingungen künstlicher Nucleoproteide.)** Doklady Akademii nauk SSSR, Moskva **145(30)** (1962) Nr. 6. S. 1400–1403. – 2 Abb., 2 Tab., 13 Lit.

Zum Studium der für die Quartärstruktur von Nucleoproteiden verantwortlichen Bindungskräfte wird die Bildung „künstlicher Nucleoproteide" – Komplexe von Desoxyribonucleinsäure (DNS) mit Aldolase und Ribonuclease – untersucht. Aldolase und Ribonuclease verbinden sich mit DNS in Verhältnissen, die von den Konzentrationen der reagierenden Stoffe sowie vom pH und der Ionenstärke des Lösungsmittels abhängen. Die Komplexbildung wird anhand von Bestimmungen der Sedimentationskoeffizienten und der Viskosität verfolgt. Aus der Verringerung der Viskosität und der Erhöhung des Sedimentationskoeffizienten bei der Komplexbildung von Ribonuclease mit DNS geht hervor, daß neben dem Anwachsen des Molekulargewichtes eine Verringerung der Asymmetrie erfolgt. Die Komplexe, besonders die von Ribonuclease mit DNS, sind gegenüber pH-Änderungen über mehrere pH-Einheiten stabil. Auch gegen Einwirkungen von 8 m Harnstoff ist der Ribonuclease-DNS-Komplex unempfindlich. Daraus läßt sich schließen, daß die Komplexbildung nicht durch gewöhnliche Wasserstoffbindungen bewirkt werden kann. Es ist anzunehmen, daß auf Grund der Tertiärstruktur der reagierenden Komponenten eine Ballung entgegengesetzter Ladungen an geeigneten Punkten der Komponenten besteht, und daß dadurch die Verbindung erfolgt. J. Müller. 1680.

Gula, N. M.; Kiew, Med. Inst., Lehrstuhl für Biochem. Vplyv degidroaskorbinovoï kysloty na aktyvnist' pankreatičnoï lipazy kišky. **(Einfluß der Dehydroascorbinsäure auf die Aktivität der Pankreaslipase bei Katzen.)** Ukraïnśkyj biochimičnyj žurnal, Kyïv **34** (1962) Nr. 3. S. 424–427. – 2 Tab., 14 Lit. Orig.: ukrain., Ausz.: russ., engl.

Es wurde in den vorliegenden Untersuchungen die Wirkung der Ascorbin- und Dehydroascorbinsäure auf die Aktivität der Pankreaslipase untersucht. Es zeigte sich, daß die Dehydroascorbinsäure wesentlich mehr die Aktivität der Pankreaslipase steigert als die Ascorbinsäure. Es wird angenommen, daß die Wirkung der Ascorbinsäure wahrscheinlich auf ihrer Umwandlung in die Dehydroascorbinsäure beruht. H. John. 1680.

Esajan, N. A. (Jessajan, N. A.) Kortikal'naja reguljacija dejstvija adrenalina na obmen veščestv. **(Die corticale Regulation der Wirkung von Adrenalin**

auf den Stoffwechsel.) Izvestija Akademii nauk Armjanskoj SSR, Erevan 13 (1960) Nr. 12. S. 41–52. – 5 Tab., 24 Lit. Orig.: armen., Ausz.: russ.
Mehrfache Verabreichungen hoher Adrenalindosen führen zu positiven bedingt-reflektorischen Veränderungen des Glykose- und Brenztraubensäuregehaltes. Der Gehalt an adrenalinähnlichen Stoffen wird durch die Infektionen nicht erhöht, da die Zentren, die die Sekretion dieser Stoffe regulieren, gehemmt sind. Die Applikation unterschwelliger Insulindosen verursacht unter diesen Umständen eine merkliche Hypoglykämie, ohne den Gehalt adrenalinähnlicher Stoffe zu verändern. Der Ausfall eines bedingt reflektorischen Anstiegs der adrenalinähnlichen Stoffe bei gleichzeitiger Erhöhung des Glykose- und Brenztraubensäuregehaltes spricht für ihre Abhängigkeit vom funktionellen Zustand der Gewebe, insbesondere des Zentralnervensystems. G. Pose. 1720.

Verchovskaja, I. N. und Cofina, L. M. (Werchowskaja, I. N. und Zofina, L. M.); Moskau, Inst. für Biol. Physik der Akad. der Wiss. der UdSSR. Forma suščestvovanija broma v životnom organizme. **(Die Form, in der Brom im Organismus vorkommt.)** Bjulleteń ėksperimental'noj biologii i mediciny, Moskva **54(27)** (1962) Nr. 8. S. 49–52. – 1 Tab., 14 Lit. Zus. in Engl.
Versuchstieren (Ratten, Meerschweinchen, Kaninchen) wurde 20–30 μc $Na^{82}Br$/kg Kgw. subcutan verabreicht. Nach 15–20 Std. wurden die Tiere decapitiert und die Radioaktivität in Blut, Schilddrüse, Großhirn, Hypophyse, peripheren Nerven, Magenmucosa und Leber gemessen. Außer in der Schilddrüse wurde Brom in allen anderen Organen nur im eiweißlosen Filtrat nachgewiesen. In der Schilddrüse sind 1,5–23,6% des Broms an Eiweiß gebunden. Das nicht an Eiweiß gebundene Brom liegt in ionisierter Form vor. Die Hypophyse ist als Bromspeicherungsorgan abzulehnen, da ihr Bromgehalt immer geringer als der des Blutes ist. G. Pose. 1720.

Kabak, Ja. M. und Nikitina, M. M.; Moskau, Univ., Lab. für Endokrinol. Učastie gipotalamusa v reguljacii ščitovidnoj železy. **(Die Beteiligung des Hypothalamus an der Regulation der Schilddrüse.)** Problemy ėndokrinologii i gormonoterapii, Moskva 8 (1962) Nr. 2. S. 3–11. – 3 Abb., 1 Tab., 20 Lit. Zus. in Engl.
Eine bilaterale elektrische Destruktion des anterioren Teiles des Hypothalamus führt zur Senkung der Schilddrüsenfunktion. Als Kriterien dienten histologische Veränderungen wie Verkleinerung des Epithels und der Follikel, verminderte Kolloidspeicherung sowie die Senkung des Radiojodstoffwechsels in der Schilddrüse. Eine Bremsung der Schilddrüsenaktivität konnte durch Hypophysektomie nicht erreicht werden. Nach Blockierung der Schilddrüse mit MTU konnte bei Tieren mit Hypothalamusläsionen die kompensatorische Schilddrüsenvergrößerung vermieden werden. Allerdings ergaben histologische Kontrollen, daß die Blockierung der strumigenen MTU-Wirkung nicht vollständig war. Offensichtlich ist demnach die TSH-Produktion nur vermindert und nicht völlig aufgehoben. Bei Thyroxinüberschuß waren die atrophischen Veränderungen in der Schilddrüse bei hypothalamusgeschädigten Tieren in gleicher Weise ausgeprägt wie bei den Kontrolltieren. Wahrscheinlich sind die Thyreoidin-sensiblen Rezeptoren nicht nur im Lobus anterior des Hypothalamus, sondern auch in der Hypophyse vorhanden.
H. John. 1730.

Čerdyncev, S. G. (Tscherdynzew, S. G.); Tomsk, RSFSR, Pädagog. Inst., Lehrstuhl für Anatomie und Physiol. K mechanizmu funkcional'noj svjazi viločkovoj železy so ščitovidnoj. **(Zum Mechanismus funktioneller Verbindungen der Thymusdrüse mit der Schilddrüse.)** Problemy ėndokrinologii i gormonoterapii, Moskva 8 (1962) Nr. 2. S. 30–35. – 1 Abb., 4 Tab., 13 Lit. Zus. in Engl.

Versuche an Kaninchen, bei denen mit Hilfe der Radiojodtestung die Schilddrüsenfunktion nach Thymektomie und Entfernung der Hirnhemisphäre untersucht wurde. Die Thymektomie führt bei 2½, 5 und 6½ Mon. alten Tieren zur Senkung der Schilddrüsenfunktion. Nach Entfernung beider Hirnhemisphären war die Schilddrüsenaktivität gleichfalls vermindert. Wurde anschließend die Thymektomie durchgeführt, so blieb die Jodaktivität der Schilddrüse unverändert niedrig. Daraus schließt Vf., daß die funktionellen Verbindungen der Thymusdrüse mit der Schilddrüse cortical gesteuert werden. H. John. 1730.

Maric, A. M. (Mariz, A. M.); Kischinjow, Moldau. Zweigstelle des Inst. für Biol. der Akad. der Wiss. der UdSSR. O zavisimosti tonusa retikuljarnoj formacii stvola golovnogo mozga ot ėndokrinnoj funkcii ščitovidnoj železy. **(Zur Abhängigkeit des Tonus der Formatio reticularis von der Schilddrüsenfunktion.)** Fiziologičeskij žurnal SSSR imeni I. M. Sečenova, Moskva-Leningrad **47** (1961) Nr. 10. S. 1235–1240. – 4 Abb., 10 Lit.
In Versuchen an Hunden wurde festgestellt, daß sich nach Thyreoidektomie die bioelektrische Aktivität der Formatio reticularis vermindert und damit auch der aktivierende Einfluß seitens der Formatio reticularis auf die bioelektrische Aktivität der Großhirnrinde nachläßt. Nach Thyroxinapplikation wird bei thyreoidektomierten Tieren die bioelektrische Aktivität in der Formatio reticularis und damit auch in der Großhirnrinde allmählich wiederhergestellt. Aminasin besitzt eine dem Thyroxin entgegengesetzte Wirkung. Somit glaubt Vf. die Bedeutung der Schilddrüse für die Aufrechterhaltung des Tonus in der Formatio reticularis nachgewiesen zu haben. H. John. 1730.

Antipenko, E. N., Davydov, B. I. und Klassovskij, Ju. A. (Antipenko, Je. N., Dawydow, B. I. und Klassowski, Ju. A.) Funkcija ščitovidnoj železy u sobak v raznye sroki posle obščego oblučenija. **(Die Funktion der Schilddrüse bei Hunden in verschiedenen Zeitabschnitten nach einer Ganzkörperbestrahlung.)** Medicinskaja radiologija **6** (1961) Nr. 6. S. 44–47. – 2 Abb., 17 Lit. Aus: Dok.-Dienst Kernforsch. u. Kerntechn.
Die Untersuchungen sind an männlichen Hunden im Alter zwischen 2 und 4 Jahren und 15–25 kg Kgw. durchgeführt worden. Die Tiere wurden mit ^{60}Co-Strahlen mit einer Dosis von 400 r innerhalb 50 min bestrahlt. Es wurden ^{131}J-Absorptionskurven aufgenommen, die Anteile von proteingebundenem Jod (PBJ) und anorganischem Jod im Blut ermittelt sowie histologische Untersuchungen durchgeführt. Dreieinhalb Mon. nach der Bestrahlung zeigten die Jod-Absorptionskurve sowie die Verteilung von PBJ bei der Mehrzahl der Hunde normalen Verlauf. Die histologische Untersuchung ergab bei einzelnen Teilen eine Hyper- und bei anderen eine Hypofunktion. 6–13 Mon. nach der Bestrahlung sprachen alle Ergebnisse für eine Hyperfunktion. Es wurden histologisch einzelne dystrophische und nekrobiotische Veränderungen festgestellt. Das Gewicht der Drüse lag unter der Norm. Die anscheinende Hyperfunktion, die wahrscheinlich mit der Synthese eines biologisch nicht wertvollen Hormones verbunden ist, hat offensichtlich ausgleichende Bedeutung. D. Wrantschewa. 1730.

Grossie, J. und Turner, C. W.; Columbia, Univ. of Missouri, Dep. of Dairy Husbandry. Thyroxine secretion rates during food restriction in rats. **(Thyroxin-Sekretionsraten während der Futtereinschränkung bei Ratten.)** Proc. Soc. exp. Biol. Med. **110** (1962) Nr. 3. S. 631–633. – 1 Tab., 9 Lit.
Bei weiblichen geschlechtsreifen Ratten wurden 3 bzw. 17 Tage nach Beginn einer Futtereinschränkung die Thyroxin-Sekretionsraten (TSR) bestimmt. Eine Verminderung der 5,26 g/100 g Kgw. betragenden Futteraufnahme um 8,17 bzw. 22% führte während der ersten Untersuchungsperiode (3–14 Tage) zu keiner signifikanten Erniedrigung der TSR, eine Einschränkung um 48%

aber hatte eine signifikante Abnahme der TSR (um 28%) zur Folge. Während des 2. Intervalls der Futtereinschränkung (17–27 Tage) trat bei einer Verminderung um 8 bzw. 17% ebenfalls keine signifikante Veränderung der TSR ein. Die Einschränkung um 22% führte aber zu einer signifikanten (42%) und eine solche um 48% zu einer hoch signifikanten Abnahme (54%) der TSR. Das zeigt, daß sowohl der Grad als auch die Dauer der Futtereinschränkung die TSR beeinflussen. E. Grün. 1730.

Michajlova, T. A. (Michailowa, T. A.); Leningrad, Veterinärhyg. Med. Inst., Lehrstuhl für Biochem. Vlijanie tireoidina na razvitie gipercholesterinemii u golodajuščich krolikov. **(Der Einfluß von Thyreoidin auf die Entstehung der Hypercholesterinämie bei hungernden Kaninchen.)** Bjulleteń ėksperimental'noj biologii i mediciny, Moskva **54(27)** (1962) Nr. 8. S. 47–49. – 2 Tab., 6 Lit. Zus. in Engl.

Der Cholesteringehalt des Blutes wurde bei Kaninchen zu folgenden Zeitpunkten untersucht: vor Versuchsbeginn, nach 3- und 5tägigem Hungern, nach anschließender 2wöchiger Fütterung und nach 5tägigem Hungern unter täglicher Verabreichung von 0,25 g Thyreoidin/kg Kgw. Verabreichung von Thyreoidin hemmte den Anstieg des Cholesteringehaltes der hungernden Tiere. Gleichzeitig ist der Lebercholesterinspiegel erhöht. G. Pose. 1730.

Gibadulin, R. A.; Moskau, Inst. für Exp. Biol. der Akad. der Med. Wiss. der UdSSR, Lab. für Wachstum und Entwickl. K voprosu o regeneracii ščitovidnoj železy. **(Zur Frage der Schilddrüsenregeneration.)** Bjulleteń ėksperimental'noj biologii i mediciny, Moskva **54 (27)** (1962) Nr. 8. S. 87–92. – 3 Abb., 3 Tab., 9 Lit. Zus. in Engl.

Bei insgesamt 50 männlichen Ratten (Kgw. 220 g) wurde der rechte Teil und die hintere Hälfte des linken Teils der Schilddrüse mit dem Isthmus entfernt und die Tiere 4, 8, 16, 31 und 93 Tage nach der Operation getötet. Untersuchungen der Schilddrüse ergaben nach 3 Monaten eine fast völlige Wiederherstellung des Schilddrüsengewichtes (93,2% der Kontrolltiere). Histologisch macht sich eine Vergrößerung des nicht beschädigten funktionellen Schilddrüsengewebes bemerkbar. An der Wundfläche bilden sich neue Follikel. In allen Teilen des Drüsenrestes findet eine verstärkte mitotische Teilung statt. Die Hypertrophie des Follikulargewebes erstreckt sich auf alle Follikel, dauert bis zu 31 Tagen nach der Operation an und führt neben der Neubildung der Follikel zur Vergrößerung der Schilddrüsenmasse. Der Regenerationsprozeß geht nicht nur von der Wundoberfläche aus, sondern umfaßt das ganze Drüsengewebe. G. Pose. 1730.

Savva, V. Ja. (Sawwa, W. Ja.); Lwow, Med. Inst., Lehrstuhl für Fak.-Chirurgie; Lehrstuhl für Histol. O formach razvitija regeneracionnogo processa v ščitovidnoj železe belych krys. **(Über die Form der Regenerationsprozesse in der Schilddrüse der Ratte.)** Bjulleteń ėksperimental'noj biologii i mediciny, Moskva **54(27)** (1962) Nr. 8. S. 92–96. – 3 Abb., 13 Lit. Zus. in Engl.

Bei insgesamt 88 jungen männlichen Ratten (100–120 g Kgw.) wurde beiderseits $^1/_3$ der Schilddrüse entfernt. Die Regeneration der Schilddrüse wurde an Hand der Mitose beurteilt. Nach der Teilthyreoidektomie traten sowohl Regenerationshypertrophie des ganzen Drüsenteils als auch Regenerationsprozesse von der Wundoberfläche aus ein. Wird die Schilddrüsenfunktion durch Methylthiouracil erhöht, so fällt die Regeneration vom Wundort aus fast weg und beschränkt sich auf die Regenerationshypertrophie des unbeschädigten Drüsenrestes. Bei einer durch exogenes Thyreoidin verursachten Schilddrüsenhypofunktion geht die Regeneration hauptsächlich von der Wundoberfläche aus. G. Pose. 1730.

Lejbson, L. G. und Stabrovskij, E. M. (Leibson, L. G. und Stabrowski, Je. M.); Leningrad, Setschenow-Inst. für Evol.-Physiol. der Akad. der Wiss.

der UdSSR. Soderžanie adrenalina i noradrenalina v nadpočečnikach razvivajuščichsja kurinych èmbrionov. **(Der Gehalt an Adrenalin und Noradrenalin in den Nebennieren von Hühnerembryonen.)** Fiziologičeskij žurnal SSSR imeni I. M. Sečenova, Moskva-Leningrad 48 (1962) Nr. 7. S. 857–863. – 2 Abb., 3 Tab., 18 Lit.

Adrenalin und Noradrenalin können in den Nebennieren der Hühnerembryonen chemisch vom 9. Entwicklungstag an bestimmt werden. Während des Entwicklungsprozesses steigt der Adrenalingehalt in den Nebennieren ungleichmäßig an. Den größten Anstieg findet man am 15.–18. Tag. Ähnlich liegen die Verhältnisse beim Noradrenalin. Unmittelbar vor dem Ausschlüpfen wird die Anhäufung von Katecholaminen in den Nebennieren gebremst. Die Katecholaminmenge steigt schneller an, als es dem Gewichtsanstieg der Nebennieren entspricht. Im allgemeinen liegt die Noradrenalinmenge höher als die Adrenalinmenge. Erst nach dem Ausschlüpfen gleichen sich beide Komponenten aus. Von der zweiten postembryonalen Woche an überwiegt der Adrenalinspiegel. Adrenalin kann im ganzen Körper am 9., Noradrenalin am 7. Tag nachgewiesen werden, wobei der Katecholamingehalt im Gesamtorganismus höher liegt als in den Nebennieren. H. John. 1745.

Grafov, A. A. (Grafow, A. A.) Vlijanie kortizona, dezoksikortikosteronacetata (DSA) i adrenokortikotropnogo gormona (AKTG) na krovjanoe davlenie adrenalektomirovannych i gipofizèktomirovannych oblučennych krys. **(Einfluß von Cortison, Desoxycorticosteronacetat [DOCA] und adrenocorticotropem Hormon [ACTH] auf den Blutdruck adrenalektomierter und hypophysektomierter bestrahlter Ratten.)** Problemy· èndokrinologii i gormonoterapii, Moskva 8 (1962) Nr. 1. S. 28–33. – 2 Tab., 39 Lit. Zus. in Engl.

Eine einzeitige doppelseitige Adrenalektomie ruft bei weißen Ratten einen labilen Hypotonus hervor, der allmählich normalen Blutdruckwerten weicht, da offensichtlich genügend accessorisches suprarenales Gewebe vorhanden ist. Eine totale Röntgenbestrahlung in einer Dosis von 300 r führt zur Blutdrucksenkung, die bei adrenalektomierten Tieren ausgeprägter ist als bei gesunden Ratten. Eine Hypophysektomie ruft einen langanhaltenden Hypotonus hervor. Nach anschließender Röntgenbestrahlung tritt ein weiterer Blutdruckabfall um 34 bis 42 mmHg ein, der dann den Tod herbeiführt. Nach Behandlung der adrenalektomierten und bestrahlten Tiere mit Cortison oder DOCA (2,5 mg 2× täglich) kehrte der Blutdruck auf Normwerte zurück. ACTH-Injektionen (3 E täglich) beeinflußten nicht die Blutdrucklage bei hypophysektomierten und bestrahlten Tieren. Daraus wird gefolgert, daß für die Bestrahlungshypotonie in erster Linie die Nebennierenrindeninsuffizienz verantwortlich gemacht werden muß. H. John. 1745.

Gann, Donald S., Cruz, Juan F., Casper, Alfred G. T. und Bartter, Frederic C.; Bethesda, Md., Nat. Heart Inst., Clin. Endocrinol. Branch. Mechanism by which potassium increases aldosterone secretion in the dog. **(Der Mechanismus, durch welchen Kalium die Aldosteronsekretion beim Hund steigert.)** Amer. J. Physiol. **202** (1962) Nr. 5. S. 991–996. – 7 Abb., 6 Tab., 22 Lit.

Bei insgesamt 35 gesunden Hunden wird der Einfluß einer intraarteriellen Kaliuminfusion auf die Aldosteronsekretion der Nebennierenrinde untersucht. Die Versuchsergebnisse geben Hinweise dafür, daß die Auslösung der Aldosteronsekretion in der Nebennierenrinde durch Steigerung des Blutkaliumspiegels intracranial erfolgt. Es wird angenommen, daß die Auslösung nicht über eine ACTH-Ausschüttung verläuft. H.-A. Ketz. 1745.

Buskina, V. A. (Buskina, W. A.); Moskau, Staatl. Inst. für Tuberkulose des Min. für Gesundheitswes. der RSFSR. Vlijanie tuberkuleznoj infektcii na funkciju kory nadpočečnikov (èksperimental'noe issledovanie). **(Einfluß der**

Tuberkuloseinfektion auf die Funktion der Nebennierenrinde [exper. Untersuchung].) Problemy ėndokrinologii i gormonoterapii, Moskva 8 (1962) Nr. 4. S. 23–29. – 4 Abb., 25 Lit. Zus. in Engl.

An den mit Tuberkulose (bovinus 8) infizierten Kaninchen wurde die Ausscheidung der neutralen 17-Ketosteroide (KS) im Harn nach Zimmermann in der Modifikation von Uvarova bestimmt. 22 Tage nach suboccipitaler oder intravenöser Injektion wird bei den meisten Tieren eine erhöhte 17-KS-Ausscheidung beobachtet, später vermindert sie sich und fällt am Ende stark ab. Die Diurese steht in Korrelation mit der Nebennierenfunktion: bei erhöhter Nebennierenfunktion ist die Diurese gesteigert, bei gehemmter Funktion gesenkt. Das Körpergewicht der Tiere vermindert sich trotz stark verringerter Futteraufnahme und Dystrophieerscheinungen nicht und ist vermutlich auf einen erhöhten Wassergehalt des Organismus zurückzuführen.

G. Pose. 1745.

Liozner, L. D., Arteméva, N. S., Babaeva, A. G., Romanova, L. K., Rjabinina, Z. A., Sidorova, V. F. und Charlova, G. V. (Liosner, L. D., Artemjewa, N. S., Babajewa, A. G., Romanowa, L. K., Rjabinina, S. A., Sidorowa, W. F. und Charlowa, G. W.); Moskau, Inst. für Exp. Biol. der Akad. der Med. Wiss. der UdSSR, Lab. für Wachstum und Entwickl. O vysote i sutočnom ritme mitotičeskoj aktivnosti u gipofizėktomirovannych krys. **(Über die Mitose-Aktivität und den 24-Stunden-Rhythmus bei hypophysektomierten Ratten.)** Bjulleteń ėksperimental'noj biologii i mediciny, Moskva **54(27)** (1962) Nr. 8. S. 77–81. – 3 Abb., 1 Tab., 7 Lit. Zus. in Engl.

Es wurde die Mitoseaktivität im Epithel von Cornea, Zunge, Oesophagus, Leber, äußerer Orbitaldrüse und der Tubuli contorti der Niere bei erwachsenen hypophysektomierten männlichen Ratten (170–210 g) untersucht. Die Tiere wurden 19 Tage nach der Operation um 4, 7, 10, 18 und 22 Uhr getötet und die Mitosen pro 4–18 Tausend Zellen berechnet. Die Mitoseaktivität war im Corneal- und Zungenepithel bei Versuchs- und Kontrolltieren praktisch gleich stark. Nach der Hypophysektomie zeigt die Kurve der 24-Stunden-Aktivität gewisse Veränderungen, die aber nicht signifikant sind. Im Oesophagusepithel vermindert sich die Mitoseaktivität nach der Hypophysektomie auf 45%, der Rhythmus bleibt dabei unverändert. Im Epithel der übrigen Organe ist die Mitoseaktivität bei hypophysektomierten Tieren 13mal (Leber, Orbitaldrüse) bzw. 5mal (Niere) niedriger als bei Kontrolltieren. Die Rhythmuskurve bleibt hier ebenfalls unverändert. Die Ergebnisse zeigen also, daß die mitotische Zellteilung nach der Hypophysektomie weiterläuft. Demzufolge kann die Wachstumsverhinderung bei den hypophysektomierten Tieren wahrscheinlich nicht durch das Fehlen der Zellproliferation erklärt werden.

D. Lindner. 1755.

Kazarjan, V. A. (Kasarjań, W. A.); Inst. für Biophysik der Akad. der Med. Wiss. der UdSSR; Abt. für Radiobiol. der Akad. der Wiss. der Armen. SSR. Dinamika sorbcionnych izmenenij tkanej gipofizėktomirovannych životnych. **(Die Dynamik der Absorptionsveränderungen von Geweben bei hypophysektomierten Tieren.)** Izvestija Akademii nauk Armjanskoj SSR. Biologičeskie nauki, Erevan **15** (1962) Nr. 6. S. 57–63. – 2 Abb., 1 Tab., 17 Lit. Orig.: russ., Ausz.: armen.

An 108 hypophysektomierten Tieren und Kontrollratten (150–170 g Kgw.) wurden mittels Vitalfärbung (0,1% Neutralrot) die Absorptionseigenschaften von Großhirnrinde, Cerebellumrinde, Leber, Nieren und Muskeln untersucht. Während der 38tägigen Versuchsdauer ist die Absorption in Großhirnrinde, Cerebellum und Muskeln der hypophysektomierten Tiere vermindert, d. h., die Erregbarkeit und Resistenz dieser Gewebe ist erhöht. Die Absorption des Lebergewebes ist abwechselnd gesteigert oder gesenkt. G. Pose. 1755.

Galojan, A. A.; Inst. für Biochem. der Akad. der Wiss. der Armen. SSR. K mechanizmu vlijanija gistamina na vydelenie adrenokortikotropnogo gormona adenogipofizom. **(Zum Mechanismus des Einflusses von Histamin auf die Ausscheidung des hypophysären adrenocorticotropen Hormons.)** Doklady Akademii nauk Armjanskoj SSR, Erevan **34** (1962) Nr. 4. S. 155–159. – 2 Tab., 12 Lit. Orig.: russ., Ausz.: armen.
Es wurde untersucht, ob die Veränderungen des neurosekretorischen Agens des hypothlamo-hypophysären Systems mit den Veränderungen des Corticotropin stimulierenden Faktors nach Histamingabe zusammenhängen. Dazu wurde bei Ratten der Ascorbinsäuregehalt der Nebennieren nach Histaminverabreichung (i. p. oder in die A. carotis) in Dosen, die zum Verschwinden des Neurosekretes der Neurohypophyse führen, untersucht. Beide Applikationsarten des Histamins führten zu beträchtlicher Verminderung des Ascorbinsäuregehaltes der Nebennieren. Der Ascorbinsäuregehalt verringert sich mit dem Verschwinden des neurosekretorischen Agens. Dieses spricht für die Wechselbeziehungen zwischen Histamin und dem die Hypophyse stimulierenden Faktor, der wahrscheinlich ein Teil des Neurosekretes darstellt.
G. Pose. 1755.

Lunaas, Torleiv; Oslo, Veterin. Coll. of Norway, Dep. of Reproduct. Physiol. and Pathol. Urinary oestrogen levels in the sow during oestrous cycle and early pregnancy. **(Der Harnoestrogenspiegel bei der Sau während des Sexualzyklus und im Frühstadium der Trächtigkeit.)** J. Reproduct. Fertility **4** (1962) Nr. 1. S. 13–20. – 3 Abb., 12 Lit.
Bei insgesamt 3 Sauen wird der Harnoestrogenspiegel während des Sexualzyklus und in den ersten 6 Wochen der Trächtigkeit bestimmt. Im Verlaufe des Sexualzyklus steigt die Oestrogenausscheidung bis zu einem Maximalwert von ca. 100 μg/24 Std.-Harn im Stadium der Brunst, um danach wieder abzusinken bis zu Werten, die unter dem Ausgangswert liegen. In den 3 Wochen nach der Konzeption steigt die Oestrogenausscheidung bis zu Werten von 2800 μg/24 Std.-Harn an. H.-A. Ketz. 1765.

Schmidt-Elmendorff, H., Loraine, J. A., Bell, E. T. und Walley, J. K.; Edinburgh, Univ., Clin. Endocrinol. Res. Unit; Med. Res. Council, Dep. of Biochem.; Macclesfield, Ches., Imperial Chem. Ind. Ltd., Pharmac. Div., Res. Dep. An investigation into the effect of derivatives of dithiocarbamylhydrazine on gonadotrophic activity in the body fluids of pregnant mares. **(Untersuchungen über die Wirkung von Dithiocarbamylhydrazin-Derivaten auf die Gonadotropinaktivität der Körperflüssigkeiten trächtiger Stuten.)** J. Endocrinology **25** (1962) Nr. 1. S. 107–114. – 3 Abb., 3 Tab., 15 Lit.
Bei 3 trächtigen Stuten wurden Bestimmungen der Serum- und Harngonadotropine vorgenommen. Die Bestimmungen wurden am Mäuseuterus bzw. im Mäuse-Ovargewichtstest vorgenommen. Gonadotropinaktivität konnte sowohl im Harn als auch im Serum aller Tiere nachgewiesen werden, wobei die Werte im Harn stets niedriger lagen als im Serum. Die orale Gabe der Dithiocarbamylhydrazin-Derivate während der Trächtigkeit hatte keinen ausgeprägten Einfluß auf die Gonadotropinwerte, weder im Harn noch im Serum.
E. Grün. 1765.

Leclercq, M. und Derivaux, J.; Cureghem-Bruxelles, École Méd. Vétérin., Lab. Obstétrique. Détermination des oestrogènes urinaires chez la vache en fin de gestation. **(Bestimmung der Urinoestrogene am Ende der Trächtigkeit der Kuh.)** Ann. d'Endrocrinol. **23** (1962) Nr. 1. S. 105–109. – 2 Tab., 15 Lit. Zus. in Engl.
Die Bestimmung erfolgt mit der Methode nach Brown, nur wurde statt der Säurehydrolyse die enzymatische gebraucht. Die Mengenangabe in μg pro Gramm Trockensubstanz ist genauer als die von μg Oestrogen pro Liter Urin. Die Urinoestrogenausscheidung nimmt während des letzten Trächtigkeits-

abschnittes ständig zu. Werte von 45–90 μg pro Gramm Trockensubstanz werden im letzten Trächtigkeitsmonat erreicht. Es handelt sich um Oestradiol und Oestron. K. Wohanka. 1765.

Gul', A. P. (Gul, A. P.); Leningrad, Pawlow-Inst. für Physiol. der Akad. der Wiss. der UdSSR. Izmenenie ėstrogennoj funkcii u moločnogo skota pod vlijaniem vnešnich faktorov. **(Die Verminderung der Oestrogenfunktion bei Kühen unter dem Einfluß äußerer Faktoren.)** Doklady Akademii nauk SSSR, Moskva **144(30)** (1962) Nr. 6. S. 1418–1421. – 3 Tab., 15 Lit.
An insgesamt 11 Kälbern und 5 Kühen wurde die renale Oestrogenausscheidung nach Leibson bestimmt. Die Oestrogenbestimmungen erfolgten bei den Kälbern einmal monatlich, bei den Kühen während des Oestrus. Bei 2–4monatigen Kälbern ist der Oestrogengehalt konstant und wird durch Veränderungen der Fütterungsbedingungen nicht beeinträchtigt. Bei geschlechtsreifen Tieren ist die Oestrogenausscheidung in den Frühjahrs- und Sommermonaten erhöht. G. Pose. 1765.

Panda, B.; College Park, Univ. of Maryland, Dep. of Poultry Husbandry. Secretion of androgen by the ovary of the laying pullets. **(Androgensekretion des Eierstockes der Legehenne.)** Indian veterin. J. **38** (1961) Nr. 10. S. 481 bis 487. E. Wiesner. 1765.

Dorfman, Ralph I.; Shrewsbury, Mass., Worcester Foundation for Exp. Biol. A subcutaneous injection assay for antiandrogens in the chick. **(Subcutanprobe auf Antiandrogene beim Küken.)** Acta endocrinol. [Copenhagen] 41 (1962) Nr. 2. S. 268–273. K. Reinhardt. 1765.

Breuer, H., Vogel, W. und Knuppen, R.; Bonn, Univ., Chirurg. Klin.; Poliklin., Chem. Abt. **Enzymatische Methylierung von 2-Hydroxyoestradiol-(17 β) durch eine S-Adenosyl-methionin: Acceptor-O-Methyltransferase der Rattenleber.** Hoppe-Seyler's Z. physiol. Chem. **327** (1962) Nr. 2/6. S. 217–224. – 4 Abb., 2 Tab., 17 Lit. Zus. in Engl.
Nach Injektion von Oestradiol-(17β) wird im Harn des Menschen 2-Methoxy-oestron ausgeschieden. Diese Verbindung wurde auch aus Harn von Schwangeren isoliert. Auch 2-Methoxy-oestriol konnte als Metabolit von Oestradiol-(17β) nachgewiesen werden. Die Bildung der 2-methoxylierten Oestrogene erfolgt durch Methylierung der entsprechenden Hydroxylverbindungen. In vorliegenden Untersuchungen wurde gezeigt, daß die S-Adenosyl-methionin :o-Diphenol-O-Methyltransferase aus Rattenleber auch 2-Hydroxyoestradiol-(17β) zu 2-Methoxy-oestradiol-(17β) methyliert. Das pH-Optimum der Reaktion liegt bei 7,8; die Michaelis-Konstante beträgt für 2-Hydroxy-oestradiol-(17β) $8,7 \times 10^{-4}$ m. E. Kolb. 1765.

Doroškov, B. V. (Doroschkow, B. W.); Poltawa, Forsch.-Inst. für Schweinezucht. Dija preparativ placenty na plodjučist' krolematok. **(Einfluß von Placentapräparaten auf die Fruchtbarkeit der Kaninchen.)** Visnyk sil'śkogospodarśkoï nauky, Kyïv 5 (1962) Nr. 3. S. 117–119. – 2 Tab. Orig.: ukrain., Ausz.: russ.
Es ist bekannt, daß nach der Methode von Filatow hergestellte Präparate nach parenteraler Anwendung bei Kaninchen die Entwicklung der Embryonen begünstigen, die Mortalität senken, die Fruchtbarkeit steigern und das Lebendgewicht der Neugeborenen erhöhen. Wesentlich sind hierbei die Biostimulatoren. Die Geschlechtshormone der Placenta zeigten in den hier durchgeführten Versuchen keinen nennenswerten Einfluß auf die Fruchtbarkeit und Embryonalentwicklung. H. John. 1770.

Kumta, U. S. und Harper, A. E.; Madison, Univ. of Wisconsin, Dep. of Biochem.; Cambridge, Mass., Inst. of Technol., and Food Sci., Dep.

of Nutrit. Amino acid balance and imbalance. IX. Effect of amino acid imbalance on blood amino acid pattern. **(Aminosäure-Balance und -Fehlbalance. 9. Mitt. Die Wirkung einer Aminosäure-Fehlbalance auf die Aminosäuren-Zusammensetzung im Plasma.)** Proc. Soc. exp. Biol. Med. **110** (1962) Nr. 3. S. 512–517. — 2 Abb., 2 Tab., 27 Lit.

Bei Verabreichung von Aminosäuremischungen, in denen eine (oder mehrere) essentielle Aminosäure(n) fehlt (fehlen), werden bei Jungtieren Wachstum und Futteraufnahme eingeschränkt. Dabei sind die N-Ausscheidung im Harn und der Harnstoffspiegel im Blut erhöht; gleichfalls erfolgt eine gesteigerte Ausscheidung der im Minimum befindlichen Aminosäure im Harn. Bei proteinarm ernährten Ratten, die 12 Std. gehungert hatten, führte die Grundkost (mit 6% Fibrin) zu einer intensiven Futteraufnahme, wobei der Gehalt an den limitierenden Aminosäuren Leucin und Methionin im Plasma um 50% abnahm und auch die Konzentration an Histidin, Isoleucin, Valin und Phenylalanin absank. Bei Zusatz von 0,4% Methionin und von 0,6% Phenylalanin zur Grundkost war die Futteraufnahme nach einem Zeitraum von 24 Std. um rund 50% herabgesetzt. Die Konzentration an Methionin, Phenylalanin und Tyrosin lag 2 Std. nach der Fütterung wesentlich höher als bei den Kontrollen, während die an Leucin, Isoleucin, Valin und Histidin vermindert war. Bei Zusatz einer Mischung von essentiellen Aminosäuren (0,4% Methionin, 0,6% Phenylalanin, 0,6% Leucin, 0,4% Isoleucin, 0,4% Valin, 0,6% Lysin, 0,2% Arginin, 0,4% Threonin, 0,2% Tryptophan) zur Grundkost, die an sich schon histidinarm war, lag die Futteraufnahme um 50% niedriger als bei alleiniger Verfütterung der Grundkost; der Gehalt an den ergänzten Aminosäuren im Plasma war vergleichsweise zum Hungerzustand und zur Fütterung der Grundkost erhöht, während der Gehalt an Histidin sehr stark vermindert war. Die Beeinflussung der Futteraufnahme durch eine Fehlbalance von essentiellen Aminosäuren im Futter wird erörtert, wobei ein unmittelbarer Effekt der Aminosäuren-Zusammensetzung im Plasma oder eine Beeinflussung des Aminosäurestoffwechsels bestimmter Gewebe vermutet wird.

E. Kolb. 1790.

Fêng, Kuo-chen; Moskau, Inst. für Ernähr. der Akad. der Med. Wiss. der UdSSR. Vlijanie životnogo i rastitel'nogo belka na potrebnost' životnych v riboflavine. **(Der Einfluß tierischer und pflanzlicher Eiweiße auf den Riboflavinbedarf von Tieren.)** Voprosy pitanija, Moskva **21** (1962) Nr. 2. S. 69 bis 76. — 4 Abb., 3 Tab., 14 Lit. Zus. in Engl.

44 g schwere Ratten wurden in 2 Versuchsserien über 8 Wochen bei einer Kost, die 9% oder 18% Eiweiß pflanzlicher (Kleber) oder tierischer (Casein) Herkunft enthält, gehalten. Bei einem Gehalt von 9% Kleber bleiben die Tiere im Wachstum zurück, der Hämoglobingehalt des Blutes ist gesenkt, in der Leber tritt Fettinfiltration auf. Die Riboflavinausscheidung im Harn ist beträchtlich höher als bei einem entsprechenden Caseingehalt der Nahrung. Erhöhung des Glutengehaltes auf 18% verbessert das Wachstum, vermindert die Fettinfiltration der Leber; die Riboflavinausscheidung bleibt erhöht. Bei einem Caseingehalt von 9% waren die Veränderungen der angeführten Kriterien geringer als bei 9% und 18% Kleber. Bei 18% Casein ist die Riboflavinausscheidung geringer. Vergrößerung des Caseingehaltes von 9% auf 18% erhöht den Riboflavinbedarf der Ratten. Kleber besitzt diese Wirkung nicht. Verabreichung von Lysin und Tryptophan senkt die Riboflavinausscheidung und erhöht den Vitamin B_2-Gehalt der Leber von mit Kleber gefütterten Tieren.

G. Pose.. 1790.

Lipoveckaja, È. I. (Lipowezkaja, E. I.); Charkow, Med. Inst., Lehrstuhl für Biochem. Dannye o vlijanii aminazina na nekotorye storony obmena askorbinovoj kisloty i adrenalina u životnych, sintezirujuščich i ne sintezirujuščich vitamin C. **(Über den Einfluß von Aminasin auf einige Seiten des Adrenalin- und Ascorbinsäurestoffwechsels bei Vitamin C- und nicht Vitamin C-synthetisierenden Tieren.)** Voprosy pitanija, Moskva 21 (1962) Nr. 2. S. 81 bis 84. — 4 Abb., 8 Lit. Zus. in Engl.

An Meerschweinchen und Ratten wurde der Einfluß von Aminasin auf den Ascorbinsäuregehalt und Adrenalingehalt in Nebennieren, Gehirn und Leber bestimmt. Bei Ratten ist die Fähigkeit der Leber, Dehydroascorbinsäure zu reduzieren, nicht nachweisbar und wird auch durch Aminasinapplikation nicht stimuliert. Bei Meerschweinchen besitzt die Leber diese Eigenschaft, und Aminasin erhöht die Reduktion der Dehydroascorbinsäure. Der Adrenalingehalt der Nebennieren beider Tiere bleibt unter dem Einfluß von Aminasin (10–50 mg/kg Kgw.) unverändert oder ist bei den Ratten etwas niedriger.

G. Pose. 1790.

Anonym. Protein saving action of lysine and methionine. **(Die eiweißsparende Wirkung von Lysin und Methionin.)** Nutrit. Rev. 20 (1962) Nr. 5. S. 139–140. E. Wiesner. 1790.

Anonym. Butyric acid metabolism in ruminants. **(Buttersäurestoffwechsel bei Wiederkäuern.)** Nutrit. Rev. 20 (1962) Nr. 5. S. 141–143.

E. Wiesner. 1830.

Ljaskovskaja, Ju. N. und Piul'skaja, V. I. (Ljaskowskaja, Ju. N. und Piulskaja, W. I.); Moskau, Forsch.-Inst. für Fleischind., Lab. für Physiko-Chem. Forsch. Soderžanie polinenasyščennych žirnych kislot v životnych žirach. **(Der Gehalt an ungesättigten Fettsäuren in Tierfetten.)** Voprosy pitanija, Moskva 21 (1962) Nr. 3. S. 87–88. — 3 Tab.

Der Gehalt an ungesättigten Fettsäuren verschiedener Fettarten wurde spektrophotometrisch bestimmt und betrug (%) in ausgelassenen Tierfetten bei

	Linolsäure	Linolensäure	Arachidonsäure
Schweineschmalz	9,94	0,57	0,62
Rückenspeck	11,22	0,66	0,63
Rindertalg	2,81	0,63	0,11
Knochenmarkfett	4,13	0,91	0,14
Pferdefett	11,77	5,38	0,26

G. Pose. 1830.

Merežinskij, M. F. und Nikitina, S. M. (Mereshinski, M. F. und Nikitina, S. M.); Minsk, Med. Inst., Lehrstuhl für Biochem. Adaptacija organizma životnych v uslovijach različnogo potreblenija žirov s nasyščennymi i nenasyščennymi žirnymi kislotami. **(Adaption des Tierorganismus an den unterschiedlichen Verbrauch von Fetten mit gesättigten und ungesättigten Fettsäuren.)** Voprosy pitanija, Moskva 21 (1962) Nr. 3. S. 37–40. — 2 Tab., 2 Lit. Zus. in Engl.

Verfütterung von Fett mit vorwiegend ungesättigten Fettsäuren verursacht bei Ratten einen Anstieg der Ascorbinsäure in der Leber und eine Verminderung des Fett- und Cholesteringehaltes. Verabreichung von Fett mit gesättigten Fettsäuren führt zur Erhöhung des Fettgehaltes der Leber. Haltung der Tiere bei niedriger Temperatur (0–4°) führt zur Verminderung des Fett- und Cholesteringehaltes der Leber, die am stärksten bei den mit gesättigtem Fett gefütterten Tieren ist. Der durch den Kälteeinfluß erhöhte Leberascorbinsäuregehalt ist bei den mit ungesättigtem Fett gefütterten Tieren am stärksten ausgeprägt. Der Blutcholesterinspiegel entspricht den Schwankungen des Lebercholesteringehaltes unter den verschiedenen Versuchsbedingungen. G. Pose. 1830.

Korzans, V. (Korsans, W.) Materialy po izučeniju parenteral'nogo pitanija žirom. Soderžanie lipidov v legkich, pečeni i selezenke u krys posle vnutrivennogo vvedenija émul'sii žira. **(Untersuchungen zur parenteralen Fetternährung.)** Izvestija Akademii nauk Latvijskoj SSR, Riga **1961** Nr. 11. S. 113–116. — 1 Tab., 3 Lit. Orig.: russ., Ausz.: engl.

Es besteht ein bestimmter Zusammenhang zwischen dem Lipoidgehalt in den Lungen, der Leber, Milz und der Klärfähigkeit des Plasmas bei Ratten nach intravenöser Applikation einer Olivenölemulsion. Bei intravenöser Olivenölapplikation mit einem Emulgatorgehalt von 1,5% liegt die Fettkonzentration in der Milz am höchsten. In der Leber ist der Fettgehalt geringer, in den Lungen ist er unbedeutend. Diese Beobachtungen sprechen für die Stabilität der Emulsion. Eine Olivenölemulsion mit einem Emulgatorgehalt von 1% ist unstabil, da nach ihrer Applikation der Fettgehalt in den Lungen enorm ansteigt. H. John. 1830.

Meyer, H., Seele, W. und Steinbeck, H.; Hannover, Tierärztl. Hochschule, Inst. für Tierzucht und Vererbungsforsch. **Über den Einfluß hoher Kalium- und Phosphorgaben auf den Kalium-, Natrium- und Wasserstoffwechsel beim Rind.** Berliner Münchener tierärztl. Wschr. **75** (1962) Nr. 6. S. 113–116. — 3 Abb., 3 Tab., 17 Lit.

Der Einfluß hoher Kalium- und Phosphorgaben (Kalium 100,9–382,9 g pro Tag und Phosphor 10,8–63,2 g pro Tag) auf den Kalium-, Natrium- und Wasserstoffwechsel wird an 2 Jungbullen (350 und 250 kg schwer) untersucht. ‚Das in hohen Dosen zusätzlich mit dem Futter zugeführte Kalium ($KHCO_3$, K_3PO_4) wird enteral weitgehend resorbiert und zum größten Teil durch glomeruläre Filtration und zusätzlich tubuläre Sekretion wieder ausgeschieden. Während alimentärer Zufuhr von Kaliumbicarbonat kommt es zum Anstieg der renalen Natriumausscheidung und zur Abnahme des Kot-Natriumgehaltes. Bei gesteigerter Phosphorzufütterung (K_3PO_4, $NH_4H_2PO_4$) nimmt der Phosphorgehalt sowie der Kalium- und Na-Gehalt des Kotes zu. Die gleichzeitige Zufütterung von Kalium und Phosphor führt zum Anstieg des Wasserbedarfes der Versuchstiere. H.-A. Ketz. 1850.

Svjatoveć, G. D. (Swjatowez, G. D.); Ukrain. Akad. der Landwirtsch.-Wiss. Rol' pidšlunkovoï zalozy porosjat v ekskreciï azotu sečovyny i zaliza. **(Die Bedeutung der Bauchspeicheldrüse für die Stickstoff- und Eisenausscheidung bei Ferkeln.)** Visnyk sil'śkogospodarśkoï nauky, Kyïv **4** (1961) Nr. 3. S. 119–121. — 2 Tab. Orig.: ukrain., Ausz.: russ.

Bei Ferkeln mit Pankreasfisteln konnte festgestellt werden, daß die Bauchspeicheldrüse an der Ausscheidung von Bromlaugenstickstoff (Harnstoff) und Eisen beteiligt ist. Bei der Gastroenteritis ist die Ausscheidung von Bromlaugenstickstoff und Eisen durch die Bauchspeicheldrüse stark erhöht. Nähere methodische und funktionelle Angaben sind in der russischen Zusammenfassung nicht vorhanden. H. John. 1850.

Langley, L. L., Grimes jun., O. R. und Cockrell jun., D. F.; Birmingham, Univ. of Alabama, Med. Center, Dep. of. Physiol. Secretion of magnesium by dog parotid gland. **(Die Magnesiumausscheidung durch die Parotis beim Hund.)** Amer. J. Physiol. **202** (1962) Nr. 4. S. 707–710. — 3 Abb., 1 Tab., 7 Lit.

Mit Hilfe von ^{28}Mg und elektrischer Reizung des N. auriculotemporalis wird bei narkotisierten Hunden die Magnesiumausscheidung mit dem Parotisspeichel untersucht. Die Magnesiumkonzentration im Speichel ist direkt abhängig vom Magnesium-Blutspiegel. Mit fallendem Speichelfluß steigt der Magnesiumgehalt des Speichels. Aus den Versuchsergebnissen wird geschlossen, daß der Magnesiumtransport vom Blut durch die Epithelien der intralobulären Speichelgänge auf passivem Wege erfolgt. H.-A. Ketz. 1850.

Hohls, H. W.; Celle, Bundesforsch.-Anst. für Kleintierzucht. **Beiträge zur Frage des Mechanismus der Ausschüttung thermischer Energie.** Arch. Geflügelkunde **26** (1962) Nr. 4. S. 310–328. – 12 Abb., 6 Tab., 8 Lit. Zus. in Engl.

In ausführlicher Weise werden 3 Versuchsserien an lebenden Küken beschrieben und es wird bestätigt, daß bei Futtermischungen ohne großen Fettanteil der bremsende Einfluß der Oxalessigsäure auf die Ausschüttung der thermischen Energie ohne Schwierigkeiten nachgewiesen werden kann. An Hand von Messungen mit $^{14}_{1}C$- und $^{14}_{6}C$-markierter Glucose wird die Annahme bekräftigt, daß die am lebenden Tier beobachtete Bremsung tatsächlich im Citronensäurezyklus stattfindet. Wie die Menge der Oxalessigsäure mit steigender Nährstoffkonzentration ansteigt, so wird der Prozentsatz der abgebauten Nährstoffe, der Durchsatzfaktor im Citronensäurezyklus, mit zunehmender Menge an verdauten Nährstoffen kleiner. Einzelheiten sind dem Original zu entnehmen. M. Richter. 1875.

Nejfach, S. A. und Zdrodovskaja, E. P. (Neifach, S. A. und Sdrodowskaja, Je. P.); Leningrad, Inst. für Exp. Med. der Akad. der Med. Wiss. der UdSSR. O vyrabotke teploty v životnom organizme pri razobščenii okislitel'nogo fosforilirovanija v tkanjach. **(Über die Wärmeproduktion im tierischen Organismus nach Entkopplung der oxydativen Phosphorylierung in den Geweben.)** Biochimija, Moskva **26** (1961) Nr. 6. S. 1040–1050. – 7 Abb., 2 Tab., 27 Lit. Zus. in Engl.

Versuche an Kaninchen. Nach Applikation von 2, 4 Dinitrophenol (60 mg/kg Kgw.) wurde eine beträchtliche Steigerung des Grundumsatzes mit Erhöhung der Körpertemperatur um 2 Grad beobachtet. Mit Hilfe von ^{32}P konnten wesentliche Störungen in der oxydativen Phosphorylierung wie Senkung der Inkorporationsintensität von ^{32}P in die Phospholipoidfraktion, RNS und DNS der Leber, ein Phosphorstau im Blut und eine gesteigerte Phosphatausscheidung im Urin festgestellt werden. Während der Hyperthermie durch „Pyrogenal", charakterisiert durch eine verminderte Wärmeabgabe, ist die ^{32}P-Inkorporation der organischen Phosphorfraktionen der Leber erhöht. Die Ergebnisse werden eingehend besprochen. H. John. 1890.

Filov, V. A. (Filow, W. A.); Leningrad, Forsch.-Inst. für Arbeitshyg. und Berufserkrank. Termodinamičeskaja aktivnost' letučich organičeskich soedinenij pri ich dejstvii na mlekopitajuščich. **(Die thermodynamische Aktivität flüchtiger organischer Verbindungen bei Säugetieren.)** Biofizika, Moskva **7** (1962) Nr. 1. S. 73–79.

Eine vorwiegend theoretische Arbeit, in der verschiedene flüchtige organische Säuren hinsichtlich ihrer thermodynamischen Wirkung auf den Organismus geprüft werden. Die thermodynamische Aktivität kann nur für die orientierende Klassifikation der Substanzen nach ihrem Wirkungsgrad benutzt werden. Die Abhängigkeit des Logarithmus der Aktivität bei einem bestimmten biologischen Effekt von der Summe der Kohlenstoffatome kann als Aktivitätsprognose gelten. Eine ähnlich Abhängigkeit kann zur vergleichenden Beurteilung der spezifischen Wirkung einzelner Glieder einer homologen Reihe herangezogen werden. H. John. 1890.

Ostaškov, K. V. (Ostaschkow, K. W.); Dnepropetrowsk, Staatl. Med. Inst., Lehrstuhl für Röntgenol. und Med. Radiol. Belki syvorotki krovi v uslovijach iskusstvennoj gipotermii. **(Blutplasmaeiweiße bei künstlicher Hypothermie.)** Biochimija, Moskva **26** (1961) Nr. 6. S. 966–969. – 1 Tab., 8 Lit. Zus. in Engl.

Während der künstlichen Hypothermie treten gesetzmäßige Änderungen in der Bluteiweißzusammensetzung auf, die von der Tiefe der Hypothermie abhängen. Besonders auffällig ist die progedient sich entwickelnde Hypoproteinämie. Zwischen der Albumin- und Globulinfraktion treten keine

signifikanten Verschiebungen auf. Man gewinnt allerdings den Eindruck, daß sich die Globuline etwas vermindern. Unter den Globulinfraktionen erhöhen sich die α_2-Globuline bei Verminderung der β- und γ-Fraktionen.
H. John. 1890.

Isičenko, N. A. (Issitschenko, N. A.); Moskau, Unions-Inst. für Exp. Endokrinol., Abt. für Pathophysiol. Vlijanie somatotropnogo gormona gipofiza na gazoobmen u krys raznogo vozrasta v reparativnyj period posle gipotermii. **(Der Einfluß des hypophysären Gonadotropins auf den Gasstoffwechsel von Ratten verschiedenen Alters während der Wiederherstellungsperiode nach Hypothermie.)** Problemy ėndokrinologii i gormonoterapii, Moskva 8 (1962) Nr. 4. S. 29–34. – 4 Abb., 6 Lit. Zus. in Engl.

Der Einfluß von somatotropem Hormon (STH) auf den Gasstoffwechsel wurde an 22–36tägigen, 1–2jährigen und über 2 Jahre alten Ratten untersucht. STH erhöht 3 Std. nach der Applikation den O_2-Verbrauch der 1–2-jährigen Tiere. Bei infantilen und alten Ratten ist die Wirkung des STH beträchtlich geschwächt. Nach Beeinflussung durch Hypothermie tritt die Wirkung des STH auf den Gasstoffwechsel bei den jungen und alten Tieren nicht ein, und ist bei den 1–2jährigen Ratten gehemmt. Cortisonapplikation hebt die Verminderung des Respirationsquotienten durch STH auf. Es ist möglich, daß die verminderte Wirkung von STH auf den Gasstoffwechsel nach Hypothermie während der Wiederherstellungsperiode auf die infolge der Hypothermie erhöhte Glycocorticoidsekretion zurückzuführen ist.
G. Pose. 1890.

Gudź, P. Z. (Guds, P. S.); Kiew, Inst. für Zool. der Akad. der Wiss. der Ukrain. SSR; Inst. für Körperkultur. Pro morfologični zminy v m-jazach pid vplyvom velykych fizyčnych navantažeń. **(Über morphologische Muskelveränderungen unter größerer physikalischer Belastung.)** Dopovidi Akademiï nauk Ukraïnśkoï RSR, Kyïv **1961** Nr. 11. S. 1523–1527. – 3 Abb., 14 Lit. Orig.: ukrain., Ausz.: russ., engl.

Versuche an Hunden und Ziegen, die an einer Tretmühle im Verlauf mehrerer Monate trainiert wurden (bis zu $1^1/_2$ Jahren). Die Trainingsarbeit erfolgte mit verschiedener Geschwindigkeit und Dauer. Durch histologische Untersuchungen konnte festgestellt werden, daß unter Einfluß großer periodischer Belastungen in den Muskeln destruktive Veränderungen eintreten. Dabei stehen Faserabrisse von den Sehnen, Faserrupturen, Fragmentierungen und Schwellungen der einzelnen Muskelfasern im Vordergrund. H. John. 1900.

Andreae, U., Teute, H. W. und Unshelm, J.; Mariensee-Trenthorst, Max-Planck-Inst. für Tierzucht und Tierernähr.; Trenthorst über Bad Oldesloe, Abt. für Konstitutionsforsch. **Eine Apparatur zur kontrollierten Bewegung von Rindern und Schweinen.** Z. Tierphysiol., Tierernähr. Futtermittelkunde **17** (1962) Nr. 3. S. 146–150.

Es wurde eine Apparatur beschrieben, die es gestattet, die motorische Aktivität bei den landwirtschaftlichen Nutztieren verschiedener Größe sowie verschiedener Alters- und Gewichtsklassen zu messen und die Bewegungsabläufe zu beobachten. An dem als „Trenthorster Bewegungsapparatur" bezeichneten Gerät ist die stufenlose Einstellung einer Geschwindigkeit von 2–8 km/Std. möglich. Die zurückgelegte Strecke und die Fortbewegungsgeschwindigkeit der Versuchstiere werden mit Hilfe eines Tachometers registriert.
H.-A. Ketz. 1900.

Fex, Jörgen; Stockholm, Sweden, Nobel Inst. for Neurophysiol.; Karolinska Inst. Auditory activity in centrifugal and centripetal cochlear fibres in cat. A study of a feedback system. **(Gehörsinnesaktivität in zentrifugalen und zentripetalen Fasern des N. cochlearis der Katze. Eine Studie über ein Rück-**

kopplungssystem.) Acta physiol. scand., Suppl. **55** (1962) Nr. 189. S. 5–68. – 28 Abb., 1 Tab., 84 Lit. An decerebrierten Katzen wird die bioelektrische Aktivität efferenter und afferenter Fasern des N. cochlearis nach Stimulierung von ipsilateraler und contralateraler Seite untersucht. Aus den Versuchsergebnissen geht hervor, daß die afferenten und efferenten Fasern der Hörnerven Teile eines komplexen Rückkopplungs- und Kontrollsystems sind, die eine normale Funktion des Gehörsinnes garantieren.

H.-A. Ketz. 1950.

Engelmann, Carlheinrich; Rostock. **Über den Geschmackssinn unserer großen Haustiere.** Forsch. u. Fortschr. **36** (1962) Nr. 10. S. 298–301. – 2 Tab., 22 Lit.

In zusammenfassender Übersicht wird über die bisherigen Befunde über den Geschmackssinn einiger Haustiere berichtet. Nach kurzer Darstellung der anatomischen Grundlagen wird zunächst auf die einfachen Beobachtungen über den Geschmack und das Auswahlvermögen einiger Haustiere beim Weidegang eingegangen. Dabei wird auf bestimmte selbstregulatorische Funktionen zwischen Futteraufnahme und innerem physiologischen Gleichgewicht hingewiesen. Nach Beschreibung einiger Wahlversuche mit verschiedenen Zuckerkonzentrationen bei Ziegen und Kälbern sowie mit Natriumchlorid, Essigsäure, Salzsäure und Magnesiumchlorid bei Gans, Taube, Ente, Küken und Huhn finden einige elektrophysiologische Versuchsergebnisse über den Geschmackssinn bei einigen Haustieren Berücksichtigung.

H.-A. Ketz. 1970.

Baklavadžjan, O. G. und Arutjunjan, S. A. (Baklawadshjan, O. G. und Arutjunjan, S. A.); Jerewan, Physiol. Orbeli-Inst. der Akad. der Wiss. der Armen. SSR. Vlijanie šejnogo simpatičeskogo nerva na vyzvannye potencialy kory i retikuljarnoj formacii neanestezirovannoj koški. **(Einfluß des Halssympathicus auf die Potentiale des Cortex und der Formatio reticularis der nichtanaesthesierten Katze.)** Fiziologičeskij žurnal SSSR imeni I. M. Sečenova, Moskva-Leningrad **48** (1962) Nr. 7. S. 806–812. – 4 Abb., 1 Tab., 25 Lit.

In akuten Versuchen an nicht narkotisierten Katzen, die lediglich mit Muskelrelaxantien bewegungslos gemacht wurden, ruft die elektrische Reizung des Halssympathicus in der Mehrzahl der Fälle ein Depression der Amplitude corticaler Anwortreaktionen hervor. Der Halssympathicus beeinflußt nicht die Latenzzeit der Potentiale oder die Refraktärzeit der Rindenneuronen. Die permanenten Antwortreaktionen des Cortex werden vom Halssympathicus noch intensiver unterdrückt, während die Potentiale der Formatio reticularis durch den N. sympathicus nicht wesentlich beeinflußt werden. Die Reizung der Formatio reticulatris mit einer Frequenz von 300 Hz unterdrückt die primären und permanenten corticalen Antwortreaktionen deutlicher als die Reizung des N. symphaticus. H. John. 2020.

Michael, Richard P.; London, Maudsley Hospital, Inst. of Psychiatry. Estrogen-sensitive neurons and sexual behavior in female cats. **(Oestrogen-empfindliche Neuronen und das Sexualverhalten bei weiblichen Katzen.)** Science [Washington] **136** (1962) Nr. 3513. S. 322–323. – 1 Abb., 4 Lit.

Mit Hilfe von ^{14}C-beladenem Oestrogenen (^{14}C-diaethylstilboestrol di-n-butyrat mit einer speziellen Aktivität von 2,86 μc/mg) sollte an Katzen untersucht werden, an welcher Stelle im Gehirn oestrogenempfindliche Neuronen vorhanden sind. Durch die Gehirnimplantation dieser Oestrogene konnte mittels der Autoradiographie festgestellt werden, daß bestimmte Neuronen in der Umgebung der Transplantate eine besonders starke Affinität zu diesem Hormon aufweisen. Aus diesen Versuchen wird geschlußfolgert, daß bestimmte Zellen im Nervensystem eine Hormonspezifität besitzen.

W. Richter/Kleinmachnow. 2020.

Hösli, L. und Monnier, Marcel; Basel, Univ., Physiol. Inst. **Schlaf- und Weckwirkungen des intralaminären Thalamus. Reizparameter und Koagulationsbefunde beim Kaninchen.** Pflügers Arch. ges. Physiol. Menschen Tiere **275** (1962) Nr. 4. S. 439–451. – 7 Abb., 1 Tab., 20 Lit.

Bei insgesamt 40 nichtnarkotisierten Kaninchen wird der mediale Thalamus mit Hilfe der stereotaktischen Methode mit systematisch variierten Reizparametern elektrisch gereizt. Gleichzeitig wird das Verhalten der Tiere fortlaufend beobachtet und gefilmt sowie ein Encephalogramm vom Neocortex, Thalamus medialis und ventro lateralis, vom Nulcus caudatus und vom Hippocampus dorsalis abgenommen. Weiteren 10 Kaninchen wird der mediocentrale Thalamus durch Koagulation zerstört. Ein Schlafzustand mit Deltarhythmus wird durch Reizung des mediocentralen Thalamus mit niedriger Frequenz und Spannung bei langer Impulsdauer erzeugt. Frequenzerhöhung und Steigerung der Reizspannung führen zu einer kurzen, phasischen Weckreaktion mit Abnahme des Deltarhythmus. Koagulation des mediocentralen Thalamus führt bei den Versuchstieren zu einer motorischen Hyperaktivität.
H.-A. Ketz. 2020.

Andersson, Sven A.; Göteborg, Sweden, Univ., Dep. of Physiol. Projection of different spinal pathways to the second somatic sensory area in the cat. **(Die Ausstrahlung verschiedener Rückenmarksbahnen auf die zweite Sinnessphäre der Großhirnrinde bei der Katze.)** Acta physiol. scand., Suppl. **56** (1962) Nr. 194. S. 5–74. K. Reinhardt. 2020.

Klimova-Čerkasova, V. I. (Klimowa-Tscherkassowa, W. I.); Leningrad, Inst. für Exp. Med. der Akad. der Med. Wiss. der UdSSR, Lab. für Vergleichende Physiol. und Pathol. Ob izmenenijach tonusa vegetativnoj nervnoj sistemy posle razdraženija i povreždenija nekotorych otdelov stvola mozga. **(Über Tonusänderungen des vegetativen Nervensystems nach Reizung und Läsion verschiedener Stammhirnabschnitte.)** Fiziologičeskij žurnal SSSR imeni I. M. Sečenova, Moskva-Leningrad **48** (1962) Nr. 7. S. 813–822. – 4 Abb., 2 Tab., 22 Lit.

Nach 10 bis 20 sec anhaltender Reizung der Formatio reticularis und einiger Hypothalamusbezirke, tritt bei Katzen und Kaninchen im chronischen Versuch eine Hemmung der Herztätigkeit, der Atmung und der Muskelmotorik ein. Die Reizung der medialen Thalamuskerne, der medialen Schlinge und der zentralen grauen Substanz bewirkt eine Puls- und Atembeschleunigung und führt zur Steigerung der motorischen Erregbarkeit. Im einzelnen wird die Aminasin- und Adrenalinwirkung auf die motorische Erregbarkeit nach Reizung des Stammhirns untersucht. Der Parasympathicotonus erhöht sich nach Reizung des Hypothalamus und sinkt nach Reizung des thalamischen Teiles der Formatio reticularis ab. Bei Läsionen dieser Bezirke wurden völlig entgegengesetzte Resultate erzielt. Die Ergebnisse werden theoretisch eingehend erörtert. H. John. 2030.

Korneva, E. A. und Chaj, L. M. (Kornewa, Je. A. und Chai, L. M.); Leningrad, Inst. für Exp. Med. der Akad. der Med. Wiss. der UdSSR, Lab. für Vergleichende Physiol. der Nerventätigkeit, Mikrobiol. Abt. O roli simpatoadrenalovoj sistemy v reguljacii processa immunogeneza. **(Die Bedeutung des sympathico-adrenalen Systems in der Regulation der Immunogenese.)** Fiziologičeskij žurnal SSSR imeni I. M. Sečenova, Moskva–Leningrad **47** (1961) Nr. 10. S. 1298–1305. – 4 Abb., 1 Tab., 30 Lit.

Nach beidseitiger Entfernung der oberen cervicalen Sympathicusknoten bei Kaninchen tritt eine verlangsamte Eliminierung des applizierten fremdartigen Antigens und eine Hemmung der Antikörperbildung ein. Diese Abweichungen treten bei der Antigenanwendung 5 bis 15 Tage nach Exstirpation der Sympathicusganglien auf. Die Antigenapplikation vor oder nach dieser Zeit spiegelt sich wenig in der Antikörperbildung und in der Antigenausscheidungskurve wieder. Nach·Entfernung des Nebennierenmarkes tritt der gleiche Effekt ein, ebenso wie bei der Anwendung von Aminasin. Hiermit ist ein Beweis für die Bedeutung des sympathico-adrenalen Systems unter Beteiligung höherer vegetativer Zentren für die Immunogenese gegeben. H. John. 2030.

Ketz, Hans-Albrecht; Leipzig, Karl-Marx-Univ., Veterin.-Physiol. Inst. **Das Altern bei den Haustieren.** Wiss. Z. Karl-Marx-Univ. Leipzig, math.-naturwiss. R. **11** (1962) Nr. 4. S. 647–652. – 7 Abb., 39 Lit.

Vf. betrachtet das Altern als ein Problem der Grundlagenforschung und betont, daß mit der Herstellung allgemeiner und im weiteren spezieller vergleichender Beziehungen zwischen den physischen wie psychischen Alterserscheinungen und den mit modernen naturwissenschaftlichen Methoden der Morphologie, Physiologie und Biochemie meßbaren Altersveränderungen im Organismus des Tieres die vergleichende Alternsforschung neue Impulse erhält. Körperliche und seelische Alterserscheinungen bei Tieren sind vor allem Ausdruck bestimmter organischer Altersveränderungen, die hauptsächlich auf Veränderungen im Zentralnervensystem zurückgeführt werden müssen, soweit es sich um ein physiologisches Altern handelt. Es konnte nachgewiesen werden, daß das Gehirn mit zunehmendem Alter, bezogen auf das Körpergewicht des Tieres kleiner und leichter wird und es gleichfalls zu Veränderungen der chemischen Bausteine des Hirngewebes kommt. Erst mit der Zusammenfassung aller den Alterungsprozeß beeinflussenden Faktoren können exakte Aussagen über das Altern bei Haustieren gemacht werden.

W. Richter/Kleinmachnow. 2090.

Skvorcova, Alevtina Alekseevna und *Chrenov, Ivan Ivanovič*. **Technika issledovanija krovoobraščenija, gazoénergetičeskogo obmena i legočnogo dychanija u sel'skochozjajstvennych životnych. Praktičeskoe rukovodstvo.** (Technik der Untersuchung des Blutkreislaufes, des gasenergetischen Austausches und der Lungenatmung bei landwirtschaftlichen Nutztieren.) Hrsg.: Akad. nauk SSSR; Inst. fiziologii im. I. P. Pavlova. Moskva: Izd. Akad. nauk SSSR. 1961. (82 S. m. Kt.) 8°. (1962 A 832)

Ruest, Peter. **Stoffwechseluntersuchungen mit Tritium-markiertem Vitamin A.** Diss. Techn. wiss. Fak. Zürich. 1961. (94 S.) 8°. (Diss. 8559)

Smith, E. Lester. **Vitamin B_{12}.** (Vitamin B_{12}.) Moskva: Izd. inostr. lit. 1962. (176 S.) 8°. (1962 A 1165)

Vitamin B_{12} – ego biosintez, funkcii i primenenie. (Vitamin B_{12} – seine Biosynthese, Funktion und Anwendung.) Moskva: Izd. Akad. nauk SSSR. 1961. (311 S.) 8°. Rbl. 1,23 = Vitaminnye resursy i ich ispol'zovanie. Sbornik 5. Institut biochemii im. A. N. Bacha, Moskva. (SR 1355,5)

Voprosy fiziologii ryb. (Probleme der Physiologie der Fische.) Hrsg.: Gosplan SSSR. Vsesojuznyj naučno-issledovatel'skij institut morskogo rybnogo chozjajstva i okeanografii (VNIRO). Moskva: Piščepromizd. 1961. (185 S. m. Abb.) 4°. Rbl. 1,24 = Trudy. Vsesojuznyj naučno-issledovatel'skij institut morskogo rybnogo chozjajstva i okeanografii (VNIRO) Bd. 44. (ZB 2633)

IV. RADIOBIOLOGIE

Scholz, Heinz; Karlsruhe, Kernreaktor Bau- und Betriebsges., Inst. für Heiße Chem. **Pneumatische Förderung und Dosierung radioaktiver Lösungen im Labormaßstab.** Kerntechn., Isotopentechn. und -chemie **3** (1961) Nr. 6. S. 261–263. – 4 Abb., 1 Tab., 3 Lit. Aus: Dok.-Dienst Kernforsch. u. Kerntechn.

Die Erprobung der vom Vf. entwickelten pneumatischen Dosierpumpe zeigte, daß sich auch sehr kleine Flüssigkeitsmengen mit guter Reproduzierbarkeit fördern lassen. Die Apparatur setzt sich aus zwei Teilen zusammen. Im „inaktiven" Teil befindet sich die Membranpumpe und das Druckgefäß, dessen Druckkonstanz (1%) selbsttätig über einen Quecksilberschalter geregelt wird. Der Luftdruck läßt sich durch Veränderung der Quecksilbermenge im Regelmanometer im Bereich von 50–200 cm WS willkürlich einstellen. Im abgeschirmten, „radioaktiven" Teil erfolgt die Flüssigkeitsförderung. Die Durchführung der Luftleitung durch die Strahlenschutzwand muß höher liegen als alle Flüssigkeitsniveaus auf der Einspeisungsseite, um einen Übertritt von radioaktivem Material zu verhüten. Die Transportluft wird zum Abzug geleitet, ebenso führt die Druckausgleichleitung zum Abzug. Die Abhängigkeit der Förderleistung von den experimentellen Gegebenheiten wird diskutiert. Das Ventilprogramm ist genau beschrieben. Ch. Kulicke. 2130.

Keck, Gertrud; Wien, Tierärztl. Hochschule, Inst. für Physik. **Messungen der langlebigen Radioaktivität des Luftstaubes im Jahre 1961.** Wiener tierärztl. Mschr. **49** (1962) Nr. 8. S. 633–646. – 6 Abb., 2 Tab., 4 Lit.
In Fortsetzung von Messungen in den Jahren 1958–1960 wurden Aërosolproben des Raumes Wien und des Hochgebirges, die durch Cellulose-Faserfilter gesaugt wurden, auf langlebige β-Aktivität, Aktivitätsverteilung durch Autoradiographie und Energieverteilung der γ- und langlebigen β-Strahlung von „heißen Teilchen" sowie der Restfilter untersucht. Erst ab Sept. 1961 konnte ein merklicher Anstieg der langlebigen β- sowie γ-Aktivität festgestellt werden. Die Tageswerte schwankten stark, überstiegen aber 10% der von der „ENEA" vorgeschlagenen Vorwarngrenze von 100×10^{-12} uc/cm^3 für die β-Aktivität eines nach Herkunft und Zusammensetzung unbekannten radioaktiven Aerosols nicht. Durch Autoradiographien lokalisierte „heiße Teilchen" wiesen maximal eine β-Aktivität von 10^{-10} c auf, wobei aus dem β-Spektrum auf die Isotope ^{95}Nb, ^{144}Ce, ^{95}Zr und ^{141}Ce geschlossen werden konnte. Im wesentlichen ergaben Einzelteilchen als auch Mischproben β-Energien $< 0{,}6$ MeV. Es wurde nur eine geringe β-Aktivität $> 0{,}6$ MeV festgestellt. Gegenüber dem γ-Spektrum eines „heißen Teilchens" weist das γ-Spektrum der Tagesrestprobe außer ^{147}Nd, ^{141}Ce, ^{144}Ce, ^{59}Zr und ^{95}Nb noch ^{103}Ru auf, enthält aber weniger Zr und Nb. J. Niepel. 2140.

Gebhardt, I.; Stuttgart. **Die Anreicherung von Strontium-90 im menschlichen Körper.** Naturwiss. Rdsch. **13** (1960) Nr. 4. S. 139–140. – 3 Lit. Aus: Dok.-Dienst Kernforsch. u. Kerntechn.
Die radioaktiven Zerfallsprodukte gelangen in die Stratosphäre und sinken allmählich in die Troposphäre ab, wo sie durch Regen relativ rasch ausgewaschen werden. Auch ^{90}Sr gelangt so in löslicher Form auf die Erde und wird den Pflanzen zugänglich. Die Anreicherung im Boden hängt vom Bodentyp ab; sie betrug bis Ende 1955 im Gesamtweltdurchschnitt ca. 8 mc/Quadratmeile. Da sich Sr im menschlichen Körper wie Ca ablagert, ist es in der Knochensubstanz nachweisbar. Analysenproben des Jahres 1955 aus allen Teilen der Welt von Rippen, Wirbeln usw. ergaben einen durchschnittlichen Sr-Gehalt von 0,12$\mu\mu$c/g Ca, wobei Kleinkinder 3–4mal soviel ^{90}Sr in der Knochensubstanz haben wie Erwachsene. In Deutschland ergaben Proben von Kindern bis zu 10 Jahren für den Zeitraum März bis September 1955 einen Sr-Gehalt von 0,21$\mu\mu$c/g Ca und für den Zeitraum Oktober 1955 bis Januar 1956 einen solchen von 0,34$\mu\mu$c/g Ca. Im Jahre 1955 betrug der ^{90}Sr-Gehalt der Milch in Amerika (offensichtlich USA) 3,5 $\mu\mu$c/g Ca und der ^{90}Sr-Gehalt bei Feldfrüchten 20 $\mu\mu$c/g Ca, so daß der Durchschnittswert für die menschliche Nahrung bei 7 $\mu\mu$c/g Ca liegen dürfte. Bei einem Verringerungsfaktor 8 zwischen Nahrung und Ablagerung im menschlichen Skelett wird der ^{90}Sr-Gehalt der Knochensubstanz 0,9 $\mu\mu$c/g Ca betragen, falls sich ein Gleichgewichtszustand eingestellt hat. Zwischen Nord- und Südamerika bestehen sichtliche Unterschiede (Faktor 2). Nach neueren Veröffentlichungen ergab sich für die Jahre 1957 und 1958 ein ^{90}Sr-Gehalt im menschlichen Knochengewebe von 0,52 $\mu\mu$c/g Ca, für die Erwachsenen allein allerdings ein solcher von 0,19 $\mu\mu$c/g Ca. Bei einer Verweildauer des ^{90}Sr in der Stratosphäre von 3 Jahren würde ein Höhepunkt der ^{90}Sr-Ablagerung im Knochengewebe bei Kleinkindern 1966 erreicht sein, der im Mittel 4 $\mu\mu$c/g Ca betragen würde. S. Rißmann. 2140.

Bohman, V. R., Wade, M. A. und Blincoe, Clifton; Reno, Univ. of Nevada. Distribution of strontium in the bovine skeleton. **(Verteilung von Strontium**

im Skelett des Rindes.) Science [Washington] **136** (1962) Nr. 3522. S. 1120 bis 1121. – 2 Tab., 5 Lit.

Da der tierische Organismus eine der letzten Schranken zwischen ^{90}Sr-Fallout und Mensch darstellt, behandelt Vf. das Verhältnis, das bezüglich des Ca-, Gesamtstrontium- und ^{90}Sr-Gehaltes in den einzelnen Rinderknochen vorherrscht. Hierzu wurden Rippen-, Oberschenkel-, Thorax-, Steißbein-, Stirn- und Oberarmknochen sowie Zähne von Rindern verschiedenen Alters nach dem Veraschen auf Ca, Gesamtstrontium und ^{90}Sr untersucht. So enthielten die Zähne mehr Ca und weniger ^{90}Sr und die Stirnknochen mehr Gesamtstrontium und ^{90}Sr als die anderen Knochen. Bei Berücksichtigung des Alters ergab sich, daß das Kalb weniger Ca und ^{90}Sr in seinem Skelett enthält als die älteren Tiere. Erst nach einem Jahr stellt sich das Ca-Gleichgewicht im Skelett ein, während das Gesamtstrontium eine Zunahme mit dem Alter erfährt. Die Konzentration von ^{90}Sr erreicht bei zweijährigen Tieren ein Maximum, bleibt eine Zeit und fällt im Alter etwas ab. J. Niepel. 2140.

Lindop, Patricia J. und Rotblat, J.; London, St. Bartholomew's Hospital, Med. Coll. The age factor in the susceptibility of man and animals to radiation. I. The age factor in radiation sensitivity in mice. **(Der Altersfaktor bei der Strahlenempfindlichkeit von Mensch und Tier. 1. Mitt. Der Altersfaktor bei der Strahlensensibilität von Mäusen.)** Brit. J. Radiol. **35** (1962) Nr. 409. S. 23–31. – 10 Abb., 1 Tab., 23 Lit. Aus: Dok.-Dienst Kernforsch. u. Kerntechn.

Symposiumvortrag auf dem Jahreskongreß des British Institute of Radiology 1961, der unter eingehender Würdigung der vorliegenden einschlägigen Literatur auch über umfangreiche eigene Untersuchungen an SAS/4-Mäusen beiderlei Geschlechts berichtet. Von den Ergebnissen ist hervorzuheben: 1) die relative Strahlensensibilität, getestet an der LD_{50}/30 Tage, weist in den ersten Lebenswochen ein steiles Maximum auf, das schnell abfällt; zwischen 30 und 50 Wochen besteht ein Minimum, danach steigt die Strahlenempfindlichkeit bis zum Lebensende wieder an; 2) ein ähnlicher Verlauf ergibt sich, wenn man die Lebensverkürzung und die prozentuale Verminderung der Lebensspanne nach 100 r Ganzkörperbestrahlung betrachtet; 3) die Mortalitätsrate auf Grund von Ovarialtumoren nach 650 r zeigt ein Maximum bei Bestrahlung im Alter von 10–20 Wochen; 4) der Schutzeffekt einer N_3-Atmosphäre während der Bestrahlung ist am stärksten in den ersten Lebenswochen ausgeprägt und nimmt dann ab. E. Spode. 2150.

Tudway, Robert C.; Bristol, Roy. Hospital. The age factor in the susceptibility of man and animals to radiation. III. The age of the patient and tolerance to radiation. **(Der Altersfaktor bei der Strahlenempfindlichkeit von Mensch und Tier. 3. Mitt. Das Alter des Patienten und seine Strahlentoleranz.)** Brit. J. Radiol. **35** (1962) Nr. 409. S. 36–42. – 10 Abb., 1 Tab. Aus: Dok.-Dienst Kernforsch. u. Kerntechn.

Symposiumsvortrag auf dem Jahreskongreß des British Institute of Radiology 1961. Ein Vergleich zwischen der Strahlentoleranz kindlicher Bestrahlungspatienten (Wilms-Tumor) und Erwachsener zeigt, daß hinsichtlich der Tumordosis die kindliche Strahlentoleranz etwa 70% derjenigen adulter Individuen beträgt. Berücksichtigt man als Maß die Integraldosis, bezogen auf das Körpergewicht, findet man dagegen keine wesentlichen Unterschiede; doch wird dies als Trugschluß betrachtet. Wird die Integraldosis nämlich auf die Körperoberfläche bezogen, ergibt sich bei Kindern gleichfalls eine geringere Strahlentoleranz als beim Erwachsenen. Ausführlich wird über Hautreaktionen bei Bestrahlungen wegen Hautkrebs in Abhängigkeit vom Lebensalter berichtet. Nekrosen traten relativ am häufigsten im 6. Lebensjahrzehnt auf. Im Alter über 70 Jahren werden kaum Nekrosen beobachtet. E. Spode. 2150.

Meyer-Döring, H.; Hamburg. **Neue Forschungen über die Mutationsauslösungen durch Strahlen.** Naturwiss. Rdsch. **13** (1960) Nr. 1. S. 23–24. – 4 Lit. Aus: Dok.-Dienst Kernforsch. u. Kerntechn.
Im Gegensatz zu den bisherigen Feststellungen, daß die Gesamtstrahlendosis (unabhängig davon, ob in Raten oder auf einmal verabreicht) entscheidend für die Höhe der Mutationsrate sei, wurde in Versuchen von Russel und Kelly an *Drosophila* und an Mäusen eine höhere Mutationsrate bei einmaliger Röntgenbestrahlung der unreifen Spermatogonien und Oogonien erreicht, wobei offensichtlich eine direkte Mutationsbeeinflussung der Zellen stattfand. Carter und Mitarbeiter wiesen darauf hin, daß eine Übertragung der Versuchsergebnisse auf den Menschen nicht erfolgen darf, da bei gleicher Strahlendosis sogar zwischen *Drosophila* und Maus ein Unterschied in der Mutationszahl von 1 : 300 besteht. Auch der Unterschied der Strahlenempfindlichkeit zwischen den Geschlechtern muß noch untersucht werden.
M. Löwe. 2150.

Ossipowski, A. I.; Moskau, Med. Setschenow-Inst. **Entwicklungsanomalien bei Nachkommen von Tieren, die mit γ-Strahlen behandelt wurden.** Sowjetwiss., naturwiss. Beitr. **1960** Nr. 8. S. 877–882. – 3 Tab., 11 Lit. Aus: Dok.-Dienst Kernforsch. u. Kerntechn.
Zur Erforschung von Entwicklungsanomalien bei Nachkommen von bestrahlten Säugetieren wurden geschlechtsreife Rattenmännchen und -weibchen einer einmaligen totalen γ-Bestrahlung von 198 r, 360 r u. 520 r unterworfen. 8 Tage nach der Bestrahlung wurden sie nach einem bestimmten Schema gepaart und durch weitere Inzucht insgesamt vier Nachfolgegenerationen aufgezogen. Einschließlich der unbestrahlten Kontrolltiere wurden 1722 Jungratten jeweils am 10. Lebenstage genau untersucht und alle Entwicklungsanomalien aufgezeichnet. Alle auftretenden Anomalien werden, zusammen gefaßt nach a) Skelettschäden, b) Zahnanomalien, c) Störung der Behaarungsentwicklung, d) allgemeine Unterentwicklung und e) Sterilität, genau beschrieben und diskutiert und in drei Tabellen gesondert für die Nachfolgegenerationen zusammengestellt. Allgemein läßt sich bei allen Nachkommen, auch wenn nur ein Elternteil bestrahlt wurde, ein Zunahme der Entwicklungsanomalien bis zur 2. Generation feststellen. Von der 3. Generation an macht sich ein geringer Abfall der Anomalien bemerkbar. Mit der Steigerung der Dosis steigt auch der Prozentsatz der geschädigten Nachkommen. Aus einer Analyse des Erbganges der verschiedenen Entwicklungsanomalien ergibt sich, daß die Anomalien erblich sind und mit starken Störungen des gesamten Stoffwechsels einhergehen. B. Enke. 2150.

Pany, Johannes; Wien, Univ., Physiol. Inst. **Zur Strahlenschädigung von DNS-Synthese und Mitose.** Z. Biol. **111** (1960) Nr. 6. S. 401–420. – 10 Abb., 2 Tab., 56 Lit. Aus: Dok.-Dienst Kernforsch. u. Kerntechn.
Vf. behandelt einleitend das Problem der ersten, durch Einwirkung ionisierender Strahlen auf den lebenden Organismus ausgelösten biochemischen Reaktionen. Die Frage der Wirksamkeit und Wirkungsweise von Schutzstoffen der Sulfhydrilreihe auf Zellteilungsvorgänge wird besprochen. Versuche an jungen Säugern über die zeitlichen und quantitativen Zusammenhänge zwischen der Störung der Mitose und der Synthese der DNS in der initialen Phase und über die Strahlenschutzwirkung von Sulfhydrilverbindungen auf die unmittelbar damit zusammenhängenden biochemischen Prozesse wurden durchgeführt und Methodik und Auswertung derselben ausführlich beschrieben. Am Knochenmark junger Ratten und Meerschweinchen wurden nach 600 r-Ganzkörperbestrahlung die in den ersten 24 Std. nach Bestrahlung auftretenden quantitativen Veränderungen von DNS-Synthese und Zellteilung mittels Einbaues von titriertem Thymidin in die DNS autoradiographisch ermittelt. Für beide Prozesse wurden gleichzeitige und voneinander unabhän-

gige Hemmungen unmittelbar nach der Bestrahlung im Knochenmark des Versuchstieres festgestellt. Nach Applikation der Schutzstoffe Cystein und β-Aminoaethylisothiuronium-Cl-HCl (intraperitoneal 15 Min. vor Bestrahlung) waren die strahlenbedingten Hemmungen von DNS-Synthese und Mitose unabhängig voneinander wesentlich geringer, und schon im Verlauf der initialen Phase trat eine beschleunigte Regeneration der DNS-Synthese ein.

J. Kiesewetter. 2150.

Scaife, J. F. und Alexander, P.; Ottawa, Ontario, Canada, Dep. of Nat. Defence, Defence Res. Chem. Lab. Inability of x-rays to alter the permeability of mitochondria. **(Über das Unvermögen von Röntgenstrahlen, die Permeabilität von Mitochondrien zu verändern.)** Radiation Res. **15** (1961) Nr. 5. S. 658–674. – 4 Abb., 6 Tab., 57 Lit. Aus: Dok.-Dienst Kernforsch. u. Kerntechn.

Verschiedene Säugetiere (Ratten, Mäuse, Hamster, Kaninchen, Meerschweinchen, Katzen) wurden mit 1000 rad (250 kVp, 10 mA, 0,44 g/cm² Cu, FHD = 30 cm, 150 rad/min) totalbestrahlt und in Aethernarkose dekapitiert. Aus Leber, Niere, Thymus und Milz wurden die Mitochondrien gewonnen und in 0,25 m Zuckerlösung zu Konzentrationen von 5–7 mg n/ml bzw. 1–2 mg n/ml suspendiert. Zum in vitro-Versuch bestrahlte man Mitochondriensuspensionen unbehandelter Tiere mit 3000 rad/min (250 kVp, 10 mA, ohne Filter) unter Kühlung und incubierte anschließend die Suspensionen 15 min unter Schütteln bei 25 °C. Die Bestimmung der Dehydrogenasen erfolgte in einer Modifikation der Methode von Gallacher und Gallacher bzw. manometrisch (Succinodehydrogenase), die der DPNH–Cytochrom–c–Reduktase nach Reynafarge. Die Schwellung der Mitochondrien wurden nach Raaflaub mit Histidin-Puffer oder nach Tapley mit Tris-Puffer und die Atmung der Mitochondrien nach der Methode von Fritz-Niggli bestimmt. Enzymaktivitäten der untersuchten Dehydrogenasen sowie die Ergebnisse der Schwellungsbestimmungen wiesen nach in vivo- oder in vitro-Bestrahlung keine Abweichungen von der Norm auf. Nur die Respirationswerte von Mäuseleber-Homogenaten zeigten nach in vitro-Bestrahlung geringe Abweichungen gegenüber Normalwerten.

H. W. Nitschke. 2150.

Haley, Thomas J., Bach-y-Rita, P. und Komesu, N.; Los Angeles, Univ. of California, School of Med., Dep. of Biophysics and Nuclear Med., Lab. of Nuclear Med. and Radiation Biol. Effect of x-irradiation on self-stimulation of the brain. **(Wirkung von Röntgenstrahlung auf die Selbststimulation des Hirns.)** Nature [London] **192** (1961) Nr. 4809. S. 1307. – 2 Abb., 10 Lit. Aus: Dok.-Dienst Kernforsch. u. Kerntechn.

CFN-Ratten, denen im posterioren Teil des Hypothalamus eine Einzelelektrode implantiert war, wurden trainiert, einen Kontakt zur elektrischen Reizung des Hirns zu betätigen (Hebeldruck). Nach 6 Mon. wurden sie mit 600 r röntgenganzkörperbestrahlt (250 kV, 15 mA, 0,5 mm Cu + 1,0 mm Al, HWS 1,92 mm Cu, FA. 70 cm, 22,9 r/min). Bei Tieren, die vor der Bestrahlung eine hohe Selbststimulationsrate aufwiesen (z. B. 1800/Std.), kam es am Bestrahlungstag zu einer starken Erhöhung der Stimulationsfrequenz, die rasch auf die Vorbestrahlungswerte abfiel, während am 17.–19. Tag nach der Bestrahlung eine signifikante Verminderung beobachtet wurde, die sich gleichfalls ausglich. Bei Tieren mit niedriger Stimulationsrate vor der Bestrahlung kam es schnell zu einem Absinken, die sich erst nach 30 Tagen wieder den Ausgangswerten (1400/Std.) näherte.

E. Spode. 2150.

Shively, James N., Michaelson, Sol M. und Howland, Joe W.; Rochester, N. Y., Univ. of Rochester, School of Med. and Dentistry, Dep. of Radiation Biol. The response of dogs to bilateral whole-body Co^{60} irradiation. II. Pathophysiological manifestations. **(Die Reaktion von Hunden auf bilaterale ^{60}Co-Ganz-**

körperbestrahlung. 2. Mitt. Pathophysiologische Erscheinungen.) Radiation Res. **15** (1961) Nr. 3. S. 319–328. – 3 Abb., 5 Tab., 19 Lit. Aus: Dok.-Dienst Kernforsch. u. Kerntechn.

Junge adulte Bastardhunde (6–18 kg Kgw.) wurden mit Dosen zwischen 292 und 420 r bilateral mit ^{60}Co-γ-Strahlung ganzkörperbestrahlt. (LD_{50} /30 Tage = 350 r). Es wird berichtet über Veränderungen des Körpergewichts, der Leukocytenzahl, der Gerinnungszeit und der Retraktion des Gerinnungsthrombus, über den Properdin- und Mucoproteinspiegel im Serum sowie über das Auftreten von Bacteriämien. Aus den übersichtlich dargestellten Ergebnissen, deren Einzelheiten dem Original entnommen werden müssen, ist hervorzuheben: 1) die beobachteten Veränderungen entsprechen denen nach Röntgen- oder Neutronenbestrahlung. 2) Bacteriämie wurde seltener beobachtet als bei Röntgenbestrahlung. 3) aus dem Verhalten der Leukocytenzahl zwischen dem 7. und 10. Tag nach der Bestrahlung lassen sich prognostische Schlüsse hinsichtlich des Überlebens der Strahlenkrankheit ziehen (bei Absinken Exitus). E. Spode. 2150.

Takahashi, Isamu, Sakaki, Kaoru, Hirasawa, Kiyoshi und Tanaka, Kyoichi. Histopathological studies on the effect of irradiation with various doses of x-rays upon the hemopoietic tissue of young mice. I. Changes in lymphatic tissue. **(Histopathologische Untersuchungen des Bestrahlungseffektes von Röntgenstrahlen am hämatopoietischen Gewebe junger Mäuse. 1. Mitt. Veränderungen im lymphatischen Gewebe.)** Nat. Inst. Animal Health Quart. **1** (1961) Nr. 3. S. 157–169. – 17 Abb. Orig.: engl.

Vff. beobachteten an 175 drei Wochen alten Mäusen, Gewicht 9–11 g, den Bestrahlungseffekt am hämatopoietischen Gewebe nach Ganzkörperbestrahlung mit Dosen von 60, 180, 300 und 600 r (5 Gruppen einschließlich Kontrollgruppe). Es wurden die Mesenteriallymphknoten sowie die Milz der nach 6 und 24 Std. sowie nach 2, 3, 5, 7, 14, 21 und 28 Tagen (außer bei der 4. Gruppe auch nach 35, 50 und 70 Tagen) getöteten Mäuse untersucht. Zur Prophylaxe gegen Sekundärinfektionen wurden Tetracyclin am Bestrahlungstag sowie am 1. und 2. Tag nach der Exposition verabreicht. Die histopathologischen Untersuchungen zeigten, daß 60 r leichte, aber sichtbare Schäden in den Lymphknoten und der weißen Milzpulpa verursachen. Mit der Erhöhung der Bestrahlungsdosis nimmt die Schädigung einschließlich der Degeneration, Destruktion und Verminderung der Zahl der Lymphocyten zu. Nach der Bestrahlung mit einer Dosis von mehr als 180 r zeigen die Lymphfollikel Atrophie und sind verkleinert. Die Veränderungen in der weißen Milzpulpa sind geringer ausgeprägt als in den Lymphknoten. Bei einer Bestrahlungsdosis von 600 r ist eine starke Aplasie in der weißen Milzpulpa und auch in den Lymphknoten zu beobachten. Der Schädigungsprozeß erreicht seinen Höhepunkt zwischen 24 Std. und 2 Tagen nach der Exposition. Der Regenerationsprozeß steht in Abhängigkeit zur Bestrahlungsdosis. Die Regeneration beginnt 3 Tage nach der Exposition mit 60 r, 3–5 Tage danach bei 180 und 300 r und 5–7 Tage danach bei 600 r. Der Prozeß schreitet langsam voran. Er dauert zwischen 7 und 70 Tage in Abhängigkeit von der Höhe der Bestrahlungsdosis. Die Regeneration der weißen Milzpulpa geht etwas schneller vor sich als die der Lymphknoten. Ferner weist der Erholungsprozeß zwischen beiden lymphatischen Geweben Unterschiede auf. Besonders bei Bestrahlungsdosen über 300 r fehlen in den Lymphknoten vom Beginn bis in das mittlere Stadium die Follikel, und die Proliferation der Lymphocyten wird von der Rinde getragen. G. Mehlhorn. 2150.

Pospišil, J., Dienstbier, Z. und Arient, M.; Prag, Karls-Univ., Biophysikal. Inst.; Forsch.-Inst. für Hyg., Immunol. und Mikrobiol. **Hämatologische Veränderungen bei der Strahlenkrankheit. II. Störungen des Funktionszustandes der Leukocyten nach Röntgenbestrahlung von Hunden.** Atompraxis

7 (1961) Nr. 7. S. 255–258. – 2 Abb., 19 Lit. Aus: Dok.-Dienst Kernforsch. u. Kerntechn.

Bastardhunde (7–11 kg) wurden mit 400 r oder 25 r röntgenganzkörperbestrahlt (200 kV, 15 mA, 0,5 mm Cu + 1,0 mm Al, FA. 75 cm, 15 r/min). Vor der Bestrahlung sowie nach 4, 10 und 24 Std., ferner nach 5, 8, 15, 22 und 29 Tagen wurden im Venenblut (V. cephalica antebrachii) die Leukocytenzahl und die amöboide Aktivität der Leukocyten bestimmt. Während sich bei den unbestrahlten Kontrolltieren keine wesentlichen Änderungen der Leukocytenmotilität während des Beobachtungszeitraumes fanden, zeigten die mit 400 r bestrahlten Tiere einen deutlichen Rückgang der amöboiden Leukocytenaktivität, die nach 8 Tagen ein Minimum erreicht, das bis zum 22. Tag bestehen bleibt. Danach nimmt die Aktivität wieder zu. Es ergab sich eine Parallelität zum Absinken der Leukocytenzahl. Eine Bestrahlung mit 25 r führte zu keinen auswertbaren Änderungen. E. Spode. 2150.

Benson, R. E., Michaelson, Sol M., Downs, W. L., Maynard, E. A., Scott, J. K., Hodge, Harold C. und Howland, Joe W.; Rochester, N. Y., Univ. of Rochester, School of Med. and Dentistry, Dep. of Radiation Biol. Toxicological and radioprotection studies on S, β-aminoethylisothiuronium bromide (AET). **(Toxikologische und Strahlenschutz-Untersuchungen von S, β-Aminoaethylisothiuronium-Bromid [AET].)** Radiation Res. **15** (1961) Nr. 5. S. 561–572. – 5 Abb., 2 Tab., 24 Lit. Aus: Dok.-Dienst Kernforsch. u. Kerntechn.

5–30 min nach i.p. Applikation von 100 mg AET/kg Kgw. wurden Hunde mit 594 r (9,8–10,4 r/min, FHD 34 in. 1000 kVp, 3 mA) totalbestrahlt. Die Kontrolle der Leukocyten, des Hämatokritwertes, des Hämaglobinwertes, der Blutsenkungsgeschwindigkeit und der Überlebensrate ließen gegenüber unbehandelten Tieren keine signifikanten Unterschiede erkennen. Außerdem bestimmten Vff. die Letaldosis von AET bei Ratten, Mäusen, Meerschweinchen, Kaninchen und Katzen und fanden sie nach i. p. Applikation bei 350 (Kaninchen) bis 600 (Katze), nach oraler Applikation bei 250 (Katze) bis 1000 (Maus), nach i.v. Applikation bei 50 (Katze) bis 210 (Kaninchen) mg AET/kg Kgw. liegend. Nach täglichen AET-Gaben (0,1; 0,3; 0,5; 1,0% der Futtermenge) konnte bei Mäusen ein Anstieg der Leukocyten beobachtet werden. Ferner werden die nach i.p. Applikation von 100 mg AET/kg Kgw. beim Hund auftretenden Symptome genau beschrieben. H. W. Nitschke. 2150.

Demirtschoglian, G. G.; Armen. Akad. der Wiss., Physiol. Inst. **Über den Einfluß ionisierender Strahlung auf die Netzhaut.** Wiss. Z. Karl-Marx-Univ. Leipzig, math.-naturwiss. R. **10** (1961) Nr. 3. S. 231–234. – 6 Abb., 14 Lit. Aus: Dok.-Dienst Kernforsch. u. Kerntechn.

An Fröschen und Kaninchen wurde der Einfluß nach sehr kleinen Dosen ionisierender Strahlen auf die funktionellen Eigenschaften der Netzhaut als peripherer Teil des Zentralnervensystem untersucht. Durch Bestrahlungen mit 10–50 r wurden deutliche Veränderungen im Elektroretinogramm hervorgerufen; eine Ganzkörperbestrahlung führte zu einer starken Unterdrückung der ERG-Wellen. Akute und chronische Bestrahlungen von lebenden Kaninchen führten zu Änderungen der b-Wellenamplitude des ERG und der Adaptionsfähigkeit. Die histologische Untersuchung ergab ausgeprägte Kataraktveränderungen an den Linsen, geringe Veränderungen der Photoreceptorenschicht und völlig intakte Sehnervenfasern und Ganglienzellen der Netzhaut. Es zeigte sich, daß die Netzhaut in der Lage ist, die Wirkung der ionisierenden Strahlung zu summieren. Ferner wurde ein primärer elektrischer Effekt der Retina nach der Einwirkung von Röntgenstrahlen beobachtet. Vf. schließt aus den Versuchsergebnissen, daß der Einfluß geringer Strahlendosen auf die

Netzhautfunktion zurückzuführen ist auf die Störung des Normalzustandes der SH-Gruppen durch Oxydation derselben durch Produkte der Radiolyse des Wassers. M. Löwe. 2150.

Peters, Hannah; Kopenhagen, Finsenlab. Radiation sensitivity of oocytes at different stages of development in the immature mouse. **(Strahlenempfindlichkeit der Oocyten in verschiedenen Entwicklungsstadien der unreifen Maus.)** Radiation Res. **15** (1961) Nr. 5. S. 582–593. – 8 Abb., 3 Tab., 9 Lit. Aus: Dok.-Dienst Kernforsch. u. Kerntechn.

Neugeborene, 7, 14 und 21 Tage alte Mäuse erhielten unter Abschirmung des Kopfes Ganzkörperbestrahlungen von 20 r (220 kV, 20 mA, 1,2 mm Cu, FHD 56 cm, 30 r/min). Nach 1; 2; 3 oder 4 Tagen wurden die Tiere getötet und die Ovarien histologisch aufgearbeitet. Die Oocytenzahl ging bei Neugeborenen um 50%, bei 7 Tage alten Tieren um 95%, bei 14 Tagen alten um 98% und bei 21 Tage alten Tieren um 99% zurück und zeigte damit die außerordenliche Strahlenempfindlichkeit dieser Zellen. H. W. Nitschke. 2150.

Utešev, A. B. (Uteschew, A. B.); Alma-Ata, Staatl. Kasach. Inst. für Med., Lehrstuhl für Biochem. Vlijanie obščego rentgenovskogo oblučenija na metabolizm železa v tkanjach životnogo organizma. **(Einfluß einer totalen Röntgenbestrahlung auf den Eisenstoffwechsel in den Geweben des tierischen Organismus.)** Ukraïnskyj biochmičnyj žurnal, Kyïv **34** (1962) Nr. 3. S.371 bis 378. – 2 Abb., 1 Tab., 19 Lit. Orig.: russ., Ausz.: engl.

Versuche an 52 erwachsenen Hunden, von denen 36 Tiere mit einer Gesamtdosis von 500 r bestrahlt wurden. Die restlichen Tiere dienten als Kontrolle. Bei totaler Bestrahlung ändert sich die Eisenkonzentration in den Geweben und Organen wellenförmig, entsprechend den Schwankungen der arteriovenösen Differenz. Im Verlauf der Strahlenkrankheit erhöht sich der Eisengehalt in Leber und Milz entsprechend seiner Verminderung im Knochenmark. In den Nieren, im Gehirn und in den Muskeln findet eine Erhöhung des Eisenspiegels am 14. Tag nach der Bestrahlung statt, um gegen das Ende der dritten Woche wieder abzufallen. Am 3. Tag nach der Bestrahlung geben alle Organe Eisen in das Blut ab. Im weiteren Verlauf verringert sich die Eisenabgabe. Als Beweis der Eisenstoffwechselstörungen, mit Zeichen einer Anämie als Bestrahlungsfolge, dient der Eisenspiegelabfall am 3. Tag, die Erhöhung des Plasmaeisens am 3., 7. und 14. Tag und der Nachweis des leicht abspaltbaren Eisens im arteriellen Blut am 3. und 7. Tag nach der Bestrahlung. H. John. 2150.

Bauer, R. und Hartweg, H.; Tübingen, Univ., Med. Strahleninst. **Über die wechselseitigen Beziehungen von Milz und Knochenmark bei Strahlenreaktionen. 4. Mitt. Die Wirkung der Milzbestrahlung auf das periphere Blutbild gesunder Laboratoriumsratten.** Fortschr. Gebiete Röntgenstrahlen Nuklearmed. **95** (1961) Nr. 5. S. 682–687. – 9 Abb., 14 Lit. Aus: Dok.-Dienst Kernforsch. u. Kerntechn.

Untersuchungen an 200 g schweren weibl. Laboratoriumsratten, die in Urethannarkose eine percutane Milzbestrahlung erhielten (180 kV, 1,0 mm Cu, 50 bzw. 150 r). Bis zu 10 Tagen nach der Bestrahlung wurde täglich der Blutstatus bestimmt. Es wurde ein dosisabhängiges Absinken der Gesamtleukocyten und der Lymphocyten, ferner ein Anstieg der Granulocytenzahl beobachtet. Das Verhalten der Granulocyten erwies sich darüber hinaus als abhängig vom Ausgangswert vor der Bestrahlung (deutlich stärkerer Anstieg bei niedrigerem Ausgangswert). Im Gegensatz hierzu ließen sich bei Bestrahlung der linken Hinterextremität mit 500 r keinerlei Veränderungen des peripheren Blutbildes feststellen. Wird die operativ vorgelagerte Milz isoliert mit 150 r bestrahlt, so ergeben sich ähnliche Befunde wie bei percutaner Strahlenapplikation, wobei jedoch auch die nur operierten Tiere einen entsprechenden

Kurvenverlauf aufweisen. Vff. glauben, daß durch die Röntgenbestrahlung in der Milz ein leukodepressorischer Faktor freigesetzt wird.

E. Spode. 2150.

Willoughby, D. A.; London, Univ. Coll., Hospital Med. School; Cambridge, Strangeways Res. Lab. The effect of D.F.P. on the acute intestinal radiation syndrome in the rat. **(Die Wirkung von DFP auf das akute Strahlensyndrom des Darms bei der Ratte.)** Brit. J. Radiol. **34** (1961) Nr. 408. S. 807–813. – 13 Abb., 1 Tab., 19 Lit. Aus: Dok.-Dienst Kernforsch. u. Kerntechn.

Männliche Ratten wurden mit 1050–2200 r in Nembutalnarkose bestrahlt (Abdominalfeld 80 cm², 200 kV, 10 mA, 0,5 mm Cu und 1,0 mm Al, FA. 25 cm, 134 r/min), zum Teil auch einer Ganzkörperbestrahlung mit 975 r unterworfen. Diisopropylfluorophosphonat (DFP) wurde vor oder bis zu 24 Std. nach der Bestrahlung in einer Dosis von 3 mg/kg Kgw. i.m. verabfolgt. Bei 1050 r wurde die Überlebensrate erhöht. Histologische Studien zeigten einen antiinflammatorischen Effekt auf das Intestinalgewebe. Hämatologische Veränderungen und Spättodesfälle („Knochenmarkstod") blieben unbeeinflußt. Vf. vermutet, daß DFP die Bildung gefäßaktiver Polypeptide hemmt.

E. Spode. 2150.

Sikov, Melvin R. und Lofstrom, James E.; Detroit, Mich., Wayne State Univ., Coll. of Med., Dep. of Radiol. Sensitization and recovery phenomena after embryonic irradiation. **(Sensibilisierungs- und Rückbildungserscheinungen nach embryonaler Bestrahlung.)** Amer. J. Roentgenol. Radium Therapy **85** (1961) Nr. 1. S. 145–151. – 5 Abb., 12 Lit. Aus: Dok.-Dienst Kernforsch. u. Kerntechn.

Gruppen von 10–12 trächtigen Ratten wurden verschiedenen Röntgenstrahlendosen am 6. oder 9. Tag der Schwangerschaft ausgesetzt. Die Bestrahlungsdaten waren folgende: 250 kV, 15 mA, 1,75 mm Cu HWS und 16 r /min. Die Ergebnisse wurden nach embryonaler Mortalität, Wachstum und Fehlbildungen ausgewertet. Die unterschiedlichen Ergebnisse bei Bestrahlung am 6. Tag, am 9. Tag und am 6. und 9. Tag sind in Diagrammen dargestellt. Die erhaltenen Befunde sprechen dafür, daß es zu einer Sensibilisierung des Embryos kommen kann, die die teratogene Wirkung einer späteren Strahlenexposition erhöht. Auf die eventuelle klinische Bedeutung wird hingewiesen.

G. C. Schubert. 2150.

Klemparskaja, N. N. und Raeva, N. V. (Klemparskaja, N. N. und Rajewa, N. W.) Serologičeskie reakcii s tkanevymi antigenami u oblučennych i privitych životnych. **(Serologische Reaktionen mit Gewebeantigenen bei bestrahlten und vaccinierten Tieren.)** Žurnal mikrobiologii, ėpidemiologii i immunobiologii, Moskva **33** (1962) Nr. 6. S. 107–111. – 3 Abb., 2 Tab., 14 Lit. Zus. in Engl.

Zur Bestätigung der Annahme, daß die Vaccination nicht nur eine spezifische Immunität bedingt, sondern auch die Reaktionslage des Organismus gegenüber Zerfallsprodukten eigener Gewebe (Autosensibilisierung) verändert, wurden serologische Untersuchungen mit Gewebepräparaten zum Nachweis von Analogie und Unterschied bei vaccinierten und bestrahlten Hunden eingeleitet. Man verwendete die KBR mit einem aus Dünndarmschleimhaut-Gewebeextrakt (1 : 100 in physiol. NaCl) des Hundes hergestellten Antigen und eine von den Vff. modifizierte serologische Reaktion zum Nachweis der medikamentösen Allergie mit einem Erythrocytenantigen in den Verdünnungen von 1 : 15360 bis 1 : 30. Mit Hilfe des Photoelektrometers wird bei der letzten Reaktion die optimale Verdünnung ermittelt, bei der keine weitere Verminderung der optischen Dichte auftritt. Die Tiere wurden mit eintägigen *E. coli*-Suspensionen i. c. vacciniert (14tägiges Intervall) und nach weiteren 18 Tagen letalen Dosierungen der γ-Strahlen des ^{60}CO ausgesetzt. Die serologischen Untersuchungen erfolgten vor dem Versuch, 15–20 Tage nach der

Vaccination und am 3., 10. und am 15.–20. Tage nach der Bestrahlung. Die Versuche zeigten, daß die Vaccination den Verlauf der experimentell erzeugten Strahlenkrankheit mildert, wodurch auch einige Tiere überlebten. Man ermittelte, daß die Bestrahlung mit γ-Strahlen des ^{60}Co und die intracutane Immunisierung mit einer Lebendkultur von *E. coli* analoge Veränderungen in der Reaktionslage der Hunde bezüglich der Gewebeantigene hervorrufen. Weitere Untersuchungen in dieser Richtung werden zum besseren Verständnis des günstigen Einflusses der Vaccination auf den Verlauf der Strahlenkrankheit beitragen. W. Bathke. 2150.

Elias, Cezar A.; Oak Ridge, Tenn., Oak Ridge Nat. Lab., Biol. Div. The X-ray sensitivity of Escherichia coli in the presence of β-mercaptoethylamine. **(Röntgenstrahlenempfindlichkeit von Escherichia coli in Gegenwart von β-Merkaptoaethylamin [MEA].)** Radiation Res. **15** (1961) Nr. 5. S. 632–640. – 5 Abb., 1 Tab., 13 Lit. Aus: Dok.-Dienst Kernforsch. u. Kerntechn.
Frische Colikulturen (*Escherichia coli* B/r ORNL) wurden zentrifugiert, in 0,85%iger NaCl-Lösung oder 0,066 m Phosphatpufferlösung (KH_3PO_4/K_2HPO_4 pH 6,8, teilweise mit Stickstoff durchströmt) resuspendiert und aliquote Mengen mit verschiedenen Konzentrationen MEA für 30 min bei 0–1 °C incubiert. Nach Applikation wechselnder Dosen (9–120 krad) Röntgenbestrahlung (1666 r/min, 250 kVp, 30 mA, 3 mm Al) bei 0–1 °C erfolgte die Ermittlung der Überlebensrate auf Zählplatten. Die Untersuchungsergebnisse zeigten, daß MEA die größte Überlebensrate bei pH 7 und bei Aufschwemmung der Zellen in NaCl-Lösung sowohl in Gegenwart wie Abwesenheit von Sauerstoff liefert und der Schutzwirkung von Stickstoff überlegen ist.
H. W. Nitschke. 2150.

Kirvel', M. M. (Kirwel, M. M.); Smolensk, Med. Inst. Vlijanie antibiotikov na tečenie ėksperimental'noj tuljaremijnoj infekcii u belych myšej, podvergavšichsja vozdejstviju ionizirujuščej radiacii. **(Der Einfluß von Antibiotica auf den Verlauf der experimentellen Tularämieinfektion bei weißen Mäusen nach Einwirkung von ionisierender Strahlung.)** Žurnal mikrobiologii, ėpidemiologii i immunobiologii, Moskva **33** (1962) Nr. 2. S. 98–102. – 2 Tab., 5 Lit. Zus. in Engl.
Die Verabreichung von Streptomycin (3000 E/Tag) und Penicillin (4000 E/Tag) an Mäuse unmittelbar nach Bestrahlung mit einer subletalen Röntgendosis (400 r) und Infektion mit *B. tularense* erniedrigte die Mortalität auf 10%. Bestrahlung und Infektion allein hatten den Tod aller Tiere zur Folge. Wurden die Tiere nur infiziert, starben 33%, erhielten sie nur Röntgenbestrahlung, 10%. Wurden die Antibiotica erst am 2. Tag verabreicht, betrug die Mortalität 13,4%, bei Gabe am 5. Tag 56,5%. Nach Bestrahlung mit einer letalen Dosis (680 r) starben nur 83,3% der infizierten Mäuse, wenn sie noch am gleichen Tag die Antibiotica erhielten. Aus den Versuchen folgt, daß die Antibioticawirkung von der Röntgendosis und dem Zeitpunkt der Verabreichung abhängt. W. Goldbach. 2150.

Glew, G.; Wantage, Berks., Wantage Res. Lab. Some effects of ionizing radiations on the alkaline phospatase in cow's milk. **(Einige Einflüsse der ionisierenden Strahlen auf die alkalische Phosphatase der Kuhmilch.)** J. Dairy Res. **29** (1962) Nr. 1. S. 1–10. – 4 Abb., 6 Tab., 31 Lit.
Der Einfluß ionisierender Strahlen (γ-, Röntgen-, Elektronenstrahlen) sowie der Erhitzung und Bestrahlung auf die Aktivität der alkalischen Phosphatase der Kuhmilch wurde untersucht. Eine Dosis von 25 Mrad ist notwendig, um das Enzym vollständig zu hemmen, wobei die Enzymkonzentration ohne Einfluß ist. Bei der kombinierten Behandlung mit Erhitzung und Bestrahlung konnte festgestellt werden, daß die Inaktivierung des Enzyms schneller erfolgt, wenn die Erhitzung erst nach der Bestrahlung durchgeführt wird. Diese Wirkung der unterschiedlichen Energieformen auf das Enzym deutet möglicher-

weise unterschiedliche Mechanismen der Hitzeinaktivierung an. Die Änderung der Dosisrate von 12–250 krad/min beeinflußt nicht die Menge des inaktivierten Enzyms. Nach der Bestrahlung nimmt die Aktivität des Enzyms bei Aufbewahrung bei 30 °C, aber nicht bei 5 °C ab. Durch die Bestrahlung erfolgte keine Änderung der Michaelis-Konstante, obwohl das Geschwindigkeitsmaximum abnimmt. Dies zeigt an, daß zwar weniger aktive Gruppen nach der Bestrahlung verbleiben, aber die Substrataffinität der restlichen Gruppen unverändert bleibt. E. Grün. 2160.

Oberländer, Hans-Erich; Wien, Landwirtsch.-chem. Bundesversuchsanst. **Strontium-90 in der Milch und die Schwierigkeiten seines Nachweises.** Österr. Milchwirtsch. **17** (1962) Nr. 18. S. 330–333. – 2 Abb.

Nach Behandlung der Sr-90-Entstehung, seines Fallout, seiner Verwandtschaft mit Calcium in physiologischen Systemen, dem prozentualen Anteil der einzelnen Nahrungsmittel an Sr-90 (Milchprodukte zu 51%) sowie der Diskrimination, die diese Radionuclide im Verlauf der Kette Aërosolmenschlicher Körper erfährt, wird auf den Sr-90-Gehalt in Milch und Milchprodukten Österreichs genauer eingegangen. Es wird das Übersichtsschema einer Sr-90-Analyse in Käse angegeben und in kritischer Form die Langwierigkeit und der apparative Aufwand (Leerwert des Spezialzählrohres 0,6 I/min) diskutiert. Als Ergebnis wird mitgeteilt, daß 1 kg österreichischer Käse 6×10^{-13} g Sr-90 enthält. Dies entspricht 10,8–17,0 pc -Sr90/g Ca. Es wird angegeben, daß die Aktivitätsmenge von Sr-90 in der Milch nur 1% der natürlichen beträgt (K-40 und Radium) und daß auch bei Berücksichtigung der biologischen Halbwertszeit der derzeitige menschliche Knochen durch Sr-90 nur ca. $^1/_3$ an Bestrahlung gegenüber K-40 und Radium erfährt.
J. Niepel. 2160.

Schmidt-Lorenz, W. und Berger, A.; Karlsruhe, Bundesforsch.-Anst. für Lebensmittelfrischhalt. **Untersuchungen zur Oberflächenpasteurisierung von verpackten, im Innern keimreichen Fisch- und Fleischproben mit weichen Röntgenstrahlen.** Int. J. appl. Radiation Isotopes **11** (1961) Nr. 4. S. 161–173. – 4 Abb., 3 Tab., 22 Lit. Aus: Dok.-Dienst Kernforsch. u. Kerntechn.

Vff. bestrahlten Fisch (Kabeljau, Schellfisch) bzw. Rindfleischstücke (40 × 40 × 16 mm), die bis zur Bearbeitung bei – 24 °C gelagert und dann über Nacht im Kühlschrank langsam aufgetaut wurden, in Kunststoffbeuteln (vakuumverpackt, Hostaphan-Polyaethylen) auf allen Seiten (Ober-, Unter- und Schmalseiten) mit 3 Mr/Seite (FHA. 5,5 cm, 60 kV, 20 mA, 1 mm Be-Fenster). Die bestrahlten Proben und unbestrahlten Kontrollen wurden anschließend sofort bei – 24 °C eingefroren. Nach 12 Std. stanzte man 4–5 Zylinder (1 cm Dmr.) unter sterilen Bedingungen aus jeder Probe heraus, löste von deren Ober- und Unterseite eine 1,5 mm dicke Schicht ab, homogenisierte diese unter Zusatz von Verdünnungslösung (0,1% Pepton, 0,85% NaCl) und legte Zählplatten an. Die erhaltenen Kolonien wurden zur Gattungsbestimmung in üblicher Weise aufgearbeitet. Vff. beobachteten in der Oberflächenschicht eine Keimzahlreduktion von 90–98%, im Inneren von keimreichen Proben eine von 70–80%. Hingegen trat bei keimarmen Proben eine Erhöhung der Bakterienzahlen ein. Die Artenzusammensetzung der Mikrofloren zeigte wenig Veränderung. H. W. Nitschke. 2160.

Coleby, B., Ingram, M., Shepherd, H. J., Thornley, M. J. und Wilson, G. M.; Paris, North Atlantic Treaty Organisation. Treatment of meats with ionising radiations. VII. Effect of low temperatures during irradiation. **(Behandlung von Fleisch mit ionisierenden Strahlen. 7. Mitt. Die Wirkung von niedrigen Temperaturen während der Bestrahlung.)** J. Sci. Food Agric. **12** (1961) Nr. 6. S. 483–490. – 1 Abb., 5 Tab., 31 Lit. Aus: Dok.-Dienst Kernforsch. u. Kerntechn.

Eingedostes, rohes und vorgekochtes Schweinefilet und Rindfleisch wurden einer Dosis von 1–5 Mrad aus einem 2-MeV-Van de Graaff-Generator bei Temperaturen zwischen +18° und −196° ausgesetzt. Es wurden die organoleptischen Eigenschaften, der Glutathiongehalt sowie das Verhalten der Bakterien bestimmt. Bei der Beurteilung der Ergebnisse erhalten Vff. die gleichen Aussagen wie bei früher durchgeführten, ähnlichen Versuchen. Die Temperatur von −20 °C erscheint bei allen geprüften Kriterien am günstigsten, da unter diesem Punkt nur geringe Besserung zu erkennen ist. Die möglicherweise sehr interessanten Probleme der strahlenresistenten Bakterienarten werden für eine kommende Veröffentlichung angekündigt.
M. Worseck. 2160.

Murthy, G. K., Masurovsky, E. B., Campbell, J. E. und Edmondson, L. F.; Cincinnati, O., Milk and Food Res., Robert A. Taft Sanitary Engng. Center; Beltsville, Md., Dairy Products Div. Method for removing cationic radionuclides from milk. **(Eine Methode zur Entfernung von kationischen Radionucliden aus Milch.)** J. Dairy Sci. 44 (1961) Nr. 12. S. 2158 bis 2170. — 5 Abb., 5 Tab., 14 Lit.

Unter Verwendung der Ionenaustauscher Dowex 50 W-X 8 (H^+) und Dowex 2-X 8 (Cl^-) wurden die Möglichkeiten der Entfernung von radioaktivem Sr, Ba und Cs aus Milch geprüft. Die Abtrennung dieser Nuclide erfolgte durch Austausch des mit Ca, Mg, K und Na beladenen Harzes Dowex 50 W-X 8 in einer Kolonne, während der Überschuß an Anionen durch innige Mischung mit Dowex 2 X 8 (OH^--Form entfernt) wurde. Frische Vollmilchproben (2,5 Ltr.) mit zugefügtem ^{85}Sr, ^{140}Ba und ^{134}Cs wurden bei 4 °C zur Einstellung des Gleichgewichtes mindestens 72 Std. gehalten, dann mit 0,1 oder 0,5 molarer Citronensäure auf einen pH von 5,3 bis 5,4 gebracht und in einer Kolonne dem Kationenaustauschharz ausgesetzt. Bei einem Verhältnis der Milch zum Harzbettvolumen von 25 und einer Durchflußrate von 5–25 ml/min. wurden aus der Milch 90–95% ^{85}Sr, 85–95% ^{140}Ba und 75% ^{134}Cs entfernt. Wurde das Milchendprodukt bei pH 6,6 erneut dem Kationenaustausch unterworfen, dann ergab sich eine zusätzliche Entfernungsrate von 45, 30 und 90% des Rest-^{85}Sr, ^{140}Ba und ^{134}Cs. Bei dieser Behandlungsweise blieben die Kationen Ca, Mg, K und Na in ihren ursprünglichen Gewichtsmengen in der Milch, und auch der organoleptische Befund war dem unbehandelter Milch vergleichbar. Desgleichen wurden die Ergebnisse durch Kontamination der Milch in vivo und in vitro nicht beeinflußt. Allerdings war eine derart behandelte Milch mit Rennin nicht mehr koagulierbar. J. Niepel. 2170.

Körner, H.-J.; Kassel, Gewerbeaufsichtsverwalt. des Landes Hessen, Meß- und Prüfstelle. **Zur Strahlenschutzpraxis bei der medizinischen Radium-Applikation.** Zbl. Arbeitsmed. Arbeitsschutz 12 (1962) Nr. 8. S. 187. 2180.

Aliaga-Kelly, D. Users of radioactive materials and the law. **(Gesetzliche Bestimmungen für die Benutzer radioaktiver Isotope.)** Nuclear Power 7 (1962) Nr. 70. S. 82. — 1 Abb., 2 Tab. Aus: Dok.-Dienst Kernforsch. u. Kerntechn.
Die gesetzlichen Bestimmungen für mit radioaktiven Isotopen Beschäftigte in Großbritannien setzen fest: Mindestalter 18 Jahre, ärztliche Untersuchung und Blutproben mindestens alle 14 Mon., Qualifikationsnachweis. Die zulässige Dosis beträgt maximal 2,5 millirad pro Std. in Luft. Für nicht zugelassene Personen beträgt die Dosisrate 0,75 millirad/h. Während der Arbeit müssen Filmplaketten und andere Dosimeter getragen werden. Die empfangenen Dosisraten müssen registriert und regelmäßig ausgewertet werden.
E. Praceus. 2180.

Dukor, P.; Basel, Schweiz, Dermatol. Univ.-Klin. **Weitere Untersuchungen über die Wirksamkeit von Oxytryptaminderivaten im Strahlenschutzversuch.** Experientia [Basel] 18 (1962) Nr. 11. S. 513–515. — 2 Tab., 9 Lit.

Durch intraperitonale bzw. subcutane Injektionen einer Reihe substituierter Oxytryptamine an Mäuse und darauffolgende Röntgen-Ganzkörper-Bestrahlung mit 600 bzw. 750 r wurde anhand der mittleren Überlebenszeit in Tagen nach der Bestrahlung die Strahlenschutzwirkung dieser Verbindungen getestet. Die Aufhebung der Schutzwirkung durch Deseril bleibt auf die Klasse der Tryptamine beschränkt. Einen erheblichen Strahlenschutz bewirken 5-Hydroxy-tryptamin, 5-Hydroxy-ω-N-monomethyl-tryptamin, 5-Hydroxy-ω-N-monoäthyl-tryptamin, 5-Methoxy-tryptamin. Zwischen dem Ausmaß des Schutzeffektes dieser Verbindungen bestehen keine statistisch gesicherten Unterschiede. Zu einer nur geringen, aber statistisch signifikanten Verlängerung der mittleren Überlebenszeit führen 5-Benzyloxy-tryptamin, 4-Hydroxy-tryptamin. Unregelmäßige oder gar keine Schutzwirkung besitzen 5-Hydroxy-ω-N-acetyl-tryptamin, 5-Hydroxy-ω-N,N-dimethyl-tryptamin, 5-Hydroxy-β-methyl-tryptamin, 5-Hydroxy-β-dimethyl-tryptamin, 1-Methyl-5-hydroxy-tryptamin, 4-Hydroxy-ω-N-monomethyl-tryptamin, 4-Hydroxy-ω-N,N-dimethyltryptamin, 4-Hydroxy-α-methyl-tryptamin, 6-Hydroxy-tryptamin und 7-Hydroxy-tryptamin. J. Niepel. 2180.

Maqsood, M. und Ashikawa, J. K. Post-irradiation protection and recovery. I. Effects of lipids on haematopoietic organs of X-irradiated male mice. **(Schutzwirkung und Erholung nach der Bestrahlung. 1. Mitt. Die Wirkung von Lipioden auf hämatopoetische Organe röntgenbestrahlter männlicher Mäuse.)** Int. J. Radiation Biol. 4 (1962) Nr. 5. S. 521–531. – 6 Abb., 21 Lit. Aus: Dok.-Dienst Kernforsch. u. Kerntechn.

1,0 ml Olivenöl i.p., entweder 1 Std. oder 1 Std. nach der Ganzkörperbestrahlung mit 625 r (200 kV, 15 mA, 0,5 mm Cu + 1,0 mm Al, 20 r/min) verabreicht, verringert entscheidend die Strahlenwirkung an männlichen weißen, 6–7 Wochen alten, durchschnittlich 28 g schweren Webster-Mäusen. Hinsichtlich der Wirkung besteht zwischen therapeutischer und prophylaktischer Verabfolgung kein Unterschied. Kriterium: Überlebensrate: 30 Tage, Verringerung der radiogenen Körper- und Organgewichtsabnahme (Milz, Thymus) sowie beschleunigte Erholung dieser Organe und des Knochenmarkes vom Strahlenschaden. R. Huber. 2180.

Rák, K., Krizsa, F., Sövényi, E. und Cserháti, I. **Die Wirkung der Ultraviolettbehandlung auf die Überlebensverhältnisse röntgenbestrahlter Mäuse.** Experientia [Basel] 17 (1961) Nr. 11. S. 518–519. – 1 Abb., 2 Tab., 8 Lit. Aus: Dok.-Dienst Kernforsch. u. Kerntechn.

Eine 30 Min. lange UV-Bestrahlung (210 V, 5,2 A, 50 cm FA) 48 oder 24 Std. vor einer Ganzkörperbestrahlung von 300–600 r (180 kV, 10 mA, 0,5 mm Cu, 150 cm FA, 23,3 r/min) verringert die Strahlenwirkung bei männlichen und weiblichen 20 g schweren Albino-Mäusen. Kriterien: Strahleninduzierte Thrombopenie 10 Tage nach der Bestrahlung (300 r) und Überlebensrate: 30 Tage (500, 600 r). R. Huber. 2180.

Leitch, James L.; Los Angeles, Univ. of California, School of Med., Dep. of Biophysics and Nuclear Med., Lab. of Nuclear Med. and Radiation Biol. X-irradiation protection studies. II. Modification of the radiation syndrome in female DAL-Swiss mice by AET and 5-HT. **(Strahlenschutzuntersuchungen. 2. Mitt. Veränderung des Strahlensyndroms bei weiblichen DAL-Swiss-Mäusen nach AET und 5-HT.)** Radiation Res. 15 (1961) Nr. 5. S. 641–647. – 4 Abb., 19 Lit. Aus: Dok.-Dienst Kernforsch. u. Kerntechn.

5–8 Wochen alte, 17–20 g schwere weibliche DAL-Swiss-Mäuse wurden 20–30 Min. nach i.p. Injektion von 0,25 ml AET-, 5-HT- oder AET/5-HT-Lösung (in physiolog. Kochsalzlösung) verschiedener Konzentrationen (pH 5,5–6,5) mit 460, 600, 900 und 1200 r (250 kVp, 15 mA, FHD 170 cm, Cu-Al-Filterung, 18,9–20,0 r/min) totalbestrahlt. Nach Applikation von

AET (10 μm)-5-HT (1 μm)-Mischung stieg bei 460 r die ST_{50} (Überlebenszeit) von 7,2 auf 40 Tage und sank erst bei Verabfolgung von 1200 r wieder auf 6,6 Tage ab. Die Mortalität im Laufe von 60 Tagen betrug statt 95,8% nur 48,6%. Bei Herabsetzung der Dosisrate auf 0,96 r/min konnte bei AET/5-HT keine Schutzwirkung beobachtet werden. H. W. Nitschke. 2180.

Melching, Hans-Joachim, Beck, Hans Robert, Ladner, Hans-Adolf, Weigand, Hans und *Scherer, Eberhard*, Hrsg. **Strahlenschutz in Forschung und Praxis.** Bd. 1. Freiburg: Rombach. 1961. (252 S. m. 57 Abb., 31 Tab., 36 Zeichn.) DM 39; Bd. 2. Freiburg: Rombach. 1963. (376 S. m. 42 Abb., 28 Tab., 66 Zeichn.) DM 59,50; Bd. 3. Freiburg: Rombach. 1963. Erscheint im Sommer 1963.

Radiacionnaja genetika. Sbornik rabot. (Strahlungs-Genetik.) Hrsg.: Akademija nauk SSSR. Otdelenie biologičeskich nauk. Moskva: Izd. Akad. nauk SSSR. 1962. (367 S.) 8°. (1962 A 881)

VI. PATHOLOGIE, PATHOLOGIE DER VIRUSKRANKHEITEN, FUNKTIONELLE PATHOLOGIE

Benditt, E. P., Lagunoff, D., Eriksen, N. und Iseri, O. A.; Seattle, Univ. of Washington, School of Med., Dep. of Pathol. Amyloid. **(Amyloid.)** Arch. Pathol. **74** (1962) Nr. 4. S. 323–330. – 5 Abb., 26 Lit.

Die Aufarbeitung von Amyloidsubstanz aus Milz und Niere eines schweren Amyloidosefalles beim Menschen zeigte, daß es sich um Eiweiße handelte, die im immunserologischen Test nicht mit irgendeinem Serumeiweiß, auch nicht mit γ-Globulin reagierten. Es dürfte sich somit beim Amyloid nicht um eine einfache Antigen-Antikörperreaktion handeln, wie bisher angenommen wurde. C.-H. Becker. 2435.

Frese, K.; Gießen, Justus-Liebig-Univ., Veterin.-Pathol. Inst. **Über Anomalien des Aortenbogens beim Hund.** Zbl. Veterinärmed. **9** (1962) Nr. 8. S. 787 bis 804. – 7 Abb., 44 Lit.

Es wird über zwei Fälle von Fehlbildungen im Bereich des Aortenbogens bzw. seiner Äste berichtet, die zu schweren klinischen Erscheinungen und zum Exitus geführt haben. In einem Falle handelt es sich um eine Gefäßringbildung um Oesophagus und Trachea. Der aus dem rechts gelegenen Aortenbogen, dem offenen Ductus arteriosus und der Pulmonalarterie bestehende Gefäßring verursachte eine hochgradige prästenotische Oesophagusdilatation mit entsprechenden klinischen Folgen. Im zweiten Fall wurde eine A. subclavia lusoria in ihrer klassischen Form nebst Persistenz des Ductus arteriosus und einer als kongenital angesehenen valvulären Pulmonalstenose festgestellt. Diese Fehlbildung führte zu Kreislaufstörungen mit einem eindrucksvollen pathomorphologischen Bild (hochgradige Hypertrophie des rechten Ventrikels, chronische Stauungserscheinungen an Lunge und Leber). Der Tod des betroffenen Tieres wird auf völlige Dekompensation des Herzfehlers zurückgeführt. In der Befundbesprechung wird auf die kausale und formale Genese der Aortenbogenanomalien eingegangen und der Versuch unternommen, die bisher bekannt gewordenen Fälle von Fehlbildungen im Bereich des Aortenbogens beim Hund im Sinne von Kirklin und Clagett (1950) zu klassifizieren. A. Smollich. 2625.

Schröder, L.; Leipzig, Karl-Marx-Univ., Veterin.-Anatom. Inst. **Über eine allein ausgebildete V. cava cranialis sinistra und paarige V. azygos beim Hund.** Mh. Veterinärmed. **17** (1962) Nr. 21. S. 846–848. – 2 Abb., 3 Lit.

Es wird eingehend eine Venenanomalie, eine allein ausgebildete V. cava cranialis sinistra und paarige Vv. azygotes bei einem etwa 1 Jahr alten Deutschen Schäferhund beschrieben. Die V. cava cranialis sinistra entsteht unmittelbar am Brusthöhleneingange durch Zusammenfluß der beiden Vv. anonymae. In Höhe der A. pulmonalis nimmt sie die V. azygos sinistra auf. Diese zeigt einen Verlauf wie bei Tieren, bei denen sie normalerweise ausgebildet ist.

Eine V. azygos dextra ist ebenfalls ausgebildet, jedoch im Querschnitt nur etwa halb so stark wie der linke Partner. Sie zeigt den für einen Hund üblichen Verlauf und mündet dorsal in die rechte Vorkammer. Diese Anomalie scheint sehr selten vorzukommen. R. Berg. 2625.

Hidiroglou, Michel; Kapuskasing, Ontario, Exp. Farm. Note sur deux cas de bec de lièvre constatés parmi des veaux Shorthorn. **(Zwei Fälle von Hasenscharte bei Shorthorn-Kälbern.)** Canad. J. comparat. Med. veterin. Sci. 26 (1962) Nr. 8, S. 181. K. Reinhardt. 2625.

Kamar, Gamal A. R. und Yamani, K. A.; Giza, Cairo Univ., Fac. of Agric., Animal Product. Dep.; Zagazig, Egypt, High Agric. Inst. Physiological causes of paired oviducts in ducks. **(Die physiologischen Ursachen für paarige Eileiter bei Enten.)** J. Reproduct. Fertility 4 (1962) Nr. 1. S. 99–101. – 1 Abb., 1 Tab., 3 Lit.
Bei einer 6 Mon. alten Peking-Ente wird ein linker paariger Eileiter mit einem linken Ovarium beschrieben. Als Ursache für diese Mißbildung wird eine Hypertrophie der anderen endokrinen Drüsen angenommen.
H.-A. Ketz. 2625.

Kobozieff, N. und Pomriaskinsky-Kobozieff, N. A. (unter Mitarb. von Gemahling, E.) Hémimélie chez la souris. II. Étude morphologique des homozygotes atteints de différentes anomalies du squelette. C. Membres postérieurs: Polydactylie intégrale et ceinture pelvienne. **(Hemimelie bei Mäusen. 2. Mitt. Morphologische Untersuchung der durch verschiedenartige Skelettanomalien befallenen Homozygoten. C. Hintere Gliedmaßen: vollständige Polydactylie Mehrfingerigkeit und Beckengürtel.)** Recueil Méd. vétérin. 138 (1962) Nr. 6. S. 485–506. 2625.

Zil'ber, P. A., Šapiro, V. S., Gardaš'jan, A. M. und Mitrofanov, V. M. (Silber, P. A., Schapiro, W. S., Gardaschjan, A. M. und Mitrofanow, W. M.); Moskau, Gamaleja-Inst. für Epidemiol. und Mikrobiol. der Akad. der Med. Wiss. der UdSSR; Frunse, Kirgis. Skrjabin-Inst. für Landwirtsch. Kisty u myšej, vyzvannye vvedeniem ėkstraktov adenomatoznoj legočnoj tkani ovec. **(Cysten bei Mäusen, hervorgerufen durch Verimpfung von Extrakten adenomatösen Lungengewebes der Schafe.)** Voprosy virusologii, Moskva 7 (1962) Nr. 3. S. 288–291. – 4 Abb., 1 Tab., 6 Lit. Zus. in Engl.
Extrakte und Filtrate von Lungenadenomatosematerial erkrankter Schafe wurde auf verschiedene Mäuserassen übertragen. 4–6 Mon. post infectionem (p.i.) entstanden bei den Versuchstieren, zumeist in Lymphknoten, Cysten mit serösem und haemorrhagischem Inhalt. Eine Übertragung dieser Cysten (Cystenwand und Cysteninhalt) auf Babymäuse des gleichen Stammes war möglich. Hierbei entstanden die Cysten bereits 1,5–2 Mon. p.i. – Diskussion der Befunde im Vergleich zu bekannten Tumorviren.
W. Wittmann. 2665.

Mil'man, L. S. und Kuzjaeva, V. A. (Milman, L. S. und Kusjajeva, W. A.); Moskau, Inst. für Tiermorphol. der Akad. der Wiss. der UdSSR. Soderžanie ribonukleinovoj kisloty v mitochondrijach normal'nych i opucholevych tkanej. **(RNS-Gehalt der Mitochondrien in normalen Geweben und in Geschwülsten.)** Citologija, Moskva 4 (1962) Nr. 1. S. 42–51. – 5 Abb., 4 Tab., 47 Lit.
Die Mitochondrien wurden durch Zentrifugieren des Gewebehomogenats in 15% Saccharose gewonnen. Zur Bestimmung der RNS in den Mitochondrien werden sie mit der kristallinen Ribonuclease bearbeitet, die in die isolierten Mitochondrien nicht eindringt und wahrscheinlich die RNS des Ergastoplasmas von der Oberfläche der Mitochondrien entfernen kann. Der letztere Vorgang ist besonders deutlich bei den aus dem Carcinosarkom Wokers isolierten Mitochondrien. Es wurde der RNS-Gehalt der Mitochondrien aus normalen Geweben und Geschwülsten bestimmt. Der RNS-Gehalt der isolier-

ten Mitochondrien ist in Niere und Leber der weißen Ratte gleich und beträgt 10% vom Eiweißstickstoff der Mitochondrien (oder 1% der angenommenen Trockensubstanz). Die aus dem Carcinosarkom Wokers, dem Asciteshepatom der Ratte und dem Asciteskrebs Ehrlichs der Maus isolierten Mitochondrien enthalten 3mal soviel RNS. Der RNS-Gehalt der ebengenannten Geschwülste ist ungefähr gleich. Aus den Mitochondrien der Rattenleber wurde hochpolymere RNS isoliert und ihre Nucleotidzusammensetzung bestimmt. Es wurden Unterschiede in der Zusammensetzung der Mitochondrien-RNS und der hochpolymeren RNS des Cytoplasmas festgestellt. D. Lindner. 2675.

Leaders, Floyd E., Dixon, Robert L., Osborne, James W. und Long, J. P.; Iowa City, State Univ., Coll. of Med., Dep. of Pharmacol. and Radiation Res. Erythropoietic stimulating factor (ESF) as a stimulant of tumor growth. **(Erythropoiese anregende Faktoren als Stimulatoren des Tumorwachstums.)** Proc. Soc. exp. Biol. Med. **110** (1962) Nr. 3. S. 436–440. – 2 Abb., 22 Lit.
Bei Ratten wurden 4 verschiedene Methoden auf ihren Einfluß geprüft, im Verlaufe von 10–17 Tagen die Konzentration des die Erythropoiese anregenden Faktors (Erythropoietin) im Blut zu erhöhen und damit das Wachstum des Novikoff-Hepatoms anzuregen: a) s.c. Injektion von Erythropoietin, hergestellt nach der Methode von Borsook, b) s.c. Injektion von Erythropoietin, hergestellt nach der Methode von White et al., c) Cobaltchlorid-Injektion und d) partielle Hepatektomie. Die Erythropoietin-Aktivität des Blutes wurde anhand der ^{59}Fe-Aufnahme der Erythrocyten gemessen. Es konnte festgestellt werden, daß alle 4 Verfahren die endogene Erythropoietin-Produktion anregen und damit das Wachstum des Tumors im angegebenen Zeitraum bei Ratten stimulieren. E. Grün. 2675.

Wellmann, G. und Liebke, H.; Berlin-Dahlem, Max-von-Pettenkofer-Inst., Bundesgesundheitsamt, Abt. für Veterinärmed. **Versuche, bei Schweinen und Ratten eine Rotlaufendocarditis hervorzurufen.** Zbl. Veterinärmed. **9** (1962) Nr. 9. S. 865–878. – 4 Tab., 21 Lit. Zus. in Engl., Franz., Span.
Zur Schaffung von Voraussetzungen für das Auftreten einer Endocarditis wurden Schweine mit dem Milcheiweißprodukt „Caseosan“ oder mit Hühnereiklar i.v. vorbehandelt oder aber für längere Zeit in eine Unterdruckkammer gebracht und danach mit Rotlaufbakterien infiziert. Eine Endocarditis trat bei keinem der so vorbehandelten Schweine auf. Bei weißen Ratten konnten dagegen durch i.v. oder s.c. Injektionen von Kulturen bestimmter Rotlaufstämme, die verschiedenen Typen angehörten, verhältnismäßig leicht Endocarditiden mit verschiedenen pathologisch-anatomischen Erscheinungsformen erzeugt werden, die in einzelnen Fällen bereits 7 Tage p.i., häufiger 8–9 Tage p.i. zu beobachten waren. Beim Schwein verursachten die betreffenden Stämme – bis auf eine Ausnahme – keine Endocarditis. Aufgrund der Ergebnisse der Rattenversuche wird angenommen, daß bestimmte Rotlaufbakterienstämme, die auf dem Blutwege zu den Herzklappen gelangen, ohne vorausgegangene Sensibilisierung eine Endocarditis bewirken können.
G. Scheibner. 2760.

Renk, W.; Berlin-Dahlem, Univ., Inst. für Veterin.-Pathol. **Zur Pathogenese der Endocarditiden und Arthritiden von Ratten nach künstlichen Infektionen mit Rotlaufbakterien.** Zbl. Veterinärmed. **9** (1962) Nr. 9. S. 925–939. – 19 Abb., 1 Tab., 48 Lit. Zus. in Engl., Franz., Span.
Aus Versuchsreihen von Wellmann und Liebke untersuchte Vf. histologisch Organe und Gewebeteile von 45 Ratten. Die Ratten waren nach künstlicher Infektion mit Rotlaufbakterien unter septikämischen Erscheinungen erkrankt und bekamen in den meisten Fällen Gelenkentzündungen. Bei 39 Ratten wurden Myocarditiden, bei 29 Ratten Endocarditiden und bei 37 Ratten Periarteriitiden, vor allem in den Myocardarterien und in Arterien in der Umgebung der Aortenwurzel, aber auch in Nieren-, Milz-, Lungen- und

Lebergefäßen festgestellt. Bei den Endocarditiden traten verrucöse und ulcero-polypöse Entzündungsformen nebeneinander und in verschiedenen Übergangsstadien auf. Die Arthritiden waren durch Ansammlungen von Lymphocyten, Histiocyten und Plasmazellen, unter Bildung von knotenförmigen und polypösen Verdickungen der Synovialis und Herden im Kapselgewebe, gekennzeichnet. Knorpel- und Knochenabbau an den Gelenken konnte in einigen Fällen beobachtet werden. Die bei den Ratten nach der künstlichen Rotlaufinfektion aufgetretenen Septikämien und Gelenkentzündungen sprechen dafür, daß die Gewebeveränderungen im akuten Krankheitsstadium durch die direkte schädigende Wirkung der Bakterien entstanden sind. G. Scheibner. 2760.

Mészáros, János. Kórbonctani és kórszövettani elváltozások a sertések pneumoparatyphusa esetén. **(Pathologische und histologische Veränderungen beim Pneumoparatyphus der Schweine.)** Magyar Állatorvosok Lapja [Ung. veterinärmed. Bl.] **17** (1962) Nr. 6. S. 208–213. – 14 Abb., 5 Lit. Zus. in Russ., Engl. Aus: Ung. Agrar-Rdsch. **1963** Nr. 1.
Die beim Voldagsen-Paratyphus der Schweine beobachteten Lungenveränderungen wurden untersucht. Die in den Lungen beobachteten Veränderungen wurden in folgende Gruppen eingeteilt: 1) akute katarrhalische und eitrige desquamative Lungenentzündung, 2) subakute (speckige) katarrhalische Lungenentzündung und 3) nekrotische Lungenentzündung. Am häufigsten wurden die subakute katarrhalische und die nekrotische Lungenentzündung beobachtet. Für diese Veränderungen waren Histiocyten, die in der Wand der Alveolen sowie in den interlobulären Septen eine reticuläre Anordnung zeigten, sowie die Vermehrung der mit Silber imprägnierbaren Fasern charakteristisch. Die Histiogenese der subakuten katarrhalisch-nekrotischen Lungenentzündung, die durch den Voldagsen-Paratyphus (*Salmonella typhi suis*) verursacht wird, ähnelt der Histiogenese der Darmgeschwüre. Das makroskopische Bild der Lungenveränderungen der 2. und 3. Phase ist derartig charakteristisch, daß es mit großer Wahrscheinlichkeit auch ohne eine bakteriologische Untersuchung diagnostiziert werden kann. Vf. konnte ein unabhängiges Vorkommen des Pneumoparatyphus ohne Veränderungen anderer Organe nicht feststellen. 2770.

Volkov, S. A. und Balašov, M. T. (Wolkow, S. A. und Balaschow, M. T.); Askanija-Nowa, Gebiet Cherson, Ukrain. Ivanow-Forsch.-Inst. für Tierzucht der Steppengebiete. Vikovi zminy ščitovydnoï zalozy v porosjat ukraïnškoï stepovoï biloï porody ta pomisej. **(Altersgebundene Veränderungen der Schilddrüse bei Ferkeln der Ukrainischen Weißen Steppenrasse und deren Kreuzungen.)** Visnyk sil'škogospodarškoï nauky, Kyïv **4** (1961) Nr. 9. S. 116–118. – 3 Abb. Orig.: ukrain., Ausz.: russ.
Es wurden die morphologischen Veränderungen der Schilddrüse bei 46 klinisch gesunden Ebern der ukrainischen weißen Steppenrasse und deren Kreuzungen von Sauen mit Ebern der ukrainischen bunten Rasse untersucht. Die Tiere wurden im 1-, 15-, 30-, 60- und 120tägigen Alter getötet. Fütterungs- und Haltungsbedingungen waren gleich. Es zeigte sich, daß die Schilddrüse der Kreuzungstiere einen höheren funktionellen Zustand und ausgeprägtere Zeichen einer Sekretion und Hormonspeicherung besaß. Bei den vier Monate alten Ferkeln war der Parallelismus zwischen Wachstum der Tiere und Höhe des funktionellen Zustandes der Schilddrüse gut zu erkennen.
H. John. 2780.

McLaren, D. S.; Mwanza, Tanganyika, East African Inst. for Med. Res. The effects of malnutrition on the eye, with special reference to work with experimental animals. **(Der Einfluß der Unterernährung auf das Auge unter besonderer Berücksichtigung der Arbeit mit Versuchstieren.)** Wld. Rev. Nutrit. Dietetics **2** (1960) S. 26–51. – 20 Abb., 2 Tab., 226 Lit.

Zunächst wird das Problem unter den Gesichtspunkten der Humanpathologie dargestellt. Sicher wird das Auge nicht nur bei Unterernährung betroffen, sondern auch bei zu reichlicher Nahrungszufuhr. Bis auf einige Hypervitaminosen ist jedoch wenig hierüber bekannt. Von den Organbestandteilen des Auges ist anscheinend die avaskuläre Linse empfindlicher gegenüber Mangelerscheinungen als die anderen Gewebe des Sehorganes. Über die experimentelle Auslösung angeborener Augenmißbildungen bei jungen Versuchstieren durch Mangeldiät bei den tragenden Müttern liegt reichlich Material vor. Ob dies für den Menschen in gleichem Umfange zu erwarten ist, bleibt dahingestellt. Einmal ist die Nachprüfung schwierig, zum anderen sind die Lebenserwartungen der Säuglinge unterernährter Mütter gering, bzw. die Frauen konzipieren in diesem Zustande nicht oder sie tragen die Frucht nicht aus. Im Gegensatze zur Ratte ist die organogenetische Zeitspanne, in der die meisten Mißbildungen entstehen, beim Menschen relativ kurz. Aus dem reichen Befundmaterial bei Versuchstieren werden die Veränderungen der Harderschen Drüsen beim Schwein und bei der Ratte infolge Proteinmangels, die Folgen des Proteinmangels auf die Ausbildung des Augenlides bei der neugeborenen Ratte, die Veränderungen der Hornhaut bei der Ratte, der Katarakt beim Schwein infolge Proteinmangels, die Linsenveränderungen der neugeborenen Ratte nach Proteinmangel bei den Muttertieren und die Folgen des Vitamin A-Mangels beim Rattenauge durch Photos und Mitorophotos, teilweise mit dem Normalzustand zur vergleichenden Betrachtung gestellt.
H. Busse. 2785.

Smythe, R. H.; Nottingham, England. Ankylosis of the equine spine: pathologic or biologic? **(Ankylose der Pferdewirbelsäule: pathologisch oder biologisch?)** Mod. veterin. Pract. **43** (1962) Nr. 9. S. 50–51. – 1 Abb.
In Fortsetzung einer Arbeit über das Wesen der Wirbelankylose der Pferde weist der Vf. auf seine über 50jährigen Beobachtungen dieser Veränderungen hin. Danach ist die ankylotische Verbindung der letzten 2—3 Lendenwirbelfortsätze (Transversal- und Spinalfortsätze) nicht so sehr eine Alterserscheinung als vielmehr ein echter entzündlicher Prozeß. Hierfür spricht, daß auch 2—3 Jahre alte Pferde entsprechende Ankylosen aufweisen, während sie bei 20 und sogar 30 Jahre alten Tieren fehlen können, wenn diese ein ruhiges Leben führten. Die Schmerzhaftigkeit des Entzündungsprozesses ist auf Grund des ausgesprochen chronischen Verlaufes nur zuweilen nachweisbar. Derartige Ankylosen konnten auch an dem Skelett eines berühmten Rennpferdes aus dem 18. Jahrhundert und eines römischen Pferdes aus der Zeit etwa 400 n. Chr. festgestellt werden. Es ist denkbar, daß es sich hierbei um einen Evolutionsvorgang handelt, der nach der Verschmelzung des Kreuzbeines auch zur festeren Verbindung der caudalen Lendenwirbelsäule führen wird.
C.-H. Becker. 2810.

Burdenjuk, A. F.; Belaja Zerkow, Landwirtsch. Inst. Ob osteoartrozach u bykov. **(Über Osteoarthrosen bei Bullen.)** Veterinarija, Moskva **39** (1962) Nr. 7. S. 61–63. – 1 Abb.
In der vorhandenen Literatur wird hauptsächlich über die Osteoarthrose bei Pferden berichtet. Die Erforschung dieser Krankheit bei Rindern ist aber nach Vf. nicht weniger wichtig, da Zuchtbullen relativ häufig betroffen sind. Es kommt bei diesen Tieren zu so schweren Gelenkveränderungen, daß Deckunlust und später Deckunfähigkeit auftreten kann. Vf. untersuchte 20 verschieden alte und unterschiedlich schwere Zuchtbullen, die an Osteoarthrose erkrankt waren. Klinisch zeigten die Tiere einen gespannten Gang, erhoben sich nach längerem Liegen nur schwerfällig und versuchten beim Stehen die Hinterextremitäten zu entlasten. Die Palpation der Sprunggelenke ergab keine Abweichungen von der Norm, während röntgenologisch Veränderungen an den Gelenkknorpeln feststellbar waren. Einige der unter-

suchten Zuchtbullen wurden als unheilbar geschlachtet. Pathologisch-anatomisch zeigten sich bei ihnen Exostosen und oberflächliche Verknöcherungen der Gelenkknorpel, besonders an den Gelenken der Hinterextremitäten. Verfasser sieht eine Übereinstimmung in der Ätiologie und der Pathogenese zwischen dem Spat der Pferde und der Osteoarthrose bei Rindern. Er macht Störungen in der Blutversorgung und der Innervation der Gelenkkapsel, die durch Druck während des Deckaktes hervorgerufen werden, für die Entstehung der Osteoarthrose bei Zuchtbullen verantwortlich. Prädisponierend sollen schlechte Haltung, Fütterung und Pflege der Tiere wirken.

E. Werner. 2810.

Dysart, T. H.; Hastings, Dep. of Agric. Hypertrophic pulmonary osteoarthropathy. **(Hypertrophische pulmonale Osteoarthropathie.)** New Zealand veterin. J. **10** (1962) Nr. 3. S. 61–64. – 3 Abb., 8 Lit.

Bei einem 8jährigen männlichen und einem 12jährigen weiblichen Schäferhund wurden klinisch starke Verdickung der 4 Extremitäten unterhalb des Ellenbogens festgestellt. Nach der Euthanasie konnte in beiden Fällen das Vorliegen metastasierender Bronchocarcinome und massiver subperiostealer Proliferationen an den Röhrenknochen festgestellt werden. Eine kurze Literaturübersicht schließt sich an. C.-H. Becker. 2810.

Mješkov, M. V., und Urbanovyč, P. P. (Mjeschkow, M. W. und Urbanowytsch, P. P.); Lwow, Zootechn. und Veterinärmed. Inst. Zminy central'noj nervovoï systemy pry chroničnij gematuriï velykoiï rogatoï chudoby. **(Veränderungen im Zentralnervensystem bei chronischer Hämaturie der Rinder.)** Visnyk sil'śkogospodarśkoï nauky, Kyïv **4** (1961) Nr. 11. S. 102–104. – 2 Abb. Orig.: ukrain., Ausz.: russ.

Als Resultat der Untersuchungen des Zentralnervensystems bei 25 Rindern mit chronischer Hämaturie wurde festgestellt, daß unterschiedlich ausgeprägte dystrophische Veränderungen der Neuronen mit vorwiegender Lokalisation in der Großhirnrinde bestehen. Von den dystrophischen Prozessen stehen die mit ischämischer Genese im Vordergrund, besonders bei schwerer Anämie infolge langandauernder Hämaturie. Hierbei wurden seitens der Neuroglia degenerative Veränderungen in den Mikrogliocyten beobachtet.

H. John. 2826.

Tsuchiyama, H., Nishida, T. und Kummerow, F. A.; Nagasaki, Japan, Nagasaki Univ., School of Med.; Urbana, Univ. of Illinois, Coll. of Agric., Dep. of Food Technol. Pathology of chick encephalomalacia. **(Pathologie der Küken-Encephalomalacie.)** Arch. Pathol. **74** (1962) Nr. 3. S. 208–213. – 7 Abb., 2 Tab., 19 Lit.

Eine Anzahl von Kreuzungshähnchen, die 1 Woche alt sind, wird in verschiedene Versuchsgruppen eingeteilt. Einige Gruppen erhalten eine Vitamin E-Mangel-Fütterung. 2 andere Gruppen werden mit einer i.v. Injektion von 10 mg Methyllinoleathydroperoxyd behandelt. Das letztere Präparat verursacht die gleichen pathologisch-anatomischen Veränderungen im Cerebellum wie Vitamin E-Mangel. Die veränderten Gewebsteile sind grünlich oder rötlich verfärbt, erweicht, mit einzelnen Hämorrhagien. Oft wird ein Oedem und Kongestion des Cerebellums festgestellt. Oft sind bei den ersten klinischen Erscheinungen noch keine Organveränderungen vorhanden. Dann treten vasculäre Störungen auf wie Dilatation oder Kongestion der Gefäße und dadurch bedingtes perivasculäres Ödem in der weißen Substanz und im Bereiche der Purkinjeschen Zellen. Es folgen Zelldegenerationen verschiedenen Grades, Trennung der fibrillären Elemente, Proliferation und leichte mesodermale Organisation. Die oedematösen Regionen der weißen Substanz ergeben eine positive PAS-Reaktion, die bei den Purkinjeschen Zellen nicht immer beobachtet wird. Die Encephalomalacie der Küken ist als Folgeerscheinung verschiedengradiger anoxämischer oder ischämischer Veränderungen aufzufassen. E. Tempel. 2826.

Urman, H. K., Underdahl, N. R., Aiken, J. M., Stair, E. L. und Young, G. A.; Lincoln, Nebr., Univ., Dep. of Veterin. Sci.; Ankara, Turkey, Veterin. Coll., Inst. of Pathol. Intranuclear inclusion bodies associated with hog cholera. **(Intranucleäre Einschlußkörperchen in Verbindung mit Schweinepest.)** J. Amer. veterin. med. Assoc. **141** (1962) Nr. 5. S. 571–581. — 11 Abb., 1 Tab., 20 Lit.

Bei 31 von 60 mit Schweinepest infizierten Tieren wurden in den Reticuloendothelzellen (REZ) acidophile Einschlußkörperchen (EK) gefunden. Dabei waren die EK nicht nur auf die REZ der Lymphknoten beschränkt, sondern sie wurden unter anderem auch in den Kupfferschen Sternzellen der Leber, in der Milz, in den Tonsillen und in den REZ der Niere beobachtet. Als günstigster Zeitpunkt für die Untersuchung wird der 5. — 10. Tag post infectionem angegeben. Eine Infektion von Versuchsschweinen mit verschiedenen Stämmen des lapinisierten Virus führte zu keiner Bildung sichtbarer Inclusionen in den Kernen der entsprechenden Zellen. Kontrolluntersuchungen bei der Ödemkrankheit, der Pseudowut, der Schweineinfluenza, der Viruspneumonie der Schweine, der Nebraska disease u. a. brachten die gleichen negativen Befunde. H. Bergmann. 2895.

Podšybjakin, A. K. (Podschybjakin, A. K.); Kiew, Bogomolez-Inst. für Physiol. der Akad. der Wiss. der Ukrain. SSR, Lab. für Höhere Nerventätigkeit der Menschen und der Tiere. Elektryčni i temperaturni reakcii škiry pry fiziologičnij dijal'nosti i patologičnomu stani nyrok. **(Elektrische und thermische Hautveränderungen unter physiologischen und pathologischen Nierenverhältnissen.)** Fiziologičnyj žurnal, Kyïv 8 (1962) Nr. 2. S. 205–209. — 2 Abb., 2 Tab., 5 Lit. Orig.: ukrain., Ausz.: russ., engl.

In der vorliegenden Arbeit wurden reflektorische Veränderungen sehr langsamer und fast statischer elektrischer Potentiale der Haut bei Hunden untersucht. Unter Anwendung spezieller Röhrenmillivoltmeter mit hohem Eingangswiderstand konnte festgestellt werden, daß die maximalen elektrischen Potentialveränderungen bei gesteigerter Nierenleistung oder bei pathologischen Zuständen an den Nieren nur auf bestimmte Hautareale beschränkt bleiben. Somit kann aufgrund von Potentialänderungen in bestimmten Hautarealen die Nierenleistung abgeschätzt werden. Die elektrischen Potential- und Temperaturänderungen der Haut sind um so ausgeprägter, je mehr stickstoffhaltige Produkte durch die Nieren ausgeschieden werden. H. John. 3045.

Juhász, Balázs. Éhezés hatása a bendöfolyadék ammóniatartalmára, pH-jára és a vér karbamid-, koleszterinés cukorkoncentrációjára. **(Der Einfluß des Hungerns auf den Ammoniakgehalt und den pH-Wert der Pansenflüssigkeit sowie die Harnstoff-, Cholesterin- und Zuckerkonzentration des Blutes.)** Magyar Állatorvosok Lapja [Ung. veterinärmed. Bl.] **17** (1962) Nr. 6. S. 218–222. — 5 Abb., 45 Lit. Zus. In Russ., Engl. Aus: Ung. Agrar-Rdsch. **1963** Nr. 1.

Bei völligem Hungern verändert sich der innere Stoffwechsel wesentlich. Bei Wiederkäuern entwickelt sich während eines 2 bis 3 Tage dauernden Hungerns eine ernste sogenannte Hungerketose. Vf. untersuchte bei Rindern und Schafen den Einfluß eines 2 bis 3 Tage dauernden Hungerns auf den pH-Wert und den Ammoniakgehalt der Pansenflüssigkeit sowie auf die Konzentration des Blutes an Harnstoff-N, Gesamtcholesterin und Zucker. Am zweiten Tage des Hungerns stieg der Harnstoff-N-Gehalt des Blutes fast auf das Doppelte des ursprünglichen Wertes. Der pH-Wert stieg ebenfalls an und erreichte am dritten Tag den Wert 8. Gleichzeitig verminderte sich auch der Ammoniak-

N-Gehalt der Pansenflüssigkeit. Diese Untersuchungen beweisen, daß der Anstieg des Harnstoff-N-Gehaltes im Blute während des Hungerns nicht durch einen gesteigerten Abbau der stickstoffhaltigen Stoffe im Pansen bedingt ist. Gemeinsam mit dem Harnstoff steigt beim Hungern auch der Gesamtcholesteringehalt des Blutes an. Zwischen der Ammoniakproduktion des Pansens und dem Gesamtcholesteringehalt des Blutes kann ein bestimmter Zusammenhang festgestellt werden. Die Prüfung der Pansenflüssigkeit, insbesondere auf den pH-Wert sowie auf den Gehalt an Ammoniak, Milchsäure und möglicherweise auch an flüchtigen Fettsäuren kann bei einigen Verdauungs- und Stoffwechselstörungen von diagnostischem Wert sein. Der das Hungern begleitende Anstieg des Harnstoffgehaltes im Blut wird einem Stickstoff-Sparmechanismus des Organismus der Wiederkäuer zugeschrieben. Hinsichtlich der alkalischen Reaktion und des hohen Ammoniakgehalts der Pansenflüssigkeit beim hungernden Tier warnt Vf. davor, Wiederkäuer mehr als 24 Std. lang hungern zu lassen. Auch ein verhältnismäßig kurzes Hungern verursacht bei Wiederkäuern eine ziemlich ernste Verschiebung im Stoffwechsel. 3087.

Makarevyč-Gal'perin, L. M. (Makarewytsch-Galperin, L. M.); Charkow, Ukrain. Inst. für Exp. Endokrinol. Porivnjal'ne vyvčennja dii natural'nogo i nenatural'nogo estrogeniv na vmist glikogenu v organach. **(Vergleichende Erforschung der Wirkung natürlicher und synthetischer Oestrogene auf den Glykogengehalt in Organen.)** Ukraïnśkyj biochimičnyj žurnal, Kyïv **34** (1962) Nr. 1. S. 108–117. – 5 Tab., 7 Lit. Orig.: ukrain., Ausz.: russ., engl.
Es wurden vergleichende Untersuchungen zur Wirkung von Oestron und seines synthetischen Analagons Synoestrol auf den Glykogengehalt der Leber und Gebärmutter angestellt. Fernerhin wurde das Gewicht dieser Organe unter Oestrogeneinfluß bei folgenden Tieren miteinander verglichen: bei Mäusen, Ratten, Kaninchen, Meerschweinchen, Fröschen und Tauben. Es zeigte sich, daß das Synoestrol bei Mäusen (mit und ohne Ovarien), bei Kaninchen und bei Ratten beiderlei Geschlechts (intakte und kastrierte) sowie bei Fröschen den Leberglykogengehalt mehr steigert als Oestron. Bei allen Versuchstieren, außer bei Meerschweinchen, erhöhte sich unter Oestrogenwirkung das Lebergewicht, wobei auch hier das Synoestrol die größere Wirkung besaß. Die unterschiedliche Wirkung beider Oestrogene machte sich gleichfalls in der Zunahme des Uterusgewichtes bemerkbar. Auf den Glykogengehalt des Uterus blieb die Wirkungsintensität beider Oestrogene gleich. Der zusätzlich untersuchte Glykogengehalt des Herzmuskels erhöhte sich ebenfalls unter Oestrogenwirkung. Hierbei war auffallend, daß bei ovariektomierten Tieren das Synoestrol wirksamer war als das Oestron. H. John. 3110.

Fraser, A. und Herchen, H.; Guelph, Ontario, Kanada, Ontario Veterin. Coll. **Tonische Immobilität bei Tieren und ihre Bedeutung für die Veterinärmedizin.** Wiener tierärztl. Mschr. **49** (1962) Nr. 3. S. 271–276. – 14 Lit. Zus. in Engl., Franz., Ital.
Als „tonische Immobilität" wird, vor allem in der angelsächsischen Literatur, ein Phänomen bezeichnet, bei dem Tiere in Stress-Situationen plötzliche Unwilligkeit zur normalen Reaktion auf Reize zeigen. Dabei ist wesentlich, daß keine physischen Defekte oder physiologischen Störungen vorliegen; die Respiration, Exkretion, Futter- und Getränkeaufnahme sind nicht sehr gehemmt, und die Tiere verfolgen die Umweltsvorgänge. Dagegen sind die Bewegungsreflexe verschiedenartig unterdrückt, die Sensibilität der Haut ist oft herabgesetzt. Nur in wenigen Fällen kommt der tonischen Immobilität klinische Bedeutung zu, meistens ändert sich der beschriebene Zustand sofort, wenn die Stressoren beseitigt werden. Es kann angenommen werden, daß beim Auftreten der tonischen Immobilität die assoziative Kapazität des ZNS überschritten ist und somit ein Überlastungssymptom darstellt. R. Maune. 3145.

Bilogrudov, I. G. (Bilogrudow, I. G.); Ukrain. Akad. der Landwirtsch.-Wiss. Stan likvoru v tvaryn pislja odnorazovoï subokcypital'noï punkciï. **(Liquorveränderungen nach einmaliger suboccipitaler Punktion.)** Visnyk sil's'kogospodars'koï nauky, Kyïv **5** (1962) Nr. 3. S. 119–120. – Orig.: ukrain., Ausz.: russ.

Eine einmalige suboccipitale Punktion ruft eine reaktive Reizung der Hirnhäute und eine Steigerung des Eiweiß-, Calcium- und Zuckergehaltes im Liquor hervor. Im weiteren Verlauf sind diese reaktiven Veränderungen wesentlich schwächer ausgeprägt. Am 4. Tag nach der ersten Punktion finden sich im Liquor keinerlei Veränderungen mehr. H. John. 3145.

Todd, A. S., Fosgate, O. T., Cragle, R. G. und Kamal, T. H.; Oak Ridge, Univ. of Tennessee, Atomic Energy Commiss., Agric. Res. Lab.; Athens, Univ. of Georgia, Dairy Dep. Parathyroid action on calcium, phophorus, magnesium, and citric acid in dairy cattle. **(Der Einfluß der Nebenschilddrüse auf Calcium, Phosphor, Magnesium und Citronensäure bei der Milchkuh.)** Amer. J. Physiol. **202** (1962) Nr. 5. S. 987–990. – 6 Abb., 2 Tab., 19 Lit.

Bei Verabreichung von Nebenschilddrüsenextrakten an parathyroidektomierte laktierende Rinder – nach oraler Verabreichung von ^{45}Ca und ^{32}P 56 Std. vor der Injektion – wird ein signifikanter Anstieg des Plasmaphosphatspiegels, eine Erhöhung der renalen Calcium- und Phosphatausscheidung und ein Konzentrationsanstieg von ^{32}P in der Milch beobachtet. Bei gleichbleibendem Plasmamagnesiumspiegel kommt es zum Anstieg der Magnesiumkonzentration in der Milch, der von einem Abfall der Magnesiumkonzentration im Harn begleitet ist. Mit steigenden Dosen des Nebenschilddrüsenextraktes steigt der Citronensäuregehalt in Plasma und Harn bei gleichbleibender Citronensäurekonzentration in der Milch. H.-A. Ketz. 3150.

Bargoni, N., Luzzati, A., Rinaudo, M. T., Rossini, L. und Strumia, E.; Turin, Italien, Univ., Inst. für Biochem. **Über die Leberglykolyse von mit Schilddrüsen gefütterten Ratten.** Hoppe-Seyler's Z. physiol. Chem. **326** (1961) Nr. 2/4. S. 65–72.

Für eine Überfunktion der Schilddrüse ist neben vermehrtem Sauerstoffverbrauch auch eine bessere Glukoseverwertung charakteristisch, wobei das Leber- und Hirnglykogen bei hyperthyreotischen Ratten selbst bei Glukosezufuhr vermindert ist. Die vorliegenden Untersuchungen ergaben, daß die anaërobe Glykolyse und der Glukose-6-phosphat-Cyclus in der Leber von mit Schilddrüsen gefütterten Ratten wesentlich beschleunigt werden. Die Aktivitäten der Enolase, der Lactat-Dehydrogenase, der Glukose-6-phosphat-Dehydrogenase und der 6-Phosphogluconat-Dehydrogenase sind erhöht, die der Glukosephosphat-Isomerase, Phosphofructokinase und der Aldolase bleiben unbeeinflußt; die Aktivität der Phosphoglukomutase wird erniedrigt. Auch die Glukose-6-phosphatase wird vermehrt, während die Fructose-1,6-diphosphatase unverändert bleibt. Es nehmen somit unter dem Einfluß von Thyroxin die aërobe und anaërobe Glykolyse zu, während die Beeinflussung der Glukoneogenese ungewiß ist. E. Kolb. 3150.

Horowitz, S. und van der Werff ten Bosch, J. J.; Leiden, Holland, Acad. Ziekenhuis, Dep. for Clin. Endocrinol. and Diseases of Metabolism. Hypothalamic sexual precocity in female rats operated shortly after birth. **(Hypothalamisch bedingte, geschlechtliche Frühreife weiblicher, alsbald nach der Geburt operierter Ratten.)** Acta endocrinol. [Copenhagen] **41** (1962) Nr. 2. S. 301–313. K. Reinhardt. 3150.

Perotti, Rodolfo M. Factores que inciden sobre la disponibilidad y requerimientos de la vitamina E. **(Vitamin E-Verfügbarkeit und -Bedarf beeinflussende Faktoren.)** Rev. Med. veterin. **41** (1960) Nr. 3. S. 163–171.

Die 1958–1959 durchgeführten Analysen klinischer Protokolle und pathologisch-anatomischer Untersuchungen an Hühnern zeigten innerhalb der Gruppe der Mangelkrankheiten (hervorgerufen durch ein Defizit lipoidlöslicher Vitamine) die besondere Wichtigkeit der exsudativen Diathese und der Ernährungsencephalomalacie auf, welche durch eine ungenügende Zufuhr, eine verminderte Absorption oder ein erhöhtes Erfordernis von Vitamin E hervorgerufen wurden. Während die Mangelkrankheiten insgesamt 21,4% betrugen, die E-Avitaminose innerhalb der Mangelkrankheiten 58,3% aufzeigte, bestanden die klinischen Äußerungen der E-Avitaminose in der exsudativen Diathese zu 71,4%, in der Encephalomalacie zu 28,5%, das bedeutet 8,9% bzw. 3,5%, insgesamt 12,4% der gesamten Diagnosen. Manifestationen muskulärer Dystrophie wurden nicht registriert. – Es werden der ätiologische Charakter der Oxydationsprozesse der Fette bestimmt und Nahrungsinduktionsfaktoren (Umwelt, physiologische, pathologische) klassifiziert.
K. Tzschachmann. 3160.

Anonym. Methionine deficiency and energy utilization in chicks. **(Methioninmangel und Energiestoffwechsel bei Küken.)** Nutrit. Rev. **20** (1962) Nr. 4. S. 122–124. E. Wiesner. 3170.

Studitskij, Aleksandr Nikolaevič und *Ignat'eva, Zinaida Pavlovna.* **Vosstanovlenie myšc u vysšich mlekopitajuščich.** (Die Regeneration der Muskeln bei den höheren Säugetieren.) Hrsg.: Akad. nauk SSSR; Inst. morfologii životnych im. A. N. Severcova. Moskva: Izd. Akad. nauk SSSR. 1961. (190 S. 8°. (1962 A 1084)

VII. BAKTERIOLOGIE, HYGIENE

Cook, A. M. und Lund, Barbara M.; London, Univ., School of Pharmac., Dep. of Pharmac. Total counts of bacterial spores using counting slides. **(Gesamtzählungen von Bakteriensporen mit Hilfe von Zählkammern.)** J. gen. Microbiol. **29** (1962) Nr. 1. S. 97–104. – 3 Tab., 20 Lit.

Als Untersuchungsobjekt dienen verschiedene Stämme von *Bac. subtilis.* Die Sporensuspension wird in Zählkammern von 0,02 mm oder 0,10 mm Tiefe pipettiert und unter dem Phasenkontrastmikroskop ausgezählt. Verschiedene Werte beim Auszählen der Sporen können bedingt werden durch die Tiefe der Zählkammer und die Dicke des Deckglases. Bei einer Tiefe von 0,1 mm gibt es weniger Abweichungen als bei 0,02 mm. Außerdem muß für eine möglichst gleichmäßige Verteilung der Sporen gesorgt werden. Deshalb werden nur frisch zubereitete Sporensuspensionen verwendet. E. Tempel. 3270.

Schulze-Falck, K.-H.; Berlin, Med. Untersuchungsamt II. **Eine Pipettiervorrichtung für Reihenverdünnungen (Diluto-Spritze).** Zbl. Bakteriol., Parasitenkunde, Infektionskrankh. Hyg., I. Abt., Orig. **186** (1962) Nr. 4. S. 573 bis 577. – 2 Abb., 2 Lit. Zus. in Russ., Engl., Franz., Span.

Nach der Unfallverhütungsvorschrift der Eigenunfallversicherung West-Berlin über „Medizinische Laboratoriumsarbeiten" ist für klinisch-chemische und bakteriologisch-serologisch-virologische Laboratorien das Pipettieren mit dem Mund verboten. An Hand von 2 Abbildungen wird eine als Diluto-Spritze bezeichnete Pipettiervorrichtung beschrieben. Die Vorrichtung wurde ½ Jahr erprobt und erwies sich für die Herstellung von Verdünnungsreihen als gut geeignet. Die Pipettiervorrichtung erfüllt die an ein Pipettiergerät zum Herstellen von Reihenverdünnungen zu stellenden Anforderungen.
G. Scheibner. 3290.

Gramlich, F., Mohring, D. und Müller, H. E.; Mainz, Univ., Med. Poliklin. **Die Reindarstellung von Antikörpern durch Gelfiltration.** Naturwissenschaften **49** (1962) Nr. 19. S. 451. – 1 Lit.

Mittels Sephadex G 100 lassen sich Antigen und Antikörper eines Antigen-Antikörper-Präzipitates, das durch Säure aufgelöst wurde, trennen. Voraussetzung ist jedoch ein wesentlicher Größenunterschied zwischen den Antigen- und Antikörper-Molekülen. Bei Versuchen mit Humanalbumin und Kaninchen-Antikörper konnten mit der Gelfiltrationstechnik 23% der Menge der eingesetzten Antikörper wiedergewonnen werden. Davon waren 90% im Äquivalenzbereich mit Humanalbumin wieder präzipitierbar. Bei Elektrophorese- und Ultrazentrifugen-Untersuchungen verhielt sich das gewonnene Produkt einheitlich. G. Scheibner. 3290.

Borišpolec, Z.I. (Borischpolez, S.I.); Moskau, Gamaleja-Inst. für Epidemiol. und Mikrobiol. der Akad. der Med. Wiss. der UdSSR. O massovom i centralizovannom proizvodstve suchogo gemolizina. **(Die umfangreiche und zentralisierte Herstellung von Trocken-Haemolysin.)** Veterinarija, Moskva **39** (1962) Nr. 1. S. 77–79. – 2 Tab.

Zur Gewinnung des Haemolysins werden Esel verwendet und das Antigen aus Erythrocytenaufschwemmungen vom Hammel hergestellt. Die Seren werden der Gefriertrocknung unterzogen. Die bei Eseln angewandte Immunisierungsmethode wird näher beschrieben (Dosierung, Häufigkeit und Ort der Applikation der Hammelerythrozyten). Möglichen Erscheinungen eines anaphylaktischen Schocks wurde vorgebeugt. Die Aktivität der Trocken-Haemolysine blieb über längere Zeit erhalten. Sie konnten inzwischen mit guten Ergebnissen in einer Reihe von Instituten zur Diagnostik der Syphilis, des Rotzes, der Brucellose, verschiedener Rinderinfektionen und der Listeriose erprobt werden. M. Rauch. 3290.

Grund, S. und Hilliger, H.-G.; Berlin-Dahlem, Univ., Inst. für Veterin. Hyg. **Beziehung zwischen Substanzgehalt und Präzipitationstiter in Abhängigkeit von einigen Herstellungsfaktoren bei Fuller-Antigenen.** Z. Hyg. Infektionskrankh. **148** (1962) Nr. 6. S. 565–581. – 4 Abb., 9 Tab., 7 Lit.

Bei der Durchführung der quantitativen Präzipitation ist die Substanzgehaltbestimmung der gebrauchsfertigen Fuller-Antigene von besonderer Bedeutung. Sie wird durch den nach Philpot-Svensson mit Hilfe der Ultrazentrifuge sichtbar gemachten Konzentrationsgradienten ermittelt. Aus 15 verschiedenen Bakterienstämmen werden Fuller-Antigene hergestellt. Da ein wechselnder Anteil serologisch inaktiver Substanzen am Gesamtsubstanzgehalt die Genauigkeit der quantitativ physikalischen Methode begrenzt, werden die Fuller-Extrakte als Präzipitinogene verwendet. Bei der Untersuchung von 9 Antigenchargen eines *C. pyogenes*-Stammes ergibt sich, daß ein höherer Substanzgehalt eine Erhöhung des Titers hervorruft. Antigen, das aus Traubenzuckerbouillonkulturen hergestellt worden ist, hat eine schwächere serologische Wirksamkeit. Es ist deshalb wichtig, stets Nährböden von gleicher Zusammensetzung und von guter Wirksamkeit für die Antigenherstellung zu benützen. Fuller-Extrakte enthalten serologisch inaktive Substanzen, die durch Verkürzung der Antigen-Eluationszeit verringert werden müssen. Fuller-Antigene müssen gleichartig hergestellt werden, d. h. Fällungs- und Lösungszeiten sind genau einzuhalten. Zur Verhinderung unspezifischer Präzipitationsergebnisse ist eine genaue Einstellung des pH-Wertes auf den Neutralpunkt erforderlich. Staphylokokken, Streptokokken, *E. coli* und hämolytische Corynebakterien lassen sich ohne Schwierigkeiten auf Grund des Präzipitationstiters ohne Berücksichtigung des Substanzgehaltes von *C. pyogenes* unterscheiden. Die serologische Differenzierung verschiedener Stämme von *C. pyogenes* ist nur unter Beachtung des Substanzgehaltes mit Hilfe eines einfachen rechnerischen Verfahrens möglich. E. Tempel. 3290.

Mészáros, J. A streptomyces-fajok meghatározása szerológiai eljárásokkal. **(Die Bestimmung der Streptomyces-Arten durch serologische Verfahren.)** Diss. Budapest. 1961. 218 S. – Aus: Ung. Agrar-Rdsch. **1963** Nr. 1.

Zur Klassifizierung und Bestimmung der *Streptomyces*-Arten wurden bisher zahlreiche Verfahren vorgeschlagen, die sich hauptsächlich auf die morphologischen und physiologischen Merkmale der Stämme stützten. Ein Teil der erwähnten Eigenschaften ist sehr variabel, weshalb eine genaue Bestimmung auf Grund dieser Eigenschaften schwierig ist. Vf. arbeitete ein serologisches Verfahren zur Bestimmung der Streptomyces-Arten aus. Er stellte einen synthetischen Nährboden zusammen, züchtete die Stämme 10 Tage lang in diesem Nährboden und homogenisierte die Kulturen danach in der Rüttelmaschine durch Glasperlen. Nach dem Rütteln ließ er die Suspension 30 Min. lang stehen. Mit dem oberen Drittel der Suspension impfte er Kaninchen in Abständen von 3 Tagen sechsmal i.v. Auf diese Weise konnte er gegen die meisten Stämme Immunseren von hoher Wertigkeit herstellen. In der Agglutinationsprobe ergaben die Seren mit den zur Immunisierung verwendeten und auf eine entsprechende Dichte eingestellten Suspensionen keine verwertbare Reaktion, da bei diesen Suspensionen eine Selbstsedimentation auftrat. Die Bewertbarkeit der Reaktion konnte auch durch eine reihenmäßige Kultivierung der Stämme in einer Tween-80 enthaltenden Nährflüssigkeit oder in ständig gerüttelten Kulturen nicht erheblich verbessert werden. Gleichfalls konnten auch in der Präzipitationsprobe, zu der wässerige und durch Salzsäurehydrolyse hergestellte Auszüge verwendet wurden, nur schwer verwertbare Reaktionen erzielt werden. Die durch Middlebrook und Dubois ausgearbeitete indirekte Hämagglutinationsprobe aber eignete sich hervorragend zur serologischen Prüfung der Stämme. Gewaschene Hammelerythrocyten wurden mit dem zentrifugierten Überstand roher oder gekochter Suspensionen – nach einer Verdünnung mit physiologischer Kochsalzlösung in einem Verhältnis von 1:4 – im Wasserbad bei 37 °C für 60 Min. sensibilisiert. Danach wurden die Erythrocyten 3mal gewaschen. Die auf diese Weise vorbereiteten und auf eine Dichte von 1% eingestellten Erythrocyten wurden durch die homologen Seren bis zu Verdünnungen von 1:1500 bis 1:3000 hämagglutiniert. Vf. untersuchte in seinem Verfahren 96 *Streptomyces*-Stämme und bildete aus diesen 8 serologische Gruppen. Stämme, die Antibioticum produzieren konnten, zeichneten sich durch eine ausgeprägte Monospezifität aus. Zwischen den aus derselben Gegend isolierten Stämmen zeigte sich aber eine starke serologische Verwandtschaft. Die sensibilisierenden Antigene sind thermostabile Lipo-Polysaccharide, die auch in der Komplementbindungsprobe positive Reaktionen liefern. Erythrocyten, die mit „reifen", zur Streptomycinerzeugung verwendeten Fermentorkulturen sensibilisiert wurden, gaben mit dem *Strm. griseus*-Serum hochwertige positive Reaktionen. Das Verfahren ermöglichte auch die Abgrenzung der einzelnen Varianten von *Strm. griseus*. Zu diesem Zwecke erwies sich die Hämagglutinations-Hemmungsprobe als besonders geeignet. Die vorher bereits vermutete Antigenverwandtschaft zwischen *Strm. griseus* und *Strm. olivaceus* sowie *Strm. griseus* und *Strm. floridae* konnte mit diesem Verfahren bestätigt werden. Die Ergebnisse der serologischen Proben wurden mit den bisher zur Bestimmung der Stämme empfohlenen morphologischen und physiologischen Merkmalen verglichen. Ein Teil dieser Eigenschaften stimmte innerhalb einer serologischen Gruppe überein, andere hingegen waren verschieden. Mit den früheren Verfahren konnten nur größere Gruppen gebildet werden. Die Zuverlässigkeit dieser älteren Methoden aber ist bedeutend geringer als die der hier beschriebenen, einfach und rasch durchführbaren serologischen Verfahren.

3290.

Drews, Gerhart; Freiburg/Br. **Aufbau der Bakterienzelle.** Naturwiss. Rdsch. **15** (1962) Nr. 11. S. 425–431. – 2 Abb., 1 Tab., 39 Lit.

Es werden die modernen Erkenntnisse über den Aufbau der Bakterienzelle und die Funktionen der einzelnen Zellbestandteile dargestellt. Im einzelnen werden abgehandelt: Zellwand und Kapsel, cytoplasmatische Membran, Cytoplasma und Einschlüsse sowie die Chromatinstrukturen. Ein Vergleich zwischen den Bakterienzellen und höher organisierten Zellen beschließt die Übersicht. G. Scheibner. 3360.

Sabadoš, D.; Zagreb, Zavod za Mljekarstvo Poljoprivrednog Fak. Sveučilišta. Utjecaj peptona na aktivnost termofilnih bakterija mliječno-kiselog vrenja. **(Zum Einfluß von Pepton auf die Aktivität thermophiler Bakterien der Milchsäuregärung.)** Veterinaria [Sarajevo] **11** (1962) Nr. 2. S. 207–212. – 1 Tab., 10 Lit.
Aus den Untersuchungen zum Einfluß von Pepton-Stickstoff auf die Aktivität einiger in Molke kultivierter Milchsäurebakterien ging hervor, daß mit steigender Peptonmenge die Säurebildung bei *Th. helveticum* in Reinkultur steigt. Als optimal erwies sich eine Dosis von 0,056 g N/100 ml Nährlösung bei 42,5 °C bzw. 0,063 g N/100 ml bei 37 °C. – Auf die Säurebildung von *S. thermophilus* hatte die Peptonzugabe keinen deutlichen Einfluß. Aus Mischkulturen von *Th. helveticum* und *S. thermophilus* war *S. thermophilus* bereits in der 3. Generation restlos verschwunden. P. Schmidt. 3370.

Lejtman, M. Z. (Leitman, M. S.); Taschkent, Inst. für Vaccine und Seren. Vlijanie sensibilizacii dizenterijnym antigenom na zaražaemost' E. histolytica i tjažest' poraženij u ėksperimental'nych životnych. **(Der Einfluß einer Sensibilisation mit Dysenterieantigen auf die Infektion und Schwere des Befalls mit Entamoeba histolytica bei Versuchstieren.)** Medicinskaja parazitologija i parazitarnye bolezni, Moskva **31(40)** (1962) Nr. 4. S. 465–470. – 4 Tab.
Kaninchen und Meerschweinchen wurden mit abgetöteten Kulturen von Bakterien des Flexnertypes sensibilisiert und danach mit *E. histolytica* infiziert. Bei den Kontrolltieren erfolgte vor der Infektion keine Sensibilisation. Es zeigte sich, daß eine vorangegangene Sensibilisation die experimentelle Infektion der Versuchstiere mit *E. histolytica* begünstigt. Von den Versuchstieren waren 64,1% infiziert, von den Kontrolltieren 48,7%. Bei den sensibilisierten und infizierten Tieren zeigten sich im Vergleich zu den Kontrolltieren folgende Veränderungen. Es überwogen alterative Veränderungen in der Darmwand. Das Nerven- und das Kreislaufsystem waren hochgradig gestört. Es erhöhten sich die diffuse Durchlässigkeit der Blutgefäße, die Hydrophilie der Eiweißkolloide des Blutplasmas und die leukocytäre Infiltration und Eosinophilie bei gleichzeitiger Abnahme der proliferativ-makrophagären Reaktion. In der gesamten Darmwand erhöhte sich der Umfang der entzündlichen infiltrativen Prozesse. Die Sensibilisation mit abgetöteten *E. coli* zeigte keinen Einfluß auf die Empfänglichkeit und die Schwere des Verlaufs der Infektion. V. Palm. 3370.

Mencher, J. R. und Heim, A. H.; Washington, Georgetown Univ., Schools of Med. and Dentistry, Dep. of Microbiol. and Trop. Med. Melanin biosynthesis by Streptomyces lavendulae. **(Melanin-Biosynthese durch Streptomyces lavendulae.)** J. gen. Microbiol. 28 (1962) Nr. 4. S. 665–670. – 3 Tab., 12 Lit.
Streptomyces lavendulae wurde in einem besonderen Nährmedium kultiviert. Nach Zusatz von Tyrosin zu diesem Medium bildeten die Kulturen ein braunschwarzes Pigment, das nach eingehenden Untersuchungen, u. a. mit radioaktiven Substanzen, als Melanin identifiziert wurde. W. Kuhlmann. 3370.

Braude, A. I. und Vajsberg, G. E. (Braude, A. I. und Waisberg, G. Je.); Moskau, Zentralinst. für Ärztl. Fortbild. O nespecifičeskoj stimuljacii fagocitarnoj aktivnosti makrofagov i ich differenciacii. **(Über nichtspezifische Stimulation der phagocytären Aktivität von Makrophagen und die Differenzierung der Makrophagen.)** Doklady Akademii nauk SSSR, Moskva **145(30)** (1962) Nr. 5. S. 1177–1179. – 5 Abb., 1 Tab., 6 Lit.

Es wurde die phagocytäre Aktivität der Makrophagen von Mäusen nach parenteraler Injektion (subcutan und intraperitoneal) mit bakteriellen Polysacchariden in vitro bestimmt. Von Versuchs- und Kontrolltieren wurde Blutserum entnommen, um mit Hilfe der Opsonine dieses Serums die Phagocytose der Bakterien (*E. coli commun.* und *Staphyloccocus* Stamm 209) zu forcieren. Die Makrophagen wurden aus dem Bauchhöhlenpunktat gewonnen. Die maximale Makrophagenaktivität ist nur im Falle der Stimulierung beider Abwehrfaktoren, d. h. der zelligen und der humoralen, zu erreichen. Es müssen also sowohl die Mäuse Polysaccharide erhalten als auch die Bakterien mit Opsoninen vorbehandelt werden. Der Unterschied in der Anzahl der aktivierten Makrophagen bei s.c. und i. p. Injektion ist sehr gering. Die Makrophagenanzahl nach s.c. Injektion ist jedoch im Vergleich zu den Kontrolltieren bedeutend größer. Das beweist, daß die Makrophagenaktivität viel stärker von der allgemeinen Reaktion des Organismus als von der direkten lokalen Einwirkung des Stimulators auf die Makrophagen abhängt. Was die Genese der Makrophagen betrifft, so konnten viele Übergangsformen von Monocyten zu Makrophagen beobachtet werden. Die durchgeführten Versuche zeigen eine deutliche Parallelität zwischen der phagocytären Aktvität des RES in vivo und der Makrophagenaktivität in vitro.

D. Lindner. 3380.

Laue, Fritz; Wernigerode, Harz, Bezirkshyg.-Inst. **Untersuchungen zum Problem der Standardisierung der Komplementbindungsreaktion.** Wiss. Z. Karl-Marx-Univ. Leipzig, math.-naturwiss. R. **11** (1962) Nr. 4. S. 768–770. – 2 Abb., 25 Lit.

Um die große Streuung der Ergebnisse von quantitativen Komplementbindungsreaktionen (KBR) zu vermeiden, ist eine Normierung der Untersuchungstechnik im System der KBR für die einzelnen Reaktionspartner nach vorheriger exakter Messung und entsprechender Einstellung erforderlich. Besonders wichtig für die Normierung der Untersuchungstechnik ist die Bedeutung der Hammelerythrocyten. Sowohl die Zahl der Erythrozyten als auch der Hämoglobingehalt sind großen Schwankungen unterworfen. Eine Normierung der Erythrocytensuspension für die KBR wird durch eine präzise Messung erreicht. Dafür eignet sich die Bestimmung des Hämoglobins mit Hilfe des Photometers. Nach den Empfehlungen des National Research Council der USA ist das Cyanhämiglobin (= Cyanmethämoglobin) für das Aufstellen von Standards geeignet und die entsprechende Reaktion zur quantitativen Untersuchung von Einzelproben die Methode der Wahl. Sie ist leicht durchführbar, zuverlässig, genau und die benötigten Lösungen lange haltbar. Alle im Blut vorkommenden Hb-Verbindungen wie Oxy-, Carboxy- und Methämoglobin – nicht aber das Sulfohämoglobin – werden quantitativ in Cyanhämiglobin umgewandelt. Die Technik des Verfahrens wird eingehend beschrieben. Der Medizinisch-Wissenschaftlichen Gesellschaft für die gesamte Hygiene wird vorgeschlagen, einen Standard zur Einstellung der Hammelerythrocyten für die KBR festzulegen.

E. Tempel. 3400.

Gardaš'jan A. M. und Avenirova Z. A. (Gardaschjan A. M. und Awenirowa, S. A.); Moskau, Inst. für Epidemiol. und Mikrobiol. der Akad. der Med. Wiss. der UdSSR. Obnaruženie minimal'nych doz antigena v belkovoj smesi pri pomošči reakcii anafilaksii s desensibilizaciej. **(Nachweis minimaler Antigendosierungen im Eiweißgemisch mittel der mit einer Desensibilisation verbundenen Anaphylaxiereaktion.)** Žurnal mikrobiologii, ėpidemiologii i immunobiologii, Moskva **33** (1962) Nr. 5. S. 72–77. – 3 Tab., 5 Lit. Zus. in Engl.

Die von Vff. in der vorliegenden Arbeit durchgeführte, mit einer Desensibilisation verbundene Anaphylaxiereaktion stellt ein empfindliches Verfahren zur Differenzierung von Antigenen in zusammengesetzten Antigengemischen dar. Es wurden untersucht: Albumin aus Pferdeserum, γ-Globulin aus Eselserum, γ-Globulin aus Kaninchenserum, die zu einem Gemisch zusammengefaßt wurden. Vff. sensibilisierten Meerschweinchen mit diesem Gemisch und führten nach 30–40 Tagen unterschiedliche Desensibilisationen aus, denen effektive Injektionen zum Nachweis der einzelnen Eiweiße folgten. Vff. stellten fest, daß bei der Sensibilisierung mit einem Gemisch, das aus den erwähnten drei Komponenten besteht, die Tiere nach der Desensibilisierung, die bezüglich der am stärksten im Gemisch vertreten gewesenen Komponente ausgeführt wurde, auch auf die anderen beiden Komponenten reagieren, und zwar im Verhältnis von 1:100–1:1000 zur stärker vertreten gewesenen Komponente. Die minimale Menge, die hierbei ermittelt werden konnte, betrug 0,001 mg Eiweiß. Bei der Sensibilisierung mit dem gleichem Gemisch werden auch dann beim Meerschweinchen anaphylaktische Erscheinungen beobachtet, wenn nach der Desensibilisierung der am stärksten vertreten gewesenen Komponente bei der effektiven Injektion die restlichen beiden Komponenten in Dosierungen appliziert werden, die im Vergleich zur sensibilisierenden Dosis um das zweifache verringert wurden. Wird der Anteil dieser beiden Komponenten auf $^1/_3$ verkürzt (bezogen auf die sensibilisierende Dosis) treten noch schwache anaphylaktische Erscheinungen auf. Meerschweinchen, die in gleicher Weise nur die dritte Komponente erhalten, zeigen fast keine Erscheinungen. Nach der Desensibilisierung mit doppelter sensibilisierender Dosis des im Gemisch am meisten enthaltenen Teils und effektiver Injektion der beiden restlichen Komponenten mit halbierter Dosis treten ebenfalls anaphylaktische Reaktionen auf. W. Bathke. 3400.

Zimmermann, G.; Dessau, Forsch.-Inst. für Impfstoffe, Biochem. Abt. **Die Bedeutung der Gammaglobuline im Lichte der historischen Entwicklung der Immunitätsforschung und unter Berücksichtigung der Arbeiten des Forschungsinstitutes für Impfstoffe Dessau.** Medicamentum [Berlin] **1962** Nr. 8. S. 237–240.

Die Entwicklung der Proteinforschung unter besonderer Berücksichtigung der Gamma-Globuline und die daraus resultierenden Ergebnisse werden anhand der einschlägigen Literatur verständlich dargelegt. Die in Immunseren elektrophoretisch am wenigsten aktiven Gammaglobuline sind die hauptsächlichsten Träger der Antikörper, jedoch können vereinzelt auch in den anderen beiden Globulinfraktionen Antikörper vorhanden sein. Man sollte deshalb nicht von einer Agammaglobulinämie, sondern besser von einem Antikörpermangelsyndrom sprechen. Wie die Untersuchungen von Enders u. a. ergaben, finden sich in Normalseren eine große Anzahl definierter Antikörper, die auf vorangegangene latente Durchseuchungen zurückzuführen sind. Je größer in Sammelseren die Zahl der Blutspender ist, desto sicherer sind die jeweiligen Antikörper darin enthalten. Wichtige Anwendungsgebiete der Gammaglobuline sind z. B. Masern und Hepatitis epidemica. Da die erst nach dem zweiten Weltkrieg aufgenommene großtechnische Gewinnung der Gammaglobuline besonders bei Anwendung der Aethanol-Kältefraktionierung sehr aufwendig ist, wurde 1952 in Dessau die Herstellung mit konservativen Methoden begonnen. Inzwischen ging man auf eigenen Wegen zu der sogenannten Methanol-Mitteltemperaturfraktionierung über. Die humanen Gammaglobuline erweisen sich häufig als wirksames Therapeuticum bei Krankheiten, die sich weder durch Sulfonamide noch durch Antibiotica beeinflussen lassen. Zweifelsohne haben auch die tierischen Gammaglobuline ähnliche Vorzüge und sind außerdem in unerschöpflichen Mengen auf den Schlachthöfen zu gewinnen. Ferner enthalten Rinder- und Schweineseren vielmehr Gammaglobuline als menschliches Serum. Im Forschungsinstitut für Impfstoffe Dessau wurden umfangreiche Versuche mit Gammaglobulinen der wichtigsten Haus- und Laboratoriumstiere durchgeführt. Dabei zeigte sich, daß diese teilweise eine bessere Wirksamkeit aufweisen als Antibiotica. Diese günstigen Tierexperimente gaben Anlaß dafür, Vorbereitungen zur Einführung einer Gammaglobulin-Prophylaxe und -Therapie in der Veterinärmedizin zu treffen. Dabei entstehen keinerlei Gefahren der Resistenzbildung, der Überdosierung und der Anaphylaxie. E. Wojaczek-Steffke. 3430.

Chundanov, L. E. und Škurko, E D. (Chundanow, L. Je. und Schkurko, Je. D.); Irkutsk, Forsch.-Inst. für Seuchenbekämpf. in Sibirien und im Fernen Osten. Sravnitel'noe izučenie ėffektivnosti γ-globulina, polučennogo putem immunizacii loščadej virulentnymi ubitymi i avirulentnymi kul'turami čumy. **(Vergleichende Untersuchungen über die Wirksamkeit von Gammaglobulinen, die durch die Immunisierung von Pferden mit virulenten, abgetöteten oder avirulenten Pestkulturen gewonnen wurden.)** Bjulleteń ėksperimental'noj biologii i mediciny, Moskva **53(27)** (1962) Nr. 3. S. 67–70. – 1 Tab., 11 Lit. Zus. in Engl.

Vff. prüften die präventiven Eigenschaften der Gammaglobulin-Fraktion von Anti-Pestseren. Diese Seren waren von Pferden durch drei verschiedene Antigene gewonnen wurden: 1) durch die Verimpfung von abgetöteten, virulenten Kulturen, 2) durch die Verimpfung avirulenter Kulturen und 3) durch die Applikation eines Gemisches von beiden. Weiße Mäuse wurden mit den drei Seren oder mit den daraus hergestellten Gammaglobulinen behandelt, so daß insgesamt sechs Versuchsgruppen vorhanden waren. In allen Fällen schützten die Gammaglobuline mehr Tiere vor dem Tode nach Applikation von 25 dcl Pestbakterien als die Seren. Das Serum, das durch die Immunisierung von Pferden mit virulenten, abgetöteten Kulturen gewonnen wurde, und seine Gammaglobuline waren den beiden anderen Seren und deren Globulinen überlegen. Die Tiere, die mit diesem Serum und seinem Gammaglobulin behandelt wurden und starben, lebten wesentlich länger als die mit den anderen Seren behandelten Tiere, die ebenfalls starben. Die größte Wirksamkeit hat die Gammaglobulin-Fraktion des Serums, das mit virulenten, abgetöteten Bakterien hergestellt wurde. Es schützte 90 – 100% der Versuchstiere vor der Infektion mit 25 dcl. W. Plaschke. 3430.

Meier, Hans und Hoag, Warren G.; Bar Harbov, Me., Roscoe B. Jackson Memorial Lab. Blood proteins and immune response in mice with hereditary absence of spleen. **(Die Bluteiweiße und die Immunreaktion bei Mäusen mit erblichem Fehlen der Milz.)** Naturwissenschaften **49** (1962) Nr. 14. S. 329. – 3 Tab., 1 Lit.

Bei Mäusen mit erblicher Milzlosigkeit wird der Antikörpertiter nach Verimpfung von *Pasteurella pneumotropica* und die Bluteiweißzusammensetzung im Vergleich zu normalen Mäusen untersucht. Zwischen normalen und milzlosen Mäusen besteht kein signifikanter Unterschied im spezifischen Antikörpertiter. Eindeutige Unterschiede bestehen in der Bluteiweißzusammensetzung. Die Beziehungen zwischen dem reticulo-endothelialen System und dem Eiweißstoffwechsel werden diskutiert. H.-A. Ketz. 3430.

Hanson, L. Å.; Gothenburg, Sweden, Univ., Dep. of Bacteriol. Immunological analysis of bovine blood serum and milk. **(Immunologische Analyse von Rinderblutserum und Milch.)** Experientia [Basel] **15** (1959) Nr. 12. S. 471–472. – 4 Abb., 8 Lit.

Mit Hilfe der Immunoelektrophorese werden im Serum und in der Milch von Rindern antigene Faktoren identifiziert. Im Vergleich zu homologen Rinderimmunseren weist normales Rinderserum mindestens 21 antigene Faktoren auf. Von diesen antigenen Faktoren des Rinderserums sind 10 – 15 mit Faktoren der Milch serologisch identisch. H.-A. Ketz. 3430.

Brudnjak, Z.; Zagreb, Veterin. Fak., Inst. za Zarazne i Invazione Bolesti. Utjecaj mjesta aplikacije antigena na stvaranje antitijela. **(Zum Einfluß**

des Ortes der Antigen-Applikation auf die Bildung von Antikörpern.) Veterin. Arh. [Zagreb] **32** (1962) Nr. 7/8. S. 171–176. – 2 Abb., 30 Lit. Zus. in Engl., Franz.
Als Versuchstiere dienten Hühner (6 Mon. alte Rhode Island) und Kaninchen (8 Mon. alte Chinchilla). Das Antigen wurde nach der Methode von M. Kralj aus *S. gallinarum*-Stämmen hergestellt, die gute Antigeneigenschaften besaßen und während mehrerer Passagen auf verschiedenen Nährböden in Kolonien der S-Form wuchsen. – Nach i.v. Applikation waren am 4. Tage Antikörper nachzuweisen, nach i.m. und s.c. Applikation am 6. Tage. Der höchste Titer wurde mit der i.v. und der niedrigste mit der s.c. Gabe erreicht. – Die Titerhöchstwerte lagen beim Huhn nach i.v. Applikation bei 1:1600, beim Kaninchen bei 1:800. Der Titer sank beim Kaninchen bei allen Applikationsformen zwischen 12. und 14. Tag auf Werte zwischen 1:50 und 1:200. Beim Huhn begann der Titer bei i.v. Applikation am 10. Tag zu sinken, bei i.m. am 12. und bei s.c. am 14. Tag. Am 30. Tag wurden durchschnittliche Titer zwischen 1:50 und 1:100 ermittelt. P. Schmidt. 3430.

Popivanov, R. und Vylčanov, V. Ch. (Popiwanow, R. und Wyltschanow, W. Ch.); Sofia, Med. Inst.; Popow-Inst. für Biol. der Bulg. Akad. der Wiss. O dinamike ėksperimental'nogo immunogo spermofagocitoza. **(Über die Dynamik der experimentellen Immunspermophagocytose.)** Žurnal mikrobiologii, ėpidemiologii i immunobiologii, Moskva **33** (1962) Nr. 2. S. 68–70. – 4 Abb., 4 Lit. Zus. in Engl.
Im Serum von jungen Kaninchen, die mit menschlichen Spermatozoiden immunisiert worden waren, fanden sich außer komplementbindenden Antikörpern sowie Hetero- und Isoagglutininen auch Spermoopsonine, vermittels derer die Kaninchenleukocyten erst zur Phagocytose der Spermien befähigt waren. In allen mikroskopisch beobachteten Fällen begann die Phagocytose am Schwanzteil der Spermatozoiden, der von protoplasmatischen Pseudopodien ergriffen worden war. Die Versuche bestätigen die Ansicht, nach der die Spermophagocytose ein immunologisch bedingter Prozeß ist. W. Goldbach. 3430.

Borod'ko, S. L. und Samsonovič, L. G. (Borodko, S. L. und Samsonowitsch, L. G.); Elista, RSFSR, Peststat. Dlitel'nost' immuniteta u morskich svinok, privitych kompleksnoj živoj vakcinoj protiv čumy, tuljaremii, brucelleza i sibirskoj jazvy. **(Die Dauer der Immunität bei Meerschweinchen, die mit komplexer lebender Vaccine gegen Pest, Tularämie, Brucellose und Milzbrand geimpft wurden.)** Žurnal mikrobiologii, ėpidemiologii i immunobiologii, Moskva **33** (1962) Nr. 2. S. 25–28. – 2 Tab., 10 Lit. Zus. in Engl.
Meerschweinchen wurden mit zwei Mehrfachimpfstoffen sowie deren einzelnen Komponenten geimpft. Die eine Kombination enthielt drei Vaccinen (gegen Pest, Tularämie, Brucellose), die andere vier (gegen Pest, Tularämie, Brucellose, Milzbrand). Nach einem und 6–7 Mon. wurde mittels allergischer und serologischer Reaktionen sowie durch Infektion mit virulenten Erregern die Immunität überprüft. In allen Gruppen war nach einem halben Jahr ein bedeutender Verlust der Immunität festzustellen, der mit Ausnahme der allergischen Reaktion bei den mit Mehrfachimpfstoff behandelten Tieren ausgeprägter war. W. Goldbach. 3430.

Fajbič, M. M. und Džarylgasov, S. A. (Faibitsch, M. M. und Dsharylgassow, S. A.) Opredelenie nevosprimčivosti k čume pri pomošči polisacharidnogo allergena. **(Die Bestimmung der Immunität gegen Pest mit Hilfe von Polysaccharid-Allergen.)** Žurnal mikrobiologii, ėpidemiologii i immunobiologii, Moskva **33** (1962) Nr. 2. S. 48–52. – 2 Tab., 6 Lit. Zus. in Engl.
Polysaccharid-Pestin, ein aus Pestbakterien gewonnenes und gereinigtes Allergen, reagiert bei der intracutanen Hautprobe empfindlicher als das bakterien-

haltige Pestin. Die Art der Reaktion gestattet Rückschlüsse auf den Grad der Immunität. Ein halbes Jahr nach Immunisierung besteht noch ein hoher Grad von Immunität, der im zweiten Halbjahr zurückgeht, aber noch ausreichend ist. Die Untersuchungen wurden an freiwilligen Versuchspersonen durchgeführt. W. Goldbach. 3430.

Muromcev, S. N., Majorova, G. F. und Nenašev, V. P. (Muromzew, S. N., Maiorowa, G. F. und Nenaschew, W. P.); Inst. für Epidemiol. und Mikrobiol. der Akad. der Med. Wiss. der UdSSR. Ingaljacionnaja immunizacija kokljušnoj vakcinoj v èksperimente na životnych. **(Inhalationsimmunisierung mit Pertussisvaccine im Tierversuch.)** Žurnal mikrobiologii, èpidemiologii i immunobiologii, Moskva **33** (1962) Nr. 2. S. 3–8. – 3 Tab., 2 Lit. Zus. in Engl.

Kaninchen wurden durch Inhalation von Keuchhustenerregern, die mit Formalin abgetötet waren, immunisiert. Günstig erwies sich die Zerstäubung der Keime mittels Ultraschall. Die Teilchengröße des Aërosols betrug 0,6 – 1,4 μ, der Keimgehalt 390 – 460 Millionen Keime/Liter. Die Tiere befanden sich 65 bzw. 60, 30, 15 und 5 Min. in der Kammer. Gruppe I wurde dreimal durch Inhalation immunisiert, Gruppe II einmal durch subcutane Injektion der Vaccine und 2mal durch Inhalation, Gruppe III 3mal subcutan. Die kombinierte Methode war wirkungsvoller als die alleinige Anwendung der Inhalationsimmunisierung. Je kürzer die Expositionsdauer der Tiere war, desto geringer der Agglutinintiter. Antikörpertiter und Agglutinintiter änderten sich gleichsinnig. Für die immunologische Reaktion ist ein 4wöchiger Zwischenraum zwischen den einzelnen Immunisierungen günstig. W. Goldbach. 3430.

Silin, O. P., Klenina, N.V. und Popravka, R. E. (Silin, O. P., Klenina, N. W. und Poprawka, R. Je.); Charkow, Ukrain. Forsch.-Inst. für Exp. Veterinärmed. Vydilennja gamma-globulinu z giperimunnoï syvorotky za dopomogoju ryvanolu. **(Isolierung der Gammaglobuline aus Hyperimmunseren mit Hilfe von Rivanol.)** Visnyk sil'ŝkogospodarŝkoï nauky, Kyïv **4** (1961) S. 98–101. – 4 Tab. Orig.: ukrain., Ausz.: russ.

Zur Isolierung immuner Gammaglobuline aus Seren erwies sich die Methode von Horschlisch und Smetana als wirkungsvoll. Das Gammaglobulin kann aus dem Rivanolfiltrat als 25%iges Alkoholkonzentrat oder als Ammoniumsulfat mit 70%iger Sättigung gefällt werden. Bei Alkoholfällung benutzten Vff. verschiedene Rivanol-Eiweiß-Verhältnisse; die besten Ergebnisse wurden bei einer Rivanol-Konzentration von 0,1 und eine Eiweißkonzentration von 2,0 erzielt. Bei diesem Verhältnis lag die Gammaglobulinisolierung wesentlich höher als bei der Originalmethode. Das Gammaglobulin behielt seine Immunaktivität bei. H. John. 3470.

Wallace, G. V.; Auckland, New Zealand. Immunization of lambs against pulpy kidney and tetanus. **(Immunisierung von Lämmern gegen Enterotoxämie und Tetanus.)** New Zealand veterin. J. **10** (1962) Nr. 3. S. 59–60. – 2 Abb., 2 Tab.

In verschiedenen Teilen Neuseelands treten bei Lämmern jährlich regelmäßig auf Tetanus zurückzuführende Tierverluste auf. Bis zum Zeitpunkt vorliegender Versuche wurde getrennt gegen Enterotoxämie und Tetanus immunisiert oder beide Impfstoffe an Ort und Stelle unmittelbar vor der Injektion gemischt, wodurch sich jedoch die Gefahr der Verunreinigung erhöhte. Seit 1960 führte Vf. Untersuchungen über die kombinierte gleichzeitige Verabreichung von Enterotoxämie-Toxoid und Tetanus-Antitoxin durch. In mehreren Versuchsreihen wurde die Stabilität der kombinierten Vaccine auf zeitliche und temperaturmäßige Haltbarkeit geprüft. Die Ergebnisse sind in Tabellen zusammengestellt. Die Stabilität von Tetanus-Antitoxin war größer in Verbindung mit durch Trypsin aktiviertem Enterotoxämie-Toxoid als mit nichtaktiviertem. Unter Praxisbedingungen hat sich die kombinierte Verabreichung von Tetanus-Antitoxin und Enterotoxämie-Vaccine während 2jähriger Anwendung als sehr erfolgreich erwiesen.

R. Jungmann. 3480.

Möckel, Armin; Jena, Thür. Veterin.-Untersuchungs- und Tiergesundheitsamt. **Impfmilzbrand bei Ziegen.** Diss. Berlin **1962** 56 S. – 1 Abb., 31 Lit.
46 Ziegen wurden auf veterinär-polizeiliche Anordnung mit je 0,25 ml der Milzbrand-Adsorbat-Vaccine „R" der Behringwerke geimpft. 5 bis 13 Tage nach der Impfung erkrankten 13 Ziegen an Impfmilzbrand, von denen 4 Tiere durch Milzbrandserum geheilt werden konnten und 9 starben. Bei 7 dieser Ziegen konnte bakertiologisch Milzbrand nachgewiesen werden. Von 109 in gleicher Weise geimpften Schafen ist keines nach der Impfung erkrankt. Bei den erkrankten Ziegen stand der perakute Krankheitsverlauf im Vordergrund. Neben den bei Milzbrand üblichen Krankheitssymptomen wurden bereits in der Incubationszeit starke Ödeme an Kopf und Unterbrust beobachtet. Blutiger Durchfall und Kolikerscheinungen konnten nicht beobachtet werden. Auch die von Honeker beschriebene hochgradige hämorrhagische Darmentzündung fehlte. In Deutschland wurden von 1896–1936 jährlich nur etwa 7 Ziegen als an Milzbrand erkrankt gemeldet. Bei dieser geringen Morbidität und wegen der hochgradigen Empfindlichkeit der Ziegen gegenüber dem Milzbrandimpfstoff wird die aktive Immunisierung der Ziegen gegen Milzbrand abgelehnt. Das Ziel, die Seuche zu tilgen, kann mit dieser Impfung nicht erreicht werden, und es sind im Gegenteil erhebliche wirtschaftliche Schäden zu erwarten. E. Wiesner. 3490.

Slade, Hutton D. und Slamp, William C.; Chicago, Ill., Northwestern Univ., Med. School, Dep. of Microbiol. Cell-wall composition and the grouping antigens of streptococci. **(Die Zusammensetzung der Zellwand und die Gruppen-Antigene der Streptokokken.)** J. Bacteriol. 84 (1962) Nr. 2. S. 345 bis 351. – 3 Tab., 25 Lit.
Die in den Zellwänden der Streptokokken aus den serologischen Gruppen A–H und K–S nachgewiesenen Kohlenhydrate wurden als Rhamnose, Glukose, Galaktose, Arabinose und Mannose identifiziert. Außerdem wurden in den Zellwänden folgende Substanzen gefunden: Alanin, Glutaminsäure, Lysin, Glukosamin, Galaktosamin und Muraminsäure. Das Vorkommen aller genannten Verbindungen variiert bei den Gruppen. Es konnte gezeigt werden, daß das Gruppenantigen sich in den Zellwänden befindet.

W. Kuhlmann. 3560.

Rifkind, David und Cole, Roger M.; Bethesda, Md., Nat. Inst. of Health; Nat. Inst. of Allergy and Infectious Diseases, Lab. of Clin. Investigations; Lab. of Infectious Diseases. Non-beta-hemolytic group M-reacting streptococci of human origin. **(Nicht-Beta-hämolysierende Streptokokken der Gruppe M menschlichen Ursprungs.)** J. Bacteriol. 84 (1962) Nr. 1. S. 163–168. – 4 Abb., 2 Tab., 8 Lit.
Im Verlauf von 8 Jahren wurden aus menschlichem Untersuchungsmaterial 14 Alpha- bzw. Gamma-Hämolyse zeigende Streptokokkenstämme der serologischen Gruppe M isoliert. Zwei aus dem Blut von Endocarditis-Fällen gezüchtete alpha-hämolysierende Streptokokkenstämme wurden mit den betahämolysierenden Stämmen ATCC 9934 (Biotyp III) und 9935 (Biotyp II) in bezug auf ihre biochemischen und immunologischen Eigenschaften verglichen. Die erstgenannten Stämme produzierten im Gegensatz zu den tierischen kein Ammoniak und bauten Glykogen nicht ab. Die beiden menschlichen Stämme besaßen gemeinsam mit den 2 tierischen zwei Trypsin-labile Antigene. Während der eine tierische Streptokokkenstamm ferner, wie die beiden menschlichen Stämme, 4 Trypsin-stabile Antigene aufwies, konnten

diese bei dem anderen nicht ermittelt werden. Die Ergebnisse rechtfertigen die Einstufung der humanen Streptokokkenstämme in den Biotyp I.
W. Kuhlmann. 3560.

Medrek, T. F. und Barnes, Ella M.; Cambridge, Low Temperature Res. Stat. The influence of the growth medium on the demonstration of a group D antigen in faecal streptococci. **(Der Einfluß des Nährmediums auf den Nachweis eines Gruppe-D-Antigens bei Fäkalstreptokokken.)** J. gen. Microbiol. 28 (1962) Nr. 4. S. 701–709. – 3 Tab., 18 Lit.
Die größte Ausbeute an Gruppe-D-Antigen konnte erzielt werden, wenn Fäkalstreptokokken in einem ungepufferten Nährmedium mit einem Gehalt von 5–10 g Glukose pro Liter, wodurch die Kultur einen pH-Wert von 4,0–4,2 erreichte, gezüchtet wurden. W. Kuhlmann. 3560.

Colobert, L. und Blondeau, H.; Lyon, Serv. de Santé des Armées, Centre de Rech., Div. de Microbiol. L'espèce Streptococcus faecalis. I. Étude de l'homogénéité par la méthode adamsonnienne. **(Die Gattung Streptococcus faecalis. 1. Mitt. Homogenitätsuntersuchung nach der Methode Adamson.)** Ann. Inst. Pasteur **103** (1962) Nr. 3. S. 345–362. 3560.

Kretzschmar, Wolfgang; Bautzen, Bezirks-Hyg.-Inst. **Über die Einführung der Staphylokokken-Serologie als Standardmethode für die Typisierung von Staphylococcus aureus.** Wiss. Z. Karl-Marx-Univ. Leipzig, math.-naturwiss. R. **11** (1962) Nr. 4. S. 736–737.
Bei der Suche nach geeigneten Methoden zur Typisierung der pyogenen Staphylokokken ist die Staphylokokken-Serologie in Form der Agglutination in letzter Zeit in den Vordergrund gerückt. Oeding sowie Grün haben eine besondere Methodik ausgearbeitet. Für die Durchführung des Verfahrens müssen 3 Voraussetzungen geschaffen werden: 1) standardisierte Arbeitsbedingungen, 2) standardisierte, geprüfte Seren, 3) die Möglichkeit, die zur Durchführung erforderlichen Faktoren-Seren in großer Menge und in haltbarer Form herstellen zu können. Durch die verschiedene Technik beim Ablesen der Agglutinationsergebnisse kommen Oeding und Grün zu unterschiedlichen Schlüssen. Die Faktorenseren müssen frei von jeglichen Fremdagglutininen sein, ehe verbindliche Standards erarbeitet werden können. Für die technische Durchführung der Staphylokokken-Agglutinationen wird die Einführung der Standard-Vorschriften auf der Basis der Grünschen Methodik empfohlen. Es liegt noch keine einheitliche Meinung darüber vor, welche Antigene zur Gruppeneinteilung heranzuziehen sind. Die Herstellung haltbarer Faktorenseren ist nur durch lyophile Trocknung zu erreichen. Die Staphylokokken-Serologie soll die Lysotypie nicht ersetzen, sondern die Klärung epidemiologischer Fragen erleichtern. E. Tempel. 3565.

Adamczyk, Berthold; Berlin-Buch, Hauptmedizinaluntersuchungsamt. **Ein Beitrag zur Typisierung pyogener Staphylokokken.** Wiss. Z. Karl-Marx-Univ. Leipzig, math.-naturwiss. R. **11** (1962) Nr. 4. S. 733–735. – 7 Abb., 1 Tab.
Zur Typisierung von Staphylokokken werden folgende Methoden herangezogen: Lysotypie, serologische Typisierung, Einteilung in Sensibilitätstypen und biochemische Methoden. Die beiden ersteren Verfahren sind Speziallaboratorien vorbehalten. Die Einteilung in Sensibilitätstypen wird durch eine Prüfung gegen die 4 wichtigsten Antibiotica Penicillin, Streptomycin, Chloramphenicol und Tetracyclin erzielt. Auf diese Weise lassen sich 16 Sensibilitätstypen unterscheiden. Weiterhin besteht die Möglichkeit, die Staphylokokken in 4 verschiedene Hämolysetypen einzuteilen nach der Art der vollständigen oder unvollständigen Hämolyse. Gute Ergebnisse werden mit dem Eigelbenttrübungstest erreicht. Außerdem eignen sich der Fibrinolysintest sowie die Pigmentbildung. E. Tempel. 3565.

Patsch, R.; Halle, Martin-Luther-Univ., Inst. für Med. Mikrobiol. und Epidemiol. **Über Pathogenitätsbestimmungen bei Staphylokokken unter besonderer Berücksichtigung des Reduktasetestes.** Wiss. Z. Karl-Marx-Univ. Leipzig, math.-naturwiss. R. **11** (1962) Nr. 4. S. 730–731. – 4 Tab.

Zu den Untersuchungen werden Einzelkolonien von 500 Staphylokokkenstämmen benutzt, die aus 24stündigen Kulturen auf 6%igen Hammelblutplatten gewonnen worden sind. Sie werden auf folgende sog. Pathogenitätsmerkmale geprüft: Pigmentbildung, Hämolysierungsvermögen, Plasmakoagulation, Plasmaagglutination, Harnstoffspaltung, Mannitfermentierung, Gelatineverflüssigung und Methylenblaureaktion. Letztere wird nach der Vorschrift von Moreira-Jakob angesetzt. Die besten Ergebnisse zeigt die Prüfung der Plasmakoagulation. 261 Stämme erweisen sich als Plasmakoagulase-positiv, 239 als negativ. Der Reduktasetest stimmt damit nicht überein. Im allg. ist die Reduktionszeit bei Plasmakoagulase-positiven Stämmen wesentlich kürzer, aber 25% der Plasmakoagulase-negativen Stämme lassen auch eine kürzere Reduktionszeit erkennen. Außerdem ist die Methodik bei der Methylenblau-Reduktion viel aufwendiger an Zeit und Mühe als bei den anderen Verfahren. E. Tempel. 3565.

Müller, Henry; Leipzig, Karl-Marx-Univ., Inst. für Med. Mikrobiol. und Epidemiol. **Über den Wert der Harnstoffspaltung als Pathogenitätszeichen bei Staphylokokken.** Wiss. Z. Karl-Marx-Univ. Leipzig, math.-naturwiss. R. **11** (1962) Nr. 4. S. 732–733. – 2 Tab., 5 Lit.

Über die Eignung der Harnstoffspaltung als Pathogenitätsmerkmal ist man noch geteilter Ansicht. Dies liegt einmal an der verschiedenen Methodik und zum anderen an der geringen Zahl der Stämme. Vergleichsweise werden 4 Methoden zum Nachweis der Harnstoffspaltung angewandt: Harnstoffsubstrat nach Levine, Harnstoffphosphatpufferlösung nach Wohlfeil, Harnstoffbouillon und Harnstoffpeptonwasser. Sie werden 96 Std. bebrütet und täglich abgelesen. Eine Tabelle zeigt an, daß die Harnstoffspaltung vom Nährboden und von der Bebrütungsdauer abhängig ist. Von 265 Stämmen erweisen sich 85 = 32,1% als positiv. Da es sowohl bei den pathogenen als auch bei den apathogenen Staphylokokken Ureasebildner gibt, kann die Harnstoffspaltung zur Beurteilung der Pathogenität nicht verwendet werden. E. Tempel. 3565.

Suganuma, Atsushi; Seattle, Univ. of Washington, Dep. of Anatomy. Some observations on the fine structure of Staphylococcus aureus. **(Einige Beobachtungen über die Feinstruktur des Staphylococcus aureus.)** J. infect. Diseases **111** (1962) Nr. 1. S. 8–16. – 16 Abb., 1 Tab., 27 Lit.

Elektronenmikroskopische Untersuchungen an Staphylokokken führten zum Nachweis von 2 Zellwandschichten und einer inneren Plasmamembran. Im Cytoplasma konnten ferner membranöse Gebilde, ähnlich denen anderer Bakterien (z. B. *Mycobact. tuberculosis*), festgestellt werden. Unter dem Einfluß von Penicillin bildeten sich stets größere Zellen mit dünneren Zellwänden aus. Diese Befunde wurden statistisch gesichert. W. Kuhlmann. 3565.

Wiley, Bill B. und Wonnacott, Jane C.; Saskatoon, Saskatchewan, Canada, Univ. of Saskatchewan, Dep. of Bacteriol. Isolation and partial characterization of a capsular material from Staphylococcus aureus. **(Isolierung und Teilcharakterisierung des Kapselmaterials von Staphylococcus aureus.)** J. Bacteriol. **83** (1962) Nr. 6. S. 1169–1176. – 5 Abb., 7 Tab., 28 Lit.

Eine mucöse, kapselbildende Variante des *Staphylococcus aureus*, welche für 12 Std. bei 37 °C in einer halbsynthetischen Bouillon gezüchtet worden war, unterlag der spezifischen Kapselreaktion mittels homologem Antiserum. Die Isolierung der Kapselsubstanz erfolgte mangels einer speziellen Technik in Analogie zu der bei Pneumo- und Meningokokken. Die chemische Analyse dieses Materials ergab einen Gehalt an Stickstoff von 8%, an Gesamt-Phosphor von 4,25%, an Hexosamin und reduzierenden Zuckern von jeweils 26%. Ferner wurden Glyzin, Alanin, Glutaminsäure, Lysin und Glukosamin festgestellt. Nucleinsäuren konnten nicht nachgewiesen werden. W. Kuhlmann. 3565.

Sall, Theodore; Philadelphia, Univ. of Pennsylvania, School of Med., Dep. of Public Health and Preventive Med.; U.S. Veterans Adm. Hospital. Interrelationship of extracellular enzymes and pseudocapsulation in a strain of Staphylococcus aureus. **(Beziehungen zwischen extracellulären Enzymen und Pseudokapselbildung bei einem Staphylococcus-aureus-Stamm.)** J. Bacteriol. **83** (1962) Nr. 6. S. 1238–1243. – 6 Abb., 1 Tab., 20 Lit.

Für die Untersuchungen stand ein Staphylokokkenstamm vom Phagentyp 42B/52/80/81 zur Verfügung. Dieser bildete lösliche und gebundene Koagulase, Fibrinolysin, Hyaluronidase, Alpha- und Delta-Hämolysin, Leukocidin, Lipase, Gelatinase, Phosphatase und Desoxyribonuklease. Wenn dieser Stamm in einem Medium mit hohem Gehalt an Laktose, Mannit und Gelatine kultiviert wurde, bildete er eine große Menge löslicher Koagulase und verhältnismäßig wenig Gelatinase. Da die lösliche Koagulase infolge des hohen Gehalts an Gelatine nicht in das Nährmedium diffundieren konnte, entwickelte sich eine Pseudokapsel. Diese Pseudokapsel scheint auch in vivo vorhanden zu sein und einen Schutz vor den Abwehrkräften des Organismus darzustellen. W. Kuhlmann. 3565.

Schmidt, Joachim; Leipzig, Karl-Marx-Univ., Inst. für Med. Mikrobiol. und Epidemiol. **Die epidemiologische Bedeutung der Lysotypie des Staphylococcus aureus.** Wiss. Z. Karl-Marx-Univ. Leipzig, math.-naturwiss. R. **11** (1962) Nr. 4. S. 692–694. – 28 Lit.

Die Lysotypie wird mit 21 Phagen des Basissatzes durchgeführt. Man teilt sie auf Grund der verschiedenen Wirkungsweise in 4 bzw. 5 Gruppen ein. Die Verwendung zusätzlicher oder neu isolierter Phagen ist noch nicht allgemein üblich. Es sollen nur die vom International Committee on Phage Typing, Staphylococcal Reference Laboratory, Colindale, London abgegebenen Phagen angewendet werden. Die Differenzierung wird erst in der durch Titerbestimmungen festzulegenden Routinetestverdünnung (routine test dilution = RTD) vorgenommen und im Falle einer fehlenden starken Lysisreaktion mit der 1000fachen RTD wiederholt. Sowohl die technische Durchführung als auch die Beurteilung der Typisierungsergebnisse gestaltet sich viel schwieriger als die der Salmonellen. Häufig reagieren die Staphylokokkenstämme nicht nur mit einem Phagen, sondern mit mehreren Phagen gleichzeitig. Wenn Stämme 2 verschiedenen Lysisgruppen angehören, dann kann mit Sicherheit kein Zusammenhang angenommen werden. Schwieriger ist die Beurteilung bei Stämmen einer Lysogruppe. Einige Phagen zeigen eine geringere Gruppenspezifität, so daß es dadurch zu übergreifenden Reaktionen zwischen den Gruppen kommt. Nur starke Reaktionen können für die Ermittlung der Phagenbilder ausgewertet werden. Um verschiedene Beurteilungen zu vermeiden, ist es erforderlich, die Auswertung der Lysotypieergebnisse nur gemeinsam mit dem Phagenlabor vorzunehmen. Epidemiologisch ist die Lysotypie der Staphylokokken dann besonders wertvoll, wenn Zusammenhänge bei örtlich begrenzten Krankheitshäufungen geklärt werden sollen. Auch beim *Staph. aureus* kann mit Doppelinfektionen gerechnet werden. Für Stämme, die als Krankheitserreger in Frage kommen, ist die Lysotypie besonders wichtig. E. Tempel. 3565.

Haukenes, Gunnar; Bergen, Norway, Univ. of Bergen, School of Med., Gade Inst., Dep. of Microbiol. Immunochemical studies on polysaccharide A of Staphylococcus aureus. 1. Purification on DEAE cellulose columns. **(Immunochemische Untersuchungen über das Polysaccharid A des Staphylo-**

coccus aureus. 1. Mitt. Reindarstellung in DEAE-Cellulose-Säulen.) Acta pathol. microbiol. scand. **55** (1962) Nr. 1. S. 110–116. – 3 Abb., 17 Lit.
Für die Untersuchungen stand der Koagulase bildende Staphylokokkenstamm 1503 zur Verfügung, aus welchem das ungereinigte Polysaccharid A durch Extraktion, z. B. mit einem auf pH 7,0 eingestellten Azetatpuffer, gewonnen wurde. Die Reindarstellung erfolgte durch Chromatographie in Diaethylaminoaethyl(DEAE)-Cellulose-Säulen. Das gruppenspezifische Polysaccharid A ließ sich hierbei hinreichend von dem Antigen A (Jensen) und den mit diesem nicht identischen, UV-Licht absorbierenden Substanzen trennen.
W. Kuhlmann. 3565.

Haukenes, Gunnar; Bergen, Norway, Univ. of Bergen, School of Med., Gade Inst., Dep. of Microbiol. Immunochemical studies on polysaccharide A of Staphylococcus aureus. 2. Further studies on purification methods. **(Immunochemische Untersuchungen über das Polysaccharid A des Staphylococcus aureus. 2. Mitt. Weitere Untersuchungen über Reindarstellungsmethoden.)** Acta pathol. microbiol. scand. **55** (1962) Nr. 1. S. 117–126. – 6 Abb., 9 Lit. 1 Mitt. vgl. vorst. Ref.
Das durch Chromatographie gewonnene Polysaccharid A stellt keine Reinsubstanz dar, wie aus den Ergebnissen der Agarpräzipitation zu folgern ist. Es enthält vielmehr Spuren oder Teile des Antigen A (Jensen). Da aber das normale Menschenblut Antikörper gegen das Antigen A (Jensen) enthält, war für die serologischen Untersuchungen ein reines Polysaccharid A von besonderem Interesse. Auf der Suche nach einem Staphylococcus aureus, der möglichst wenig oder kein Antigen A (Jensen) besitzt, wurde der Stamm Wood 46 gefunden. Die Reindarstellung des Polysaccharids A erfolgte hieraus am besten mit dem Anionen-Austauscher Dowex-1.
W. Kuhlmann. 3565.

Haukenes, Gunnar; Bergen, Norway, Univ. of Bergen, School of Med., Gade Inst., Dep. of Microbiol. Immunochemical studies on polysaccharide A of Staphylococcus aureus. 3. Some chemical and physicochemical properties. **(Immunochemische Untersuchungen über das Polysaccharid A des Staphylococcus aureus. 3. Mitt. Einige chemische und physikalisch-chemische Besonderheiten.)** Acta pathol. microbiol. scand. **55** (1962) Nr. 3. S. 289–298. – 1 Abb., 2 Tab., 37 Lit. 2. Mitt. vgl. vorst. Ref.
Untersuchungen über Viskosität und Drehungsvermögen des mit verschiedenen Methoden gewonnenen Polysaccharid A. Das Polysaccharid A enthält 23,9% Hexosamin und 5,6% organischen Phosphor; es ist proteinfrei. Nucleinsäuren waren nicht zu ermitteln. Hexosamin und Phosphor sind am Molekülaufbau zusammen mit etwas weniger als 50% beteiligt, vorausgesetzt, daß das Hexosamin als N-acetylglukosamin und der Phosphor als Phosphat eingebaut sind. Weitere Untersuchungen mittels Papierchromatographie dürften über die Zusammensetzung des Polysaccharid A Aufschluß geben.
W. Kuhlmann. 3565.

Haukenes, Gunnar; Bergen, Norway, Univ. of Bergen, School of Med., Gade Inst., Dep. of Microbiol. Immunochemical studies on polysaccharide A of Staphylococcus aureus. 4. Paper chromatography of acid hydrolysates. **(Immunochemische Untersuchungen über das Polysaccharid A des Staphylococcus aureus. 4. Mitt. Papierchromatographie der Säurehydrolysate.)** Acta pathol. microbiol. scand. **55** (1962) Nr. 3. S. 299–307. – 5 Tab., 25 Lit. 3. Mitt. vgl. vorst. Ref.
Durch die Papierchromatographie mittels absteigender Methode konnten in dem durch Säurehydrolyse aufbereiteten Polysaccharid A Glutaminsäure, Glycin, Lysin, Alanin und Serin sowie 3 Aminozucker und Ribitol nachgewiesen werden. Das Polysaccharid setzt sich aus 2 Komponenten zusammen, einem Mucopeptid und einer Ribitol-Teicholsäure. W. Kuhlmann. 3565.

Haukenes, Gunnar; Bergen, Norway, Univ. of Bergen, School of Med., Gade Inst., Dep. of Microbiol. Immunochemical studies on polysaccharide A of Staphylococcus aureus. 5. Identification of amino sugars. Quantitative determination of amino sugars and amino acids. **(Immunochemische Untersuchungen über das Polysaccharid A des Staphylococcus aureus. 5. Mitt. Identifizierung der Aminozucker. Quantitative Bestimmung der Aminozucker und Aminosäuren.)** Acta pathol. microbiol. scand. **55** (1962) Nr. 3. S. 308 bis 318. – 3 Abb., 3 Tab., 27 Lit. 4. Mitt. vgl. vorst. Ref.
In den Säurehydrolysaten des Polysaccharid A konnten 19,8% Glukosamin und 7,8% Muraminsäure festgestellt werden. Der Gehalt an Aminosäuren insgesamt betrug 7,3%. Der Stickstoffgehalt der Aminosäuren und Aminozucker des Polysaccharid A (Stamm Wood 46) beläuft sich auf 3,2%. Die im Polysaccharid A gefundenen 5 Aminosäuren kommen gleichfalls in den Staphylokokkenzellwänden vor. W. Kuhlmann. 3565.

Haukenes, Gunnar; Bergen, Norway, Univ. of Bergen, School of Med., Gade Inst., Dep. of Microbiol. Immunochemical studies on polysaccharide A of Staphylococcus aureus. 6. Antigenic properties. **(Immunochemische Untersuchungen über das Polysaccharid A des Staphylococcus aureus. 6. Mitt. Antigene Eigenschaften.)** Acta pathol. microbiol. scand. **55** (1962) Nr. 4. S. 450–462. – 4 Tab., 28 Lit. 5. Mitt. vgl. vorst. Ref.
Beschreibung der Technik der serologischen Untersuchungen über das Verhalten des Polysaccharids A. Im Ring-Test und in der KBR waren hohe Antigentiter zu erzielen. Bei der Agarpräzipitation bildeten die meisten Staphylococcusaureus-Stämme eine Polysaccharid-A-Linie, ebenso aber einige Stämme des Staph. epidermidis. Die Ursache dieser Kreuzreaktion konnte nicht geklärt werden. Im normalen Menschenblut waren keine Antikörper gegen das Polysaccharid A nachweisbar. Es gelang nicht, Mäuse und Kaninchen zu immunisieren. W. Kuhlmann. 3565.

Haukenes, Gunnar; Bergen, Norway, Univ. of Bergen, School of Med., Gade Inst., Dep. of Microbiol. Immunochemical studies on polysaccharide A of Staphylococcus aureus. 7. On the chemical basis of the serological reactivity and the nature of the extraction process. **(Immunochemische Untersuchungen über das Polysaccharid A des Staphylococcus aureus. 7. Mitt. Über die chemische Grundlage der serologischen Reaktivität und die Art des Extraktionsvorganges.)** Acta pathol. microbiol. scand. **55** (1962) Nr. 4. S. 463–474. – 3 Tab.,25 Lit. 6. Mitt. vgl. vorst. Ref.
Das Polysaccharid A wird aus der Zellwand durch ein hitzelabiles Enzym freigesetzt und zeigt gegenüber einem Antiserum das gleiche serologische Reaktionsvermögen wie 2 andere aus dem Staph. aur. isolierte Substanzen. Durch Elektrophorese ist der Mucopeptidanteil nicht von dem Polysaccharid A (Wood 46) zu trennen. Der serologisch aktive Teil des Polysaccharids A wird durch N-acetyl-glukosaminyl-ribitol, oder Teile desselben, gebildet. W. Kuhlmann. 3565.

Das, S. K. und Chatterjee, G. C.; Calcutta, Ind., Univ., Dep. of Appl. Chem. Pyrithiamine adaptation of Staphylococcus aureus. I. Adaptation and carbohydrate utilization. **(Adaptation des Staphylococcus aureus an Pyrithiamin. 1. Mitt. Adaptation und Kohlenhydrat-Verwertung.)** J. Bacteriol. **83** (1962) Nr. 6. S. 1251–1259. – 5 Abb., 5 Tab., 29 Lit.
Als Folge einer reversiblen Adaptation an Pyrithiamin änderte sich die Farbe der Kolonien von orangegelb nach zitronengelb. Eine wesentliche Änderung der biochemischen Leistung bedeutete die Abnahme der Glukoseverwertung, während die Azetate nutzbar gemacht wurden. Untersuchungen mit ^{14}C gaben Aufschluß über dieses geänderte biochemische Leistungsvermögen, das durch eine partielle Blockierung im Pentose-Phosphat-Zyklus ausgelöst wird. W. Kuhlmann. 3565.

West, B. und Kelly, Florence C.; Oklahoma City, Okla., Univ., Med. Center, Dep. of Microbiol. Relationship of sodium chloride tolerance and serological group of staphylococcal phages. **(Beziehungen zwischen der Kochsalz-Toleranz und der serologischen Gruppe der Staphylokokken-Phagen.)** J. gen. Microbiol. **28** (1962) Nr. 2. S. 367–373. – 2 Abb., 2 Tab., 7 Lit.
Es wurden 22 Staphylokokken-Phagen der serologischen Gruppen A, B, F und L auf ihre Aktivität geprüft, nachdem sie 24 Std. lang bei 30 °C in einer Bouillon mit 10%iger NaCl gehalten worden waren. Bei den Phagen der serologischen Gruppe A wurde danach eine Abnahme der Lysis-Aktivität bis zu 33% festgestellt und bei den Gruppe B-Phagen 88%. Die übrigen Phagen zeigten ein unterschiedliches Verhalten. W. Kuhlmann. 3565.

Ezold, Rudolf und Naumann, Günter; Leipzig, Karl-Marx-Univ., Inst. für Med. Mikrobiol. und Epidemiol. **Die Veränderung der Hämolysinaktivität von Staphylokokken nach Resistenzanzüchtung.** Wiss. Z. Karl-Marx-Univ. Leipzig, math.-naturwiss. R. **11** (1962) Nr. 4. S. 741–742. – 1 Abb., 6 Lit.
Als Untersuchungsmaterial dienen 13 plasmakoagulasepositive Stämme von *Staphylococcus aureus*, die in vitro resistent gegen Penicillin geworden sind. Der Grad der Penicillinresistenz ist im Röhrchenverdünnungstest festgestellt worden. Alle Stämme zeigen eine Ausgangsresistenz von 0,03 E/ml, die nach 136 Passagen auf einen Mittelwert von 0,372 E/ml angestiegen ist. Nach der 127. und 131. Passage wird die Beeinflussung der Hämolyseproduktion während der Resistenzanzüchtung geprüft. Der am Anfang ermittelte Titermittelwert von 1:52,9 fällt auf 1:38,6 ab. 9 von 13 Stämmen weisen eine Abnahme der Hämolysinbildung auf, 2 eine geringgradige Zunahme und 2 blieben unbeeinflußt. E. Tempel. 3565.

Lewis, Charles; Kalamazoo, Mich., Upjohn Co., Res. Lab. The development of resistance to streptomycin by Staphylococcus aureus incorporated in agar pellets implanted intraperitoneally in rabbits. **(Die Entwicklung der Streptomycinresistenz des Staphylococcus aureus nach intraperitonealer Implantation in beimpften Agarpellets bei Kaninchen.)** J. infect. Diseases **111** (1962) Nr. 1. S. 78–84. – 1 Abb., 3 Tab., 13 Lit.
Beschreibung einer Methode, die ein Wachstum der dem Tierkörper einverleibten Staphylokokken gewährleistet. Die Reaktion des Tierkörpers bestand weniger in einer lokalen Entzündung als vielmehr in einer humoralen Abwehr. Um eine Streptomycinresistenz zu erzielen, wurden die Versuchstiere (Kaninchen) zuvor und dann bis zur Dauer von 3 Tagen mit Streptomycin behandelt. Am 4. Tag nach der Implantation wurden die Kaninchen durch Luftembolie getötet. Es gelang nach der 3. Kaninchenpassage eine Streptomycinresistenz zu erzielen und diese in vitro und in vivo (Mäuseversuch) nachzuweisen. W. Kuhlmann. 3565.

Gardner, Joan F. und Lascelles, June; Oxford, Univ., Dep. of Biochem., Microbiol. Unit. The requirement for acetate of a streptomycin-resistant strain of Staphylococcus aureus. **(Über den Bedarf an Acetaten bei einem Streptomycin-resistenten Staphylococcus-aureus-Stamm.)** J. gen. Microbiol. **29** (1962) Nr. 1. S. 157–164. – 1 Abb., 5 Tab., 14 Lit.
Ein Streptomycin-resistenter *Staphylococcus-aureus*-Stamm benötigte für sein aërobes Wachstum Hämin. Er wuchs aber auch bei Abwesenheit von Hämin, und zwar sowohl aërob als auch anaërob; allerdings unter der Voraussetzung, daß dem Nährmedium Acetate zugesetzt waren. Durch Urazil und Purin wurde das Wachstum stimuliert. W. Kuhlmann. 3565.

Grogan, James B., Artz, Curtis P., Bennett, Jean C. and Welch, L. Jeannette; Jackson, Univ. of Mississippi, School of Med., Dep. of Surgery. Antibiotic susceptibility of phage type 80/81 strains of staphylococci isolated from hospital and community populations. **(Antibiotica-Empfindlichkeit**

der Staphylokokkenstämme des Phagentyps 80/81, welche vom Krankenhauspersonal und von der übrigen Bevölkerung isoliert worden sind.) Antibiotics and Chemotherapy **12** (1962) Nr. 7. S. 443–445. – 1 Tab., 7 Lit.

Die Staphylokokkenstämme Phagentyps 80/81, welche aus Nasen- und Rachenabstrichen gesunder Personen gezüchtet worden waren, sprachen im allgemeinen auf Penicillin, Tetracyclin, Chloramphenicol und Erythromycin an. Wenn gelegentlich eine Resistenz vorhanden war, so nur gegen Penicillin und Tetracyclin. Im Gegensatz dazu waren jene Stämme, welche aus Nasen- und Rachenabstrichen des gesunden Krankenhauspersonals isoliert worden waren, meistens gegenüber den vier Antibiotica resistent.

W. Kuhlmann. 3565.

Sompolinsky, David; Serifin, Israel, Government Hospital Asaf Harofe, Staphylococcus Ref. Lab. Chromogenesis by Staphylococcus aureus and typing according to pigmentation. **(Die Farbstoffbildung des Staphylococcus aureus und die Typisierung entsprechend der Pigmentbildung.)** J. Lab. clin. Med. **60** (1962) Nr. 3. S. 439–450. – 7 Tab., 20 Lit.

Die Farbwerte einzeln gewachsener, pigmentbildender Staphylokokkenkolonien wurden mit Hilfe genormter Farbtafeln bestimmt. Gleichzeitig wurden das Antibiogramm aufgestellt und die Phagentypisierung durchgeführt. Bei einem Vergleich aller Methoden in bezug auf epidemiologische Verwertbarkeit waren keine Unterschiede zu erkennen. Obgleich der Farbwertbestimmung für die Identifizierung der Staphylokokken Grenzen gesetzt sind, hält Vf. sie in Verbindung mit der Resistenzbestimmung als brauchbares Verfahren für den Routinebetrieb. W. Kuhlmann. 3565.

Oehring, H.; Jena, Friedrich-Schiller-Univ., Hyg.-Inst. **Zur Serologie pyogener Staphylokokken.** Wiss. Z. Karl-Marx-Univ. Leipzig, math.-naturwiss. R. **11** (1962) Nr. 4. S. 737–740. – 1 Abb., 6 Tab., 18 Lit.

378 Koagulase-positive Stämme werden serologisch untersucht, davon sind 48 nicht zu typisieren. Die typisierbaren Stämme lassen sich in 15 Gruppen einordnen. Am häufigsten kommen 5 Serotypen vor: abce, abe, ace, e und ae. 43 von den nicht einzuordnenden Stämmen weisen eine spontane Agglutination auf. Höchstwahrscheinlich wechselt das Vorkommen der Serotypen von Ort zu Ort. Außerdem werden diese Stämme auf ihr Verhalten gegen die Antibiotica Penicillin, Streptomycin und Chloramphenicol geprüft. Die spontan agglutinablen Stämme zeigen eine höhere Resistenz gegen Penicillin und Chloramphenicol. Die Gruppe ae enthält den höchsten Prozentsatz an Streptomycin-resistenten Stämmen. Bei Penicillin und Chloramphenicol stehen die Stämme der Gruppe ae an 2. Stelle. E. Tempel. 3565.

Takizawa, Takayasu, Oguchi, Fusako und Tajima, Yoshio. Experimental staphylococcosis in mice. I. Comparison of virulences of the strains by intra-venous inoculation. **(Experimentelle Staphylococcosis bei Mäusen. 1. Mitt. Vergleich der Virulenz der Stämme durch intravenöse Verimpfung.)** Jap. J. veterin. Sci. **22** (1960) Nr. 6. S. 381–388. – 4 Abb., 5 Tab., 10 Lit. Orig.: jap., Ausz.: engl.

Für die Untersuchungen standen 15 Staphylokokkenstämme zur Verfügung, die auf Grund unterschiedlicher Koagulaseaktivität und Hämolysinbildung zu 5 Gruppen zusammengefaßt wurden. Vier Wochen alten weiblichen und männlichen Mäusen wurden hiervon jeweils in 0,2 ml 1 Mill. Keime i.v. verabfolgt. Es traten danach in Abhängigkeit von den 5 Gruppen und dem Geschlecht der Mäuse Unterschiede in der Mortalität, der Beeinflussung des Körpergewichtes sowie des Umfangs der Paralyse in der hinteren Körperhälfte und der Nierenabszesse auf. Da alle virulenten Stämme Koagulase bildeten, wurde die Koagulase-Produktivität zur Virulenz in Beziehung gesetzt; ein Unterschied war nicht zu ermitteln. W. Kuhlmann. 3565.

Carrea, Raúl und Lanari, Alfredo; Buenes Aires, Argentina, Univ. Nac., Inst. de Investigaciones Méd. Chronic effect of tetanus toxin applied locally to the cerebral cortex of the dog. **(Die chronische Wirkung von Tetanustoxin, das lokal in die Gehirnrinde von Hunden appliziert worden ist.)** Science [Washington] **137** (1962) Nr. 3527. S. 342–343. — 1 Abb., 7 Lit.
Bei 66 Hunden werden 50 bis 150 μg Tetanustoxin in 0,1%iger Lösung, die unmittelbar vor der Injektion hergestellt wird, unter die weiche Hirnhaut gespritzt. 7 Tiere sterben innerhalb der ersten 2 Tage, 20 Tiere, die teilweise inaktives Toxin oder geringere Dosen erhalten haben, zeigen keinerlei Wirkungen, 5 Tiere haben geringe motorische Störungen ohne Konvulsionen, und 34 Tiere bekommen 2–7 Tage nach der Applikation von Tetanustoxin größere Konvulsionen, die mindestens einen Monat lang anhalten. Außerdem werden bei den betroffenen Tieren motorische Schwäche, Unbeholfenheit und Nachziehen der Gliedmaßen beobachtet. Im EEG eines Hundes, das 32 Tage nach der Injektion aufgenommen worden ist, sind „tetanische Spitzen" zu sehen. Dagegen sind weder makroskopisch noch mikroskopisch Veränderungen an der Applikationsstelle feststellbar. Da auch die Blut-Gehirn-Schranke unverändert bleibt, scheint die erstmalig beschriebene Methode geeignet zu sein, den Mechanismus der Gehirnsynapsen zu untersuchen. Offensichtlich bewirkt das Tetanustoxin eine eng begrenzte selektive Blockade der Hemmsynapsen der Hirnrinde. R. Maune. 3610.

Chalquest, R. R. und Halfhill, Jean; Pullman, Wash., State Univ., Dep. of Veterin. Sci. and Veterin. Microbiol. Preparation of antigen and antiserum for the infectious synovitis-type pleuropneumonia-like organisms. **(Herstellung von Antigen und Antiserum des Typs der infektiösen Synovitis der PPLO.)** J. Bacteriol. **84** (1962) Nr. 3. S. 591–592.
Der Nährboden bestand aus PPLO-Bouillon (Difco) ohne Kristallviolett mit 0,5% löslicher Stärke, 0,05% Tryticase (BBL), 0,005% Cysteinhydrochlorid; 10% hitzeinaktiviertem Schweineserum, 0,01% Diphosphopyridin-Nucleotid (DPN), 2000 IE Penicillin/ml, 1:1000 Thalliumacetat. Mit dem gewaschenen PPLO-Sediment dieser Bouillon wurden Kaninchen immunisiert. Zur Differenzierung der Stämme wurde der Wachstumshemmungstest ausgeführt. Ein 5%iger Zusatz von Kaninchenhyperimmunseren verhinderte das Wachstum der homologen Stämme, nicht jedoch der serologisch unterschiedlichen. Th. Hubrig. 3625.

Weibull, C. und Hammarberg, Kerstin; Stockholm, Sweden, Centr. Bacteriol. Lab. Occurrence of catalase in pleuropneumonia-like organisms and bacterial l forms. **(Vorkommen von Katalase bei PPLO und L-Formen von Bakterien.)** J. Bacteriol. **84** (1962) Nr. 3. S. 520–525. — 1 Tab., 28 Lit.
Die Katalaseaktivität von PPLO-Stämmen, der stabilen L-Formen von *Bact. proteus* und 4 normalen *Proteus mirabilis*-Stämmen wurde quantitativ bestimmt. Die PPLO (Stämme der Species *Mycoplasma agalactiae, hominis, laidlawii, mycoides* und Stämme aus Gewebekulturen) ließen keine meßbare Katalaseaktivität erkennen. Die L-Formen spalteten H_2O_2 ungefähr 10mal so schnell als die Bakterienformen, von denen sie abstammten. Th. Hubrig. 3625.

Buss, Andreas H.; Hannover, Tierärztl. Hochschule, Klin. für Pferde, Chem. Chirurg. Klin. **Versuche zur Beeinflussung des Staphylokokken-Toxins mit proteolytischen Enzymen.** Diss. Hannover **1962** 45 S. — 8 Tab., 42 Lit.
Untersuchungen über die Wirkung des katheptischen Enzympräparates PZ 44 und des Enzyms Papain auf das Staphylokokken-Toxin nach intraperitonealer Injektion bei Mäusen bzw. Meerschweinchen. Eine proteolytische und damit toxinneutralisierende Wirkung des PZ 44 konnte nicht beobachtet werden. Papain neutralisierte das Staphylokokken-Toxin, wenn es gleichzeitig mit diesem injiziert wurde. Es waren nur frische (d. h. bis 2 Std. alte) Papainlösungen wirksam. W. Kuhlmann. 3665.

Ryu, Eihyo; Taipei, Taiwan, China, Nat. Taiwan Univ., Coll. of Agric., Dep. of Veterin. Med. Studies on Pasteurella multocida. VI. The relationship between inhibitory action of blood and susceptibility of animals to Past. multocida. **(Untersuchungen von Pasteurella multocida. 6. Mitt. Die Beziehung zwischen der Hemmwirkung des Blutes und der Anfälligkeit von Tieren gegenüber Pasteurella multocida.)** Jap. J. veterin. Sci. **23** (1961) Nr. 6. S. 357–361. – 2 Tab., 9 Lit. Orig.: engl., Ausz.: jap. 5. Mitt. vgl. LZ. Abt. IV 8 (1963) Nr. 3. S. 699.

Zu den Versuchen werden 12 Stammkulturen von *Pasteurella multocida* verwendet sowie das Blut von 12 verschiedenen Tierarten: Pferd, Ziege, Schaf, Rind, Wasserbüffel, Schwein, Hund, Küken, Ente, Kaninchen und Meerschweinchen. Das Blut der einzelnen Tierarten wird in Verdünnungen von 5, 1, 0,5 und 0,1% dem Agar zugesetzt. Auf Grund der Versuchsergebnisse liegen enge Beziehungen zwischen der Hemmwirkung des Blutes und der Anfälligkeit des Tieres gegenüber *Pasteurella multocida* vor. In Formosa kommt Pasteurellose bei Pferden, Ziegen und Rindern nicht vor; ihr Blut weist eine starke Hemmwirkung auf. Bei Wasserbüffeln tritt die Pasteurellose manchmal auf, bei Schweinen gelegentlich in septikämischer Form. Bei Hühnern und Muscovy-Enten wird Pasteurellose häufiger beobachtet, dagegen selten bei einheimischen Enten. Bei Kaninchen wird diese Krankheit nicht häufg angetroffen, bei Meerschweinchen und Hunden überhaupt nicht. Das Blut von Schweinen, Wasserbüffeln, Küken und Muscovy-Enten übt eine geringe oder keine Hemmwirkung aus. Die Hemmwirkung des Blutes vom Hund, der einheimischen Ente, Kaninchen und Meerschweinchen steht zwischen den beiden erstgenannten Gruppen. Um ein objektives Ergebnis zu erzielen, müssen mehrere Bakterienstämme und einige Individuen jeder Tierart zu den Versuchen herangezogen werden, da sich einige, wenn auch geringfügige Unterschiede ergeben. Im Blut von Wasserbüffeln, Kaninchen und Meerschweinchen wird ein Phänomen beobachtet, das eine offensichtlich gehemmte Zone im Wachstumsbereich betrifft. E. Tempel. 3710.

Ryu, Eihyo; Taipei, Taiwan, China, Nat. Taiwan Univ., Coll. of Agric., Dep. of Veterin. Med. Studies on Pasteurella multocida. VII. Fractionation tests of growth inhibitory substance in normal horse and goat sera against Past. multocida. **(Untersuchungen über Pasteurella multocida. 7. Mitt. Teilteste der das Wachstum hindernden Substanz in normalen Pferde- und Ziegenseren gegen Pasteurella multocida.)** Jap. J. veterin. Sci. **23** (1961) Nr. 6. S. 363–366. – 4 Tab., 3 Lit. Orig.: engl., Ausz.: jap. 6. Mitt. vgl. vorst. Ref.

Die das Wachstum hemmende Substanz hat Ähnlichkeit mit Alexin, da sie ebenfalls thermolabil ist. Da Pferde und Ziegen gegen *Pasteurella multocida* nicht anfällig sind, kann die Wachstumshemmung nicht durch natürliche Gegenstoffe verursacht werden. Zur Feststellung der Art der Hemmsubstanz werden die Globulin- und Albumin-Fraktionen der Normalseren von Pferden und Ziegen getrennt. Dies geschieht mit Hilfe von 2 Methoden: 1) der Dialyse und 2) der Trennung mit Hilfe von Kohlendioxydgas. Die Wachstumshemmung und die bakterizide Wirkung werden dann sowohl für das Globulin als auch für das Albumin der einzelnen Normalsera von Pferden und Ziegen ermittelt. Das mit Hilfe der Dialyse und der CO_2-Gas-Trennungsmethode gewonnene Albumin aus den Pferde- und Ziegenseren weist eine das Wachstum hemmende Wirkung auf im Vergleich mit dem Globulin. Es entfaltet jedoch keine bakterizide Wirkung. Auf Platten, die Serum-Globulin enthalten, nehmen die Pasteurellen langsam ab, um nach 16 Std. ganz zu verschwinden. Diese bakterizide Wirkung ist aber nicht auf das Globulin zurückzuführen, sondern entweder auf die normale Salzlösung oder das destillierte Wasser.

E. Tempel. 3710.

Rische, H.; Wernigerode, Harz, Bezirks-Hyg.-Inst., Zentr.-Lab. für Lysotypie. **Epidemiologische Bedeutung der Lysotypie der Salmonellen.** Wiss. Z. Karl-Marx-Univ. Leipzig, math.-naturwiss. R. **11** (1962) Nr. 4. S. 682–690. — 5 Tab., 39 Lit.

Ohne die Anwendung der Lysotypie sind heute epidemiologische Untersuchungen bei Erkrankungen durch *S. typhi*, *S. paratyphi B.* und *A* sowie *S. typhimurium* als unvollständig anzusehen. Die Typisierung von *S. typhi* erfolgt mit Hilfe von Vi-Bakteriophagen. Zur Zeit sind 65 Lysotypen bekannt, die nach der Standardtechnik mit den Test-Phagen des internationalen Referenz-Laboratoriums bestimmt werden. Die Lysotypie von *S. paratyphi B* wird nach dem Verfahren von Felix und Callow durchgeführt, das durch Scholtens ergänzt worden ist. Danach ergeben sich 22 verschiedene Lysotypen. Sog. „Rauh"-Stämme können für die epidemiologische Bewertung nicht herangezogen werden. Bei den untypisierbaren Stämmen ist nur eine bedingte Beurteilung möglich. Bei *S. paratyphi A* gibt es vorläufig 5 Lysotypen, die mit Hilfe von adaptierten Phagen wie bei *S. typhi* unterschieden werden. Durch die wenig zahlreichen Ergebnisse ist eine endgültige Beurteilung noch nicht möglich. Die Subtypen von *S. typhimurium* sind epidemiologisch konstant. Die Lysotypie erfolgt nach den Typisierungssystemen von Felix und Callow sowie von Lilleengen. Mit Hilfe beider Systeme lassen sich manche Subtypen nicht eingliedern. „Rauh"-Stämme eigenen sich nicht für die Typisierung. Sowohl beim Menschen als auch bei Tieren und bei Lebensmitteln finden sich die gleichen Subtypen. Anschließend an die Typisierungsergebnisse wird bei den genannten Salmonellen die Epidemiologie besprochen.
E. Tempel. 3720.

Falkow, Stanley und Baron, L. S.; Washington, Walter Reed Army Inst. of Res., Div. of Communicable Disease and Immunol. Episomic element in a strain of Salmonella typhosa. **(Ein episomes Element in einem Stamm von Salmonella typhosa.)** J. Bacteriol. **84** (1962) Nr. 3. S. 581–589.

Episome sind genetische Elemente, die entweder autonom oder ergänzt vorhanden sein können. Die F_0lac^+ Elemente entsprechen diesen Bedingungen. F_0 lac^+ wird serienmäßig und sehr häufig als einfache Einheit der Transmission und Replikation übertragen ohne Beziehung zum übrigen genetischen Charakter. Die an F_0 gebundenen lac-Gene sind mit dem lac von *E. coli* K-12 identisch oder ihm mindestens sehr ähnlich; dies läßt sich mit Hilfe von Komplementbindungsmethode und Übertragungsversuchen beweisen. Vorläufig ist es nicht möglich, den F_0-Übertragungsfaktor näher zu bestimmen. Er ist jedoch weder eine Phage noch Colicin. Auf Grund immunologischer Versuche besteht Verwandtschaft zwischen F und F_0. E. Tempel. 3720.

Ozeki, H., Stocker, B. A. D. und Smith, Sylvia M.; London, Lister Inst. of Preventive Med., Guiness-Lister Res. Unit. Transmission of colicinogeny between strains of Salmonella typhimurium grown together. **(Übertragung der Colicinproduktion zwischen Stämmen von Salmonella typhimurium bei gemeinsamem Wachstum.)** J. gen. Microbiol. 28 (1962) Nr. 4. S. 671–687. — 5 Tab., 31 Lit.

Colicine sind Antibiotica, die von manchen Stämmen der Enterobacteriaceen gebildet werden. Die Fähigkeit, Colicin zu produzieren, ist bei vielen *Escherichia*- und *Shigella*-Stämmen eine vererbbare Eigenschaft. Der LT 2-Stamm von *Salmonella typhimurium* erzeugt kein Colicin und ist gegen alle Colicine wie I, E 1, E 2, B und K resistent. Wenn Colicin-bildende Stämme von *Escherichia coli* oder *Shigella sonnei* mit dem LT 2-Stamm von *S. typhimurium* in der gleichen Nährbouillon zumWachsen gebracht werden, wird die Colicin-bildende Fähigkeit auf den LT2–Stamm übertragen. Wenn LT 2 (col I) oder LT 2 (col B) über Nacht mit einem nicht Colicinbildenden Stamm in der gleichen Nährbouillon wächst, erhalten 50% des letzteren die Eigenschaft

Colicin zu bilden; LT2 (col I E 2) und LT 2 (col K) übertragen sie nicht, LT 2 (col E 1) nur ca. 0,1% der Empfänger-Population. LT 2, der entweder Träger von col I oder von col B in Verbindung mit col E 2, col K oder col E 1 ist, überträgt beide Faktoren. Lüftung durch Schütteln während der Incubation wirkt störend auf die Übertragung des Colicinbildungsvermögens wahrscheinlich durch die Aufhebung der verlängerten Phase des langsamen Wachstums unbelüfteter Kulturen. In der Anwesenheit von Acriflavin bewahrt das Wachstum LT 2 (col I) oder LT 2 (col I) (col E 2) nicht vor dem Colicinbildungsvermögen noch der Fähigkeit der Übertragung. E. Tempel. 3720.

Mayer, Ursula; Homburg/Saar, Univ. des Saarlandes, Inst. für Hyg. und Mikrobiol. **Katalaseaktivität und Resistenz von S. typhimurium gegenüber Spiramycin.** Z. Hyg. Infektionskrankh. **148** (1962) Nr. 6. S. 590–595. — 3 Tab., 42 Lit.

Es wird vermutet, daß Wachstumshemmungen bei Mikroorganismen durch Chemotherapeutica wahrscheinlich auf Blockierung von enzymatischen Reaktionen zurückzuführen sind. Zu den Versuchen betr. Bestimmung der Antibiotica- bzw. Sulfonamid-Resistenz werden 11 Stämme von *Salmonella typhimurium* verwendet, deren Virulenz und Katalaseaktivität genau bekannt sind. Mit Hilfe des Lochtestes wird ihre Resistenz gegenüber Spiramycin, Penicillin, Streptomycin, Chloramphenicol, Tetracyclin und einem Sulfonamid geprüft. Die Stämme werden in 3 Gruppen geteilt: 1) mit hoher Virulenz und starker Katalaseaktivität, 2) mit mittlerer Virulenz und Katalaseaktivität und 3) mit geringer Virulenz und schwacher Katalaseaktivität. Gegenüber Streptomycin, Chloramphenicol, Tetracyclin und Penicillin verhalten sich die 3 Gruppen völlig gleich, d. h. hoch empfindlich gegen Streptomycin und Chloramphenicol, mäßig empfindlich gegen Tetracyclin und resistent gegenüber Penicillin. Das Verhalten der Stämme gegen das Sulfonamid ist nicht eindeutig, so daß über eine Abhängigkeit von Sulfonamidempfindlichkeit und Katalaseaktivität keine bindende Aussage gemacht werden kann. Das Ergebnis bei der Prüfung des Spiramycins ist besonders auffällig. Die Stämme mit starker bis mittlerer Katalaseaktivität weisen eine Resistenz bis mäßige Empfindlichkeit auf, während die Katalase-schwachen Stämme alle mäßig empfindlich sind. Der Katalase-schwächste Stamm ist am empfindlichsten gegenüber Spiromycin. Es besteht also hier ein umgekehrtes Verhältnis wie bei der Katalaseaktivität, Virulenz und INH-Empfindlichkeit von *Mycobacterium tuberculosis.* E. Tempel. 3720.

Warnecke, Bernd; Bremen, Staatl. Hyg. Inst., Bakteriol.-Serol. Abt. **Antibiotische Resistenzlage von Salmonella manchester und Behandlungsergebnisse entsprechender Salmonellosen und Keimträger.** Z. Hyg. Infektionskrankh. 148 (1962) Nr. 6. S. 546–552. — 6 Tab., 9 Lit.

250 Stämme von *Salmonella manchester* werden auf 5%igen Blutagarplatten gezüchtet. Mit Hilfe der Plättchentestmethode wird ihre Resistenz gegenüber Streptomycin, Tetracyclin, Chloramphenicol und Kanamycin geprüft. Bei allen Stämmen wird durch Kanamycin eine Bakteriostase erzielt, durch Streptomycin bei 98,8%, Chloramphenicol bei 96,4% und Tetracyclin bei 94,8%. 15 Stämme erweisen sich gegen verschiedene Antibiotica als resistent. 7 von diesen Stämmen, zeigen eine deutliche Verzögerung der Dextrosevergärung, während die Vergärung der anderen Zuckerarten normal verläuft. Die Resistenz gegenüber Chloramphenicol und Kanamycin wird außerdem quantitativ mit Hilfe des Röhrchen-Verdünnungstestes geprüft. 125 von 135 untersuchten Stämmen zeigen Bakteriostasewerte von 2–9 γ/ml. Es bestehen keine Differenzen zwischen dem Ergebnis der Plättchen- und Röhrchenmethode. Beim Kanamycin ist der Resistenzwert von der Größe der Keimeinsaat abhängig. Aus diesem Grunde ist der Röhrchentest für laufende Untersuchungen zu umständlich

und ungeeignet. Trotz der günstigen Resistenzergebnisse in vitro sind die Behandlungen der Patienten nicht zufriedenstellend verlaufen. Der Erfolg ist durch zusätzliche Verabreichung einer Coli-Schluckvaccine erheblich verbessert worden. E. Tempel. 3720.

Heather, C. D., Day, Howard W. und Bredthauer, H. D.; Austin, Tex., State Dep. of Health Lab. Salmonella tejas, a new salmonella serotype. **(Salmonella tejas, ein neuer Salmonella-Serotyp.)** J. Bacteriol. 84 (1962) Nr. 2. S. 377.
Bei einem 3 Monate alten, an Diarrhoe erkrankten Knaben wird ein neuer Salmonella-Serotyp *Salmonella tejas* nachgewiesen. Er hat die Seroformel 4,12:z_{36} und gehört zur B-Gruppe. Die biochemischen Eigenschaften werden eingehend beschrieben. E. Tempel. 3720.

Hernádi, F., Békési, I., Nagy, Zs., Jeney, A. und Valyi-Nagy, T.; Debrecen, Hungary, Med. Univ., Inst. of Pharmacol. The effect on Escherichia coli B of „radioprotectors", produced by fermentation. **(Die Wirkung von durch Züchtung erzeugten „Strahlenschützern" auf Escherichia coli B.)** Arch. Mikrobiol. **44** (1962) Nr. 3. S. 228–232. – 2 Tab., 20 Lit.
Die gegen ionisierende Strahlen schützende Wirkung der Kulturflüssigkeiten mehrerer Hundert *Streptomyces*- und *Penicillium*-Stämme wurde an *E. coli* B geprüft. Von den geprüften Kulturflüssigkeiten hatte die eines Stammes von *Penicillium notatum* eine deutlich schützende Eigenschaft. Nach Säurehydrolyse der Kulturflüssigkeit trat die schützende Wirkung besonders hervor. Die Ursache für die schützende Wirkung scheint das d-Penicillamin zu sein. In Modellversuchen wurde die strahlenschützende Wirkung von d-Penicillamin mit der bekannter „Strahlenschützer" verglichen; d-Penicillamin hatte etwa die gleiche schützende Wirkung wie Cystein. Auf die theoretische und praktische Bedeutung der Untersuchungsbefunde wurde hingewiesen. G. Scheibner. 3730.

Nižnánsky, František; Bratislava, PČSAPV, Lab. Exp. Veterin. Poznatky a perspektívy výskumu brucelózy so zretelóm na jej eradikáciu. **(Erkenntnisse und Aussichten der Brucelloseforschung mit Rücksicht auf die Brucellosetilgung.)** Veterinární Med. **7(35)** (1962) Nr. 4/5. S. 271–284. – 122 Lit. Zus. in Russ., Dtsch.
Gestützt auf umfangreiche Literaturangaben bietet Vf. eine übersichtliche Zusammenstellung der Erkenntnisse über die Brucellose. Er erwähnt ihre Taxonomie, bespricht die Eigenschaften der Brucellenstämme und befaßt sich sowohl mit den epizootiologischen als auch epidemiologischen Gesichtspunkten. Ferner bewertet er verschiedene diagnostische Methoden, und zwar die serologischen Methoden, die Ringreaktion und den Vaginalschleimtest. Dann befaßt er sich mit den in verschiedenen Ländern entwickelten Allergenen und erwähnt auch die bakteriologische Diagnostik. Diskutabel ist die immunoprophylaktische Methode bei Tieren und Menschen. In den letzten Jahren wurden gegen die Brucellose der Tiere neue Präparate eingeführt. Die bisherigen Erkenntnisse führen zu der Schlußfolgerung, daß zwar zahlreiche Teilfragen gelöst worden sind, daß jedoch noch manche Probleme auf ihre Lösung warten. Die erreichten Ergebnisse müssen in die Praxis eingeführt umgesetzt werden. B. Hamzová. 3740.

Nižnánsky, Fr.; Batislava, Pobočka ČSAPV, Lab. Exp. Veterin. Biologické vlastnosti bovinnych brucelových kmeňov a ich význam pre likvidaci brucelózy. **(Biologische Eigenschaften der bovinen Brucellosestämme und ihre Bedeutung für die Tilgung der Brucellose.)** Českoslov. Epidemiol., Mikrobiol., Imunol. **11** (1962) Nr. 3. S. 160–165. – 69 Lit. Zus. in Russ., Engl.
Eingangs wird über die Verbreitung der Brucellose und über ihre Erforschung in einigen fremden Ländern sowie über das eigentliche Studium der biologi-

schen Eigenschaften der bovinen Brucellen unter bezug auf die Epizootiologie der Brucellose in der Tschechoslowakei berichtet. In den Jahren 1947–1958 wurden in der Slowakei 183 Brucellenstämme, überwiegend aus Fehlgeburten, isoliert. Entsprechend den biologischen Eigenschaften der Brucellen waren 35 Stämme vom Typus *Brucella abortus* und 3 Stämme vom Typus *Brucella suis*. Beim Studium der biologischen Eigenschaften wurden folgende Merkmale in Betracht gezogen: 1) Bakteriostase auf Nährboden mit basischem Fuchsin (1:25000–50000), 2) Wachstum auf Petragnani-Boden mit und ohne Malachitgrün, 3) Bakteriostase auf Bromthymolboden (1:25000 bis 50000), 4) Bildung von H_2S, 5) Ureaseaktivität, 6) Katalaseaktivität, 7) Agglutination mit monospezifischen A- und M-Seren. Bei den 38 untersuchten Stämmen wurden erwiesen: a) biologische Stabilität der Stämme *B. abortus* beim Rind in der Tschechoslowakei, b) erfolgreiche Massenvaccination mit dem Stamm B 19, c) seltene Infektion durch Stämme *B. suis* von brucellosekranken Schweinen und Übertragung dieser Stämme in die natürlichen Seuchenherde. Zu Beginn des Jahres 1961 gab es in der Tschechoslowakei nach Maßnahmen, mit denen im Jahre 1952 begonnen wurde, 2,42% brucellosekranke Rinder, und es sind weitere Fortschritte der Brucelloseliquidierung zu erwarten. F. Nádvorník. 3740.

Prohászka, L.; Budapest, Výzkumný Ústav Veterin. Mad'arské Akad. Věd. Biochemické vlastnosti kmenů brucella se sníženou virulencí. **(Die biochemischen Eigenschaften der Brucellastämme mit herabgesetzter Virulenz.)** Veterinární Med. **7(35)** (1962) Nr. 4/5. S. 437–442. – 3 Tab. Zus. in Russ., Engl., Franz., Dtsch.

Es wird die Methode der Isolierung geschwächter Brucellenstämme auf Spezialnährboden beschrieben. Diese Methode eignet sich zu massenhaften Untersuchungen und beruht auf unterschiedlichem Stickstoffverbrauch. Der Nährboden enthält ständige Komponenten und außerdem noch verschiedene Aminosäuren als Zusatz. Die Brucellenstämme weisen je nach dem Stickstoffverbrauch drei metabolische Typen auf: Brucellen des R-Typus, *Br. abortus* und *Br. suis*. Mit der Virulenz des Stammes ändert sich auch der Stickstoffverbrauch. Diese Erkenntnis läßt sich zum Aufsuchen neuer Brucellosestämme für die Vaccineherstellung ausnützen. Die vom Vf. gewonnenen Stämme K 6 und E suis haben sich bei der Vaccineherstellung genau so bewährt wie der Stamm B 19. B. Hamzová. 3740.

Jones, Lois M., McDuff, C. R. und Wilson, J. B.; Madison, Univ. of Wisconsin, Dep. of Bacteriol. Phenotypic alterations in the colonial morphology of Brucella abortus due to a bacteriophage carrier state. **(Phänotypische Veränderungen in der Wachstumsgestaltung von Brucella abortus durch einen Bakteriophagenträger.)** J. Bacteriol. **83** (1962) Nr. 4. S. 860–866.

K. Reinhardt. 3740.

Dražan, Jar., Jeřábek, Jan und Dubanský, Vladimír; Brno, Veterin. Fak. VŠZ. Použitelnost F alergenu v diagnostice brucelózy skotu. **(Anwendbarkeit von F-Allergen in der Diagnostik der Rinderbrucellose.)** Veterinární Med. **7(35)** (1962) Nr. 4/5. S. 427–436. – 6 Abb., 6 Tab. Zus. in Russ., Engl., Franz.

In den brucellosefreien Zuchten sind die Ergebnisse der Reaktion auf Kolář's F-Allergen im wesentlichen negativ. In den mit Brucellose verseuchten Zuchten deckten sich oft die Ergebnisse der allergischen und serologischen (agglutinierenden) Reaktion, und Tiere, deren Blutseren mit höherem Titer positiv waren, reagierten gleichzeitig stärker auf Kolář's F-Allergen. Im Vergleich mit der agglutinierenden Reaktion ließen sich mit der Allergodiagnostik nur 50% Tiere feststellen, dagegen konnte man allergisch positive Tiere (21%) ermitteln, die bei der serologischen Untersuchung negativ geblieben waren.

Die Ergebnisse der allergischen Untersuchungen in Zuchten mit akutem und chronischem Verlauf der Brucellose waren annähernd gleich.
B. Hamzová. 3740.

Šmuter, M. F., Koturga, L. N., Lopatuchina, L. G., Sosunova, A. N., Uzbekova, B. R. und Jastrebova, E. N. (Schmuter, M. F., Koturga, L. N., Lopatuchina, L. G., Sossunowa, A. N., Usbekowa, B. R. und Jastrebowa, Je. N.); Mittelasiat. Forsch.-Inst. für Seuchenbekämpf. Vlijanie mnogokratnych privivok protiv brucelleza v ėksperimente na charakter otvetnoj reakcii organizma. **(Der Einfluß wiederholter experimenteller Brucelloseschutzimpfungen auf den Charakter der Antwortreaktionen des Organismus.)** Žurnal mikrobiologii, ėpidemiologii i immunobiologii, Moskva **33** (1962) Nr. 6. S. 82–86. — 4 Abb., 2 Tab. Zus. in Engl.
Bei Meerschweinchen, die fünfmal mit dreimonatigem Intervall vacciniert wurden, konnte der verwendete Impfstamm öfter isoliert werden als bei Tieren, die nur einmal immunisiert wurden; bei der ersten Gruppe waren auch die Titer der Langsamagglutination höher und die Reaktionen auf das Allergen stärker ausgeprägt. Ein Jahr nach einmaliger Vaccination verliefen die serologischen Untersuchungen bereits negativ. Die Immunitätsstärke war bei den fünfmal vaccinierten Tieren ebenfalls größer. Obwohl bei einmaliger Immunisierung nach einem Jahre serologische Kontrollen negativ ausfielen, waren auch bei diesen Tieren schwache Schutzeigenschaften vorhanden. Bei den percutan geimpften Tieren konnten aus den Organen nicht so häufig Brucellen isoliert werden wie bei den subcutan behandelten. Während die allergischen Reaktionen bei beiden Gruppen gleich waren, verlief die Langsamagglutination bei der ersten weitaus schwächer. Fünfmalige Vaccinationen hatten ausgeprägte Organveränderungen zur Folge (bei subcutaner Impfung mehr als bei percutaner); bei den fünfmal schutzgeimpften Tieren lagen jedoch keine irreversiblen nekrobiotischen und nekrotischen Organveränderungen vor. Die zur Kontrolle durchgeführte experimentelle Infektion mit 5 DL_{min} führte nicht zu ausgeprägten zusätzlichen Organveränderungen.
W. Bathke. 3740.

Viallier, J., Augagneur, J. und Lanéry, R.; Lyon, Fac. de Méd., Inst. Pasteur, Lab. de Pathol. Exp. Identification biochimique des mycobactéries. **(Biochemische Identitätsbestimmung der Mykobakterien.)** Bull. Soc. Sci. vétérin. Méd. comparée Lyon **64** (1962) Nr. 3. S. 327–331.
K. Reinhardt. 3770.

Hörter, R.; Münster/Westf., Staatl. Veterinäruntersuchungsamt. **Untersuchungen über die mykotische Besiedlung des Bullenpräputiums.** Zbl. Veterinärmed. **9** (1962) Nr. 9. S. 879–889. — 8 Abb., 1 Tab., 18 Lit. Zus. in Engl., Franz., Span.
Bei der Untersuchung von 293 Präputialspülproben von Bullen konnten in 38 Proben Pilze nachgewiesen werden. Neben den zahlenmäßig am meisten isolierten Gattungen *Aspergillus*, *Mucor* und *Penicillium* wurden auch Vertreter der Gattungen *Rhizopus*, *Graphium*, *Cephalosporium*, *Phoma*, *Oosporum*, *Fusarium* und *Scopulariopsis* gefunden. *Cephalosporium* als zusammenhängendes Pilzmyzel wurde aus dem Präputium eines Bullen isoliert, der an einer hochgradigen eitrigen Balanitis litt. Einige Hinweise für die Unterscheidung der einzelnen Pilzgattungen werden gegeben. Der Penis und das mit Pilzen besiedelte Präputium des Bullen werden als fakultative Infektionsquellen für Pilzinfektionen angesehen.
G. Scheibner. 3770.

Stanislavskij, E. S. und Žvaneckaja, M. I. (Stanislawski, E. S. und Shwanezkaja, M. I.); Moskau, Inst. für Vaccine und Seren. Opredelenie metodom analitičeskogo ul'tracentrifugirovanija količestva komponentov v ėkstraktach iz leptospir. **(Quantitative Bestimmung der Komponenten in Ex-**

trakten aus Leptospiren durch analytische Ultrazentrifugierung.) Žurnal mikrobiologii, ėpidemiologii i immunobiologii, Moskva **33** (1962) Nr. 2. S. 126–127.

Aus *L. pomona* und *L. biflexa* hergestellte Extrakte wurden in der Ultrazentrifuge (42000–180000 g) analysiert. In der Regel wurden 2 Komponenten gefunden. Eine hochmolekulare mit dem Sedimentationskoeffizienten von etwa 20 S und eine niedriger molekulare von 4–4,5 S. Die Anzahl der Komponenten hing von der Aufarbeitungsmethode ab. Unterschiede zwischen den beiden Leptospirenarten wurden nicht gefunden. Alle Extrakte erwiesen sich in der Komplementbindungsreaktion hoch aktiv mit homologen, einige auch mit heterologen Seren. Es wird vermutet, daß die serologische Aktivität mit einer der gefundenen Komponenten in Zusammenhang steht. W. Goldbach. 3790.

Tagi-Zade, T. A. (Tagi-Sade, T. A.); Aserbaidshan. Med. Narimanow-Inst. Vydelenie novogo serotipa leptospiry v Azerbajdžane. **(Isolierung eines neuen Leptospirentyps in Aserbaidshan.)** Doklady Akademii nauk Azerbajdžanskoj SSR, Baku **18** (1962) Nr. 4. S. 81–87. – 3 Tab., 2 Lit. Orig.: russ., Ausz.: aserbaidshan.

287 in freier Wildbahn vorkommende und den Gattungen *Rodentia* und *Insectivora* angehörende Tiere wurden in den Monaten Juni, Juli und August 1961 in einem größeren Niederungsgebiet Aserbaidshans gefangen, seziert und bakteriologisch-serologisch auf Leptospiren untersucht. Bei 33 Tieren (11,53%) waren bei der bakterioskopischen Untersuchung in den Nieren Leptospiren nachweisbar; bei ihnen gelang in 22 Fällen die Anzüchtung der Erreger; davon wurden 5 Stämme serologisch identifiziert. Tierversuche und Kreuzagglutinationen mit bekannten Typen zeigten, daß es sich bei diesen 5 Stämmen, die eine einheitliche Antigenstruktur aufwiesen, um einen neuen Leptospirentyp handelt, der als *Leptospira aserbajdganica* (n. sp. Tagi-Sade, 1961) bezeichnet wird. W. Bathke. 3790.

Sinadskij, N. E. und Polozova, I. G. (Sinadski, N. Je. und Polosowa, I. G.) Irkutsk, Forsch.-Inst. für Traumatol. und Orthopädie. Konstanty skorosti lizisa ėritrocitov životnych raznych vidov α-toksinom Cl. perfringens tipa A. **(Durch das α-Toxin des Cl. perfringens Typ A bedingte Geschwindigkeitskonstanten der Erxthrocytenlysis bei verschiedenen Tierarten.)** Žurnal mikrobiologii, ėpidemiologii i immunobiologii, Moskva **33** (1962) Nr. 6. S. 115–117. – 13 Lit. Zus. in Engl.

Fast alle *Cl. perfringens*-Stämme scheiden ein thermo- und säurestabiles α-Toxin aus, das im neutralen Milieu Erythrocyten des Menschen und der verschiedenen Tierarten lysiert. Bei gleichen Voraussetzungen aber verläuft diese Lysis bei verschiedenen Tierarten unterschiedlich. Vff. überprüften die Lysisgeschwindigkeit, um die eventuell zu erwartenden Konstanten als spezifisches biologisches Merkmal zu verwenden. Von 10 Tierarten (weiße Maus, Kaninchen, Meerschwinchen, Schwein, Rind, Pferd, Hammel, Katze, Hund und Braunbär) wurde defibriniertes Blut mit 0,02%iger Toxinlösung (im 1%igem NaCl) vermischt. Nach je 20 Min. erfolgte die Auszählung der nicht lysierten Erythrocyten. Es ergaben sich stark unterschiedliche Konstanten (bei Tierarten gleicher Ordnungen waren diese aber annähernd gleich). So werden z. B. die Erythrocyten der Raubtiere zehnmal langsamer lysiert als die der Nagetiere. Besonders langsam verlief dieser Prozeß bei Rindern und Pferden, also bei Tieren, bei denen bereits durch andere Autoren im Blut Spuren von Inhibitoren (spezifische Antitoxine) ermittelt werden konnten. Im Schafblut, das solche Inhibitoren nicht aufweist, erfolgte die Lysis im Vergleich zum Pferd zehnmal schneller. Die bei den einzelnen Tierarten vorhandene ausgeprägte Beständigkeit der Erythrocyten gegenüber dem α-Toxin wird als ein Faktor der natürlichen Resistenz gewertet. W. Bathke. 3805.

Donec, Ju. I. und Dumkina, N. I. (Donez, Ju. I. und Dumkina, N. I.); Odessa, Med. Pirogow-Inst. O sovmestnom dejstvii gemotoksina Cl. perfringens i centrifugata B. proteus v prisutstvii specifičeskoj protivogangrenoznoj syvorotki. **(Über das Zusammenwirken von Cl. perfringens-Hämotoxin und B. proteus-Zentrifugat in Gegenwart von spezifischem Gangränantiserum.)** Žurnal mikrobiologii, ėpidemiologii i immunobiologii, Moskva **33** (1962) Nr. 2. S. 84–87. — 1 Tab., 5 Lit. Zus. in Engl.
In vitro ist die hämolytische Aktivität (Kanincheneryhthrocyten) eines Gemisches der Toxine von *Cl. perfringens* und *B. proteus* größer als die Summe der einzelnen Komponenten. Diese potenzierte hämolytische Wirkung wird nicht durch Zugabe von spezifischem Gangränantiserum (gegen *Cl. perfringens*) aufgehoben. Das Antiserum wurde sowohl unmittelbar nach Herstellung des Toxingemisches als auch erst nach 30 Min. Aufenthalt im Thermostaten zugegeben. Es wird angenommen, daß sich im Gemisch ein neuer, hämolytisch aktiver Stoff bildet. Verwendet wurden Trockenpräparate und Kulturzentrifugate zweier Stämme von *Cl. perfringens* und Zentrifugate von *B. proteus*.
W. Goldbach. 3805.

Vorob'ev, A. A. und Voronova, Z. A. (Worobjow, A. A. und Woronowa, S. A.) Izučenie nekotorych faktorov, vlijajuščich na dostovernost' titrov botulinovych i stolbnjačnogo anatoksinov po reakcii flokuljacii. **(Untersuchungen einiger Faktoren, die auf die Glaubwürdigkeit der Botulinus- und Tetanusanatoxintiter bei der Flockungsreaktion einwirken.)** Žurnal mikrobiologii, ėpidemiologii i immunobiologii, Moskva **33** (1962) Nr. 6. S. 77–81. — 1 Abb., 3 Tab., 19 Lit. Zus. in Engl.
Die Bestimmung der antigenen Eigenschaften von Toxinen und Anatoxinen (Toxoiden) mit einfachen und schnellen serologischen Methoden ist seit langem Untersuchungsobjekt. Wie diese hat auch die Flockungsreaktion noch keine breite Anwendung gefunden, was auf die unterschiedlichen Toxintitrationen in vitro und in vivo zurückgeführt wird. Mittels der kombinierten Dialyse und der Diaferm-3-Methodik wurden gereinigte und konzentrierte Anatoxine gewonnen, die in der Flockung Verwendung fanden. Hierzu wurde eine Serumverdünnungsreihe angesetzt (von 0,05 ml mit 0,1 ml bzw. 0,02 mit 0,04 ml Intervall), der je 1 oder 0,5 ml Anatoxin zugesetzt wurde. Bei Erwärmung auf 45 °C ermittelte man den Zeitpunkt des Auftretens der Initialflockung. Vergleichend wurde die antitoxinbindende Fähigkeit der Anatoxine durch Mäusetitrationen festgestellt. Vff. stellten fest, daß die Flockungsreaktion auf Grund parallel verlaufender Reaktionen der Gruppen- (bakteriellen) Präzipitinogene-Präzipitine entstellt werden kann, wenn zur Serumgewinnung der Stamm verwendet wird, der zur Herstellung des Anatoxins dient. Als präzipitierende Seren können therapeutische, antitoxische Botulinusseren verwandt werden, wenn sie nach der Diaferm-3-Methodik gereinigt und konzentriert wurden und nicht den Stamm agglutinieren, der zur Anatoxinherstellung dient. Der Titer der Botulinus- und Tetanusanatoxine ist außerdem von der Reinheit des Anatoxins, d. h. vom Antigengehalt in 1 ml allgemeinen Stickstoffs abhängig. W. Bathke. 3815.

Sergeeva, T. I. (Sergejewa, T. I.); Gamaleja-Inst. für Epidemiol. und Mikrobiol. der Akad. der Med. Wiss. der UdSSR. Obnaruženie botulinovogo toksina i mikroba tipa A v organizme bol'nych životnych i v organach trupov. **(Nachweis des Botulinustoxins und der Mikroben des Typs A im Organismus erkrankter und in den Organen verendeter Tiere.)** Žurnal mikrobiologii, ėpidemiologii i immunobiologii, Moskva **33** (1962) Nr. 5. S. 96–102. — 4 Tab., 11 Lit. Zus. in Engl.
In verschiedenen Versuchsreihen mit Meerschweinchen und Kaninchen versuchte Vf., folgende Kriterien zu ermitteln: die geringste notwendige Menge an reinem Toxin oder Toxin-Erregergemisch, die nach der Applikation ins

Blut oder in die Organe noch nachweisbar ist sowie die häufigste Lokalisationsstelle des Toxins bzw. des Erregers in Abhängigkeit von der Applikationsstelle und die Zirkulationsdauer des Toxins im erkrankten Organismus. Das Toxin wurde oral, intranasal, subcutan oder intravenös appliziert. Zum Nachweis des Toxins in den Organen verwendete Vf. die Neutralisationsreaktion mit typenspezifischem Botulinusserum auf weißen Mäusen. Der Erregernachweis wurde auf einem Casein-Pilz-Medium mit 0,5% Glukose geführt. Auf Grund der in der Arbeit tabellarisch dargestellten Resultate der einzelnen Versuchsreihen zur Klärung der eingangs erwähnten Kriterien zieht der Vf. folgende Schlußfolgerungen: bei Botulismusverdacht alimentären Ursprungs ist es ratsam, für die Untersuchung Mageninhalt und venöses Blut zu entnehmen; bei gestorbenen Personen sind Dünndarm- und Mageninhalt sowie Leber zu untersuchen. Besteht der Verdacht, daß es sich um eine Botulinustoxinvergiftung über die Atmungswege handelt, sind Blut und Speichel bei erkrankten sowie Lunge und Leber bei gestorbenen Personen zu untersuchen. Das negative Resultat der toxikologischen Untersuchung darf nicht als eindeutiger Beweis für das Fehlen von Botulinus gewertet werden. Es wird empfohlen, gleichzeitig eine bakteriologische Untersuchung durchzuführen.

W. Bathke. 3815.

Vorob'ev, A. A. und Labinskij, A. P. (Worobjow, A. A. und Labinski, A. P.) Izučenie botulinovych anatoksinov. Soobščenie V. Botulinovyj trianatoksin tipov A, B i C. **(Untersuchungen an Botulinusanatoxinen. 5. Mitt. Botulinus-Trianatoxin der Typen A, B und C.)** Žurnal mikrobiologii, ėpidemiologii i immunobiologii, Moskva **33** (1962) Nr. 5. S. 91–95. — 4 Tab., 6 Lit. Zus. in Engl.

Das mit dem Verfahren nach Schmidt bzw. nach einer in den vorhergehenden Mitteilungen veröffentlichten Methodik der Vff. gewonnene, an Aluminiumhydroxyd gebundene Botulinustrianatoxin wird auf Unschädlichkeit, Toxizität, Reaktivität und immunogene Eigenschaften geprüft. Für Tierversuche wurden weiße Mäuse und Meerschweinchen verwendet. Je 1 ml waren in dem Präparat 250 AE der Typen A und B sowie 500 AE des Typs C enthalten. Diese Antigenmengen wurden durch 3–4 mg Aluminiumhydroxyd vollends adsorbiert. Das Trianatoxin erwies sich als unschädlich (2 ml riefen bei 300–400 g schweren Meerschweinchen keine toxischen Erscheinungen hervor). Im Vergleich zu den einzeln verabreichten Monotoxoiden der Typen A, B und C erwies sich das Trianatoxin in Versuchen mit weißen Mäusen als gleichwertig. Es wurde sogar, mit Ausnahme des Typs C, beim Trianatoxin für experimentelle Infektionen eine größere DL_{min} benötigt. Der C-Anteil war immer etwas schwächer ausgeprägt. Beim Meerschweinchen ergaben sich analoge Resultate. Eine Erhöhung der Teilkonzentrationen der einzelnen Typen führte lediglich zur weiteren Abschwächung des Typs C, weshalb vor größeren Änderungen der angegebenen Relationen gewarnt wird. W. Bathke. 3815.

Füzi, Miklós und Pillis, Iván; Budapest, Ungarn, Med. Univ., Inst. für Mikrobiol. **Die Differenzierung der Listeria monocytogenes und Erysipelothrix rhusiopathiae.** Zbl. Bakteriol., Parasitenkunde, Infektionskrankh. Hyg., I. Abt., Orig. **186** (1962) Nr. 4. S. 556–561. — 22 Lit. Zus. in Russ., Engl., Franz., Span.

Für die Differenzierung von *Listeria monocytogenes* und *Erysipelothrix rhusiopathiae* läßt sich die unterschiedliche Empfindlichkeit der beiden Bakteriengattungen gegen Natriumacid, Kristallviolett und das Erdöl-Mersolat-Präparat „Mavekal“ (mit 20% Dinatriumhexadezyl-disulphonat) verwerten. Natriumacid hemmt bei einer Konzentration von 1:2000 *Erysipelothrix* nicht, während *Listeria* völlig gehemmt wird. Ein Zusatz von Kristallviolett 1:200000 zu Blutplatten hemmt das Wachstum der Rotlaufbakterien nicht, dagegen wachsen bei dieser Konzentration keine Listerien. „Mavekal“, 1:100 zu

Bouillon zugesetzt, bewirkt völlige Hemmung der Rotlaufbakterien, läßt jedoch ein üppiges Listerienwachstum zu. Auf Grund einiger Eigenschaften der Bakterien halten Vff. es für richtiger, die Rotlaufbakterien in die Familie *Lactobacillaceae* einzuordnen. G. Scheibner. 3845.

Tarasevič, I. V. (Tarassewitsch, I. W.); Inst. für Epidemiol. und Mikrobiol. der Akad. der Med. Wiss. der UdSSR, Lab. für Epidemiol. der Fleckyphusinfekt. Diagnostika lichoradki ku pri pomošči reakcii ugnetenija svjazyvanija komplementa. **(Diagnose von Q-Fieber vermittels einer Reaktion, die die Komplementbindung verhindert.)** Žurnal mikrobiologii, ėpidemiologii i immunobiologii, Moskva **33** (1962) Nr. 2. S. 92–96. — 2 Tab., 10 Lit. Zus. in Engl.
An Küken und Meerschweinchen wurde eine Methode, die auf Verhinderung der Komplementbindung beruht, für die Diagnose des Q-Fiebers geprüft. Als Antigen dienten gewaschene *Rickettsia burnetii;* Immunserum und Komplement stammten von Meerschweinchen; die Hämolyseprobe wurde an Schaferythrocyten vorgenommen. Bei den untersuchten Küken fiel die Reaktion vom 8.–29. Tag nach der Infektion mit *R. burnetii* positiv aus. Die Komplementbindung war in dieser Zeit negativ. Bei Meerschweinchen wurde bereits nach 4 Tagen eine positive Reaktion festgestellt, während die Komplementbindung erst am 11. Tag nach der Infektion beobachtet wurde. Nach diesen Versuchen gestattet die beschriebene Methode eine frühzeitigere Diagnose des Q-Fiebers als mit der Agglutination und Komplementbindung. W. Goldbach. 3847.

Hartwigk, H. und Marcus, I.; Berlin-Dahlem, Univ., Inst. für Veterin.-Hyg. **Gelatinaseaktivität und proteolytische Eigenschaft der typischen und atypischen Corynebakterien des Corynebacterium (C.) pyogenes.** Zbl. Bakteriol., Parasitenkunde, Infektionskrankh. Hyg., I. Abt., Orig. **186** (1962) Nr. 4. S. 544–549. — 1 Tab., 9 Lit. Zus. in Russ., Engl., Franz., Span.
27 typische, von Rindern isolierte Stämme von *C. pyogenes* verflüssigten bereits innerhalb 24 Std. Gelatine und erstarrtes Rinderserum nach Löffler. Sämtliche Stämme peptonisierten auch das Milcheiweiß der Lackmusmilch. 6 Stämme von atypischen, von Rindern isolierten Varianten von *C. pyogenes* verflüssigten weder Gelatine noch lösten sie erstarrtes Rinderserum nach Löffler. Eine Peptonisierung der Lackmusmilch bewirkten diese Stämme ebenfalls nicht. Die Fähigkeit, Gelatine zu verflüssigen und erstarrtes Rinderserum zu lösen, scheint bei den typischen und atypischen Corynebakterien bovinen Ursprungs auf dem gleichen Wirkungsprinzip zu beruhen. Für die Differenzierung von Corynebakterien untereinander werden die Prüfungen auf das Verhalten in Lackmusmilch und im Hämolysetest nach Lovell besonders empfohlen. G. Scheibner. 3850.

Caselitz, F.-H. und Krebs, D.; Hamburg-Altona, Allg. Krankenhaus, Bakteriol. Inst. **Über die Tierpathogenität von Aeromonasstämmen.** Zbl. Bakteriol., Parasitenkunde, Infektionskrankh. Hyg., I. Abt., Orig. **187** (1962) Nr. 1. S. 56–64. — 1 Abb., 3 Tab., 18 Lit. Zus. in Russ., Engl., Franz., Span.
Aufbauend auf Beobachtungen, nach denen bestimmte *Aeromonas*-Stämme tierpathogen sind, wurden weitere Untersuchungen über die Tierpathogenität von 53 Bakterienstämmen, die Vff. dem Genus *Aeromonas* zuordneten, angestellt. Dabei konnte gefunden werden, daß die Mehrzahl der untersuchten Stämme Mäusepathogenität zeigte, wobei die pathogene Wirkung eine Abhängigkeit vom Nährsubstrat aufwies. Zwischen Tiersterblichkeit und Hämolysinbildung durch den Bakterienstamm war ein Zusammenhang zu erkennen. Bei einem Stamm ließ sich ein letal wirkendes, filtrierbares Toxin nachweisen, das keine Identität mit dem Hämolysin zeigte. In den Kulturfiltraten einiger *Aeromonas*-Stämme war weiterhin ein nekrotisierender Faktor nachweisbar.

Die Fähigkeit von *Aeromonas*-Stämmen, bei einer bestimmten Versuchsanordnung das Schwartzman-Phänomen auszulösen, konnte bestätigt werden. Mit einigen *Aeromonas*-Stämmen ließen sich regelmäßig beim Kaninchen nekrotisierende Muskelmetastasen erzeugen. G. Scheibner. 3850.

Emel'janova, O. S. (Jemeljanowa, O. S.); Moskau, Gamaleja-Inst. für Epidemiol. und Mikrobiol. der Akad. für Med. Wiss. der UdSSR. O vozmožnosti povyšenija čuvstvitel'nosti tuljaremijnogo diagnostikuma. **(Möglichkeiten zur Steigerung der Empfindlichkeit des Tularämiediagnostikums.)** Žurnal mikrobiologii, ėpidemiologii i immunobiologii, Moskva **33** (1962) Nr. 5. S. 84–88. – 3 Tab. Zus. in Engl.

Die Agglutinabilität verschiedener Stämme des Tularämieerregers wurde überprüft. Im Mittelpunkt der Untersuchungen standen der in der UdSSR isolierte Stamm 503, der aus den USA stammende Stamm Schu und die aus diesem Stamm gewonnene, attenuierte Variante Nr. 7. Der Stamm 503 und die daraus hergestellten Antigene waren dem Stamm Schu nicht überlegen; da letzterer aber hochgradig pathogen ist, wurde aus diesem die weniger pathogene Variante Nr. 7. entwickelt. Sie behielt die ursprünglichen agglutinierenden Eigenschaften bei. Zur Überprüfung der spezifischen Wirkungsweise der Diagnostica wurden Agglutinationen mit verschiedenen Krankheitserregern eingeleitet (Brucellose, Abdominaltyphus, Paratyphus A, Flexner-Ruhr u. a.). Während sich bei der Brucellose Titerhöhen bis 1:80 ergaben, verliefen sämtliche weiteren Agglutinationen mit den anderen Erregern negativ. Der Charakter der Agglutination wird als Vi-Agglutination definiert. Das aus der Variante Nr. 7 entwickelte Diagnosticum ist insbesondere zur Untersuchung von Seren mit einem niedrigem Antikörpergehalt geeignet. W. Bathke. 3850.

Jayaraman, M. S., Lal, Roshan und Dranda, M. R.; Mukteswar-Kumaon, Uttar Pradesh, Indian Veterin. Res. Inst., Div. of Pathol. and Bacteriol. Toxin production by Clostridium chauvoei. **(Toxinbildung durch Clostridium chauvoei.)** Indian veterin. J. **39** (1962) Nr. 9. S. 481–484. – 3 Lit.

Optimale Toxinbildung bei einem Stammm von *Cl. chauvoei* erfolgte in folgendem Nährboden: Rinderleberbrühe und Fleischbrühe zu gleichen Teilen, 7% Pepton, 0,5% NaCl, 0,4% K_2HPO_4, 1% Dextrose, pH 8,0. Das meiste Toxin wurde in Kulturfiltraten unmittelbar nach Aufhören des Bakterienwachstums gefunden. Der pH-Wert des Nährbodens betrug dabei 5,4–5,6. Zusätze von Serum, Fleisch- oder Leberteilen und Natriumthioglykolat zu o.a. Nährboden bewirkten eine Hemmung der Toxinbildung. Die Toxizitätsprüfung des Toxins erfolgte an weißen Mäusen durch i.v. Injektion in eine Schwanzvene. Das gewonnene Toxin zeigte einen Mäusetiter von 100 m. l.d./ml. Das Toxin ließ sich durch 5minutige Erhitzung auf 52 °C vollständig inaktivieren und konnte schnell mit Formalin entgiftet werden. In vitro war das Toxin leicht mit normalem Serum von Ochsen, Schafen, Kaninchen und Meerschweinchen zu neutralisieren. Ammoniumsulfat fällte das Toxin. Die Verimpfung des Toxins an Kaninchen führte zur Bildung eines spezifischen, neutralisierenden Antitoxins. G. Scheibner. 3850.

Billy, C. und Prévot, A.-R. Recherches sur les odeurs dégagées par les anaérobies. II. Cl. corallinum. **(Untersuchungen über durch Anaerobier hervorgerufene Gerüche. 2. Mitt. Cl. corallinum.)** Ann. Inst. Pasteur **100** (1961) Nr. 4. S. 475–480. – 1. Mitt. vgl. LZ. Abt. IV **6** (1961) Nr. 9. S. 1582. 3850.

Blackburn, T. H. und Hobson, P. N.; Bucksburn, Aberdeen, Rowett Res. Inst. Further studies on the isolation of proteolytic bacteria from the sheep rumen. **(Weitere Untersuchungen über die Isolierung proteolytischer Bakterien aus dem Schafpansen.)** J. gen. Microbiol. **29** (1962) Nr. 1. S. 69–81. – 5 Tab., 16 Lit.

Von zwei Schafen wurden über längere Zeit Pansensaftproben entnommen und unter anaëroben Bedingungen auf flüssigen und festen Nährböden eingehend untersucht. Dabei wurden 7 verschiedene Bakteriengruppen mit proteolytischen Eigenschaften – gemessen an der Caseinspaltung – gefunden: *Bacteroides amyloides*, *Butyrivibrio*, *Selenomonas*, *Lachnospira*, eine bacteroidesähnliche, jedoch nicht näher einzuordnende Gruppe, eine Gruppe gramnegativer und -labiler Kokken und Kokkobazillen und eine Gruppe grampositiver Kokken. Die verwendeten Nährböden werden genau beschrieben, wobei bei der Auswahl der Substrate auf frühere Untersuchungen der Verfasser Bezug genommen wird. Eine ausführliche Beschreibung der Bakterien und eine tabellarische Darstellung ihrer biochemischen Eigenschaften werden gegeben. Die einzelnen Stämme innerhalb der Gruppen unterscheiden sich in ihren biochemischen Eigenschaften einschließlich dem Grad der Proteolyse teils erheblich, und zwar in Abhängigkeit von dem dem Anzüchtungsmedium zugesetzten Zucker. Die Zusammensetzung der herausgezüchteten Bakterien ist auch nach längerer Zeit ähnlich. Es wird der Schluß gezogen, daß die proteolytische Aktivität der Pansenflora nicht einer einzelnen Bakterienart zuzuschreiben ist, sondern daß sie eine variable Eigenschaft darstellt, die auf die Stämme verschiedener Arten zurückgeht. W. Seffner. 3850.

Giroud, Paul, Capponi, Marcel und Dumas, Nicole. Les poissons sont témoins d'affections dues à R. burneti évoluant sur des hommes ou des animaux. **(Die Fische als Träger von R. burneti, die von Menschen oder Tieren stammt.)** C.R. hebd. Séances Acad. Sci. **255** (1962) Nr. 13. S. 1537–1539.
Nach einer experimentellen Infektion mit Hilfe von lebenden Rickettsien wie *R. prowazeki* und *R. mooseri* werden von Süßwasserfischen 8–70 Tage p.inf. Antikörper gebildet. Mit Formalin abgetötetes Antigen verursacht nur geringgradige und vorübergehende serologische Reaktionen. Beim Lachs. auf den durch einen Parasiten Neorickettsia helminthoeca übertragen worden war, finden sich keinerlei positive serologische Reaktionen gegenüber dem Erreger der Psittakose, den Neorickettsien und *R. burneti*. In Zentralafrika werden derartige Stämme aus Darmparasiten von *Tilapia nilotica* und *Barbus altialanis* isoliert. Die Fische stammen aus dem Kivu-See, der neben einer Rinderschlachtstätte liegt; die Schlachtrinder weisen gegenüber dem gleichen Neorickettsien-Typ Antikörper auf. In einer Forellenzucht von Seine-Maritime tritt eine Krankheit mit epizootischem Verlauf bei der Brut und den kleinen Forellen auf. Bei einer Zuchtforelle wird ein positiver Titer gegenüber *R. burneti* ermittelt. Die kleinen Forellen werden mit gefrorener Milz von argentinischen Rindern, mit Seefischen und Leber einheimischer Rinder gefüttert. Weiterhin werden positive serologische Ergebnisse bei 2 Forellen aus einer Fischzucht mit schlechten sanitären Bedingungen festgestellt. Bei 3 Kindern einer Familie, die an Fieber und Gelenkschmerzen erkrankt sind, werden Antikörper gegen *R. burneti* nachgewiesen. Die Untersuchungen sprechen dafür, daß *R. burneti* und Neorickettsien von Rindern auf Fische und auf den Menschen übertragen werden können. E. Tempel. 3850.

Mintscheff, L. K.; Gaborowo, Bulgarien. **Monochromes Licht als wichtiger Faktor für die Steigerung der Produktivität und die Beschleunigung der Entwicklung landwirtschaftlicher Nutztiere.** Arch. Tierzucht **5** (1962) Nr. 2. S. 142–165. – 8 Tab. Zus. in Russ.
Das Licht steigert die Aktivität der Oxydationsfermente und erhöht den Gasaustausch. Ebenso wächst der N-Austausch und die N-Bilanz wird positiv. Unter dem Einfluß der ultravioletten Strahlen wird in der Hautdecke der Tiere das Vitamin D synthetisiert. Dieser Prozeß ist am Mineralstoffwechsel bei der Assimilation mineralischer Stoffe beteiligt. Im Blut der Tiere erhöht sich unter Lichteinfluß der Ca- und P-Gehalt. Das Licht steigert auch die bakteriziden Eigenschaften des Blutes und die Immunität. Vf. berichtet über langjährige Versuche über die Wirkung monochromen Lichtes auf die Entwicklung und Leistung landwirtschaftlicher Nutztiere. Bei violett mono-

chromem Licht wurde bei Ziegen die Milchleistung monatlich um 13 Liter und der Fettgehalt um 0,2% gegenüber der Kontrollgruppe erhöht. Die gleiche Beleuchtung bewirkte in der Ferkelaufzucht höhere Gewichtszunahmen. In der Schweinemast ist blaues Licht dem violetten überlegen. Es steigert die Zunahmen und begünstigt besonders den Fettansatz. Bei weiblichen Lämmern der Landrasse, die im Alter von 5 Mon. in den Versuch genommen und bei Rotlicht gehalten wurden, erhöhten sich die täglichen Gewichtszunahmen, und die Versuchstiere wurden 3 bis 4 Wochen früher fortpflanzungsfähig als die Kontrolltiere. Violettlicht steigert die Eierleistung beim Geflügel und das Schlupfergebnis. Zusätzliche Rotlichtbestrahlung führte zu einer weiteren Leistungserhöhung und zur Beschleunigung der Geschlechtsentwicklung. H. Busse. 3940.

Coetzee, O. J.; Pretoria, Nat. Inst. for Water Res. **Bakteriophagen als Indikator fäkaler Wasserverunreinigung.** Gesundheits-Ing. **83** (1962) Nr. 12. S. 371–372. – 3 Tab., 3 Lit.

Von verschiedenen Stellen eines Flüßchens in Südafrika und von Brunnenwasser wurden Wasserproben entnommen und auf das Vorkommen von Phagen untersucht. Als Teststämme dienten je ein Stammm von *Shig. flexneri* und *E. coli* und zwei Stämme von *S. typhi*. Es konnten in den meisten Proben Bakteriophagen gefunden werden, die mit den Teststämmen reagierten. Die Anwendung des Phagentestes für die Untersuchung von Trink- und Abwässern auf das Vorkommen von pathogenen Bakterien wird für brauchbar gehalten. Es wird vorgeschlagen, Bakteriophagen einer Bakterienart, die normalerweise nicht in Abwässern angetroffen wird, wie z. B. *Serratia macrescens*, als Indikatoren für das Absterben menschlicher Viren bei der Untersuchung von Abwasser, Wasser und Flußreinigungssystemen anzuwenden.

G. Scheibner. 3950.

Rašba, O. Jakovlevna. **Biologija i biochimija lugoutvorjujučych bakterij kiškovoï grupy.** (Die Biologie und Biochemie basenbildender Darmbakterien.) Hrsg.: Akad. nauk Ukr. RSR; Inst. mikrobiol. im. D. K. Zabolotnogo. Kyïv: Vyd. Akad. nauk Ukr. RSR. 1961. (130 S.; ukrain.) 8°. (1961 A 1261)

Poljakov, Anisim Aleksandrovič. **Veterinarija dezinfekcija.** (Veterinärmedizinische Desinfektion.) 2. überarb. u. erg. Aufl. Moskva: Sel'chozgiz. 1960. (622 S.) 8°. (1962 A 692)

VIII. PHARMAKOLOGIE, TOXIKOLOGIE

Mittwollen, Heiko; Hannover, Tierärztl. Hochschule, Klin. für Rinderkrankh. **Untersuchungen über die Injektionsmöglichkeiten in den Labmagen beim Rind.** Diss. Hannover **1962** 54 S. – 1 Abb., 3 Tab., 46 Lit.

Anhand von Versuchen an 100 ½ bis 14 Jahre alten Schwarzbunten Rindern, die wegen Unheilbarkeit oder Unwirtschaftlichkeit der Schlachtung zugeführt werden mußten, wurde die Möglichkeit der direkten Applikation von Medikamenten in den Labmagen geprüft. Von den 91 weiblichen Versuchstieren waren 22 zwischen 4 Wochen und 8 Mon. tragend, 11 befanden sich im Puerperium. Vf. punktierte nach Reinigung, Rasieren und Desinfektion in der Linea alba an der Grenze des cranialen Drittels einer Verbindungslinie zwischen dem knickförmigen Übergang der horizontal verlaufenden Brustwand in die ventral vorgewölbte Bauchwand und dem Nabel, außerdem noch 2–3 Fingerbreiten cranial und caudal davon. Der Einstich erfolgt ohne Anästhesie senkrecht nach oben. Fixiert wurden die Versuchstiere durch Festhalten am Kopf mittels Untergriff. Um ein Aufkrümmen während der Punktion zu vermeiden, drückte eine 2. Hilfskraft leicht auf den Rücken. Die Kanüle soll im Einzelfall hinsichtlich ihres Kalibers den zur epiduralen Anästhesie verwendeten gleichen, die Länge ist vom Körpergewicht abhängig. Empfohlen werden für Rinder bis 150 kg 4 cm lange, von 150–300 kg 6 cm lange und für Rinder mit einem Gewicht von 350–600 kg 8 cm lange Kanülen.

Sind die Tiere besonders fett, so müssen die Nadeln entsprechend länger sein. Ist die Punktion des Labmagens gelungen, so entleert sich entweder sofort oder im Aspirationsversuch Labmageninhalt, der auf pH, Farbe und Geruch zu prüfen ist. Erst danach darf die Injektion erfolgen. Der pH des Labmageninhaltes schwankt zwischen 2 und 4 und der des Panseninhaltes zwischen 6,8 und 7,0. Bei 83 Tieren erwies sich das Punktat als Labmageninhalt, in 80 Fällen gelang die Injektion. Mißerfolge bei Punktion und Injektion werden mit pathogolischen Veränderungen in der Bauchhöhle und am Labmagen, zu kurzen Kanülen und Unruhe der Tiere in Zusammenhang gebracht. Die Applikation von Arzneimitteln direkt in den Labmagen ist auf diese Art möglich. H. Haase. 4225.

Becker, W.; Frankfurt/M.-Höchst, Farbwerke Hoechst AG. **Verträglichkeitsversuche mit Myofer (R) „100“.** Blauen Hefte Tierarzt **1962** Nr. 3/4. S. 33–34.
Die akute Toxizität für Myofer „100“, bei dem die Eisenkonzentration von 75 mg/ml des bisherigen Myofer auf 100 mg/ml erhöht worden ist, liegt für die Maus bei 2000 mg/kg (i.v.). Die Verträglichkeit einer einmaligen Dosis von 2 ml Myofer „100“ bei insgesamt 200 Ferkeln, Alter 1–63 Tage, war sehr gut (Oberschenkel, i.m.). Dasselbe gilt für eine zweite Versuchsreihe, bei der Ferkel eine zwei- bzw. dreimalige Applikation von Myofer mit einer Gesamtdosis von 450 mg Fe erhalten haben, sowie für eine dritte Versuchsreihe, bei der den Tieren eine einmalige Dosis von 4 ml Myofer „100“ appliziert worden ist. Es sind in keinem Falle lokale oder allgemeine klinische Nebenerscheinungen beobachtet worden. R. Maune. 4225.

Appel, W.; Ludwigshafen/Rh., Chem. Fabriken Knoll AG, Biochem. Abt. **Blutspiegel, Gewebsspiegel und Ausscheidung des 4-Aminobenzolsulfonylaminomethansulfonsauren Triäthanolamins (Salthion).** Berliner Münchener tierärztl. Wschr. **75** (1962) S. 387–391. – 8 Abb., 11 Lit. Zus. in Engl.
Diazotiert man Salthion und kuppelt dann mit N-(1-Naphthyl)-aethylendiaminodihydrochlorid, so liegt das Absorptionsmaximum des entstehenden roten Farbstoffs bei 525 nm; die Abhängigkeit der Extinktion von der Konzentration ist von 10–150 μg/10 ml linear. Die Extraktion von Salthion aus Blut, Harn und Gewebehomogenaten bringt unter geeigneten Bedingungen maximal 5% Verlust. Versuche an Hunden, Kaninchen und Ratten zeigen, daß Salthion bei hoher bis sehr hoher Dosierung, die infolge großer Wasserlöslichkeit leicht möglich ist, allen anderen Sulfonamiden hinsichtlich der Höhe des Blutspiegels und der längeren Aufrechterhaltung desselben überlegen ist. Die Ausscheidung im Harn erfolgt rasch und mit hohen Harnspiegelwerten. Nebenerscheinungen sind nicht beobachtet worden. R. Maune. 4230.

Ullrich, K.; München, Univ., Med. Tierklin. **Die Beurteilung von Arzneimittelwirkungen in der Tiermedizin.** Münchener med. Wschr. **104** (1962) Nr. 35. S. 1620. 4240.

Remmer, H., Siegert, M., Nitze, H. R. und Kirsten, I.; Berlin-Dahlem, Univ., Pharmakol. Inst.; Inst. für Veterin. Pharmakol. **Die Gewöhnung an langwirkende Barbiturate.** Naunyn-Schmiedebergs Arch. exp. Pathol. Pharmakol. **243** (1962) Nr. 5. S. 468–478. – 1 Abb., 4 Tab., 22 Lit. Zus. in Engl.
Durch Versuche an Ratten und Hunden wird nachgewiesen, daß nur eine scheinbare Gewöhnung vorliegt, wenn die Tiere bei täglicher Applikation von Barbital (Veronal) oder Phenobarbital (Luminal) bereits bei höheren Blutkonzentrationen die Stellreflexe wiedererlangen (Ratten) bzw. die Ataxie verlieren (Hunde) als bei einmaliger Applikation oder mehrmaliger Applikation mit mehreren Tagen Zwischenraum. Durch die Kumulation der Barbiturate entsteht eine gewisse Anpassung des ZNS, die mit der Eliminierung der Substanzen verschwindet. Gleichzeitig wird festgestellt, daß die Barbiturate

die eigene Oxydation beschleunigen. Damit können frühere Befunde an Kaninchen, bei denen die Pentobarbitalkonzentration viel schneller sank, wenn sie vorbehandelt waren, erklärt werden. R. Maune. 4250.

Remmer, H. und Siegert, M.; Berlin-Dahlem, Univ., Pharmakol. Inst.; Inst. für Veterin.-Pharmakol. **Kumulation und Elimination von Phenobarbital.** Naunyn-Schmiedebergs Arch. exp. Pathol. Pharmakol. **243** (1962) Nr. 5. S. 479–494. – 6 Abb., 4 Tab., 17 Lit. Zus. in Engl.
Im Gegensatz zur Entgiftung des Alkohohls, bei der pro Zeiteinheit stets etwa die gleiche Menge im Gewebe oxydiert wird, wird bei Phenobarbital stets der gleiche prozentuale Anteil eliminiert, wie Versuche an Ratten und Hunden zeigen. Die Barbiturate sind entweder oral oder i.v. appliziert worden. Da pro Tag etwa 26,5% Barbiturat eliminiert werden, steigt die Konzentration im Blut allmählich an, erreicht nach einiger Zeit ein Maximum und sinkt dann wieder ab. Es kann angenommen werden, daß Phenobarbital nicht nur, wie Herken (1959) und Remmer (1961) festgestellt haben, die Hydroxylierung anderer Pharmaka, sondern auch die eigene Oxydation beschleunigt. Vermutlich wird durch Phenobarbital eine Neubildung des oxydierenden Enzyms angeregt. R. Maune. 4250.

Grigorjan, G. E. (Grigorjan, G. Je.); Orbeli-Inst. für Physiol. der Akad. der Wiss. der Armen.SSR. K antagonističeskomu dejstviju atropina i adrenalina na dvigatel'nye uslovnye refleksy. **(Zur antagonistischen Wirkung von Atropin und Adrenalin auf bedingte motorische Reflexe.)** Doklady Akademii nauk Armjanskoj SSR, Erevan **34** (1962) Nr. 4. S. 181–185. – 3 Abb., 16 Lit. Orig.: russ., Ausz.: armen.
An 2 Hunden wurde die Möglichkeit eines aktivierenden Einflusses adrenomimetischer Substanzen auf die mittels Atropin blockierten motorischen Abwehrreflexe untersucht. Die M-cholinreaktiven Strukturen wurden durch 0,08–0,25 mg/kg Kgw. Atropin ausgeschaltet. Adrenalin wurde in einer Dosis von 0,06 mg/kg Kgw. verabreicht. Adrenalin wirkt adaptierend auf die cholinreaktiven Strukturen und erleichtert die synaptische Übertragung in ihnen. Die Adrenalinenthemmung der durch Atropin blockierten bedingten motorischen Abwehrreflexe ist kurzfristig. Nach anschließender Schmerzstimulation (Bekräftigung) werden die gestörten bedingten Reflexe leichter wiederhergestellt. An der Bildung und Durchführung der bedingten Abwehrreflexe sind demnach sowohl adrenoreaktive als auch cholinreaktive Strukturen beteiligt. G. Pose. 4255.

Evans, Robert L., Bernstein, Eugene F., Johnson, Evelyn und Reller, Carl; Minneapolis, Minn., Univ., Med. School, Dep. of Physiol. and Surgery. Mechanical properties of the living dog aorta. **(Die mechanischen Eigenschaften der lebenden Hundeaorta.)** Amer. J. Physiol. **202** (1962) Nr. 5. S. 619–621. – 2 Abb., 1 Tab., 6 Lit.
Bei narkotisierten Hunden (10,7–23,8 kg) werden die Veränderungen des Aortenquerschnittes unter verschiedenen experimentellen Bedingungen röntgenologisch untersucht. Der Aortendurchmesser verändert sich annähernd linear zum Blutdruck. H.-A. Ketz. 4280.

Leppert, Dieter; Hannover, Tierärztl. Hochschule, Klin. für Pferde, Chem. Chirurg. Klin. **Die Wirkung von Hespidon auf Kapillarresistenz und Prothrombinzeit beim Versuchstier.** Diss. Hannover **1962** 38 S. – 46 Lit.
Hespidon, das aus Vitamin C (300 mg), Vitamin K (15 mg), Aesculin (15 mg), Rutin (75 mg) und Hesperidin-Methylchalcon (50 mg) zusammengesetzt ist (Ampullen zu 5 ml), wird durch Kapillarresistenz- und Blutgerinnungszeit-Messungen auf die Wirksamkeit zur Blutstillung im Kapillarbereich untersucht. Als Versuchstiere dienen Kaninchen und Pferde. Hespidon bewirkt eine Erhöhung der Kapillarresistenz, die beim Kaninchen nach einer, beim

Pferd nach zwei Std. ein Maximum erreicht; die Prothrombinzeit wird nicht beeinflußt. Danach ist Hespidon als Prophylakticum bei Kapillarschäden, nicht aber für die praktische Anwendung in der Tierchirurgie geeignet.
R. Maune. 4280.

Malze, A.; Winsen/Luhe. **Praxiserfahrungen mit Intolex ad us. vet.** Tierärztl. Umschau **17** (1962) Nr. 11. S. 395–397. – 6 Lit.

Vf. prüfte das Salureticum Intolex (Cela, Ingelheim) wegen der guten und vor allem über längere Zeit anhaltenden diuretischen Wirkung an 319 Patienten. Das Präparat lag anfangs nur in öliger Suspension vor, später standen noch Dragees zur Verfügung. Injiziert wurde die Intolex-Suspension i.m., bei Kleintieren auch s.c. Bezüglich der Verträglichkeit gab es weder bei lokaler noch bei allgemeiner Verabreichung Schwierigkeiten. Dem rascheren Eintritt und früheren Abklingen der Wirkung nach Injektion stehen bei peroraler Gabe längere Anlaufzeit und langanhaltender therapeutischer Effekt entgegen. Durch eine Injektion und 2 orale Gaben war es möglich eine etwa 6 Tage anhaltende Wirkung zu erreichen. Hauptindikationen waren postoperative und entzündliche Ödeme, Stauungs- und Euterödeme. Selbst bei der Ödemkrankheit war Intolex in einem Teil der Fälle erfolgreich. 23 Rinder mit Ödemen unterschiedlicher Größe an Triel und Unterbauch bekamen neben Calcium-Traubenzuckerlösungen und evtl. Kreislaufmitteln 5–10 cm³ Intolex und 24 Std. später 15 Dragees. Bei 10 Tieren waren die Ödeme und Krankheitserscheinungen bereits nach 24 und bei den übrigen nach 48 Std. abgeklungen. Postoperative Wundödeme nach Kaiserschnitt und Fremdkörperoperation konnten durch 5 cm³ Intolex ausgeschwemmt werden. Bei den 27 zur Behandlung anstehenden Rindern mit Euterödemen handelte es sich ausschließlich um schwere Fälle, die eine Dauertherapie erforderten. Der Injektion von 7–10 cm³ Intolex schloß sich 1 und 3 Tage darauf die perorale Gabe von Dragees an. Als perorale Dosis werden für das Rind 20 Dragees angegeben. In den meisten Fällen war ein Behandlungserfolg zu verzeichnen. Weiter kam Intolex bei 16 Sauen mit Gesäugeödem und 227 Läufern mit Ödemkrankheit zur Anwendung. Neben der evtl. notwendigen symptomatischen Behandlung erhielten die Sauen 5 und die Läufer 1–2,5 cm³ Intolex. Auch über Behandlungserfolge bei Pferden und Kleintieren wird berichtet.
H. Haase. 4295.

Barac, G.; Liège, Belgique, Univ., Lab. de Pathol. et de Thérapeutique Gén.; Lab. de Rech. pour la Protection des Populations Civiles. Action rénale de la métanéphrine chez le chien. **(Die Wirkung von Metanephrin auf die Niere des Hundes.)** Arch. int. Pharmacodynam. Thérap. **139** (1962) Nr. 1/2. S. 92–99.
K. Reinhardt. 4295.

Griffith, David R. und Turner, C. W.; Columbia, Univ. of Missouri, Dep. of Dairy Husbandry. Hormonal control of mammary gland involution in the rat. **(Die hormonale Kontrolle der Involution der Milchdrüse bei der Ratte.)** Proc. Soc. exp. Biol. Med. **110** (1962) Nr. 3. S. 485–487. – 1 Tab., 7 Lit.

Bei Ratten wurde der Einfluß von Oxytocin (2 USP-Einheiten 3 × täglich i.p. oder s.c.), Prolactin (1 und 2 mg s.c.) und Hydrocortisonacetat (100, 500, 1000 μg s.c.) auf die Involution der Milchdrüse (gemessen am DNS-Gehalt) während einer 10tägigen Verabreichung untersucht. Gegenüber einer unbehandelten Kontrollgruppe zeigte sich sowohl nach Prolactin- als auch nach HCA-Gabe (500, 1000 μg) eine signifikante Verzögerung der Involution der Milchdrüse (der DNS-Gehalt lag im ersteren Falle 48% über dem der Kontrollgruppe). Oxytocin bewirkte keine Verzögerung der Involution. Die erstgenannten Hormone scheinen die sekretorische Aktivität der sich zurückbildenden Milchdrüse zu erhalten, Oxytocin jedoch keinen Einfluß auf die Prolactinsekretion des HVL zu haben.
E. Grün. 4300.

Ichikawa, Shigetaka und Yamada, Jiro; Osaka, Japan, Univ., Coll. of Agric., Dep. of Veterin. Sci. Oxytocic action of arachidonic acid under different hormonal environments. **(Die Oxytocinwirkung von Arachidonsäure unter dem Einfluß verschiedener Hormone.)** Amer. J. Physiol. **203** (1962) Nr. 4. S. 685–686. – 3 Abb., 10 Lit.
Die minimal wirksamen Dosen von Oxytocin und Arachidonsäure, die Kontraktionen des trächtigen oder brünstigen Rattenuterus bewirken kann, wurden bestimmt. Der trächtige Rattenuterus erwies sich dabei als signifikant weniger empfindlich gegenüber Oxytocin und signifikant mehr empfindlich gegenüber Arachidonsäure als der Uterus während der Brunstphase. Diese Wirkungsweise der Arachidonsäure an der Uterusmuskulatur zeigt, daß sie als oxytocinähnliche Substanz wirksam ist. E. Grün. 4305.

Langrehr, D. und Henatsch, H. D.; Göttingen, Univ., Physiol. Inst. **Vergleich der Wirkungen eines rasch und eines langsam depolarisierenden Muskelrelaxans auf die Muskelspindeln.** Naunyn-Schmiedebergs Arch. exp. Pathol. Pharmakol. **243** (1962) Nr. 5. S. 407–419. – 5 Abb., 17 Lit. Zus. in Engl.
An Katzen wird in Nembutalnarkose geprüft (eine Hinterextremität wird mit Ausnahme der Nn. gastrocnemii med. et lat. denerviert, die Kontraktionen des Wadenmuskels bei elektrischer Reizung der Nn. gastrocnemii werden registriert), ob die Substanz M 110 (Bicholinaether des Hydrochinons) eine ähnliche endplattenblockierende Wirkung aufweist wie SCh (Succinylbicholin). Es zeigten sich erwartungsgemäß nur quantitative Unterschiede, die Effekte von M 110 sind stets weniger intensiv, aber länger anhaltend. Gegenüber SCh, das sich besonders für diagnostische Zwecke eignet, ist M 110 für therapeutische Maßnahmen zu empfehlen, falls die Tierversuche auf den Menschen übertragbar sind. M 110 bewirkt durch vermehrten Eigenstrom der eigenreflektorischen Hauptafferenzen eine Reflexdrosselung neben einer allgemeinen Muskelrelaxation. R. Maune. 4310.

Kincl, Fred A. und Dorfman, Ralph I.; Shrewsbury, Mass., Worcester Foundation for Exp. Biol. Influence of progestational agents on the genetic female foetus of orally treated pregnant rats. **(Der Einfluß trächtigkeitsfördernder Mittel auf den weiblichen Fetus von oral behandelten, trächtigen Ratten.)** Acta endocrinol. [Copenhagen] **41** (1962) Nr. 2. S. 274–279. K. Reinhardt. 4320.

Gerlach, Heinz; Jena. **Neue Arzneimittel, insbesondere auf dem Gebiete der Chemotherapeutica.** Forsch. u. Fortschr. **36** (1962) Nr. 8. S. 230–235.
Bei dem anläßlich eines Fortbildungslehrganges für Apotheker im November 1961 in Jena gehaltenen Vortrag sind neuere Sulfonamide, Nitrofurane und Diuretica besprochen worden. Bei der Entwicklung der Sulfonamide ist besonderer Wert auf die Erzielung eines hohen und lange anhaltenden Gewebe- und Blutspiegels bei Reduzierung der Gesamtdosis gelegt worden. Bei der Überwindung des Resistenzproblems gegen Sulfonamide und Antibiotica leistet die Gruppe der chemisch völlig andersartigen Nitrofuranderivate gute Dienste; die vier bekanntesten, Nitrofurantoin, Nitrofurazon, Furazolidon, Furaltadon, werden einzeln vorgestellt. Als Diuretica kommen Drogenpräparate, anorganische Salze (besonders Kaliumsalze), Harnstoff, bestimmte Zucker, Kationenaustauscher, Purine, Pyrimidine, symm. Triazine, Quecksilberderivate, Sulfonamidderivate, Saluretica und Aldosteron-Hemmer in Betracht. Nach dem Wirkungsmechanismus lassen sich diese Diuretica in verschiedne Gruppen einteilen. Es wird auf das Problem der Nebenwirkungen hingewiesen. R. Maune. 4385.

Gaudrat, Pierre; Alfort, École Nat. Vétérin. Cholestérol et régimes supplémentes par les antibiotiques. **(Das Cholesterol und die ergänzende Wirkungsweise der Antibiotica.)** Diss. Alfort **1961** 59 S. – 3 Abb., 8 Tab., 37 Lit. K. Reinhardt. 4400.

Kivman, G. Ja. und Kalinina, N. A. (Kiwman, G. Ja. und Kalinina, N. A.); Moskau, Inst. für Pharmakol. und Chemotherapie der Akad. der Med. Wiss. der UdSSR, Abt. für Chemotherapie. Stimulirujuščee dejstvie antibiotikov gruppy tetraciklinov na poglotitel'nuju funkciju retikulo-ėndotelial'noj sistemy. **(Die stimulierende Wirkung von Antibiotica aus der Gruppe der Tetracycline auf die Absorptionsfunktion des Reticuloendothels.)** Bjulleteń ėksperimental'noj biologii i mediciny, Moskva **53(27)** (1962) Nr. 6. S. 46–48. – 2 Tab., 11 Lit. Zus. in Engl.

In vorliegender Arbeit wird der Einfluß des Chlortetracyclins und des Oxytetracyclins auf die Absorptionsfunktion des RES in Tierversuchen mit weißen Mäusen geprüft. Diese Präparate wurden in verschiedenen Dosierungen per os 30 Min. oder i.v. 5 Min. vor der Applikation einer Staphylokokkenkultur verabreicht. Man ermittelte Möglichkeiten zur Stimulierung der Absorptionsfunktion, wenn die Antibiotica in therapeutischen oder etwas darüber liegenden Dosierungen (1–2 mg bei per os-Verabreichung und 0,1–0,5 mg bei i.v. Injektion) verabfolgt wurden. Das fand seinen Ausdruck darin, daß bei antibioticabehandelten Tieren im Vergleich zu den Kontrolltieren weniger Staphylokokken aus dem Blut gezüchtet werden konnten. Es ist durchaus möglich, daß diese Art Stimulierung des RES eine gewisse Bedeutung für die therapeutische Wirksamkeit der Antibiotica besitzt. W. Bathke. 4400.

Teoste, M.; Inst. für Exp. und Klin. Med. der Akad. der Wiss. der Estn.SSR. Rezul'taty lečenija streptomicinom i streptomicinom v kombinacii s gormonami na tečenie ėksperimental'nogo tuberkuleza i na nekotorye pokazateli obmena veščestv. **(Behandlungsergebnisse mit Streptomycin in Kombination mit Hormonen auf den Verlauf der experimentellen Tuberkulose und auf einige Stoffwechselkriterien.)** Izvestija Akademii nauk Ėstonskoj SSR. Serija biologičeskaja, Tallin **10** (1961) Nr. 3. S. 195–200. – 1 Abb., 4 Tab., 5 Lit. Orig.: estn., Ausz.: russ., dtsch.

Die bei Meerschweinchen hervorgerufene experimentelle Tuberkulose zeichnete sich durch einen stürmischen Verlauf aus. Es wurde der Therapieeffekt des Streptomycins allein und in Kombination mit ACTH oder Cortison geprüft. Als Stoffwechselkriterien dienten der Sauerstoffverbrauch, die 17-Ketosteroidausscheidung im Harn, der Vitamin C-Spiegel im Serum, die Körpertemperatur und Bewegungsdynamik der Tiere. Es zeigte sich, daß Streptomycin in Kombination mit Hormonen einen besseren Therapieeffekt besaß als Streptomycin allein. Die besseren Ergebnisse werden durch eine erhöhte Nebennierenrindenaktivität und durch die Stoffwechselsteigerung erklärt. Somit scheint bei der tuberkulostatischen Therapie die ACTH- und Cortisonanwendung berechtigt, auch wenn keine Hinweise für eine Nebennierenrindeninsuffizienz bestehen. H. John. 4400.

Slugin, V. S. (Slugin, W. S.); Puschkino, Gebiet Moskau, RSFSR, Pelztierzuchtsowchos. Primenenie biomicina dlja profilaktiki želudočno-kišečnych zabolevanij u krolikov. **(Die Anwendung von Biomycin für die Prophylaxe der Magen-Darmerkrankungen bei Kaninchen.)** Krolikovodstvo i zverovodstvo, Moskva **5** (1962) Nr. 4. S. 21.

Erkrankungen der Organe des Verdauungstraktes kommen bei Kaninchen relativ häufig vor. Besonders erkranken Jungtiere im Alter von 2–3 Mon., aber auch klimatische Faktoren wirken nach Ansicht des Verfassers prädisponierend. Bei der Behandlung dieser Erkrankungen mit Penicillin, Terramycin, Biomycin und Tetracyclin treten nach den Angaben des Schrifttums toxische Erscheinungen und häufig sogar Todesfälle bei Kaninchen auf. Aus diesem Grunde führte der Verfasser 1959/60 Fütterungsversuche mit Biomycin durch. Er verabreichte den Versuchstieren über mehrere Tage 10 mg Biomycin täglich. 5–9 Tage nach Versuchsbeginn waren alle Tiere verstorben, die Kontrolltiere erfreuten sich bester Gesundheit. Pathologisch-anatomisch waren eine katarrhalische Entzündung der Verdauungsorgane, gelb-schleimige Massen in den Därmen und eine Entartung der großen Parenchyme festzustellen. Vf. führte daraufhin weitere Versuche an erkrankten Kaninchen durch, wobei er geringere Mengen Biomycin (0,5–1,7 mg täglich je nach Alter) verabreichte. Die Todesfälle waren hierbei in den nichtbehandelten Kontrollgruppen doppelt so hoch wie bei den behandelten Tieren. Daraufhin wurde Biomycin in der angegebenen Dosierung bis zu 15 Tagen in Kaninchengroßbeständen (über 15000 Stück) mit gutem Erfolg angewandt.

E. Werner. 4400.

Lambelin, G., Dive, M., Joarlette, P. und Marchand, L.; Bruxelles. Essais cliniques, en pratique rurale, de la kanamycine seule ou associée à la pénicilline. **(Klinische Versuche in der ländlichen Praxis über die Wirkung von Kanamycin allein oder zusammen mit Penicillin.)** Ann. Méd. vétérin. **106** (1962) Nr. 4. S. 252–267. K. Reinhardt. 4400.

Ritzerfeld, W.; Münster/Westf., Westfäl. Wilhelms-Univ., Hyg. Inst. **Untersuchungen zur antibakteriellen Wirkung von Paromomycin.** Z. Hyg. Infektionskrankh. **148** (1962) Nr. 6. S. 507–511. – 4 Abb., 2 Tab., 7 Lit.

Das aus *Streptomyces rimosus forma paromomycinus* gewonnene Breitspektrum-Antibioticum Paromomycin wurde mittels Stanzlochtest, Röhrchentest und Atemmessung nach Warburg auf seine Wirksamkeit bei 1525 Bakterienstämmen geprüft (Staphylokokken, Streptokokken und gram-negative Stäbchen). Eine deutliche Wirkung zeigte sich bei Staphylokokken und einem bedeutenden Teil der gram-negativen Stäbchen (vor allem Coli- und Proteus-Bakterien). Streptokokken wurden dagegen relativ wenig beeinflußt. Die bei der Atemmessung von Staphylokokken, Coli und Salmonellen erzielten Ergebnisse ermöglichen eine genauere Differenzierung, so daß offenbar der Testsubstanz bei hoher Dosierung eine degenerative bzw. bakterizide Wirkung zugesprochen werden kann. Die guten Effekte des Paromomycin auf die Darmkeime und auf pathologische Staphylokokkenstämme lassen bei hoher Dosierung eine wirkungsvolle Beeinflussung der Darmerkrankung – in Übereinstimmung mit bisherigen klinischen Erfahrungen – als durchaus möglich erscheinen. Chr. Meinecke. 4400.

Hattiangady, S. R. und Kulkarni, P. E.; Bombay, Veterin. Coll. A report on the use of „vallergan“ (trimeprazine tartrate-M. & B.) as a sedative and premedicant in animals. **(Bericht über die Verwendung von „Vallergan“ [Trimeprazintartrat-M. & B.] als Sedativum und zur Prämedikation bei Tieren.)** Indian veterin. J. **39** (1962) Nr. 8. S. 448–450. E. Wiesner. 4412.

Korneev, N. E. und Žulenko, V. N. (Kornejew, N. Je. und Shulenko, W. N.); Moskau, Technol. Inst. für Fleisch- und Milchind. Ditilin dlja rasslablenija muskulatury u svinej. **(Ditilin zur Muskelerschlaffung beim Schwein.)** Veterinarija, Moskva **39** (1962) Nr. 1. S. 62.

Ditilin gehört zu den curareähnlichen Präparaten. Es wird von den Vff. seit 1958 zur Muskelerschlaffung bei verschiedenen Operationen und zur Betäubung vor dem Schlachten angewandt. Das Präparat wird in 5 und 10%-iger Lösung in einer Dosierung von 0,0008–0,001 g je kg Kgw. s.c. oder i.m. angewandt. Versuche an 102 Schweinen zeigten, daß die wirksame Dosis von 0,0008 g je kg Kgw. in 10%iger Lösung in 87% der Fälle nach 3–3½ Min. zur Muskelerschlaffung für die Dauer von 14–20 Min. führt. Eine längere Wirkungsdauer erfordert eine wiederholte Injektion. M. Rauch. 4415.

Winter, D. und Timar, Magda; Bukarest, Rumänien, Chem.-Pharmaz. Inst., Pharmaz. Abt. **Experimentelle Untersuchungen über das Wiedereinschlafen aus der Barbituratnarkose erwachter Tiere.** Pharmazie **17** (1962) Nr. 8. S. 454–455. – 1 Tab., 20 Lit.

Erhalten männliche Ratten, Kgw. 100–140 g, nach dem Erwachen aus einem Tiefschlaf (71 ± 5 min), der durch i.p. Injektion von 100 mg/kg Natrium-Amytal (10%ige Lösung) hervorgerufen worden ist, verschiedene Neuroleptica, Ataraktica, Relaxantien sowie einige chemisch und pharmakologisch völlig andere Pharmaca, so schlafen die Tiere fast stets erneut ein. Aus dem Prozentsatz der eingeschlafenen Tiere oder aus der Schlafdauer des Zweitschlafes lassen sich keine Unterschiede zwischen Substanzen mit potenzierender und solchen mit additiver Wirkung ableiten. Es wird angenommen, daß durch die synergistische Wirkung der untersuchten Substanzen die noch vorhandenen unterschwelligen Barbituratmengen für ein Wiedereinschlafen ausreichen.
R. Maune. 4415.

Tavernor, W. D.; North Mimms, Herts., Roy. Veterin. Coll., Field Stat., Dep. of Surgery. An assessment of promazine hydrochloride as a sedative in the dog. **(Eine Beurteilung von Promazinhydrochlorid als Sedativum für Hunde.)** Veterin. Rec. **74** (1962) Nr. 28. S. 779–783. — 3 Abb., 3 Tab., 7 Lit.

Zunächst wird an je 2 mit Thiopentonnatrium narkotisierten Hunden gezeigt, daß die blutdrucksenkende Wirkung (i.v.) von Promazin gegenüber Trimeprazin und Chlorpromazin geringer ist und bei der normalen Dosierung von 1,0 mg/0,5 kg praktisch keine Rolle spielt. Dann wird über zahlreiche Fälle berichtet, bei denen Promazin entweder zur Prämedikation (120 Tiere) oder allein bzw. in Kombination mit Narkotica (insgesamt 72 Tiere) verwendet worden ist. Die Applikation erfolgt entweder i.v. oder i.m. Wie die Ergebnisse zeigen, kann Promazin für die Verwendung bei Hunden empfohlen werden. Die Tiere werden beruhigt, die Wirkung anderer Narkotica wird potenziert, und die Tiere erholen sich schnell von der Narkose. R. Maune. 4415.

Bertrand, M. und Ferney, J.; Lyon. Choix et posologie des oestrogènes. **(Auswahl und Dosierung von Oestrogenen.)** Bull. Soc. Sci. vétérin. Méd. comparée Lyon **63** (1961) Nr. 4. S. 293–306.; Nr. 5. S. 333–345. — 12 Abb., 46 Lit.

Übersichtsreferat erörtert die physiko-pharmakologischen Wirkungen auf weibliche und männliche Organismen, die Indikationen, die anwendbaren Stoffe (natürliche und synthetische Oestrogene), die auf physikalischem oder chemischem Wege langwirkende Oestrogene, die Arten der Applikation, Dosierung und Behandlungsgang unter Berücksichtigung physiologischer und pharmako-dynamischer Effekte. K. Wohanka. 4420.

Macdonald, Gordon J. und Reece, Ralph P.; New Brunswick, N. J., Agric. Exp. Stat., Dep. of Dairy Sci. Quantitative response of rat mammary glands to mammogens. I. Estrogen alone and with progesterone. **(Die Reaktion der Milchdrüse auf Mammogene. 1. Mitt. Oestrogen und Oestrogen in Kombination mit Progesteron.)** Proc. Soc. exp. Biol. Med. **110** (1962) Nr. 3. S. 647–651. — 1 Abb., 1 Tab., 6 Lit.

Die Oestrogen-induzierte Vergrößerung des Gangsystems der Milchdrüsen säugender, kastrierter Albino-Ratten wurde untersucht. — 2 μg 17-β Oestradiolpropionat stimulierten das Wachstum der Milchdrüsen mehr als 1,0 μg. Der Effekt von 4 μg war nicht größer als der von 2 μg. — 0,5 μg Oestrogen mit 1,0 mg Progesteron kombiniert verabreicht, stimulierte das Wachstum des Milchdrüsengangsystems mehr als 2,0 μg Oestrogen allein.
H. Seidel. 4420.

Kornilova, T. I. und Ždanov, G. L. (Kornilowa, T. I. und Shdanow, G. L.); Inst. für Chemie Natürl. Verbind. der Akad. der Wiss. der UdSSR. Sravnenie anaboličeskoj aktivnosti testosteronpropionata, 19-nor-D-gomotestosterona i nekotorych ego proizvodnych. **(Vergleich der anabolischen Aktivität von Testosteronpropionat, 19-Nor-D-Homotestosteron und einiger**

seiner Derivate.) Doklady Akademii nauk SSSR, Moskva **145(30)** (1962) Nr. 5. S. 1163–1165. – 1 Abb., 1 Tab., 5 Lit.

Die androgene Aktivität von 19-Nor-D-Homotestosteron und einer Reihe seiner Derivate wurde mittels des Samenblasen- und Prostatatestes an infantilen kastrierten Ratten gemessen, die anabole Aktivität am M. levator ani. Als Standard diente Testosteronpropionat. Es wurden s.c. 0,7 oder 3,5 mg/Tier 7 Tage lang verabreicht. Alle untersuchten Stoffe, insbesondere das Phenylpropionat des 19-Nor-D-Homotestosteron, besitzen eine höhere anabole Wirksamkeit als Testosteronpropionat. Im Gegensatz zu Testosteronpropionat, dessen Verhältnis anaboler und androgener Aktivität sich wenig mit der Dosis verändert, besitzen die 19-Nor-D-Homotestosteronderivate eine höhere anabole Wirksamkeit bei niedrigen Dosen. Mit der Vergrößerung der Dosis wächst die androgene Aktivität, während sich die anabole Aktivität wenig von der geringerer Dosen unterscheidet. G. Pose. 4420.

Delmotte, Daniel; Alfort, École Nat. Vétérin. Quelques indications de l'hormone somatotrope chez le chien et le chat. **(Indikationen für die Anwendung des somatotropen Hormons beim Hund und bei der Katze.)** Diss. Alfort **1961** 53 S. – 1 Abb., 34 Lit. K. Reinhardt. 4420.

Chaudhuri, R. P.; Izatnagar, Indian Veterin. Res. Inst. Field tests with some newer insecticides for the control of the one-host cattle tick Boophilus microplus (canes). **(Feldversuche mit einigen neueren Insektiziden zur Bekämpfung der Ein-Wirt-Zecke Boophilus microplus des Rindes.)** Indian veterin. J. **39** (1962) Nr. 8. S. 420–428. – 3 Tab., 5 Lit.

Die vom Vf. durchgeführten Versuche dienten dem Ziel, vergleichend die Wirksamkeit einer Anzahl neuerer Insektizide bei der Bekämpfung der Ein-Wirt-Zecke *Boophilus microplus* des Rindes zu bestimmen. Im ersten Versuch wurde Diazinon 0,05% ig, Malathion und Toxaphen 0,5%ig sowie eine Mischung von 0,5%igem DDT und 0,025%igem Lindan verwendet. Eine zwei Tage nach erfolgter Behandlung angesetzte Prüfung ergab (ausgenommen für Toxaphen) vollständig von adulten weiblichen Zecken freie Rinder. Die Mischung aus DDT und Lindan wirkte am schnellsten. Diazinon und Malathion hielt die Rinder 8–14 Tage frei von adulten weiblichen Zecken, nicht aber larven- und nymphenfrei. Die DDT-Lindan-Mischung schützte die Rinder wenigstens 29 Tage vor den Zeckenweibchen und beseitigte auch die Jugendformen der Zecke. In einem zweiten Versuch kam Coumaphos und Neguvon als 0,125%ige, 0,5%ige und 0,75%ige Lösung, Fenchlorphos als 0,5%ige und 0,75%ige und DDT als 0,25%ige und 0,5%ige Lösung zur Anwendung. Vier Tage nach der Behandlung mit den verschiedenen Medikamenten und Konzentrationen waren die Rinder praktisch vom Befall durch adulte Zeckenweibchen befreit, ausgenommen die mit 0,25%igem DDT behandelten Tiere. Alle drei Neguvon-Konzentrationen und das 0,75%ige Coumaphos wirkten schneller als die anderen Mittel. Die 0,5%igen und 0,75%igen Lösungen von Coumaphos und Neguvon sowie die 0,5%ige DDT-Lösung entfernten sogar die Larven- und Nymphenstadien der Zecke vom Körper der behandelten Tiere. Toxische Erscheinungen wurden nirgends beobachtet.
G. Diez. 4450.

Turk, R. D., Ueckert, B. W. und Bell, R. R.; College Station, Agric. and Mechanical Coll. of Texas, School of Veterin. Med., Dep. of Veterin. Parasitol. Observations on thiabendazole as an equine anthelmintic. **(Beobachtungen mit Thiabendazole als Anthelminthicum bei Equiden.)** J. Amer. veterin. med. Assoc. **141** (1962) Nr. 2. S. 240–242. – 1 Abb., 2 Tab., 15 Lit.

Die Verträglichkeit und anthelminthische Wirksamkeit von Thiabendazole (2-(4'-thiazol)benzimidazole) wurden an mit Strongyliden natürlich infizierten

Pferden geprüft. Selbst bei Applikation von 200 und 400 mg/kg Kgw. sowie 200 mg/kg Kgw. über 1 Monat in 4wöchentlichen Abständen waren keine Anzeichen von Intoxikation zu beobachten. 17 Pferde erhielten 100 mg/kg Kgw. des Wirkstoffes entweder mit dem Futter oder mit der Nasenschlundsonde. Die durchschnittliche Eizahl je Gramm Faeces lag vor der Behandlung bei 1.269; koprologisch negativ wurden alle Versuchstiere zwischen dem 4. und 7. Tag nach der Behandlung. Die Versuchsreihe wiederholten Vff. in einem sog. „kritischen Test" in derselben Dosierung an 5 Pferden, von denen 1 als unbehandelte Kontrolle diente. 7 Tage nach der Behandlung wurden die 5 Pferde parasitologisch seziert. 2 Tiere waren frei von Strongyliden, die anderen beiden Pferde beherbergten bedeutend weniger Parasiten (960 kleine Strongyliden, 30 *Strongylus vulgaris*, 30 *Strongylus edentatus* und 60 kleine Strongyliden) als die unbehandelte Kontrolle (53.760 kleine Strongyliden, 210 *Strongylus vulgaris*, 240 *Strongylus equinus*, 120 *Strongylus edentatus*). R. Jungmann. 4460.

Roberts, S. J. und Bentinck-Smith, J.; Ithaca, N. Y., New York State Veterin. Coll., Dep. of Med. and Obstetrics, Ambulatory Clin.; Dep. of Bacteriol. and Pathol. Observations and results of using an organic phosphate compound for the treatment of bots and strongyles in horses. **(Beobachtungen und Ergebnisse nach Verwendung einer organischen Phosphorverbindung zur Bekämpfung von Strongyliden bei Pferden.)** Cornell Veterinarian **52** (1962) Nr. 4. S. 596–598. — 3 Lit. E. Wiesner. 4460.

Hadžović, S.; Sarajevo, Univ., Veterin. Fac., Klin. za Unutrašnje Bolesti sa Farmakol. Anthelmintički efekat Stannumovih preparata kod psa. **(Zur anthelminthischen Wirkung von Zinnpräparaten beim Hund.)** Veterinaria [Sarajevo] **11** (1962) Nr. 2. S. 191–196. — 2 Tab., 6 Lit. Zus. in Engl.
Zur Klärung der therapeutischen Wirksamkeit von Zinnpräparaten bei Helminthosen des Hundes wurden teils natürlich, teils künstlich invadierte Hunde mit Stannum pulv. und Zinnoxyd bei wechselnder Dosierung (0,5–4,0 g pro dosi) über einige Tage behandelt. Durch koprologische Untersuchungen konnte kein Einfluß des Zinns auf *Taenia echinococcus*, *T. pisiformis*, *Mesocestoides lineatus* und *Nematoden* festgestellt werden. Es kam lediglich zu einer geringen Wirkung auf *Dipylidium caninum* und *Taenia hydatigena*.
P. Schmidt. 4460.

Emby, G. N. und Gallagher, P. J.; Johannesburg, African Explosives and Chem. Ind., Ltd., Res. Dep. Factors affecting losses of benzene hexachloride in dipwash samples. **(Faktoren, die Verluste von Benzolhexachlorid in Proben von Badeflüssigkeiten bedingen.)** J. South African veterin. med. Assoc. **32** (1961) Nr. 1. S. 71–74. — 3 Tab., 2 Lit.
Aus der Literatur ist bekannt, daß die Benzolhexachlorid-Konzentration in über längere Zeit in Tanks aufbewahrten Flüssigkeiten nach dem Baden von Tieren absinkt. Aus diesem Grund hat sich eine regelmäßige chemisch-analytische Untersuchung als notwendig erwiesen. Zu diesem Zweck wurden bisher Proben aus den Tanks entnommen und gewöhnlich in Glasbehältern in die weiter entfernt gelegenen Laboratorien eingeschickt, wobei das Material längere Zeit auf dem Transportweg war. In diesem Zusammenhang wies Allan, 1955, auf die mögliche bakterielle Zersetzung des Wirkstoffes und eine damit verbundene Konzentrationsminderung hin. Vff. überprüften diese Frage erneut und untersuchten darüber hinaus, ob die bisher zur Probenentnahme benutzten, leicht zerbrechlichen Glasgefäße durch Kunststoffbehältnisse (Polythene) ohne Konzentrationsverluste ersetzt werden können. In den Versuchen wurde die Gamma-Isomere des Benzolhexachlorids verwendet. Die Proben entstammten Tanks aus verschiedenen Gegenden Südafrikas und wurden über längere Zeit in bestimmten Abständen chemisch untersucht. Es wurde festgestellt, daß mit zunehmender Zeitdauer die Wirkstoffkonzen-

tration abnimmt; sie lag nach 11 Wochen gegenüber dem Ausgangswert um mehr als 50% niedriger. Bei in Kunststoffbehältnissen aufbewahrten Flüssigkeiten sank die Konzentration gegenüber denen in Glasgefäßen (gesäubert, ungesäubert) noch weit unter 50% ab. – Bei Zugabe von 0,16% As_2O_3 wird die bakterielle Zersetzung weitgehend gehemmt. Kunststoffbehälter sind zur Aufbewahrung von Benzolhexachlorid-Lösungen unbrauchbar.

R. Jungmann. 4460.

Turner jun., E. C., Watson, D. F. und McClaugherty, F. S.; Blacksburg, Virginia Polytechn. Inst., Virginia Agric. Exp. Stat., Dep. of Entomol.; Dep. of Veterin. Sci.; Dep. of Animal Husbandry. Anthelmintic activity of systemic insecticides udes in control of cattle grubs. **(Anthelminthische Wirkung systemischer Insektizide, die zur Bekämpfung von Dassellarven verwendet werden.)** J. Amer. veterin. med. Assoc. **141** (1962) Nr. 3. S. 360–361.

Vff. untersuchten an Kälbern im Vergleich mit Phenothiazin (220 mg/kg) folgende Insektizide: Trichlorphon (1-Oxy-2,2,2-Trichloroxyaethyl-Phosphonsäuredimethylester, 38 mg/kg, oral), Ruelene (4, tert. Butyl-2-Chlorphenyl-Methyl-Methylphosphorsäureamid, 43 und 50 mg/kg, oral) und CL 38,023 [0,0-Dimethyl-0-p-(Dimethyl-Sulfamoyl)-Phenyl-Thiophosphat, 15 mg/kg, i.m.]. Als Wirkungsmaßstäbe dienen die Zahl der Dassellarven je Tier und die Zahl der Nematodeneier je Gramm Kot. Gute anthelmintische Wirkung für die Dauer von mindestens 14–16 Wochen besitzen Ruelene und Trichlorphon. Die Wirkung auf Dassellarven ist besonders stark bei CL 38,023, etwas weniger gut auch bei Ruelene vorhanden. Phenothiazin zeigt weder eine wesentliche Wirkung auf die Nematoden, noch auf Dassellarven.

P. Müller. 4460.

Pol'akov, A. A., Tržececká, T. A., Arbuzov, K. N. und Čepurov, K. P.; Moskva, Všesväzový Výskumný Veterin. Ústav; Samarkand, Uzbecky Pol'nohospodársky Ústav. Baktericídne účinky kysličníka dusičitého. **(Bakterizide Wirkung von Stickstoffdioxyd [NO_2].)** Veterin. Časopis **11** (1962) Nr. 4. S. 407–411. – Zus. in Russ.

Eine Stickstoffdioxydkonzentration von 50–100 g/m³ vernichtet innerhalb von 3–5 Min. die auf Samen bestimmter Kulturpflanzen, auf Heu und im Boden befindliche vegetative und Sporenmikroflora. Den asporogenen Urheber der Baumwollstrauchgommose, die Sporen von *Ustilago myadis*, *Nigrospor. oryzae* und *Penicillium glaucum* vernichtet das NO_2 (Konzentration von 100 g/m³) im Laufe von 5 Min. Die nicht sporulierenden Mikroben, wie z. B. *Staph. aureus*, werden durch eine NO_2-Konzentration von 500 g/m³ innerhalb von 5 Min. vernichtet. Die vegetativen Formen und Sporen von *Bac. chauvoei*, *Bac. perfringens*, *Bac. botulinus*, *Bac. tetani* und *Bac. anthracis* unterliegen einer NO_2-Konzentration von 500 g/m³ nach 15 Min.

B. Hamzová. 4480.

Liebler, O. und Brockmann, P.; Röttingen; Neustadt/Aisch. **Antihistaminbehandlung in der tierärztlichen Praxis.** Tierärztl. Umschau **17** (1962) Nr. 11. S. 398–400.

Das in der Humanmedizin seit langem bekannte Benadryl (Fa. Parke, Davis & Co., München) kann nach den Erfahrungen der Vff. mit gutem Erfolg auch in der veterinärmedizinischen Praxis angewandt werden. Es hat sich gezeigt, daß solche Krankheitsfälle, die einer wiederholten Behandlung mit vergleichbaren Antihistamin-Präparaten bedurften, bereits mit einer einzigen Benadryl-Applikation in relativ niedrigen Dosierungen ausgeheilt werden können. Unangenehme Lokalreizwirkungen bei der i.m. Verabreichung wurden nicht beobachtet. Die Behandlung mit Benadryl besitzt überwiegend symptomatischen Charakter, so daß demnach eine gleichzeitige Causaltherapie stets folgen sollte. In einer ausführlichen Kasuistik werden die Anwendungsmöglichkeiten für Benadryl aufgezeigt. Es konnten Heilungserfolge bei fütterungsbedingten und infektiösen Durchfällen von Läuferschweinen und Kälbern, bei der Ödemkrankheit von Ferkeln, bei Tympanie von Jungrindern sowie bei Puerperalstörungen von Sauen festgestellt werden. Weiterhin führte eine Antihistamin-Calcium-Behandlung bei gebärpareseerkrankten Kühen zu sehr schnellem Erfolg. Metastatische Gelenkaffektionen nach Mastitis und Endometritis bei Kühen konnten durch ein- bis dreimalige Behandlung geheilt werden. Ebenso wurde eine erfolgreiche Behandlung von Pferden mit akuter Hufrehe durch dreimalige Benadryl-Verabreichung (ohne Aderlaß) beobachtet. Chr. Meinecke. 4490.

Grinštejn, V., Medne, K., Čipen, G. und Veveris, A. (Grinstein, W., Medne, K., Tschippen, G. und Weweris, A.); Inst. für Organ. Synthese der Akad. der Wiss. der Lett.SSR. Tuberkulostatičeskaja aktivnost' nekotorych proizvodnych aminoguanidina i diaminoguanidina i ee zavisimost' ot struktury. **(Tuberkulostatische Wirksamkeit der Aminoguanidin- und Diaminoguanidinderivate und ihre Abhängigkeit von der chemischen Struktur.)** Izvestija Akademii nauk Latvijskoj SSR, Riga **1961** Nr. 10. S. 89–100. — 4 Tab., 9 Lit. Orig.: russ., Ausz.: engl., dtsch.

Die tuberkulostatische Aktivität der aliphatischen 1-Acylamidoguanidine ist äußerst gering, steigt jedoch in den entsprechenden Verbindungen der Benzol- und Pyridinreihe. Das 1-Acyl-3-Aminoguanidin ist unstabil und geht in die Triasolderivate über. Die stabilen Abkömmlinge des 1-Acyl-3-Aminoguanidins besitzen allerdings eine gute tuberkulostatische Wirkung. Die Monoacylhydrazone des Diaminoguanidins zeigen in vitro eine bedeutende tuberkulostatische Aktivität, aber auch einen ausreichenden therapeutischen Effekt bei der experimentellen Tuberkulose. Das Dibenzoldiaminoguanidin scheint noch wirksamer zu sein als die bisher genannten Substanzen. In der Zukunft werden den Guanylhydrazonen, besonders den gemischten Guanylhydrazonen-Thiosemikarbazonen-beta-Diketonen, besondere tuberkulostatische Bedeutung zukommen. Diese Wirkung der genannten Substanzen wurde in vitro an 7 Stämmen *Mycobacterium tuberculosis*, var. human. et bovin., getestet. H. John. 4490.

Mottot, Gérard; Alfort, École Nat. Vétérin. De l'utilisation thérapeutique de la cyamépromazine en pathologie bovine. **(Die therapeutische Anwendung von Cyamepromazin bei Erkrankungen des Rindes.)** Diss. Alfort **1961** 52 S. — 20 Lit. K. Reinhardt. 4490.

Kukovetz, W. R.; Graz, Univ., Pharmakol. Inst. **Kontraktilität und Phosphorylaseaktivität des Herzens bei ganglionärer Erregung nach adrenerger Blockade und unter Atropin.** Naunyn-Schmiedebergs Arch. exp. Pathol. Pharmakol. **243** (1962) Nr. 5. S. 391–406. — 7 Abb., 2 Tab., 36 Lit. Zus. in Engl.

Kaninchen, Kgw. 2,5–3 kg, werden durch Nackenschlag getötet, das rasch entnommene Herz wird zunächst in eiskalter Lockelösung gewaschen und dann bei 37 °C mit sauerstoffgesättigter Lockelösung perfundiert und mit einem schwingungsgedämpften Schreibhebel verbunden. Die zu prüfenden Substanzen werden, gelöst in 0,9%iger Kochsalzlösung, in den Bulbus aortae injiziert. Während des Versuchs werden zu verschiedenen Zeiten Herzmuskelproben aus dem rechten Ventrikel zwecks Phosphatase- und Trockengewichtsbestimmungen entnommen. Da die Frequenz und die Kontraktionsamplitude bei atropinisierten Kaninchenherzen signifikant höher sind als bei nichtatropinisierten, muß auch der isolierte Herzmuskel unter einem hemmenden cholinergen Einfluß stehen. Versuche mit Acetylcholin, Nicotin, DMPP (1,1-Dimethyl-4-phenyl-piperazin) und Sebacyldicholin deuten auf einen engen Zusammenhang zwischen den durch ganglionwirksame Substanzen hervorgerufenen mechanischen Veränderungen (Herzmuskelkontraktionen) und den

Veränderungen im Enzymsystem (Erhöhung der Phosphorylaseaktivität). Da Atropin im Kaninchenherzen schnell zerstört wird, ist eine Dauerinfusion der diskontinuierlichen Atropinisierung vorzuziehen. R. Maune. 4500.

Straub, Joachim; Hannover, Tierärztl. Hochschule, Pharmakol. Inst. **Untersuchung zentral dämpfender Pharmaca mit Hilfe der Abwehrreaktionen des Goldhamsters.** Diss. Hannover **1962** 31 S. — 10 Abb., 33 Lit.

Es sollte untersucht werden, ob die Abwehrreaktionen des Goldhamsters geeignet sind, die sedativen Effekte von Pharmaca zu bewerten. Deshalb sind insgesamt 96 Goldhamster, Kgw. 60–120 g, in Gruppen zu je 8 Tieren mit verschiedenen Substanzen s.c. und peroral behandelt und anschließend mit einem mit Gummimuffen versehenen Péan je sechsmal gereizt worden. Es sind folgende Substanzen untersucht worden: Chlorpromazin, Combelen, Pecacin, Reserpin, Luminal, Thalidomid, Bromaethinylcyclohexanol, Morphin, Hydromorphon, Dolantin, Valeronitril und Iproniazid. Auf Grund der Ergebnisse kann die hier beschriebene Methode als geeignet für die Testung von Sedativa angesehen werden. Chlorpromazin, Combelen, Reserpin und Luminal zeigen einen Zusammenhang zwischen Dosierung und anxiolytischer Wirkung; bei den Barbituraten setzt die anxiolytische Wirkung allerdings erst bei Dosen ein, die bereits Störungen der motorischen Koordinaten bewirken. Morphin, Pethidin und Hydromorphon haben ebenfalls eine deutliche anxiolytische Wirkung, die aber nicht streng dosisabhängig ist. Die anderen untersuchten Substanzen zeigen keine Wirkung. Vorbehandlung mit Iproniazid hebt die anxiolytische Wirkung des Reserpins auf. R. Maune. 4500.

Ichikawa, Shigetaka und Yamada, Jiro; Osaka, Japan, Univ., Coll. of Agric., Dep. of Veterin. Sci. Biological actions of free and albumin-bound arachidonic acid. **(Die biologische Wirksamkeit freier und albumingebundener Arachidonsäure.)** Amer. J. Physiol. **203** (1962) Nr. 4. S. 681–684. — 3 Abb., 4 Tab., 5 Lit.

Die Wirkung freier und albumingebundener Arachidonsäure, die glatte Muskulatur anzuregen und den Blutdruck zu senken, wurde untersucht. Jejunum und Ileum von Meerschweinchen und Kaninchen waren gegenüber Arachidonsäure am empfindlichsten, während das Duodenum beider Tierarten sowie der gesamte Dünndarm der Ratte wenig angeregt werden konnte. Eine Konzentration von $1{,}5 \cdot 10^{-7}$ g freier Arachidonsäure pro ml Tyrodelösung bei 37,5 °C führte bereits zu einer submaximalen Kontraktion der glatten Muskulatur. Eine Dosis von 3–6 μM Arachidonsäure bewirkt einen Abfall des Blutdrucks beim Kaninchen (40–80 mm Hg), während Hunde gegen die Depressorwirkung der Arachidonsäure widerstandsfähig sind. Albumingebundene Arachidonsäure besitzt sowohl bei der Anregung der glatten Muskulatur als auch bei der Senkung des Blutdrucks die gleiche Wirksamkeit wie die freie Säure. Dies läßt den Schluß zu, daß Arachidonsäure ihre biologische Wirksamkeit bereits entfalten kann, wenn sie in den Blutstrom gelangt. E. Grün. 4500.

Houwishi, Yousri Khamis; Hannover, Tierärztl. Hochschule, Klin. für Rinderkrankh. **Experimentelle Untersuchungen am Kaninchen zur Verhütung von peritonealen Adhäsionen mit verschiedenen Glukocorticoidpräparaten.** Diss. Hannover **1962** 111 S. — 2 Abb., 5 Tab., 295 Lit.

Mittels i.p. Verabreichung von 250–1000 mg Talkum an Kaninchen wurden Verklebungen und Verwachsungen des Peritoneums sowie Talkumgranulome erzeugt, die 4–28 Tage nach der Operation nachgewiesen wurden. Durch gleichzeitige i.p. Verabreichung eines Glukocorticoidpräparates sollte geprüft werden, inwieweit es hiermit gelingt, postoperative Adhäsionen zu verhindern. Mittels 25 mg Prednisol-Acetat (I) in Form der „Combisonum“-Salbe sowie mittels 5 mg 9α Fluorhydrocortison-Azetat (II) in Form der Salbe „Scherofluron compositum“ gelang es nicht, bzw. beim erstgenannten Mittel nur unbedeutend,

Verklebungen zur verhüten. Das letztgenannte Präparat löste sogar von sich aus Verklebungen aus. Mit 25 mg I in Form der „Hostocortin H Kristallsuspension" sowie mittels 3–6 mg II in Form des „Scheroflurons" konnten Adhäsionen verhindert werden. Die Versuche, die sämtlich unter Antibioticaschutz durchgeführt wurden, zeigten im einzelnen noch, daß zur Adhäsionshemmung eine der Stärke des Reizes entsprechende Dosierung erforderlich ist. W. Seffner. 4500.

Herrmann, I. und Repke, K.; Berlin, Dtsch. Akad. der Wiss., Forschungsgemeinsch., Inst. für Med. und Biol.; Inst. für Biochem. **Über eine neue Form der Conjugation von Geninen im tierischen Stoffwechsel.** Mber. dtsch. Akad. Wiss. Berlin **4** (1962) Nr. 8. S. 527–528. — 10 Lit.
In vitro Versuche, bei denen die mikrosomenfreie Fraktion aus Meerschweinchen-Leberhomogenat mit Digitoxigenin (Sulfat-konjugierendes System, 4 Std. bei 37 °C) incubiert wird, zeigen, daß beim Meerschweinchen die Entgiftung freigesetzten Genins durch Veresterung mit Schwefelsäure am $C_{(3)}$-OH erfolgt. Das entstehende Steroidsulfat wird papierchromatographisch durch einen positiven Rhodizinat-Test und den Nachweis von Digitoxin nach Solvolyse in Dioxan-Trichloressigsäure bestimmt (R_F 0,75). Uzarigenin, 3-Epiuzarigenin und 3-Epi-digotoxigenin werden gleichfalls mit Schwefelsäure verestert (zu etwa 50%). Es wird angenommen, daß die Veresterung mit Schwefelsäure auch in vivo neben der Veresterung mit Glukuronsäure eine Rolle spielen dürfte. R. Maune. 4500.

Kühler jun., J.; Hamburg, Physiol.-Chem. Inst. **Untersuchungen über die Insulinwirkung am Rattendiaphragma.** Biochem. Z. **336** (1962) Nr. 1. S. 41. 4500.

Schützler, G.; Berlin-Dahlem, Univ., Inst. für Veterin.-Pharmakol., Abt. für Exp. Therapie und Funktionelle Pathol. **Der Erwerb und das Verschreiben von Betäubungsmitteln durch den Tierarzt.** Berliner Münchener tierärztl. Wschr. **75** (1962) Nr. 20. S. 384–387. — 2 Tab., 19 Lit. Zus. in Engl.
Infolge der Erweiterung der dem Opiumgesetz unterliegenden Substanzen und dem Inkrafttreten neuer Verordnungen erscheint es angebracht, das Opiumgesetz wieder einmal zu erläutern. Abgesehen davon, daß 17 Substanzen nicht verschrieben werden dürfen, können Tierärzte entweder mit einer besonderen Erlaubnis aus dem Großhandel oder durch Verschreibung aus Apotheken Betäubungsmittel beziehen. Dagegen können Institute die Betäubungsmittel für wissenschaftliche Zwecke nur mit einer besonderen Erlaubnis beziehen; der Tierarzt darf Betäubungsmittel nicht für wissenschaftliche Zwecke, sondern nur für die Behandlung kranker Tiere verwenden. Es sind Betäubungsmittelbücher zu führen, die bis mindestens 5 Jahre nach der letzten Eintragung verwahrt werden müssen. Auf die Strafbestimmungen wird verwiesen. R. Maune. 4520.

Bubień, Zenon, Wachnik, Zenon und Żuchowski, Adam; Wrocław, Wyższa Szkoła Rolnicza. Zatrucia jałówek korzeniami cykorii. **(Zichorienwurzelvergiftungen bei Färsen.)** Med. weteryn. **18** (1962) Nr. 10. S. 603–605. — 9 Lit. Zus. in Russ., Engl., Franz., Dtsch.
Es wurde ein Vergiftungsfall von 40 Färsen (2–3jährig) beschrieben. Diese Färsen wurden 5 Tage mit insgesamt 720 kg Zichorienwurzel pro Tag gefüttert. Bei allen sich in mittlerer Kondition befindenden Färsen traten Durchfall verschiedener Intensität, Appetitlosigkeit, Teilnahmslosigkeit, Hinterleibslähmung, Speichelfluß und Hyperämie der sichtbaren Schleimhäute auf. Zwei Färsen verendeten, zwei andere wurden wegen Hinterleibslähmung und starker Herzmuskelinsuffizienz zur Notschlachtung gebracht. Bei der Zerlegung wurden Magendarmentzündung, unbeträchtliche Leber-, Nieren- und Lungenhyperämie und -ödem sowie subendocardiale Hämorrhagien festgestellt.

Bakteriologisch wurden keine pathogenen Mikroorganismen ermittelt. Durch toxikologische Untersuchung wurde die Möglichkeit einer Arsen-, Zinkphosphorid-, Kupfer-, Blei- und Thalliumvergiftung ausgeschlossen. Während der Behandlung wurden eine weitere Verabfolgung von Zichorienwurzeln unterlassen und Herzmittel, Glukose und Calciumboroglukonat parenteral sowie Milch mit Zucker mittels Magensonde verabfolgt. Das Futter bestand aus gutem Heu sowie aus Milch- und Kartoffelsuppen. Nach dreitägiger Behandlung hörte der Durchfall auf, und der Appetit stellte sich wieder ein. Die volle Genesung erfolgte jedoch bei manchen Tieren erst nach 10 Tagen. Auf Grund der beschriebenen Fälle kann der Schluß gezogen werden, daß eine Überdosierung von maximal zulässigen Zichorienmengen, d. h. für Milchkühe 4–6 kg, für 1 ½-jährige Färsen 2–3 kg und für ältere Färsen 5–10 kg, beträchtliche Leistungs- und Tierverluste zur Folge haben kann.

W. Radomiński. 4640.

Johnson, Frank B. und Pani, Karuna; Washington, Armed Forces Inst. of Pathol., Veterans Adm. Centr. Lab. for Anatomic Pathol. and Res. Histochemical identification of calcium oxalate. **(Histochemischer Nachweis von Calciumoxalat.)** Arch. Pathol. **74** (1962) Nr. 4. S. 347–351. – 6 Abb., 25 Lit.

Nach Glykolvergiftungen wurden Ablagerungen von Calciumoxalatkristallen in den verschiedensten Organen nachgewiesen, besonders in Nieren, Gehirn, Schilddrüse, Auge und Herz. Zum Nachweis des Calciumoxalats wurde in den meisten Fällen die chemische Analyse herangezogen. Durch Veraschung von Gewebsschnitten bei 475–500 °C gelang es Vf., die Calciumoxalatkristalle durch Umwandlung in Calciumcarbonat in situ nachzuweisen. Dieses Calciumcarbonat ergibt nach Säurebehandlung mikroskopisch nachweisbare Bläschen und mit Alizarinrot-S eine rote Farbreaktion. Mit dieser Methode gelang es, Calciumoxalat spezifisch in den verschiedenen Organen nachzuweisen. Es zeigte sich, daß auch in chronischem Granulationsgewebe Calciumoxalatkristalle vorhanden sein können, die nicht als Ursache, sondern als Ergebnis der Entzündung angesehen werden.

J. Martin. 4670.

Kympjan, Nikolae und Kympjan, Kornelija; Bukurašt'. K otáce etiologie hemorrhagického syndromu u koní. **(Zur Frage der Ätiologie des hämorrhagischen Syndroms beim Pferd.)** Veterinářství **12** (1962) Nr. 5. S. 145 bis 147.

Vff. verfolgten 1953 den Zustand von 6 Pferden, die Symptome eines hepatocerebralen Syndroms zeigten. Sie stellten fest, daß die Tiere mit fauligem Klee gefüttert wurden. Gestützt auf spätere Literaturangaben über die Ätiologie dieser Erkrankung (Tripholiose, Leptospirose, Mykotoxikose, infektiöse Encephalomyelitis, Greiskrautvergiftung) und auf die Entdeckung von Link über die Wirkung des in fauligem Klee isolierten und Blutungen sowie Antikoagulationserscheinungen hervorrufenden Dikumarols, fingen sie im Jahre 1957 an, Pferde mit Kumarin versuchsweise zu behandeln, indem sie beim ersten Versuch 30 g, beim zweiten 75 g Kumarin und bei einem weiteren Versuch an vier Pferde statt Dikumarol dessen aktive Grundlage, nämlich 250 bis 300 g Salicylsäure benutzten. Die Versuchsergebnisse bestätigten die Angaben über die Wirkung des fauligen Klees und des Dikumarols, dessen aktive Komponente – die Salicylsäure – die meisten hepatocerebralen Erkrankungen in der Rumänischen Volksrepublik hervorruft. Es scheint, daß die Bezeichnung dieser Erkrankung als „hepatocerebrales Syndrom" im allgemeinen nicht zutreffend ist und daß man eher die Bezeichnung „hämorrhagisches Syndrom" benutzen sollte. Als geeignetes Heilmittel wird Vitamin K empfohlen.

F. Nádvorník. 4730.

Clegg, F. G. und Bryson, H.; Sutton Bonington, Veterin. Investigation Centre; Loughborough, Leics. An outbreak of poisoning in store cattle attri-

buted to Brazilian groundnut meal. **(Durch brasilianisches Erdnußschrot verursachte Vergiftung bei Rindern.)** Veterin. Rec. **74** (1962) Nr. 37. S. 992–994.
16 Jungrinder, 18–22 Mon. alt, erhielten täglich ca. 900 g brasilianisches Erdnußschrot. Das Schrot wurde ungern von den Tieren aufgenommen. Nach 3 Mon. stellte sich Unverträglichkeit ein. Mehrere Tiere erkrankten akut. Einige starben, mehrere mußten notgeschlachtet werden. Die Schädigung der restlichen Tiere war so nachhaltig, daß sie noch mehrere Wochen nach Absetzen der Erdnußfütterung der Notschlachtung zugeführt werden mußten. Die Zerlegung ergab starke Veränderungen der Leber. Die Farbe der Leber war hell rötlich-braun, die Ränder abgerundet und die Konsistenz hart und kompakt. Das Herz war relativ klein und die Herzmuskulatur schlaff. Gelblich verfärbt erschienen die Nieren. Ödematös verdickte Labmagen- und Colonschleimhaut sowie wäßrige Mesenteriallymphknoten waren weitere Veränderungen. Mikroskopisch wurden in der Leber Gallengangsproliferation, diffuse Fibrose, chronische Endophlebitis der centrolobulären Venen diagnostiziert. Diese Leberschädigung war auch noch bei den nach mehreren Wochen notgeschlachteten Tieren feststellbar. Bei 4 Meerschweinchen kam es nach der Verfütterung von insgesamt 700 g Erdnußschrot innerhalb von 3 Wochen zu den gleichen Leberveränderungen. Mäuse und Ratten eignen sich in diesem Fall nicht als Testtiere. Die Organveränderungen sind denen bei der Seneciosis ähnlich. H. J. Rummler. 4730.

Stevenson, D. E.; Sittingbourne, Kent, Tunstall Lab. The agricultural chemicals approval scheme: List of approved products, 1962. **(Die Tabelle der für die Landwirtschaft zugelassenen Chemikalien. Liste der zugelassenen Produkte 1962.)** Brit. veterin. J. **118** (1962) Nr. 7. S. 305–307.
Jährlich gibt das englische Landwirtschaftsministerium eine Liste heraus, die die für die Landwirtschaft zugelassenen chemischen Produkte wie Akarizide, Fungizide, Herbizide, Saatgutbeizmittel und andere Schädlingsbekämpfungsmittel enthält. Diese Liste hat die Aufgabe, unsachgemäßem Umgang und fehlerhafter Anwendung vorzubeugen und den Verbraucher behandelter Ernteprodukte und darüber hinaus Haustiere sowie Wildtiere zu schützen. Alle in der Liste enthaltenen Produkte müssen sich in toxikologischen Untersuchungen als unbedenklich erwiesen haben. Besondere Beachtung finden Stoffe mit vermutlich carcinogenen Eigenschaften. Vf. hebt hervor, daß die Mehrzahl der Vergiftungen durch den fahrlässigen Umgang mit diesem Stoffen verursacht werden. H. J. Rummler. 4750.

Shupe, James L., Miner, M. L., Harris, Lorin E. und Greenwood, Delbert A.; Logan, Utah State Univ., Agric. Exp. Stat. Relative effects of feeding hay atmospherically contaminated by fluoride residue, normal hay plus calcium fluoride, and normal hay plus sodium fluoride to dairy heifers. **(Die relative Wirkung der Verfütterung von Heu, das atmosphärisch mit Fluor kontaminiert ist, von Heu, dem Calciumfluorid und von Heu, dem Natriumfluorid zugesetzt wurde, bei Jungrindern.)** Amer. J. veterin. Res. **23** (1962) Nr. 95 S. 777–787.
16 Jungrinder, 7–8 Mon. alt, in 4 Gruppen zu je 4 Tieren eingeteilt, erhielten über 588 Tage Heu mit 10 ppm, Fluor (1. Gruppe), Heu mit 62 ppm Fluor (2. Gruppe), Heu dem Calciumfluorid zugesetzt wurde, so daß 69 ppm Flour nachweisbar waren (3. Gruppe), und das gleiche Heu mit Natriumfluorid angereichert, so daß das Heu 68 ppm Fluor enthielt (4. Gruppe). Die Gruppe 1 nahm täglich 0,20, Gruppe 2:1,14, Gruppe 3:1,32 und Gruppe 4:1,29 mg Fluor/kg Kgw auf. Das Heu (Luzerne) wurde in der Nähe eines Stahlwerkes geerntet. In der Gruppe 2 und 4 konnten schwerwiegende toxische Schädigungen wie gestörtes Knochenwachstum, erhebliche Fluorspeicherungen und gesteigerte alkalische Phosphatse-Aktivität in den Knochen festgestellt werden. Vff. beweisen, daß die Toxizität fluoridhaltiger Futtermittel abhängig

von biochemisch aktiven Fluorverbindungen ist. In den Fütterungsversuchen stellte sich das mit NaF angereicherte und das atmosphärisch sehr stark mit Fluor angereicherte Heu als toxisch heraus, Calciumfluorid erwies sich als inaktiv. H. J. Rummler. 4750.

Crowley, J. P. und Murphy, M. A.; Dublin, Agric. Inst., Animal Product. Div.; Summerhill, Wexford. Basic slag toxicity in cattle and sheep. **(Vergiftungen bei Rindern und Schafen durch Thomasschlacke.)** Veterin. Rec. 74 (1962) Nr. 44. S. 1177–1178. – 4 Lit.

Vff. beschreiben 2 Fälle von Vergiftungen an Rindern und Schafen durch mit Thomasschlacke gedüngte Weiden. Von 21 Rindern verstarb ein Tier nach 7 Tagen, ein weiteres nach 11 (obwohl die Tiere nach dem ersten Vorfall von der Weide getrieben wurden), andere waren gleichgültig, appetitlos, zeigten Zeichen von Kolik und schieden übermäßig dunklen Kot aus. Die Sektion erbrachte Stücke von Thomasschlacke in den Eingeweiden sowie eine starke Enteritis. Erkrankungen traten auch bei einigen von 93 Schafen auf; 2 Tiere verstarben. Als toxische Komponente der Schlacke wird der hohe Magnesiumgehalt angenommen; die Beweidung sollte erst nach ausreichendem Regen erfolgen. H. Liebenow. 4750.

Wang, Chung-yen; Moskau, Inst. für Biol. und Med. Chem. der Akad. der Med. Wiss. der UdSSR, Lab. für Eiweißstoffwechsel und Immunochem. Okislenie tirozina v pečeni životnych, otravlennych četyrechchloristym uglerodom, i vlijanie vitamina B_{12} na ėtot process. **(Die Oxydation von Tyrosin in der Leber von Tieren, die mit Tetrachlorkohlenstoff vergiftet wurden und der Vitamin B_{12}-Einfluß auf den Intoxikationsprozeß.)** Biochimija, Moskva 27 (1962) Nr. 2. S. 208–213. – 8 Abb., 21 Lit. Zus. in Engl.

Bei Ratten mit einer durch Tetrachlorkohlenstoff hervorgerufenen Leberintoxikation, ist die Oxydation des Tyrosins und der n-Oxyphenylweinsteinsäure deutlich im Vergleich zur Norm herabgesetzt. Nach Hinzufügung von α-Ketoglutarsäure zu den Leberpräparaten wird die Oxydation des Tyrosins nicht beschleunigt. Lediglich durch 2,6-Dichlorphenolindophenol wird die Oxydation des Tyrosins wiederhergestellt. Hieraus kann geschlossen werden, daß sich bei Tetrachlorkohlenstoffintoxikation im wesentlichen die Aktivität des Oxydasesystems der n-Oxyphenolpyroweinsteinsäure, in der das 2,6-Dichlorphenolindophenol die Rolle eines Co-Faktors als Wasserstoffacceptor übernimmt, vermindert. Bei Tyrosinbelastung vergifteter Tiere steigt die Oxydation zwar an, erreicht aber nicht die Norm. Dies würde für die Unfähigkeit des Lebergewebes sprechen, adaptiv Fermente zu bilden, die die Tyrosinoxydation gewährleisten. Vitamin B_{12}-Applikation, ungefähr 3 Std. vor der Tetrachlorkohlenstoffvergiftung, verhütet zwar die Senkung des Tyrosins und der n-Oxyphenylweinsteinsäure, vermag aber nicht die erwähnte Fermentschwäche zu beseitigen. H. John. 4760.

Zipf, K.; München, Univ., Tierärztl. Fak., Inst. für Pharmakol., Toxikol. und Pharmaz. **Pharmakologisch-toxikologische Vorgänge bei Bluttransfusionen.** Berliner Münchener tierärztl. Wschr. 75 (1962) Nr. 11. S. 201–203. – 35 Lit.

Die Transfusionsstörungen, die nach der Einführung der Blutkonserven angestiegen sind, werden auf blutgruppenabhängige oder hämolytische, pyrogenabhängige, allergische oder auch auf Reaktionen mit z.T. noch unbekannter Genese zurückgeführt. Bei den Pyrogenen kann es sich sowohl um exogene (bakterieller Ursprung – proteinfreie Lipopolysaccharide) als auch um endogene Substanzen (körpereigene Eiweißabbauprodukte) handeln. Die allergischen Reaktionen werden wahrscheinlich durch Eiweißabbauprodukte verursacht, die durch fermentative autolytische Prozesse im Vollblut, Plasma oder Serum auch bei niedrigen Temperaturen entstehen. In den Konserven werden durch Thrombocyten- und Leukocytenzerfall Vorgerinnungsfaktoren frei, die die Gerinnungsbereitschaft erhöhen. Durch Versagen der sog. Natriumpumpe der Erythrocyten können Kaliummengen in das Plasma übergehen, die für die Verursachung von Herzschädigungen genügen. In manchen Fällen (protoplasmatischer Kollaps) sind Plasmaexpander (Dextran) dem Vollblut oder Plasma vorzuziehen. Während das Transfusionsrisiko beim Menschen etwa bei 5–6% liegt, kann über das Ausmaß der Transfusionsstörungen bei Tieren nichts Genaues gesagt werden. R. Maune. 4780.

Grabowski, P. (unter d. Red. v. *Piotrowski, K.*) **Polskie leki weterynaryjne.** (Polnische veterinärmedizinische Heilmittel.) Warszawa: Państw. wydaw. roln. i leśne. 1962. (XV, 562 S.) 8°. (1962 A 1233)

Gusynin, Ivan Afanaśevič. **Toksikologija jadovitych rastenij.** (Toxikologie der Giftpflanzen.) 4. überarb. u. erg. Aufl. Moskva: Sel'skochoz. lit. žurnalov i plakatov. 1962. (623 S.) 8°. (1962 A 1163)

IX. INNERE MEDIZIN, NICHT INFEKTIÖSE KRANKHEITEN, INFEKTIONSKRANKHEITEN

Kraft, H.; München, Univ., Med. Tierklin. **EKG und Narkose bei Pferd und Hund.** Berliner Münchener tierärztl. Wschr. **75** (1962) Nr. 9. S. 165–168. – 3 Abb., 1 Tab., 6 Lit.

Vf. geht davon aus, daß die gefährlichsten Narkosezwischenfälle unter heutigen Bedingungen sowohl beim Menschen als auch bei den Tieren Unregelmäßigkeiten in der Herzarbeit während der Narkose sind. Deswegen wurden verschiedene Mittel – Thiogenal, Narcoren, Halothan, Combelen, Polamivet, My 301 (Guajakolglycerinaether), Lysthenon, (Succinylcholin-Chlorid) u.a. – mit Hilfe des EKG während der Narkose bzw. nach dem Niederlegen getestet. Es kamen dabei sowohl Standard-Extremitätenableitungen als auch unipolare Extremitäten- und Brustwandableitungen zur Anwendung. Die Tiere wurden, um einen genauen Vergleich zum Kontroll-EKG zu bekommen, schon vorher in die Narkoselage gebracht. Von den genannten Medikamenten brachte das Narcoren eine Tachycardie sowie eine Senkung der Strecke S-T (Sauerstoffmangel), bei Halothan trat (nach Praemedikation von Combelen) eine ausgesprochene Bradycardie auf, während Lysthenon augenscheinliche Veränderungen im EKG (reihenweise Extrasystolen, Tachycardie, dazwischen av-Blöcke u. a.) erzeugte. Die Praemedikation von Combelen und Polamivet sowie die Verwendung von My 301 zum Niederlegen der Großtiere werden empfohlen. E. Werner. 4918.

Hughes, J. P.; Davis, Univ. of California, Dep. of Med., Surgery and Clin. A simplified instrument for obtaining liver biopsies in cattle. **(Ein vereinfachtes Instrument zum Zwecke der Leberbiopsie beim Rind.)** Amer. J. veterin. Res. **23** (1962) Nr. 96. S. 1111–1113. – 2 Abb., 7 Lit. Zus. in Interlingua.

Es wird ein Lebertrokar für das Rind beschrieben. Das besondere an diesem Instrument ist ein eingearbeiteter Ring, der zum Ansatz einer Spritze dient. Dadurch kann bei Entfernung des Trokars bzw. beim Zurückziehen in der Hülse ein Unterdruck hergestellt werden, wodurch die Gewinnung von Lebergewebe erleichtert wird. – Das gesamte Instrument liegt in zwei verschieden großen Ausführungen vor, die jedoch beide in ihrem Gebrauch keine unterschiedlichen Resultate lieferten. – Der Trokar wurde gewöhnlich im 11. oder 12. Intercostalraum rechts und 15–20 cm neben der Mittellinie eingeführt. Nur bei den langen Tieren wurde hin und wieder der 10. Intercolstaraum benutzt. Insgesamt wurde die Biopsie bei 500 Rindern innerhalb von 4½ Std. mit diesem Instrument ausgeführt. Es traten dabei 3 Todesfälle auf, die auf Verletzung von Gefäßen im Bereich der Leberpforte zurückgeführt wurden. Außerdem können Gallenblase bzw. Gallengang und Abszesse eröffnet werden. Da die Leber u.U. Anaërobier in aktiver Form enthält, sollte die Punktionsstelle mit Penicillin beschickt werden, um einer durch die Punktion ausgelösten und dadurch aufflammenden Allgemeininfektion vorzubeugen. Die Punktion selbst wird ohne Anästhesie durchgeführt. O. Dietz. 4927.

Bernardin, Michel; Alfort, École Nat. Vétérin. Contribution à l'étude des biopsies hépatiques chez le mouton et le porc. Étude particulière des prélèvements de gros volume. **(Untersuchungen über die Leberbiopsie beim Schaf und beim Schwein. Besondere Untersuchungen über die Entnahme umfangreicher Proben.)** Diss. Alfort **1961** 50 S. – 1 Abb., 36 Lit.
K. Reinhardt. 4927.

Pfannenstiel, Wilhelm; Marburg/Lahn. **Biologie der Krankheitsabwehr.** Naturwiss. Rdsch. **15** (1962) Nr. 11. S. 417–425. – 21 Lit.
Nach Herausstellung der Bedeutung der ganzheitlichen Denkungsart werden einige physikalische Grundgesetze, besonders das Gesetz von der Erhaltung der Energie, auf Vorgänge im lebenden Organismus, insbesondere bei der Krankheitsabwehr, bezogen. Dem Körper stehen für die Abwehr von krankmachenden Mikroorganismen physikalische Schutzmöglichkeiten durch Haut und Schleimhäute, durch die Blut-Liquor-Schranke und die Eigenschaften der Atemwege, ferner chemische Schutzmöglichkeiten, wie der Säuremantel der Haut, die Vielzahl der Antikörper und die verschiedenen Bindegewebszellen, zur Verfügung. Der Mechanismus dieser Abwehrmöglichkeiten wird kurz dargestellt. Schließlich wird noch auf die Wirkungsmechanismen der Antibiotica und Sulfonamide sowie bestimmter Arzneimittel und deren Beziehungen zum körpereigenen Abwehrsystem hingewiesen.
G. Scheibner. 4980.

Begg, T. B. Perforation of the omasum and ulceration of the abomasum in a cow. **(Durchbohrung des Blättermagens und Geschwürbildung im Labmagen bei einer Kuh.)** Veterin. Rec. **74** (1962) Nr. 39. S. 1039–1040.
K. Reinhardt. 5065.

Jaksztien, K. P. und Lehmann, H.; Berlin-Friedrichshain, Staatl. Poliklin. für Kleine Haustiere. **Zur Klinik der Nephritis des Hundes unter besonderer Berücksichtigung der Therapie mit Glykofusal.** Berliner Münchener tierärztl. Wschr. **75** (1962) Nr. 15. S. 287–289. – 1 Tab., 12 Lit.
Harnstatus und Blutstatus mit der Harnstoffbestimmung nach Kowarski können zur Diagnose von Nierenkrankheiten in der Kleintierpraxis leicht durchgeführt werden. Bei der Therapie sind je nach Grad der Nierenschädigung verschiedene Möglichkeiten gegeben. Insgesamt wurden 152 Nierenerkrankungen, von denen 117 geheilt oder klinisch gebessert wurden, mit Glykofusal (Asid, München), dem eine 0,85%ige Kochsalzlösung zugesetzt war, behandelt. In ein- bis mehrtägigem Abstand erhielten die Hunde 3–5 mal 20,0–30,0 ml Glykofusal mit 0,85 g NaCl. Bei Werten über 120 mg% Harnstoff ist der Erfolg wesentlich geringer als bei tieferen Werten. Durch den enthaltenden Invertzucker und Aethylalkohol wirkt Glykofusal parenchymschützend, osmotisch, energetisch, eiweißsparend, glykogenbildend, kreislauffördernd und erzielt in der Mehrzahl der Fälle eine schnelle Verbesserung des Allgemeinzustandes. H. Trolldenier. 5142.

Diplock, Peter T.; Warialda, New South Wales, Australia, New South Wales Dep. of Agric. Legg-Perthes disease (coxa plana) in cattle. **(Legg-Perthes' Krankheit [Coxa plana] beim Rinde.)** J. Amer. veterin. med. Assoc. **141** (1962) Nr. 4. S. 462–463. K. Reinhardt. 5182.

Blanchet-Jamet, Monique; Alfort, École Nat. Vétérin. Les carences cupriques chez les bovins. **(Der Kupfermangel beim Rinde.)** Diss. Alfort **1961** 58 S. – 58 Lit. K. Reinhardt. 5215.

Ashford, A. und Michael, S. E.; London, Crookes Lab., Ltd. Parenteral copper in copper-deficiency diseases of animals. **(Parenterales Kupfer bei Kupfermangelkrankheiten von Tieren.)** Nature [London] **195** (1962) Nr. 4844. S. 867–869.
Auf Grund der ökonomischen Wichtigkeit der Hypocuprosis bei Rindern sowie der durch Kupfermangel hervorgerufenen Lordose bei Schafen untersuchten Vff. die Toxizität einiger löslicher und unlöslicher Cu-Verbindungen sowie den Cu-Stoffwechsel der am geringsten toxischen Verbindungen. – Die Versuche zeigten, daß die unlöslichen Cu-Salze der Glutaminsäure und des Methionins weniger giftig als die ionischen Cu-Salze, z. B. Kupfersulfat oder weniger stark komplexe Verbindungen, z. B. das Cu-Salz des Glycins, sind. Auf Grund dieses Untersuchungsergebnisses wurde das Methionin-Cu-Salz mit Erfolg bei der Behandlung des Kupfermangels bei Rindern und Schafen angewandt.
K. Tzschachmann. 5215.

Dem-jančuk, V. P. (Demjantschuk, W. P.); Ukrain. Akad. der Landwirtsch.-Wiss. Obmin kal'ciju i fosforu u vysokoproduktyvnych koriv pry D-gipovitaminozi. **(Calcium- und Phosphorstoffwechsel hochproduktiver Kühe bei D-Hypovitaminose.)** Visnyk sil's̈kogospodars̈koï nauky, Kyïv **4** (1961) Nr. 8. S. 86–90. – 5 Tab., 10 Lit. Orig.: ukrain., Ausz.: russ.
Während der Winterperiode entwickelt sich bei hochproduktiven Kühen unter intensiver Konzentratfütterung bei niedrigem spezifischen Gewicht in den Heurationen sowie bei begrenzter natürlicher UV-Strahlung eine Osteomalacie. Im Verlauf dieser Krankheit kommt es zur Senkung der Milchqualität und -quantität sowie zur Verminderung der Fruchtbarkeit. Tägliche Vitamin D_2-Zufuhr in einer Dosierung von 50000 IE bei gleichzeitiger Steigerung der Calcium- und Phosphorernährung bessert den Mineralhaushalt auf und steigert die Milchqualität. Bei Anwendung eines Vitamin D_2-Ölkonzentrates empfiehlt sich die s.c. Applikation alle 5 Tage. Zur Prophylaxe der D-Avitaminosen hat sich die Zufuhr von getrockneten Hefekonzentraten bewährt.
H. John. 5220.

Goyings, L. S., Reineke, E. P. und Schirmer, R. G.; East Lansing, Michigan State Univ., Dep. of Veterin. Pathol.; Dep. of Physiol. and Pharmacol.; Dep. of Surgery and Med., Small Animal Clin. Clinical diagnosis and therapy of hypothyroidism in dogs. **(Klinische Diagnose und Therapie des Hypothyreoidismus bei Hunden.)** J. Amer. veterin. med. Assoc. **141** (1962) Nr. 3. S. 341–347.
In Fortsetzung früherer Untersuchungen werden von Vff. 72 Hunde, an denen die klinische Diagnose Hypothyreoidismus gestellt worden ist, mit Thyreoprotein oder getrockneter Thyreoidea behandelt. Die Schilddrüsenfunktion wird durch die Aufnahme von ^{131}J getestet. Hierzu dienen die physikalischen Methoden der Scintillation. Die Messungen über der Schilddrüse werden mit denen über der Lende in ein Verhältnis gesetzt, abzüglich der Hintergrundmessung. Ein 24-Std.-Wert der ^{131}J-Aufnahme, gemessen im Schilddrüsen: Lendengegend-Verhältnis, von 1,1:1 bis 3,1:1 spricht für Hypothyreoidismus, von 3,2:1 bis 11,0:1 für eine wahrscheinliche Unterfunktion, aber nur in Verbindung mit klinischer Manifestation und Anprechbarkeit auf eine Therapie, von 11,1:1 und darüber für eine normale Funktion. Angaben über Werte einer Hyperfunktion können nicht gemacht werden, da Patienten mit Hyperthyreoidismus im Untersuchungsgut fehlen. Klinisch macht sich der Hypothyreoidismus bemerkbar durch Lethargie, Schwäche, z. T. Arthritis, Fettsucht, erniedrigte Körpertemperatur, unregelmäßigen Oestrus oder Ausfall desselben bei weibl. Tieren, Abnahme der Libido und Fruchtbarkeit männl. Tiere, symmetrischen, bilateralen Haarausfall und Schuppenbildung auf der Haut im Verlaufe von 2–6 Mon., gelegentlich Seborrhoe mit Hautverdickung und starker Pigmentation. Therapeutisch werden 1–2 mg Thyreoprotein/kg/

Kgw. und Tag oder 4–10 mg getrocknete Thyreoidea/kg/Kgw./Tag (thyroid U.S.P.) oral verabreicht. Der Behandlungserfolg ist zufriedenstellend.

H. J. Gußmann. 5245.

Skrypnik, Je. I.; Krim, Forsch.-Stat. für Veterinärmed. Anafilaksija oveć ta ïi poperedžennja. **(Die Anaphylaxie der Schafe und ihre Verhütung.)** Visnyk sil'śkogopdodarśkoï nauky, Kyïv 4 (1961) Nr. 7. S. 85–89. – 1 Tab. Orig.: ukrain., Ausz.: russ.

Es konnte festgestellt werden, daß lokale Reaktionen bei Schafen nach wiederholten subcutanen Injektionen von Pferdeserum den gleichen Entstehungscharakter trugen wie die Entwicklung eines anaphylaktischen Schockes. Zur Verminderung der örtlichen Anaphylaxie ist der Injektionsort zu berücksichtigen, um bei jeder folgenden Injektion die örtliche Desensibilisierung zu erreichen. Der Kälteeinfluß in verschiedenen Zeitabständen nach Auftreten der Serumallergie bei Schafen ist unterschiedlich auf Entwicklung, Verlauf und Ausgang des Prozesses. Je früher die Kälteanwendung (örtlich), um so schneller und ohne jede Folgen geht die anaphylaktische Reaktion vorüber.

H. John. 5310.

Hoorens, J.; Gent, Rijksuniv., Veeartsenijschool, Lab. voor Alg. Dierlijke Pathol. en Pathol. Anatomie. Enteritis regionalis bij het verken. **(Enteritis regionalis bei Schweinen.)** Meded. Veeartsenijschool Rijksuniv. Gent 6 (1962) Nr. 4. S. 7–127. – 31 Abb., 10 Tab., 105 Lit. Zus. in Engl., Franz.

Die Enteritis regionalis wurde im 18. Jahrhundert beim Menschen beobachtet. 1951 beschreibt sie Emsbo das erste Mal beim Schwein, 1954 Strande und and. bei 2 Hunden und 1961 Geil und and. bei Albinoratten. Vf. stellt diese Krankheit bei 70 Schlachtschweinen und bei 11 sezierten Schweinen fest. Der Verlauf ist subakut oder chronisch. Subakute Fälle treten bei jüngeren Tieren auf, die hohes Fieber, Niedergeschlagenheit und schnellen Tod zeigen. Der chronische Verlauf wird bei älteren Tieren beobachtet, bei denen eine Wachstumsverzögerung auftritt; spezifische Veränderungen werden erst beim Schlachten oder der Sektion ermittelt. Die Krankheit wird nur bei einer kleinen Zahl von Schweinen nachgewiesen; bei 0,23 ‰ der Schlachtschweine aus Gent, 0,84 ‰ der Schlachtschweine aus Eeklo und 1,02% der sezierten Tiere. Die Fütterung hat keinen Einfluß auf die Entstehung der Krankheit. Pathologisch-anatomisch lassen sich 2 Typen unterscheiden: 1) Muskel-Typ mit asymmetrischer Verdickung der Darmmuscularis (1,88–2,041 cm), ampullarer Erweiterung, Diverticulum-Bildung und Perforation, 2) der Schleimhaut-Typ mit ödematöser Infiltration der Serosa, Bild des „cobblestone" auf der Oberfläche der Mucosa und Entstehung einer „Darmstraße". Bei beiden Typen treten Oedeme und milchige Verfärbungen des Mesenteriums sowie vergrößerte Lymphknoten mit Cystenbildung auf. Histologisch liegt das Bild einer subakuten oder chronischen Enteritis vor. 37 Schweine werden experimentell mit Silicium-Gel, sklerosierenden Substanzen, Wismutoxychlorid und mechanischen Insulten behandelt, ohne daß das typische klinische und pathologische Bild der Enteritis regionalis hervorgerufen werden kann. Die primäre Ursache dieser Krankheit kann nicht geklärt werden. Mikrobiologisch lassen sich weder Salmonellen noch säurefeste Erreger nachweisen. In manchen Fällen wird *Escherichia coli* der Typen 0141, 0139, 0138, 055B5 und 08 ermittelt. Ob sie ursächlich als Erreger in Frage kommen, bleibt ungeklärt. Die Möglichkeit einer Virusinfektion kann nicht ausgeschlossen werden.

E. Tempel. 5355.

Usmanova, A. V., Kürdova, N. S. und Bogomolov, B. P. (Usmanowa, A. W., Kurdowa, N. S. und Bogomolow, B. P.); Astrachan, Med. Inst. und Bechterew-Krankenhaus für Infekt.-Krankh. K kliniko-mikrobiologičeskoj charakteristike samonelleza, vyzvannogo S. breslau. **(Zur klinisch-mikrobiologischen Charakteristik der durch S. breslau verursachten Salmonellose.)** Žurnal mikrobiologii, ėpidemiologii i immunobiologii, Moskva **33** (1962) Nr. 5. S. 122–123.

Nachdem in den Vorjahren in Astrachan fast keine Salmonellosen ermittelt wurden, traten im Jahre 1959 insgesamt 36 Fälle auf, von denen 22 auf den Juni entfielen. Ansteckungsherde konnten nicht ermittelt werden. Mittels Hämokulturen gelang der Erregernachweis in der Regel bereits in der ersten Krankheitswoche. Die sich in ihrer Morphologie, biochemischen Charakteristik und der Lysotypie typisch verhaltenden Erreger waren mäusepathogen. Die Kulturen waren Laevomycetin-empfindlich, verhielten sich aber gegenüber Penicillin und Biomycin indifferent. Klinisch wurden folgende Verlaufsformen festgestellt: typhusähnliche (17), grippeähnliche (6), gastroenteritische (11) und Mischformen (9). Eine kurze Beschreibung der einzelnen klinischen Formen wird in der Arbeit gegeben. Im Gegensatz zu den in der Literatur vorhandenen Angaben verlief die hier berichtete Salmonellose in der Mehrzahl der Fälle typhusähnlich und als Gastroenteritis.

W. Bathke. 5360.

Zagaevskij I. S. (Sagajewski I. S.); Belaja Zerkow, Landwirtsch. Inst. Istočniki obsemenenija moloka salmonellami na fermach krupnogo rogatogo skota. **(Verunreinigungsquellen der Milch mit Salmonellen in Rinderfarmen.)** Voprosy pitanija, Moskva **21** (1962) Nr. 4. S. 86–87.

Stationär mit Salmonellen verseuchte Rinderstallungen waren Untersuchungsobjekt, wo insbesondere Salmonellenausscheider ermittelt werden sollten. Es gelang, wenn auch z. T. nur über Anreicherungen, der Nachweis von *S. dublin* in der Leber und im Euter verendeter, besonders aber auch notgeschlachteter Rinder. Die positiven Befunde in den einzelnen Wirtschaften schwanken zwischen 10 und 40%. Vf. führte weiterhin Erhitzungsversuche zur Abtötung der Salmonellen in der Milch durch. Während sich die Erhitzung auf 80 °C für 30 Min. nicht als wirksam erwies (es wurden nicht alle Salmonellen abgetötet, reicht die Pasteurisierung mit 85 °C bei einer Exposition von 30 Min. aus. Zur Überprüfung der Lebensfähigkeit von Salmonellen in Milch und Milchprodukten wurden die Nahrungsmittel bei Zimmertemperatur und im Kühlschrank gehalten, nachdem je 1 g Produkt mit 100 Mill. Salmonellakeimen vom Typ *S. dublin* und *S. typhimurium* infiziert worden waren. In der Butter waren Salmonellen bei Zimmertemperatur noch nach 128 Tg. und bei Kühlschranktemperatur noch nach 285 Tg. nachweisbar. Im Quark trat bei Beginn der Zersetzungserscheinungen eine starke Vermehrung der Salmonellen ein, die das 6fache der anfänglichen Menge betrug. Unterschiede in der Dauer der Lebensfähigkeit in Milchprodukten konnten bei *S. typhimurium* und *S. dublin* nicht festgestellt werden. W. Bathke. 5360.

Kunstýř, Ivo; Praha, Veterin. Výzkumné Středisko. Salmonelóza u psů. **(Salmonellose bei Hunden.)** Českoslov. Epidemiol., Mikrobiol., Immunol. **11** (1962) Nr. 3. S. 157–159. — 2 Tab., 8 Lit. Zus. in Russ., Engl.

Im Zeitabschnitt von 1957–1959 verfolgte man bei Hunden, die aus Prag und Umgebung stammten und für Versuchszwecke eingeliefert wurden, den Grad der Salmonellenverseuchung. Von 1814 Kotproben enthielten 0,95% Salmonellen, und die Untersuchung der Organe auf Salmonellen war bei 671 Hunden in 2,63% der Fälle positiv (in 9 Fällen stellte man *S. typhimurium*, in 4 Fällen *S. enteritidis* fest und in 6 Fällen befaßte man sich nicht mit der Typenfeststellung). Es handelte sich größtenteils um sporadische Salmonellenträger ohne Krankheitssymptome. Mit Rücksicht auf das (wenn auch nicht so häufige) Vorkommen von typischen zooanthropogenen Salmonellentypen muß man die mögliche Salmonellenübertragung vom Hund auf den Menschen und evtl. die Rolle der Hunde als Infektionsquelle bei erwiesenen Salmonelleninfektionen des Menschen in Betracht ziehen. F. Nádvorník. 5360.

Kotenko, I. I.; Charkow, Zootechn. und Veterinärmed. Inst. Rezul'taty vyvčennja diï dejakych antybiotykiv pry sal'monel'ozach u tvaryn. **(Die Anwendung verschiedener Antibiotica bei der experimentellen Salmonellose weißer Mäuse.)** Visnyk sil'śkogospodarśkoï nauky, Kyïv **5** (1962) Nr. 3. S. 82–84. — Orig.: ukrain., Ausz.: russ.

Die Untersuchung der antibakteriellen Eigenschaften des Oxytetracyclins, Synthomycins und Streptomycins in vitro und therapeutisch bei der experimentellen Salmonellose weißer Mäuse zeigten, daß die erwähnten Antibiotica eine bacteriostatische Wirkung in vitro bei der *Salm. enteridis* Gärtner und einen therapeutischen Effekt bei der Salmonelloseinfektion besitzen. Hierbei besitzt das Oxytetracyclin die größte therapeutische und antibakterielle Wirkung. Die kombinierte Anwendung von Oxytetracyclin, Synthomycin und Streptomycin erwies sich bei der Behandlung der experimentellen Salmonellose am wirkungsvollsten. H. John. 5360.

Huilgol, N. S.; Junagadh, Gujarat State, Diagnostic Centre for Mastitis. Observations on haemorrhagic septicaemia in bovines. **(Beobachtungen bei der hämorrhagischen Septikämie der Rinder.)** Indian veterin. J. **39** (1962) Nr. 8. S. 450–454. E. Wiesner. 5452.

Rossi, Leopold; Brno, Výzkumný Ústav Veterin. ČSAZV. K diagnostice a tlumení brucelózy. **(Zur Diagnostik und Bekämpfung der Brucellose.)** Veterinární Med. **7(35)** (1962) Nr. 4/5. S. 399–408. — Zus. in Russ., Dtsch.

Es wird die Zuverlässigkeit verschiedener diagnostischer Methoden verglichen. Die Ringreaktion mit dem Test nach Herrmann war spezifisch. Die gleichzeitig vorgenommene Tuberkulin- und F-Allergenbehandlung beeinflussen sich gegenseitig nicht. In einer von der akuten Brucelloseform betroffenen Rinderhaltung zeitigte die Untersuchung mit dem F-Allergen im Vergleich mit der Langsam-Agglutination und mit der Ringprobe die besten Ergebnisse. In einer chronisch stark verseuchten Haltung war die Untersuchung mittels Langsam-Agglutination am verläßlichsten. Bei der Kontrolle der Biopräparate wurde eine hohe Aktivität des Polysaccharidallergens P_2-2505 nach Diernhofer festgestellt (höher als beim F-Allergen). Die Aktivitätstests zeigten beim Rind folgende Ergebnisse: Langsam-Agglutination 88%, Ringtest 31–36%, F-Allergen 80%. Bei Sauen war die diagnostische Zuverlässigkeit der Langsam-Agglutination und der Komplementbindung höher als des F-Allergens. Bei 30 Operationsnummern von F-Allergen wurden keine sensibilisierenden und Antigeneigenschaften erwiesen. Für die Brucellosediagnostik wird eine komplexe serologische, allergische und Ringreaktion empfohlen. B. Hamzová. 5475.

Sippel, W. L., Cooperrider, D. E., Gainer, J. H., Allen, R. W., Mouw, J. E. B. und Teigland, M. B.; Kissimmee, Fla., Dep. of Agric., Animal Disease Diagnostic Lab.; Fort Lauderdale, Fla., Davie Veterin. Clin.; Opa Locka, Fla., Turnpike Animal Clin. Equine piroplasmosis in the United States. **(Pferdepiroplasmose in den Vereinigten Staaten.)** J. Amer. veterin. med. Assoc. **141** (1962) Nr. 6. S. 694–698. — 1 Abb., 8 Lit.

Pferdepiroplasmose trat in den Vereinigten Staaten vor 1961 nicht auf. *Babesia caballi* scheint durch importierte Rennpferde eingeschleppt worden zu sein. Die erste aufgetretene Infektion ließ sich durch Übertragung von 2 l Citratblut erkrankter Pferde auf Esel übertragen. Zur weiteren Feststellung dieser protozoären Erkrankung wurden die praktizierenden Tierärzte angewiesen, in Verdachtsfällen Blutproben (2 ml Blut in 6 ml 10% Formalin enthaltende NaCl-Lösung) an diagnostische Institute einzusenden. Die Übertragung der Pferdepiroplasmose ist an verschiedene Zeckenarten der Gattung *Rhipicephalus*, *Dermacentor*, *Hyalomma* gebunden, obwohl Fälle von mechanischer Übertragung durch Injektionskanülen oder Fliegen bekannt sind.

Die Incubation beträgt 10–21 Tage. Die Rekonvaleszenz ist langwierig, so daß die Pferde erst nach 1 Monat arbeitsfähig sind. Die Empfänglichkeit ist sehr hoch; die Mortalität beträgt über 10%. Sofortige Behandlung, gute Pflege und Schonung sind für die klinische Heilung von ausschlaggebender Bedeutung. Die infizierten Tiere bleiben wenigstens 10 Mon. und maximal 4 Jahre Piroplasmoseträger. Klinische Symptome und postmortale Veränderungen werden ausführlich beschrieben. In akuten Fällen waren 8%, in chronischen 1% der Erythrocyten befallen. Bei der Färbung mit Acridinorgane kann ohne Bedenken Blut aus der V. jugularis verwendet werden. Zur Anreicherung befallener Erythrocyten im Blut fand folgende Methode Anwendung. Blut wird mit gleichen Teilen einer 2%igen Citratlösung gemischt und bei 500 bis 700 Umdrehungen 3–5 Min. zentrifugiert. Die überstehende, dekantierte Flüssigkeit wird bei 1500–2000 Umdrehungen 15–20 Min. abermals zentrifugiert. Vom Sediment des 2. Zentrifugats werden Blutausstriche angefertigt und gefärbt. Am toten Tier soll der Nachweis in von Milz, Leber, Niere angefertigten Ausstrichen gelingen. Labordiagnostisch sind in akuten Fällen 3,5–5,0 Mill. Erythrocyten, verminderte Hb-Werte und FI über 1,0 von Bedeutung. Die bestehende Anämie hat hämolytischen Charakter. Leukocytose mit Linksverschiebung ist vorhanden. Zeitweise treten Monocytose und Eosinopenie auf. Der Bilirubinspiegel wird in den Fällen herangezogen, wenn Protozoen nicht nachgewiesen werden können. Werte über 4,0 mg/100 ml Plasma werden als verdächtig angesehen. Differentialdiagnostisch sind infektiöse Anämie und Leptospirose von Bedeutung. Die Behandlung erkrankter Tiere erfolgt mit 3,5 ml einer 40%igen Phenamidinisothionat-Lösung, je 100 kg Kgw., subcutan. Trypanblau kann ebenfalls verwendet werden; Dosis 0,5–0,6 ml je 100 kg Kgw. i.v. als 1%ige wäßrige Lösung. Von schwer erkrankten Tieren wird Trypanblau nicht vertragen. Gelegentlich kann Urticaria auftreten. Chemotherapeutica, die eine parasitäre Heilung herbeiführen, gibt es zur Zeit noch nicht. Die Bekämpfung beschränkt sich demnach weiterhin auf die Behandlung erkrankter Tiere und die Zeckenbekämpfung am Tier und im Freiland mit Kontaktinsektiziden. R. Jungmann. 5665.

Maurer, F. D.; Fort Knox, Ky., U.S. Army Med. Res. Lab., Pathol. Div. Equine piroplasmosis – another emerging disease. **(Piroplasmose, eine neu aufgetretene Krankheit beim Pferd.)** J. Amer. veterin. med. Assoc. **141** (1962) Nr. 6. S. 699–702. – 19 Lit.

Piroplasmosen sind bei zahlreichen Tierarten weltweit verbreitet. Besonders häufig tritt diese protozoäre Erkrankung in wärmeren Regionen mit starker Zeckenpopulation verschiedener Species auf. In Florida kamen in den letzten Monaten beim Pferd über 60 Fälle, durch *Babesia caballi* verursacht, vor. Die Erreger liegen in den Erythrocyten als paarige, piriforme, mit ihren spitzen Enden winklig einander zugeneigte Formen und sind 2,5–4,0 μ groß. In Florida kommen Zecken der Art *Rhipicephalus sangineus* als Überträger in Frage, die die Piroplasmose über 4 Zeckengenerationen weiterverbreiten können. Die Incubation (natürliche Infektion) beträgt 1–4 Wochen. Klinische Anzeichen sind: Fieber, Anämie, ikterisch verfärbte Schleimhäute, zeitweise auftretende Hämorrhagien, Depressionen und Oedeme (typisch Supraorbitalgegend); Hämoglobinurie wurde bei der *B. caballi*-Infektion nicht beobachtet. Bei schweren Infektionen waren auch Erscheinungen von Seiten des Verdauungs- und Atmungsapparates vorhanden. Die Obduktion ergab auf Blutgefäßveränderungen zurückzuführende Alterationen an Leber und Niere (Nephritis). Darüber hinaus können auch Pleura und Pericard verändert und Peritonealexsudat vorhanden sein. Die Diagnose erfolgte durch Nachweis der Babesien während des Fieberanfalls in Giemsa- oder Acridinorange-gefärbten Blutausstrichen. Während dieser Zeit gelingt der Nachweis sowohl im peripheren Blut als auch im ersten aus der Ohrvene austretenden Blutstropfen.

Zu einem späteren Zeitpunkt ist der erste Tropfen aus dem Blut der V. jugularis vorzuziehen. Differentialdiagnostisch ist die infektiöse Anämie von Bedeutung. Eine Immunität bildet sich nach Überstehen der Infektion aus und schützt nur vor einer erneuten Erkrankung mit homologen Stämmen. Sie hält nur so lange an, wie die Tiere Piroplasmenträger sind und kann durch konditionsschwächende Faktoren, wie Krankheiten anderer Genese oder Splenektomie, unterbrochen werden. Fohlen unter 1 Jahr besitzen eine hohe Resistenz. Eine Vaccinierung mit gering pathogenen Stämmen ist durchgeführt worden; es wird in diesem Zusammenhang darauf hingewiesen, daß diese Methode zwar erfolgreich ist, jedoch ein gleichzeitiges Freihalten der Tiere von Zecken und sofortige Behandlung während der febrilen Phase voraussetzt. Ein absoluter Schutz ist nicht gewährleistet. Zur medikamentösen Behandlung wurden Acaprin, Phenamidin, Pentamidin, Acriflavin und Chlortetracyclin benutzt. Von großer Bedeutung wäre die medikamentöse Erfassung aller Parsitenträger, darüber hinaus wird die Entwicklung einer Vaccine zur gefahrlosen Immunisierung gefordert. Bis zu diesem Zeitpunkt steht die Zeckenbekämpfung im Vordergrund. R. Jungmann. 5665.

Dutova, G. M. (Dutowa, G. M.); Moskau, Gamaleja-Inst. für Epidemiol. und Mikrobiol. der Akad. der Med. Wiss. der UdSSR. Izučenie dejstvija pirazolidina na rikketsii provačeka in vitro i v organizme perenosčika. **(Untersuchungen zur Wirkung des Pyrazolidins auf Rickettsia prowazeki in vitro und im Organismus des Überträgers.)** Žurnal mikrobiologii, ėpidemiologii i immunobiologii, Moskva **33** (1962) Nr. 6. S. 117–119. — 3 Lit. Zus. in Engl.
Aufgrund der in der Literatur vorhandenen Berichte über die toxische Wirkung des Butadions auf Kleiderläuse setzte Vf. das Pyrazolidin (sowjetisches Präparat des Butadions) bei Rickettsien ein. Zu Suspensionen, die 1 Md. Rikkettsien enthielten, wurden 10, 1 und 0,1 mg Pyrazolidin je 1 ml zugesetzt. Von diesen Gemischen erhielten nach dreistündiger Aufbewahrung bei Zimmertemperatur Mäuse 0,1 ml intranasal. Nach 3 Tagen wurden die Lungen der Mäuse untersucht. 10 mg je ml unterdrückten die Rickettsien vollends, während bei 1 mg je ml eine teilweise Wirkung und bei 0,1 mg je ml keine Wirkung zu verzeichnen war. Weiterhin wurden nach der Methodik von Weigel mit *R. prowazeki* infizierte Kleiderläuse auf Mäuse gebracht, die 15 Minuten vor diesem Zeitpunkt intraperitoneal Pyrazolidin (100 mg/kg Kgw.) erhalten hatten. Diese Dosierung übersteigt um das zehnfache die Konzentration, die im menschlichen Organismus aus 0,6 g entsteht. Hier konnten bei den verendeten Kleiderläusen (wie auch bei den Kontrollen) Rickettsien in vermehrtem Umfange nachgewiesen werden. Um die biologischen Eigenschaften dieser unter Pyrazolidineinwirkung gewesenen Rickettsien zu überprüfen, erhielten Meerschweinchen Suspensionen verendeter Kleiderläuse. Weiterhin wurden Meerschweinchen mit infizierten Kleiderläusen ohne Pyrazolidinbehandlung und andere mit formalinabgetöteten Rickettsien (Antigen) behandelt. Typisch verlaufendes Fieber trat in den ersten beiden Gruppen auf. Der Titer komplementbindender Antikörper betrug in der ersten Gruppe der Meerschweinchen 1:200, in der zweiten (Kontrolle) 1:320, in der dritten 1:80. W. Bathke. 5765.

Benčević, K.; Poljoprivredn. Kombinata „Dakovo". Bolest „edem prasadi" popratna pojava prilagodavanja prasadi na uslove ishrane i držanja. **(Die Ödemkrankheit der Ferkel als ein durch Fütterungs- und Haltungsfehler bedingtes Akkommodationssyndrom.)** Veterinaria [Sarajevo] **11** (1962) Nr. 2. S. 254–258. — 1 Tab., 18 Lit.
Untersuchungen über den Verlauf der Ödemkrankheit (Ök) in einem landwirtschaftlichen Großbetrieb während eines Zeitraumes von 3 Jahren brachten Vf. zu der Ansicht, daß es sich bei der Ök um ein Akkommodationssyndrom als Folge von Fütterungs- und Haltungsfehlern handelt. Durch reichliche Fütte-

rung der Absatzferkel mit Kraftfutter, unausgeglichene Zusammensetzung der Eiweiße bzw. ungünstiges Verhältnis der Aminosäuren kommt es bei den physiologisch labilen Ferkeln zu Verdauungs- und Resorptionsstörungen, Leberschädigung und Toxämie und den typischen Veränderungen. Die Haltung der Mutterschweine ist ebenfalls von Bedeutung; wenn sie unter natürlichen Bedingungen gehalten wurden, kam es bei den Ferkeln nicht zum Ausbruch der Ök. Therapeutisch konnten mit Herzmitteln gewisse Erfolge erzielt werden, wenn sie frühzeitig verabreicht wurden. Vorbeugenden Wert hat die Haltung der Ferkel in nicht zu großen Gruppen (30–40), wobei Alters- und Gewichtsgleichheit wichtig sind. P. Schmidt. 5766.

Terapija i profilaktyka chvorob sil'škogospodarškych tvaryn. (Heilung und Prophylaxe der Krankheiten landwirtschaftlicher Nutztiere.) Hrsg.: Ukraïnška akademija sil'škogospodarškych nauk. Učbova častyna. Kyïv: Vyd. UASGN. 1962. (90 S. m. Abb.; ukrain.) 8°. Kop. 47 = Naukovi praci veterynarnogo fakul'tetu. Ukraïnška akad. sil'škogospod. nauk. Učbova častyna, Kyïv Bd. 25 Nr. 18. (ZB 2630)

Infekcijny chvoroby sil'škogospodarškych tvaryn. (Infektionskrankheiten landwirtschaftlicher Nutztiere.) Kyïv: Vyd. UASHN. 1961. (117 S.; ukrain.) 4° = Naukovi praci. Ukraïnškyj naukovo-doslidnyj inst. eksperymental'noï veterinariï. Bd. 27 Nr. 1. (ZB 2784)

Barabás, István und *Romvary, Jozsef.* **A brucellozis elleni védekezés.** (Der Schutz gegen Brucellose.) Budapest. 1962. (II, 90 S.) 8°. (1962 A 1124)

Chvoroby svynej. (Krankheiten der Schweine.) Hrsg.: Ukraïnška akad. sil'škogosp. nauk. Učbova častyna. Kyïv: Vyd. UASGN. 1961. (104 S. m. Abb.; ukrain.) 4°. Kop. 51 = Naukovi praci veterynarnogo fakul'tetu. Ukraïnška akad. sil'škogosp. nauk. Učbova častyna, Kyïv Bd. 24 Nr. 17. (ZB 2630)

X. HÄMATOLOGIE

Tilgner, S. und Metzke, H.; Jena, Univ., Augenklin. **Beeinflußt die Art der Blutentnahme das Ergebnis der Blutuntersuchung? Beobachtungen an männlichen und weiblichen Albinoratten.** Folia haematol. [Leipzig] **79** (1962) Nr. 3. S. 336–342. — 5 Tab., 7 Lit.

Vf. untersuchte an insgesamt 40 Albinoratten im Alter von 4–5 Mon., ob eine Beziehung zwischen Ort bzw. Art der Blutentnahme zu der Höhe des Hb-Wertes, der Erythrocyten- und Leukocytenzahlen besteht. Ferner wird der Einfluß des Wechsels der Entnahmestelle bei längeren, regelmäßigen Blutuntersuchungen sowie die Unterschiede in den Hb-Werten, Erythrocyten- und Leukocytenzahlen bei männlichen und weiblichen Tieren untersucht. Verwendet wird Herzblut, Blut aus dem retrobulbären Plexus, Blut aus der A. femoralis und Schwanzblut. Die Ergebnisse der Untersuchungen zeigen, daß die Art bzw. der Ort der Blutentnahme keinen unterschiedlichen Einfluß ausüben. Ein Wechsel der Entnahmestelle scheint daher im Bedarfsfalle prinzipiell zulässig. Gegenüber den männlichen Tieren weisen die weiblichen Ratten im Mittel einen höheren Wert des Hämoglobins und der Blutkörperchenzahlen auf. Für die Leukocytenzahlen kann die Differenz mit dem t-Test als hochgesichert nachgewiesen werden. W. Verter. 5910.

Rao, Rajeshwar G., Narasimhalu, P. R., Reddy, Krishna V. und Hussain, Ahmed M.; Hyderabad, Osmania Univ., Univ. Coll. of Veterin. Sci. and Animal Husbandry. Observations on some aspects of blood of sheep. **(Bestimmung einiger Blutwerte bei Schafen.)** Indian veterin. J. **39** (1962) Nr. 8. S. 429–432.

An 26 gesunden, indischen Schafen der Rajasthani-Rasse werden die Erythrocytenzahl, der Hb-Gehalt, der Hämatokritwert, das mittl. Zellvolumen und der Hb.E-Wert ermittelt. Die Erythrocytenzahl beläuft sich auf 9,58 $\pm$ 0,25 Mill./mm^3, der Hb-Gehalt auf 9,76 $\pm$ 0,15 g%, der Hämatokritwert auf 30,25 $\pm$ 0,25%, das mittl. Zellvolumen auf 32,35 $\pm$ 1,10 μ^3, der Hb.E-Wert auf 10,30 $\pm$ 0,37 · 10^{-12} g. Die Hb-Konzentration beträgt 32,30 $\pm$ 0,44%. Die Erythrocytenzahl, der Hb-Gehalt und der Hämatokritwert weichen von

Untersuchungen an Schafen in anderen Ländern ab. Über das mittlere Zellvolumen, den Hb.E-Wert und die Hb-Konzentration werden keine Vergleiche mit Untersuchungen anderer Autoren angegeben. H. J. Gußmann. 5920.

Moll, W.; Tübingen, Univ., Physiol. Inst., Abt. für Angew. Physiol. **Die Carrier-Funktion des Hämoglobins beim Sauerstofftransport im Erythrocyten.** Pflügers Arch. ges. Physiol. Menschen Tiere **275** (1962) Nr. 4. S. 412–419. – 1 Abb., 1 Tab., 8 Lit.

Aus Modellversuchen an Wachserythrocyten in tausendfacher Vergrößerung in Shell Valvate Öl 79 werden Rückschlüsse über die Carrierfunktion des Hämoglobins beim Sauerstofftransport im Eryhtrocyten gezogen. Danach kommt ein spezifischer Sauerstofftransport zustande, der sich als Funktion der Rotation, Reaktion und Konzentration teilweise ungesättigter Hämoglobinmoleküle darstellt. H.-A. Ketz. 5926.

Klenk, E. und Padberg, G.; Köln, Univ., Physiol.-Chem. Inst. **Über die Ganglioside von Pferdeerythrocyten.** Hoppe-Seyler's Z. physiol. Chem. **327** (1962) Nr. 2/6. S. 249–255. – 3 Tab., 12 Lit. Zus. in Engl.

Die aus Pferdeerythrocyten gewonnenen Ganglioside weisen einen einfacheren Aufbau als die Ganglioside des Gehirns auf, wobei die Substanz eine Zusammensetzung von äquimolaren Mengen an Fettsäuren, Sphingosin, Glukose, Galactose und N-Glykolyl-neuraminsäure aufweist. Die Untersuchung der Fettsäuren ergab, daß neben der Lignocerinsäure (Tetracosansäure) noch 23–24% andere Fettsäuren, darunter vor allem Behensäure beigemengt war. Aus dem Gangliosid lassen sich durch vorsichtige Säurespaltung nacheinander die N-Glykolyl-neuraminsäure und die Galactose abspalten, wobei man als partielle Spaltprodukte ein Lignoceryl-(Behenyl-)sphingosin-dihexosid und ein Cerebrosid erhält. Das Gangliosidgemisch wurde auf chromatographischem Wege getrennt, und es wurden Versuche durchgeführt, die zur Aufstellung einer Konstitutionsformel führten. E. Kolb. 5955.

Sorenson, A. L., Kirschner, Leonard B. und Barker, Jennifer; Pullman, Washington State Univ., Dep. of Zool. Sodium fluxes in the erythrocytes of swine, ox, and dog. **(Der Natriumstoffwechsel der Erythrocyten von Schwein, Rind und Hund.)** J. gen. Physiol. **45** (1962) Nr. 6. S. 1031–1047. – 3 Abb., 6 Tab., 35 Lit.

An Erythrocyten von Schwein, Rind und Hund wird der Natriumstoffwechsel mit Hilfe von ^{22}Na untersucht. Der Austritt und Einstrom von Na durch die Erythrocytenmembran kann bei den untersuchten Species in Form eines aktiven Transportes, einer einfachen Diffusion und einer Austauschdiffusion ablaufen. Den höchsten Na-Gehalt weisen die Hundeerythrocyten, den niedrigsten die Schweineerythrozyten auf. Der Austausch des intracellulären Natriums gegen ^{22}Na geht bei Rindererythrocyten schneller vor sich als bei Schweineerythrocyten. Der Austausch gegen radioaktiv markiertes Natrium ist temperaturabhängig, kann aber durch Strophantin nicht gehemmt werden. H.-A. Ketz. 5955.

Ginski, John M., Thomson, John F. und Omachi, Akira; Argonne Nat. Lab., Div. of Biol. and Med. Res.; Chicago, Ill., Loyola Univ., Stritch School of Med., Dep. of Physiol. Phosphate release from dog erythrocytes. **(Die Phosphatfreigabe aus Hundeerythrocyten.)** Amer. J. Physiol. **202** (1962) Nr. 5. S. 981–983. – 4 Abb., 14 Lit.

An Hundeerythrocyten wird der Phosphatstoffwechsel mit Hilfe von ^{32}P untersucht. Bei Anwesenheit von Sauerstoff ist die ^{32}P-Freigabe aus den Erythrocyten wesentlich geringer als bei Anwesenheit von Jodacetat. Es werden die Beziehungen zwischen dem intracellulären Phosphatpool und dem glykolytischen Enzymen diskutiert. H.-A. Ketz. 5955.

Nambriar, K. T. K. und Nayar, K. N. Govindan; Madras, Madras Veterin. Coll., Dep. of Physiol. The use of Randolph's fluid for leucocyte count in fowl blood. **(Die Verwendung von Randolph's-Lösung zur Leukocytenzählung im Geflügelblut.)** Indian veterin. J. **39** (1962) Nr. 8. S. 442–444.
E. Wiesner. 5968.

Rabinowitz, Yale und Schrek, Robert; Hines, Ill., Veterans Adm. Hospital, Med. and Surgical Serv., Tumor Res. and Tissue Culture Res. Lab. Studies of cell source of macrophages from human blood in slide chambers. **(Untersuchungen über den Zellursprung der Makrophagen des menschlichen Blutes im Hohlschliffobjektträger.)** Proc. Soc. exp. Biol. Med. **110** (1962) Nr. 3. S. 429–431. – 1 Tab., 10 Lit.
In der Zellkultur auf dem Objektträger wurde die Bildung der Makrophagen aus anderen Zellen des menschlichen Blutes untersucht. Es konnte festgestellt werden, daß die Zahl der in 5–7 Tagen gebildeten Makrophagen mit der Zahl der Monocyten, welche bei Versuchsbeginn in der Suspension enthalten waren, parallel geht. Wurden die meisten Monocyten mit Hilfe der Filtration durch Glasperlen entfernt, so entstanden nur wenige Makrophagen. Wurden die Lymphocyten durch Röntgenstrahlen zerstört, entsprach die Zahl der gebildeten Makrophagen der Zahl der ursprünglich vorhandenen Monocyten. Übergangszellen zwischen Monocyten und Makrophagen konnten regelmäßig, solche zwischen Lymphocyten und Makrophagen jedoch niemals festgestellt werden. Daraus geht hervor, daß die Monocyten die Vorstufe der Makrophagen des menschlichen Blutes darstellen. E. Grün. 5975.

Tobiasch, V.; Frankfurt/M., 2. Univ.-Klin.; Münster/Westf., Med. Univ.-Klin. **Über die Anwendung cytochemischer Methoden in der Hämatologie.** Folia haematol. [Leipzig] **79** (1962) Nr. 2. S. 133–221. – 2 Abb., 28 Tab., 170 Lit.
Nach ausführlichen Betrachtungen über die Morphologie und Chemie der Zelle sowie der Beschreibung von cytochemischen Arbeiten aus der Literatur, die sich mit dem Nachweis verschiedener Substrate und Fermente in Blutzellen befassen, unternimmt der Vf. den Versuch, mit cytochemischen Methoden eine bessere Differenzierung schwer unterscheidbarer Blutzellformen zu erreichen. Ferner dienten die Untersuchungen zur Ermittlung des Gehaltes verschiedener Substanzen in den Blutzellen und ihres Verhaltens bei verschiedenen Erkrankungen. In einer Reihe von Vorversuchen wird die Wirkung von Aqua dest., physiolog. NaCl-Lösung, Salzsäure, Natronlauge und Citronensäurephosphatpuffer auf die Blutzellen bei verschiedener Temperatur, verschiedenem pH und verschiedener Dauer der Einwirkung überprüft. Die stärksten Veränderungen, die zu einer Beeinflussung der Ergebnisse führen können, werden hierbei durch die Salzsäure, die Natronlauge und den Puffer hervorgerufen. In den Hauptversuchen erfolgte der Nachweis von Lipoiden mit der Sudanschwarz-B-Färbung, der Nachweis von Polysacchariden nach Gomori und Heckner, der Nachweis von Ribonucleinsäuren mit Ribonuclease und Citronensäurephosphatpuffer, der Nachweis von Desoxyribonucleinsäure mit Desoxyribonuclease. Ferner wurde der Einfluß von Harndialysaten mit verschiedenen Temperaturen und mit verschiedenen Dialysestärke auf die Blutzellen untersucht. Die Bestimmung der alkalischen und sauren Phosphatase wurde nach Angaben von Gomori vorgenommen. Lipoide konnten in Promyelocyten bis segm. Neutrophilen gefunden werden, wobei die reiferen Zellen einen stärkeren Gehalt aufwiesen. Von den übrigen Zellen wiesen die Eosinophilen einen schwachen, die Basophilen nur zu einem Teil einen schwachen Gehalt an Lipoiden auf. Polysaccharide fanden sich in den Granulocyten, Eosinophilen, Lymphocyten, Thrombocyten und Megacaryocyten. Bei der chron. myeloischen Leukämie wird ein schwächerer Gehalt an Polysacchariden ermittelt. Auf Grund der Ergebnisse nimmt Vf. ferner an, daß die Basophilie

des Zellplasmas durch den Gehalt an Ribonucleinsäure bedingt ist. Die Nucleolen sowie die Erythrocytengranula enthielten ebenfalls Ribonucleinsäuren. Die Kerne der Zellen bestehen offensichtlich nicht aus Ribonucleinsäuren, in diesen wurde besonders Desoxyribonucleinsäure nachgewiesen. Alkalische Phosphatase fand sich nur in den Granulocyten. Saure Phosphatase zeigte in den Kernen der Erythroblasten, der neutrophilen Leukocyten und der Lymphocyten sowie in den Granula der Eosinophilen eine positive Reaktion. Die Versuche mit Harndialysaten, bei einer Temperatur von 56 und 10 °C, erlauben eine gegensätzliche Empfindlichkeitsreihe der Kerne verschiedener Blutzellen den beiden Lösungen gegenüber aufzustellen, die eine Differentialdiagnose schwer unterscheidbarer Zellen gestattet. Bei den Versuchen mit UV-Licht und Hyaluronidase kann es zu mehr oder weniger starken Kernzerstörungen kommen. Unterschiede hinsichtlich der Ergebnisse an Zellen des Blutes und Knochenmarkes, die bestimmten Erkrankungen zuzuordnen wären, konnten hierbei nicht ermittelt werden. Mit den angegebenen histochemischen Methoden ist nach Angaben des Vf. eine Unterscheidung einer Leukämie von einer leukämoiden Reaktion möglich, da die Zellen bei der leukotischen Reaktion ein den normalen Zellen entsprechendes histochemisches Verhalten zeigen. W. Verter. 5990.

Stegemann, Dieter; Hannover, Tierärztl. Hochschule, Klin. für Kleine Klauentiere und Forens. Med., Ambulator. Klin. **Tagesrhythmus der Eosinophilenwerte im Blut beim Schwein.** Diss. Hannover **1962** 69 S. — 9 Abb., 30 Tab., 70 Lit.

An insgesamt 151 gesunden Schweinen aller Altersklassen wurde in zweistündigen Abständen über 1–2 Tage der absolute Eosinophilenwert ermittelt. Die Zählung der Eosinophilen erfolgte mit der Eosin-Acetonlösung nach der von Thorn modifizierten Dunger'schen Methode. Die Blutentnahme erfolgte durch Anstich einer Ohrvene mit einem Lancettmesser. Nach dem Entfernen des ersten Bluttropfens wurde der nächstfolgende in eine Leukocytenpipette aufgesogen und in einer Fuchs-Rosenthal-Kammer ausgezählt. Die untersuchten Tiere wurden je nach Alter und Gewicht in Gruppen eingeteilt, wobei Saug- und Absatzferkel, Läufer und Zuchtschweine Berücksichtigung fanden. Von den ermittelten Werten wurde die Streuung und die Signifikanz der Differenzen mit dem t-Test bei $P < 0{,}05$ berechnet. Bei Ferkeln wurde bis zum 4. Tag nach der Geburt ein Absinken der Eosinophilen festgestellt. Ein Geschlechtsunterschied konnte hierbei nicht ermittelt werden. Bei Läufern und Zuchtschweinen wurden dagegen signifikante Alters- und Geschlechtsunterschiede gefunden. Der Tageseinfluß auf die Eosinophilenauszählung äußert sich in diesen Altersgruppen derart, daß ein Ansteigen der Werte von einem morgendlichen Minimum zu einem abendlichen Maximum erfolgt. Bei Kümmerern lag der Höchstwert in den Morgenstunden und wies um 10 Uhr seinen Tiefstand auf. W. Verter. 5990.

Prot-Lassalle, Josette; Alfort, École Nat. Vétérin. Contribution à l'étude des principaux tests de la coagulabilité sanguine chez le cheval, le boeuf, le mouton et le chien en vue d'applications à la médecine et à la chirurgie vétérinaires. **(Beitrag zur Untersuchung der hauptsächlichsten Blutgerinnungsproben bei Pferd, Rind, Schaf und Hund und ihre Anwendung in der inneren Medizin und Chirurgie.)** Diss. Alfort **1961** 46 S. — 2 Abb., 9 Tab., 24 Lit. K. Reinhardt. 6000.

Kotkova, K. I., Orlovška, N. M., Losjeva, A. L. und Fabri, Z. (Kotkowa, K. I., Orlowska, N. M., Losjewa, A. L. und Fabri, S.); Kiew, Biochem. Inst. der Akad. der Wiss. der Ukrain.SSR. Vyjavlennja N-kincevych aminokyslot protrombinu riznych tvaryn. **(Die Darstellung N-endständiger Aminosäuren des Prothrombins bei verschiedenen Tieren.)** ›Ukraïnśkyj biochimičnyj

žurnal, Kyïv **34** (1962) Nr. 4. S. 604–607. – 1 Abb., 8 Lit. Orig.: ukrain., Ausz.: russ., engl.
Ziel der Arbeit bestand darin, N-endständige Aminosäuren des Prothrombins bei Kühen, Schweinen, Pferden, Enten und Schafen zu untersuchen und dabei den Reinigungsgrad der Prothrombinpräparate von Ballasteiweißen zu klären. Zur Darstellung N-endständiger Aminosäuren ist die Phenylisothiocyanatmethode nach Edman, modifiziert nach Frenkel-Conrat, benutzt worden. Es zeigte sich, daß alle untersuchten Prothrombinpräparate nur eine N-endständige Aminosäure – Alanin – enthalten. Diese Tatsache beweist einen relativ hohen Reinigungsgrad der Präparate und einen kaum differenten Strukturaufbau. H. John. 6000.

Schacht, Peter; Hannover, Tierärztl. Hochschule, Klin. für Rinderkrankh. **Untersuchungen über den Fibrinogengehalt im Blut bei inneren Erkrankungen des Rindes.** Diss. Hannover **1962** 47 S. – 6 Abb., 7 Tab., 52 Lit.
Es werden an insgesamt 135 Rindern mit verschiedenen Krankheiten Fibrinogenbestimmungen nach der von Fritzsche und Mette für das Rind modifizierten gravimetrischen Methode durchgeführt. Folgende Krankheiten werden berücksichtigt: Hepatitis, Acetonämie, Lungenerkrankungen, Magen-Darmerkrankungen, Leukose, Tetanie, Hämaturie und Hämoglobinurie, Piroplasmose und Dermatitis solaris. Ein signifikant erhöhter Blutfibrinogengehalt wird bei 18 an Hepatitis erkrankten Rindern gefunden, während sich die Fibrinogenwerte bei an Acetonämie erkrankten Tieren innerhalb normaler Schwankungsbreite von 485–807 mg% bewegen. Bei Lungenerkrankungen liegen die Werte wie bei der Tetanie und den Magen-Darmerkrankungen ca. zur Hälfte an der oberen Grenze der Schwankungsbreite oder zum Teil etwas darüber. Bei 25 Tieren, die hämatologisch leukosepositiv sind, finden sich Fibrinogenwerte, die zum Teil wesentlich unter der unteren Schwankungsgrenze der Normalwerte liegen. Bei den anderen Erkrankungen liegen die ermittelten Werte in der Schwankungsbreite oder wenig darüber. Auf Grund der Ergebnisse kommt der Vf. zu dem Schluß, daß dem Fibrinogen bei inneren Erkrankungen des Rindes, die besonders mit entzündlichen Abwehrreaktionen des Körpers einhergehen, eine bedeutende Rolle zukommt. In den teilweise sehr hohen Fibrinogenwerten soll der fibrinöse Entzündungstyp des Rindes zum Ausdruck kommen. W. Verter. 6000.

Brittinger, G., Kayser, F.-H., Nass, G. und Ruhenstroth-Bauer, G.; München, Max-Planck-Inst. für Biochem. **Der Mechanismus der Blutkörperchensenkung. 6. Mitt. Zur beschleunigten Blutkörperchensenkung und Fibrinogenvermehrung durch Lipopolysaccharid-Injektionen bei Versuchstieren.** Z. Naturforsch. **17b** (1962) Nr. 9. S. 606–609. – 1 Abb., 1 Tab., 12 Lit.
Es wird über Versuche berichtet, die das Zustandekommen der beschleunigten Blutsenkung und Fibrinogenvermehrung nach Applikation von Lipopolysaccharid klären sollen. Zur Untersuchung wurden Kaninchen und Ratten verwendet, denen Lipopolysaccharide, gelöst in 1 ml Phosphatpuffer, in verschiedenen Mengen intraperitoneal injiziert wurde. Die Messung der Blutkörperchensenkungsgeschwindigkeit erfolgte mit der Methode nach Westergren. Nach der Methode von Marx wurde die Bestimmung der Fibrinogenkonzentration durchgeführt. Die Bestimmung der Erythrocytenkonzentration im Blut erfolgte mit einem Hämoskop nach Hellige. Es wurden die senkungserzeugenden Eigenschaften der Lipopolysaccharide folgender Bakterienarten an Kaninchen getestet. FK 75 (*Salmonella binza* S-Form), FK 165 (*Salmonella binza*, R-Form), FK 25 (*E. coli* 0,73, S-Form), Co 086 (*E. coli* 086, S-Form) und Co 08 (*E. coli* 08). Kaninchen erhielten 2 mg und Ratten 1, 2, 4, oder 5 mg Lipopolysaccharide verabreicht. Drei Tage nach der Injektion konnte eine beschleunigte Blutkörperchensenkung

festgestellt werden. Gleiche Ergebnisse wurden beim Meerschweinchen erzielt. Aus den Ergebnissen der Untersuchung geht hervor, daß die senkungserzeugende Eigenschaft durch Lipopolysaccharide verschiedener Bakterienarten und bei verschiedenen Tierspecies verursacht werden kann. Die senkungserzeugenden und fibrinogenvermehrenden Eigenschaften des LPS aus *E. coli* sind an den Lipoidteil der Molekel gebunden, da mit freien und an Casein gekoppelten Lipoid eine beschleunigte Blutsenkung und Fibronogenvermehrung hervorgerufen werden kann. Wiederholte Verabreichungen von LPS wurden von Kaninchen nicht mehr mit Fieber- und Leukozytenreaktionen beantwortet, da die Tiere tolerant geworden sind. Verwendet man bei mehrmaliger LPS-Verabreichung geeignete Dosen und Zeiten zwischen den einzelnen Infektionen, so tritt bei den behandelten Tieren auch keine Senkungsbeschleunigung und Fibrinogenvermehrung mehr ein. W. Verter. 6010.

McCully, K. A. und Common, R. H.; Quebec, McGill Univ., Macdonald Coll., Fac. of Agric. Zone electrophoresis of protein-bound phosphorus of fowl's serum. **(Die Zonenelektrophorese von eiweißgebundenem Phosphor bei Hühnerserum.)** Canad. J. Biochem. Physiol. **39** (1961) Nr. 9. S. 1451–1466. – 7 Abb., 2 Tab., 30 Lit.

Es wurde die Bewegung von proteingebundenem Phosphor auf Zonenelektropherogrammen von Geflügelseren durch den Gebrauch von Reaktionen für esterverketteten Proteinphosphor (ELPP) und durch Gebrauch von Seren, in welchen der Phosphor mit ^{32}P markiert worden war, untersucht. – Serum von oestrogenisierten Hühnern hatte zwei große Lipoproteinzonen, P_1 und P_2, bei Elektrophorese in Veronal-Puffer pH 8.6 zum Ergebnis. Kleinere Mengen von proteingebundenem ^{32}P wurden auch in anderen Zonen außer der Albuminzone ermittelt. Ähnliche Ergebnisse wurden mit Borat-Puffer pH 9.0 erhalten. Der Gebrauch von Veronal-Citrat-Puffer pH 8.6 oder die Vorbehandlung des Serums mit Aethylendiamintetraacetat oder die Entfernung des Serumcalciums durch Oxalatausfällung beseitigte die Teilung in 2 Lipoproteinzonen, welche durch eine einzige Lipoproteinzone ersetzt wurden. Die Präalbuminzonen von Kükenembryoseren ergaben keine Färbereaktion für ELPP. Es wird von Vff. gefolgert, daß die Präalbuminzonen von Embryoseren und von Seren von oestrogenisierten Hühnchen oder Legehennen auf unterschiedliche Proteine zurückzuführen sind und daß Phosphitin entweder im Embryoserum fehlt oder nur in Mengen unter der verwandten Reaktionssensibilitätsgrenze lag. K. Tzschachmann. 6027.

Spitzer, John J. und Gold, Martin; Philadelphia, Pa., Hahnemann Med. Coll., Dep. of Physiol. Effect of catecholamines on the individual free fatty acids of plasma. **(Die Wirkung von Brenzkatechinaminen auf einzelne freie Fettsäuren des Plasmas.)** Proc. Soc. exp. Biol. Med. **110** (1962) Nr. 3. S. 645–647. – 4 Abb., 8 Lit.

An Hunden, die 16 Std. gehungert hatten, wurde unter Nembutalnarkose der Einfluß von Adrenalin und Noradrenalin (bei Dauerinfusion von 10 μg/kg/Min.) auf den Gehalt des Plasmas an freien Fettsäuren insgesamt sowie an einzelnen freien Fettsäuren untersucht. Nach 20 Min. nahm unter Adrenalineinwirkung die Konzentration an freien Fettsäuren in der A. femoralis um durchschnittlich 0,268 Milliäquiv./Liter zu; die einzelnen langkettigen Fettsäuren waren unterschiedlich betroffen; die Öl- und Linolsäure stiegen erheblich an, während die Palmitin- und Stearinsäure etwas absanken. Nach Noradrenalin-Infusion stieg die Fettsäurekonzentration um durchschnittlich 0,611 Milliäquiv./Liter an, wobei der Anteil an Ölsäure signifikant zu-, der an Linolsäure abnahm. Zwischen dem Ölsäure- und Gesamtfettsäuregehalt des Plasmas wurde sowohl bei gesunden als auch bei diabetischen Hunden eine unmittelbare Beziehung festgestellt. Die Aufnahme von Fettsäuren aus dem Plasma durch Leber, Niere und Herzmuskel ist von der Konzentration abhängig. Für die Regulation des Fettsäureumsatzes ist die Freisetzung durch Adrenalin und Noradrenalin von großer Bedeutung. E. Kolb. 6090.

Williamson, Martin B., Lallo, Lilita di und Haley, Harold B.; Chicago, Ill., Loyola Univ., Graduate School; School of Med., Dep. of Biochem. and Surgery. **Serum-Lipoproteine während der Wundregeneration.** Naturwissenschaften **49** (1962) Nr. 20. S. 471. — 1 Tab., 7 Lit.
Es wurde die Frage untersucht, ob sich die auf Grund früherer Untersuchungen der Vff. vermutete Änderung des Fettstoffwechsels während der Wundregeneration in einer Veränderung der Höhe der Serum-Lipoproteide widerspiegelt. Ausgewachsenen weiblichen Ratten, die mit einer eiweißfreien Diät gefüttert waren, wurden Wunden von 4 cm Durchmesser am Rücken beigebracht. 3 und 6 Tage nach der Operation entnommene Blutproben zeigten im Vergleich zur Entnahme 2 Tage vorher und im Vergleich zu den Kontrolltieren keine Veränderungen der mit den Alpha- und Betaglobulinen verbundenen Lipoide. Das Verhältnis Lipoid/Eiweiß scheint nach Setzen der Wunde gleich zu bleiben. W. Seffner. 6090.

Hardy, Lester B., Auger, H. V. und Wilcox, F. H.; College Park, Univ. of Maryland, Poultry Dep. Genetic differences in serum cholesterol in chickens. **(Genetische Unterschiede im Serumcholesterinspiegel bei Küken.)** Amer. J. Physiol. **202** (1962) Nr. 5. S. 997–1001. — 9 Tab., 16 Lit.
Bei Küken von zwei verschiedenen Blutlinien werden vom 1. Lebenstag bis zum Alter von 16 Wochen Cholesterinbestimmungen im Serum und in mehreren Organen gemacht. Zwischen beiden Linien bestehen signifikante Unterschiede im Cholesteringehalt des Serums, während die Cholesterinkonzentration in Nebenniere, Leber, Gehirn und in den Testes keine charakteristischen Differenzen aufweist. Auch im Fettsäuregehalt und Phospholipoidgehalt des Serums besteht zwischen beiden Blutlinien kein signifikanter Unterschied. In der Reaktion auf Hunger bleiben die Unterschiede im Serumcholesterinspiegel erhalten. Auch die Reaktion auf Testosteron, Oestrogen, Cortison und Thyrosin ist unter Aufrechterhaltung der Unterschiede ähnlich.
H.-A. Ketz. 6100.

Leiner, Michael, Beck, Heinrich und Eckert, Helmut; Mainz, Univ., Lab. für Zellphysiol. **Über die Kohlensäure-Dehydratase in den einzelnen Wirbeltierklassen. 1. Mitt. Der Zinkgehalt in den einzelnen Fermenten und die Wirkung des Inhibitors aus dem Schafblut auf die einzelnen Enzyme.** Hoppe-Seyler's Z. physiol. Chem. **327** (1962) Nr. 2/6. S. 144–165. — 6 Abb., 6 Tab., 38 Lit. Zus. in Engl.
Die Kohlensäure-Dehydratase weist bei den einzelnen Wirbeltierklassen, bei den Wirbellosen und bei den Pflanzen eine unterschiedliche Konstitution auf. So wirkt der Hemmstoff des Blutserums vieler Säugetiere nicht auf die KDH des Vogelblutes. In vorliegender Arbeit wurde eine Methode zur photographischen Aufzeichnung des Druckes im Warburg-Manometer beschrieben, die sehr exakte Analysen erlaubt und die mit 600–1000 Doppelschwingungen des Gefäßes pro Minute arbeitet. Die Untersuchung der KDH von Vogel-, Reptilien-, Knochenfisch- und Haifischerythrocyten mittels einer im einzelnen beschriebenen Methode zeigt, daß es sich in allen Fällen um Zinkproteide handelt. Das Zink läßt sich aus dem Molekül entfernen, wobei das Ferment inaktiv wird; durch Zusatz einiger Schwermetalle, die sich dann im Fermentmolekül nachweisen lassen, ist dieses reaktivierbar, so durch Kupfer-2-, Kobalt-2- und Mangan-2-Ionen. Die Schwermetallempfindlichkeit der KDH ist je nach Tierart verschieden. In der Globulinfraktion des Blutserums verschiedener Säugetiere findet sich ein Inhibitor der KDH, der aus Schafserum hochgereinigt wurde und dessen Wirkung auf die gereinigte KDH verschiedener Wirbeltiere und auf das Ferment aus Kiemenextrakt von *Octopus vulgaris*

untersucht wurde. Eine Beziehung zwischen Hemmstoffwirkung und Zinkgehalt der KDH aus verschiedenen Klassen konnte nicht nachgewiesen werden.
E. Kolb. 6105.

Magdon, E.; Berlin, Dtsch. Akad. der Wiss., Forschungsgemeinsch., Inst. für Med. und Biol., Robert-Rössle-Klin. **Untersuchungen der Katalaseaktivität des Blutes verschiedener Mäusestämme.** Z. Versuchstierkunde 1 (1962) Nr. 6. S. 173–178. 6105.

Duplan, J. F., Foschi, G. V. und Manson, L. A.; Philadelphia, Pa., Wistar Inst. of Anatomy and Biol. The lymphocytosis stimulating factor (L.S.F.). **(Der die Lymphocytose anregende Faktor.)** Proc. Soc. exp. Biol. Med. **110** (1962) Nr. 3. S. 426–429. – 3 Tab., 2 Lit.

Vff. unternahmen Versuche, das Vorkommen eines von Metcalf aus dem Thymus normaler Mäuse isolierten Faktors, der nach der Injektion bei neugeborenen Mäusen eine Lymphocytose erzeugt, zu bekräftigen. Ihre Ergebnisse stehen in guter Übereinstimmung mit den seinigen. Zusätzlich konnte eine positive Reaktion nach Injektion eines Extraktes aus leukämischen Lymphoblasten, welche in vitro gezüchtet worden waren, gefunden werden.
E. Grün. 6135.

Bucharin, O. V. (Bucharin, O. W.); Tscheljabinsk, Med. Inst. Vlijanie vitamina B_{12} na fagocitoz. **(Der Einfluß von Vitamin B_{12} auf die Phagocytose.)** Žurnal mikrobiologii, ėpidemiologii i immunobiologii, Moskva **33** (1962) Nr. 2. S. 37–41. – 1 Abb., 2 Tab., 7 Lit. Zus. in Engl.

Die subcutane Applikation von Vitamin B_{12} führte bei normalen Kaninchen und Mäusen zur Erhöhung der Leukocytenphagocytose. Wurden Kaninchen 7 Tage lang mit Vitamin B_{12} (5 µg/kg) vorbehandelt und dann mit einem Mehrfachimpfstoff (Typhus-, Paratyphus B- und Dysenterieantigene) immunisiert, so lag in den folgenden 5 Wochen ihr Phagocytoseindex ebenfalls höher als bei den immunisierten Kontrolltieren, die kein Vitamin B_{12} erhalten hatten; deren Werte fielen nach 3 Wochen etwas ab. Vitamin B_{12} führte darüber hinaus zu einer vollständigeren Phagocytose und zu höheren Opsonintitern. Bei weißen Mäusen hatte Dibazol (10 mg/kg) eine geringere Wirkung auf den Phagocytoseindex als Vitamin B_{12} (10 µg/kg). Höchste Werte ergaben sich bei gleichzeitiger Anwendung beider Präparate. Aus den Versuchen wird geschlossen, daß die günstige Wirkung von Vitamin B_{12} bei der Abwehr von Infekten im wesentlichen auf der Erhöhung der Leukocytenphagocytose beruht.
W. Goldbach. 6135.

Carević, Olga; Zagreb, Veterin. Fak., Inst. za Morfol. i Fiziol. O utjecaju gama-heksaklorciklo-heksana na glikolizu kokošje krvi u pokusu in vitro. **(Zum Einfluß von Gamma-Hexachlorcyclohexan auf die Glykolyse von Hühnerblut in vitro.)** Veterin. Arh. [Zagreb] **32** (1962) Nr. 7–8. S. 198–199. – 1 Abb., 1 Tab., 1 Lit. Zus. in Engl., Franz.

An 3 Gruppen von Rhode-Island-Hühnern wurden in vitro Untersuchungen über die Glykolyse durchgeführt. Die erste Gruppe hatte vor der Blutentnahme 2 Tage gehungert, die zweite zusätzlich 300 mg Gamma-Hexachlorcyclohexan (Gamma-HCH)/kg Kgw. i.m. erhalten, und die dritte Gruppe war normal gefüttert worden. Das entnommene Blut (heparinisiert) wurde bei 42 °C gehalten und stündliche Glukosebestimmungen vorgenommen. Die Ausgangswerte der einzelnen Gruppen waren folgende: Gruppe 1 = 107,7 ± 2,4; Gruppe 2 = 151,9 ± 10,9; Gruppe 3 = 117,3 ± 5,6 mg%. Nach 6 Std. wurden folgende Werte ermittelt: Gruppe 1 = 1,3 ± 0,6; Gruppe 2 = 92,7 ± 6,2; Gruppe 3 = 9,8 ± 3,5 mg%. – Aus den Ergebnissen ist ersichtlich, daß durch Gamma-HCH die Glykolyse in vitro gehemmt wird.
P. Schmidt. 6135.

Puchta, V.; Prag, Karls-Univ., Zool. Inst. **Einfluß von Pyrimethamin (Daraprim) auf das Blutbild von Kaninchen und Ratten.** Pharmazie **17** (1962) Nr. 8. S. 447–453. – 5 Abb., 2 Tab., 75 Lit.

Ausgehend von der Tatsache, daß bei der Behandlung der Toxoplasmose mit Daraprim mitunter Leukopenien und andere Störungen des Blutbildes aufgetreten sind, bei der Verwendung als Antimalaricum aber nicht, haben Ratten, Kgw. 110–145 g, und Kaninchen, Kgw. 2,2–3,5 kg, neben einer normalen Kost Daraprim in verschieden hoher Dosierung als Suspension mit der Schlundsonde erhalten. Zu verschiedenen Zeiten nach der Applikation wird das Blutbild untersucht. Erst 50 mg/kg bei Ratten und 250 mg/kg bei Kaninchen rufen eine statistische Senkung der Erythrocytenzahl und des Hämoglobinwertes hervor (nur bei Ratten wesentlich). Bei dieser Dosierung treten auch regelmäßig Leukopenien auf, und das Wachstum wird gehemmt. Die Reaktion beim Kaninchen beginnt bereits bei 25 mg/kg. R. Maune. 6135.

XI. VIRUSKRANKHEITEN

Foliguet, J.-M.; Nancy, Hôpital Militaire Sédillot, Lab. de Bactériol. La coloration différentielle de Harris-Shorr dans l'étude de l'effet cytopathogène des virus en cultures cellulaires. Note préliminaire. **(Das Differential-Färbeverfahren nach Harris-Shorr bei Untersuchungen des virusbedingten cytopathogenen Effekts in Zellkulturen. Vorl. Mitt.)** Ann. Inst. Pasteur **103** (1962) Nr. 3. S. 447–450. – 5 Lit.

Die in der Tumor-Cytologie bewährte Differentialfärbung nach Harris-Shorr wird für die färberische Darstellung virusbedingter cytopathologischer Veränderungen in Zellkulturen empfohlen. Das Färbeverfahren soll vornehmlich für die Anwendung bei permanenten Zellinien malignen Ursprungs geeignet sein. Auf Grund der vorgelegten Färbeversuche an KB-Zellen, die mit Adenovirus Typ 1 und 2 bzw. mit Poliovirus Typ 1 infiziert wurden, beschreibt Vf. die mit dem Harris-Shorr-Verfahren darstellbaren Veränderungen des Zellkerns bzw. des Cytoplasmas. Bei mikroskopischer Untersuchung mittels Immersion und Phasenkondensor nach Leitz soll das Verfahren der klassischen Hämalaun-Eosin-Färbung überlegen sein. E. Hahnefeld. 6205.

Dosser, E. M., Dorofeev, V. M., Fadeeva, L. L., Rapoport, R. I. und Šeboldaeva, A. D. (Dosser, Je. M., Dorofejew, W. M., Fadejewa, L. L., Rapoport, R. I. und Scheboldajewa, A. D.); Moskau, Forsch.-Inst. für Virus-Präparate. Razmnoženie virusa kori v kul'turach tkanej različnych životnych. **(Vermehrung des Masernvirus in Gewebekulturen verschiedener Tiere.)** Voprosy virusologii, Moskva **7** (1962) Nr. 4. S. 11–17. – 4 Abb., 3 Tab., 14 Lit. Zus. in Engl.

Es wurde die Empfänglichkeit von 27 Primärzellkultursystemen von Tieren und dem Menschen für Masernvirus untersucht. Als Kulturmedium diente Hanksche Lösung mit 0,5% Laktalbuminhydrolysat unter Zusatz von Rinderserum. Verschiedene Stämme des Masernvirus fanden Verwendung. Eine Virusvermehrung erfolgte in folgenden Geweben: Amnion von Mensch und Schaf, Niere und Lunge von Menschen-, Rinder-, Schaf- und Schweineembryonen, Niere und Hoden von Rhesusaffe und Hund, Herz von Schweineembryonen, Lunge von Kaninchenembryonen, Kükennieren, Hühnerembryofibroblasten. Affen- und Menschengewebe zeigten die höchste Empfänglichkeit. Spezifische Zellveränderungen traten erst nach einer gewissen Anpassung an das neue Wirtssystem auf, in der Regel nach 2–4 Passagen. S. Wagner. 6210.

Lochova, S. V. und Voronina, F. V. (Lochowa, S. W. und Woronina, F. W.); Moskau, Forsch.-Inst. für Virus-Präparate. Izučenie obez̆jańego korepodobnogo virusa, vydelennogo iz kul'tury tkani počki obez̆jany. **(Untersuchung**

eines masernähnlichen Affenvirus, isoliert aus Affennierenzellkulturen.) Voprosy virusologii, Moskva **7** (1962) Nr. 4. S. 17–23. – 2 Abb., 2 Tab., 6 Lit. Zus. in Engl.

In primären Nierenzellkulturen des Rhesusaffen bildeten sich nach 10–15 Tagen vereinzelt vielkernige Riesenzellen. An den folgenden Tagen kam es zur Verstärkung des cytopathischen Effektes (CPE). Durch Überimpfung konnten aus diesen Kulturen fünf Stämme eines masernähnlichen Affenvirus isoliert werden, das sich im serologischen Verhalten und nach der Art des CPE als mit Masernvirus identisch erwies. Masernrekonvaleszentensera und Gammaglobulin neutralisierten beide Viren in gleicher Höhe, die Zellveränderungen waren charakterisiert durch Ausbildung von Symplasten und acidophilen, intranucleären und intracytoplasmatischen Einschlüssen, sie wurden beeinflußt von der verwendeten Infektionsdosis. Die Höhe der Virusvermehrung in der Kultur war unabhängig vom Auftreten oder Fehlen der intranucleären oder intracytoplasmatischen Inclusionen. S. Wagner. 6210.

Orth, Gérard; Alfort, École, Nat. Vétérin. Sur les relations antigéniques et immunigéniques du virus de la maladie de Carré et du virus de la peste bovine. Recherches expérimentales chez le lapin. **(Über die antigenen und immunisierenden Beziehungen zwischen dem Staupevirus und dem Rinderpestvirus. Experimentelle Untersuchungen am Kaninchen.)** Diss. Alfort **1961** 64 S. – 4 Abb., 7 Tab., 46 Lit. K. Reinhardt. 6220.

Diskina, B. S. und Ageeva, O. N. (Diskina, B. S. und Agejewa, O. N.); Moskau, Forsch.-Inst. für Virus-Präparate. Ob ustojčivosti dvuch konfiguracionnych form dezoksiribonukleinovoj kisloty k dezoksiribonukleaze i o roli ėtogo faktora v processe šinteza dezoksiribonukleinovoj kisloty v sisteme virus-kletka. **(Über die Stabilität zweier Konfigurationsformen der Desoxyribonucleinsäure zur Desoxyribonuclease und die Rolle dieses Faktors für die Desoxyribonucleinsäuresynthese im System Virus-Zelle.)** Biochimija, Moskva **27** (1962) Nr. 2. S. 225–234. – 3 Abb., 2 Tab., 35 Lit. Zus. in Engl.

In den vorliegenden Untersuchungen, über deren Methodik zu berichten in diesem Rahmen zu weit führen würde, wurde festgestellt, daß eine gewisse Abhängigkeit des Resistenzgrades der DNS gegenüber der Desoxyribonuclease von dem Konfigurationszustand der DNS besteht. Es konnte gezeigt werden, daß die feste DNS-Form eine relativ hohe Stabilität gegenüber der Fermentspaltung besitzt. Die Schwankungen im Eiweißgehalt der natürlichen Desoxyribonucleoproteide (60 bis 20%), die sich nicht auf die charakteristische Viscosität der Lösungen auswirken, beeinflussen auch nicht die DNS-Fermentresistenz. Nach Deproteinisierung der Desoxyribonucleoproteide bis zu einem Eiweißgehalt von 20% kommt es zur Viscositätssteigerung der Lösungen. Die Verbindung der DNS mit dem Eiweiß unter Kompression des DNS-Moleküls steigert die Resistenz gegenüber der Desoxyribonuclease. Ferner konnte gezeigt werden, daß die Infektion einer HeLa-Zellkultur mit dem Adenovirus (Typ III) die DNS-Synthese in der Zelle aktiviert und somit zur Resistenzsteigerung der DNS gegenüber der Desoxyribonuclease führt. Die Ergebnisse werden eingehend erörtert. H. John. 6225.

Ada, G. L., Abbot, A., Anderson, S. G. und Collins, F. D.; Melbourne, Victoria, Australia, Roy. Melbourne Hospital, Walter and Eliza Hall Inst.; Univ. of Melbourne, Dep. of Biochem. Particle counts and some chemical properties of Murray Valley encephalitis virus. **(Teilchenzählungen und einige chemische Eigenschaften des Murray-Valley-Encephalitis-Virus.)** J. gen. Microbiol. **29** (1962) Nr. 1. S. 165—170. – 14 Lit.

Das Virus wurde aus den Gehirnen von Babymäusen durch Fällung mit Protaminsulfat, hochtourige Zentrifugation und Chromatographie an Hydroxylapatit rein dargestellt (vgl. Ada J. gen. Microbiol. **24** [1961] Nr. 1. S. 177.)

Die gereinigten und konzentrierten Viruspräparate wurden danach durch Chromatographie an Sephadex G 75 von Salzen befreit und nach Mischen mit Rinderalbumin und Polystyrol-Latexkugeln die Teilchenzahl nach der Spray-droplet-Methode bestimmt. Es entfielen auf 1 LD_{50} (Titration auf der Chorioallantois-Membran) 90 ± 50 Teilchen. Der Teilchendurchmesser schwankte zwischen 25 bis 35 mμ, wobei die Mehrzahl der Teilchen (85%) einen Durchmesser von 25–27,5 mμ zeigte. Die Aufarbeitung von 15 Präparaten (je 90 Mäusegehirne) ergab zusammen eine Trockenmasse von 12,9 mg gereinigtes Virus. 10,9% dieser Menge bestand aus Lipoiden. Das Viruspräparat enthielt 7,8% Ribonucleinsäure mit folgender Basenzusammensetzung: 25,5% Adenylsäure, 27,5% Guanylsäure, 21,5% Cytidylsäure und 25,5% Uridylsäure. Für die Anwesenheit von Desoxyribonucleinsäure (Thymidylsäure) gab es keine Hinweise. Die Ergebnisse der chemischen Analyse besitzen vorläufigen Charakter, da keine sicheren Aussagen über die Reinheit des untersuchten Viruspräparates gemacht werden konnten.
A.-F. Olechnowitz. 6225.

Wiesner, E.; Berlin, Humboldt-Univ., Veterin. Fak. Nova saznanja o leukozi goveda. **(Neue Erkenntnisse zur Leukose des Rindes.)** Veterinaria [Sarajevo] **11** (1962) Nr. 2. S. 145–150.
In der auf Wunsch der Redaktion der Zeitschrift „Veterinaria" geschriebenen und von V. Butozan übersetzten Arbeit werden insbesondere Ausbreitung, Ätiologie, die Frage der Zugehörigkeit zu den Zoonosen, klinisches Bild, pathologische Anatomie und die Bekämpfung der Leukose des Rindes abgehandelt. Als wichtigste Präventivmaßnahmen sind zu nennen: 1. Tierärztliche Anzeigepflicht für alle Fälle tumoröser Leukose, die bei der Fleischbeschau, klinischen Untersuchung oder Sektion festgestellt werden. 2. Hämatologische und klinische Untersuchung der Herkunftsbestände, aus denen bei der Fleischbeschau tumoröse Leukoseformen ermittelt werden. 3. Schlachtung aller tumorös erkrankten Rinder. 4. Isolierung der hämatologisch positiven Rinder. 5. Verkaufsverbot für Zuchtrinder aus Leukosebeständen. P. Schmidt. 6288.

Mazurenko, N. P., Topčij, M. K. und Nadgornaja, N. I. (Masurenko, N. P., Toptschi, M. K. und Nadgornaja, N. I.); Kiew, Inst. für Epidemiol. und Mikrobiol., Lab. für Geschwulstetiol. Opyt kul'tivirovanija virusa gemocitoblastoza-retikuloza myšej v èksplantatach tkanej. **(Ein Kultivierungsversuch des Hämocytoblastose-Reticulosevirus der Maus im explantierten Gewebe.)** Voprosy virusologii, Moskva **7** (1962) Nr. 3. S. 281–284. — 1 Tab., 8 Lit. Zus. in Engl.
Mehrmals zentrifugiertes und filtriertes Organmaterial leukämischer Mäuse wurde auf Gewebekulturen (embryonales Mäusegewebe) verbracht und konnte in 5–6 Passagen ohne sichtbaren cytopathogenen Effekt weitergezüchtet werden. Die Virulenz des Virus geht im Laufe der Passagen schnell verloren.
W. Wittmann. 6297.

Dmochowski, Leon, Gross, Ludwik und Padgett, Frank; Houston, Univ. of Texas, M. D. Anderson Hospital, Tumor Inst., Sect. of Virol. and Electron Microscopy; Baylor Univ. Coll. of Med., Dep. of Microbiol. Electron microscopic studies of rat leukemia induced with mouse leukemia virus. **(Elektronenmikroskopische Studien über Rattenleukämie, ausgelöst durch Mäuseleukämievirus.)** Proc. Soc. exp. Biol. Med. **110** (1962) Nr. 3. S. 504–511. — 4 Abb., 1 Tab., 10 Lit.
In den Megakaryocyten des Knochenmarkes und der Milz sowie in den Intercellularräumen der Lymphknoten und leukotischen Wucherungen von 11 Ratten, denen Filtrate von leukosekranken C3H-Mäusen inoculiert worden waren, konnten in allen Fällen 2 Typen von Partikeln festgestellt werden. Es sind dies Gebilde von 990 Å Durchmesser mit verdichtetem Zentrum und andere, eher bläschenartige Partikel mit einer inneren (490 Å Durchmesser)

und einer äußeren (840 Å Durchmesser) Membran. Außerdem fanden sich in den Megakaryocyten zylindrische Strukturen, die ebenso wie die Partikel und Virus in Knochenmark, Milz, Thymus oder Lymphknoten von 12 normalen Ratten nicht beobachtet wurden. G. Becker. 6297.

Goldsmit, Leah; Bet Dagan, Veterin. Inst. Recovery of virus from a cow inoculated with a live modified foot and mouth disease virus and its apparent multiplication in vivo. **(Die Isolierung von Virus aus einer mit MKS-Lebendvirus geimpften Kuh und dessen augenscheinliche Vermehrung in vivo.)** Refuah Veterinarith [Jerusalem] **19** (1962) Nr. 1. S. 63–62. – 1 Tab., 2 Lit.
Von einer Kuh, die intramuskulär am Hals 10 ml (= 10^8 ID_{50}) MKS-Lebendvirusimpfstoff injiziert erhalten hatte, wurden 4, 8, 24, 48 und 72 Stunden p.v. das Blut, der Harn und der präscapulare Lymphknoten auf den Virusgehalt untersucht. Dabei konnte im Harn und im Lymphknoten nie Virus nachgewiesen werden, während das Blut von der 4.–48. Stunde p.v. virushaltig war. Der 24 Std. nach der Injektion ermittelte hohe Virusgehalt des Blutes spricht für eine Vermehrung in vivo. A. Heinig. 6342.

Gierløff, Chr. H.; Lindholm per Kalvehave, Denmark, State Veterin. Inst. for Virus Res. Some observations concerning titration of foot-and-mouth disease virus in 1–10 day old mice. **(Einige Beobachtungen bei der Titration des MKS-Virus in 1–10 Tage alten Mäusen.)** Acta veterin. scand. **2** (1961) Nr. 2. S. 120–128. – 5 Abb., 1 Tab., 5 Lit.
Die Empfänglichkeit der Maus für die Infektion mit MKS-Virus nimmt mit steigendem Alter der Tiere wesentlich ab, so daß vergleichbare Titerwerte nur bei der Verwendung etwa gleich alter Tiere erhalten werden. Der Altersunterschied der Versuchstiere darf 2 Tage nicht überschreiten. Am besten geeignet sind 2–4 Tage alte Säuglingsmäuse. Kulturvirus scheint für Mäuse pathogener als Rindervirus zu sein. Selbst nach der Rückübertragung des Kulturvirus auf das Rind bleibt die höhere Pathogenität erhalten. A. Heinig. 6342.

Dinter, Z. und Philipson, L.; Uppsala, Univ., Inst. of Virol.; Stockholm, Sweden, State Veterin. Inst. An interferon produced by foot and mouth disease virus (FMDV) in calf kidney cells. **(Ein in Maul-und-Klauenseuche-virusinfizierten Kälbernierenzellen gebildetes Interferon.)** Proc. Soc. exp. Biol. Med. **109** (1962) Nr. 4. S. 893–897.
Mit MKS-Virus infizierte Kälbernierenzellen produzieren ein Interferon, das die Vermehrung von cytopathogenem MKS-Virus in mit diesem Interferon vorbehandelten Kälbernierenzellen verhindert. Die maximale Hemmwirkung tritt nach einer Einwirkungszeit von 8 Std. auf. Die Interferonbildung verläuft parallel zur Virusproduktion. Das Interferon hat auf MKS-Virus keine inaktivierende Wirkung und beeinträchtigt die Adsorption des Challengevirus an die interferonbehandelten Kälbernierenzellen nur gering. Es hat außerdem eine hemmende Wirkung auf die Vermehrung von Parainfluenza-3-, Aujeszky- und bovinem Enterovirus in Kälbernierenzellen, dagegen nur eine geringgradige Hemmwirkung auf die Vermehrung von ECHO-7- und Polio-I-Virus in Affennierenzellen. Es wird durch Trypsin, Äther, Chloroform und Fluorocarbon inaktiviert, ist aber gegen RNA-ase, DNA-ase, Thermoinaktivierung (56 °C, 30 Min.) resistent und läßt sich durch MKS-Immunserum nicht neutralisieren. In der Ultrazentrifuge tritt bei 100000 g nach 2 Std. eine partielle Sedimentation ein. Das gefundene Interferon wird auf Grund seiner Eigenschaften mit schon bekannten Interferonen anderer Herkunft (Influenza-, Polio-, Masernvirus) verglichen und der Wirkungsmechanismus diskutiert. E. Benndorf. 6342.

Khera, K. S.; Hissar, Punjab Coll. of Veterin. Sci. and Animal Husbandry. Foot and mouth disease virus antibody response of goats after natural outbreak and artificial infection of foot and mouth disease. **(Die Entwicklung der Maul-**

und-Klauenseuche-Antikörper bei Ziegen nach natürlicher Durchseuchung und künstlicher Infektion mit Maul- und Klauenseuche.) Indian veterin. J. **39** (1962) Nr. 9. S. 465–472. – 1 Abb., 2 Tab., 17 Lit.

Während der bei Rindern im Jahre 1960 erfolgten Maul-und-Klauenseuche-Ausbrüche mit Virus vom Typ Asia I blieben die Ziegen klinisch gesund. Bei diesen Ziegen konnten 3–4 Wochen später im Neutralisationstest in der Gewebekultur Antikörper nachgewiesen werden. Lämmer, die nicht von der Mutter gesäugt worden waren, wiesen keine Antikörper auf. Bei 5 von 10 der 7–8 Wochen nach den Seuchenausbrüchen geborenen Lämmer war der Antikörpertiter positiv. Nach künstlicher Infektion konnten 11–12 Tage p.i. die höchsten Antikörpertiter festgestellt werden. Der früheste Nachweis der Antikörper gelang in einem Fall 3 Tage p.i. A. Heinig. 6342.

Schang, Pedro J., Campion, Roberto L., Troisi, Luis P. und Gatto, Felipe B. Utilización de los virus aftosos lapinizados como material antígeno para vacunas. Nota previa. **(Verwendung der lapinisierten MKS-Viren als Antigenmaterial für Vaccinen. Vorl. Mitt.)** Gac. veterin. **23** (1961) Nr. 136. S. 370–374.

Die Arbeit enthält eine Auseinandersetzung über die bisher seit 1958 vorliegenden Arbeiten mit folgenden Schlußfolgerungen. Die lapinisierten MKS-Typen O, A, C produzieren ein für die Vaccinepräparation nützliches Antigenmaterial, wenn man sie mit Rinder-Virus assoziiert. Es wurde wenigstens die gleiche Immunität wie die des Epithel-Rinder-Virus beobachtet. Durch die Wiederholungsdosis wird keine Phänomenerzeugung anaphylaktischer Art verursacht. K. Tzschachmann. 6342.

Borgen, H. C., Prato, A. dal und Dinter, Z.; Lindholm per Kalvehave, Dänemark, Veterinärmed. Staatsinst. für Virusforsch.; Brescia, Italien, Ist. Zooprofilattico; Stockholm, Schweden, Veterinärmed. Staatsinst.; Uppsala, Univ., Virol. Inst. **Antikörperreaktion und Immunität bei Rindern, vacciniert gegen Maul- und Klauenseuche.** Acta veterin. scand. **3** (1962) Nr. 1. S. 1–12. – 2 Abb., 3 Tab., 8 Lit.

Mit MKS-Vaccine, die aus Kulturvirus hergestellt worden war, das man in Kälbernierenkulturen gezüchtet hatte, wurden 36 Rinder vacciniert. Die geimpften Tiere wurden zu verschiedenen Zeiten p.v. mit Hilfe des Neutralisationstestes auf ihren Antikörpertiter und durch die Testinfektion auf ihre Immunität geprüft. Die Immunität war 3 Mon. p.v. noch vorhanden, aber 5½ Mon. p.v. bereits erloschen. Die Antikörpertiter der beiden Gruppen stimmten dabei jedoch überein. Tiere mit hohen Antikörpertitern erwiesen sich nach der Testinfektion stets als immun, dagegen gaben niedere Antikörpertiter keine Auskunft über die Immunitätslage der Tiere. Nach der Revaccination sowie nach der Testinfektion kam es zu einem Anstieg der Antikörpertiter. Die Antikörperreaktion vaccinierter Rinder ist danach keine sichere Methode für die Bewertung der MKS-Vaccinen. A. Heinig. 6342.

Fellowes, O. N.; Greenport, Long Island, N. Y., Dep. of Agric., A.R.S., Animal Disease and Parasite Res. Div., Plum Island Animal Diseases Lab. Antibody response of adult chickens to infectious and noninfectious foot-and-mouth disease virus. **(Die Antikörperbildung bei erwachsenen Küken nach Injektion von infektiösem und inaktiviertem MKS-Virus.)** J. Immunology **88** (1962) Nr. 4. S. 488–493.

Gruppen einjähriger Hähnchen wurden entweder mit verschiedenen Passagen (87., 88. und 106. Passage) eines in Kälbernierenkulturen gezüchteten A-Stammes oder mit einem an das Meerschweinchen adaptiertem A-Virus infiziert. Andere Gruppen erhielten inaktiviertes Kulturvirus des gleichen Stammes injiziert. Das zu verschiedenen Zeiten p.v. entnommenene Serum der einzelnen Tiergruppen wurde auf neutralisierende und komplementbindende Antikörper geprüft. Bei den mit infektiösem Virus infizierten Tieren erfolgte außerdem die Bestimmung des Virusgehaltes des Blutes zu verschiedenen Zeiten p.i. Bei den mit Kulturvirus infizierten Tieren gelang regelmäßig 18–23 Std. p.i. der Virusnachweis im Blut. Diese Tiere zeigten auch klinisch Veränderungen am Schnabel, am Kamm und an den Beinen. Sowohl bei den mit infektiösem als auch bei den mit in verschiedener Weise inaktiviertem Virus behandelten Hähnchen wurden hohe neutralisierende Antikörpertiter ermittelt, während die mit dem Meerschweinchenvirus infizierten Tiere nur niedere Antikörpertiter aufwiesen. Bei der letzten Gruppe waren auch klinisch keine Veränderungen zu beobachten, und im Blut konnte nur 23 Std. p.i. Virus nachgewiesen werden. Sowohl das infektiöse Kultur- als auch das infektiöse Meerschweinchenvirus erzeugten komplementbindende Antikörper, die mit einer modifizierten Methode im direkten Verfahren nachgewiesen wurden.

A. Heinig. 6342.

Espinet, Roger Guy. La cuestión de las vacunas antiaftosas y el título infectante de los virus usados en su elaboración. **(Das Problem der MKS-Vaccinen und der Infektiositätstiter der bei ihrer Herstellung verwendeten Viren.)** Gac. veterin. **23** (1961) Nr. 137. S. 417–429.
Es werden die Grundlagen und Bereiche der Titration des MKS-Virus sowie das für die Titer- und die Virusmengenberechnungen angewendete Kriterium beschrieben. Ferner wurden die Irrtumsfaktoren und die verschiedenen Ursachen, die bei dem korrekten Verhalten der Vaccinen mitwirken, untersucht. Nach Ansicht ausländischer Ratgeber wird der Titer von $10^{-7,3}$ für annehmbar gehalten.

K. Tzschachmann. 6342.

Gribanov, V. N. und Judin, A. M. (Gribanow, W. N. und Judin, A. M.); Kusminski, Gebiet Moskau, Unions-Inst. für Exp. Veterinärmed., Lab. zum Studium der Maul- und Klauenseuche. Ob izmenčivosti biologičeskich svojstv virusa jaščura. **(Über die Veränderlichkeit der biologischen Eigenschaften des Maul-und-Klauenseuche-Virus.)** Trudy Vsesojuznogo instituta ėksperimental'noj veterinarii, Moskva **26** (1962) S. 3–7.
Beobachtungen über längere Zeit anhaltende MKS-Epizootien in verschiedenen Ländern zeigten, daß während einer Epizootie die typenspezifischen Eigenschaften der MKS-Virusstämme durch zahlreiche Passagen in hochempfänglichen Tieren verändert werden können. Das dürfte besonders für die Stämme mit einer labilen Typenspezifität zutreffen. Eine experimentell reproduzierbare MKS-Virustypenumwandlung soll 1952 Kindjakov durch wiederholte Virusinjektion in die Zunge rekonvaleszenter Tiere gelungen sein. Es gelang Vff. nach dieser Methode nicht, eine Variabilität des A-Typs beim Meerschweinchen (400 g Kgw.) und des O-Typs bei Jungrindern (8–10 Mon. alt) zu erzielen.

D. Weyhe. 6345.

Sergeev, V. A. und Fedorova, T. L. (Sergejew, W. A. und Fjodorowa, T. L.); Unions-Inst. für Veterinärmed. Virusforsch. und Mikrobiol. des Min. für Landwirtsch. der UdSSR. Sravnitel'naja ocenka metodov titrovanija virusa jaščura. **(Vergleich von MKS-Virus-Titrationsmethoden.)** Veterinarija, Moskva **39** (1962) Nr. 8. S. 67–69. — 1 Tab., 16 Lit.
MKS-Kulturvirus (Typ O und A) wurde in Kälbernierenzellkulturen (Röhrchen-, Plaque-, Colortest) und in einwöchigen Mäusen titriert. Als empfindlichste Titrationsmethode erwies sich die Röhrchenprobe (Nachweis des cytopathogenen Effektes) und der Plaque-Test nach Dulbecco.

D. Weyhe. 6345.

Nogina, V. T. (Nogina, W. T.); Nowosibirsk, Veterinärmed. Forsch.-Stat. Polučenie tipospecifičeskich jaščurnych syvorotok ot vzroslych krolikov. **(Gewinnung typenspezifischer Maul-und-Klauenseuche-Seren von erwachsenen Kaninchen.)** Veterinarija, Moskva **39** (1962) Nr. 8. S. 69–72. — 4 Tab.

Vfn. verwendete zur serologischen MKS-Typendifferenzierung MKS-Hyperimmunserum von erwachsenen, 2,5–3,0 kg schweren Kaninchen. Zur Hyperimmunisierung wurden MKS-Virusstämme vom Meerschweinchen (Typ O, A, C) und vom Rind benutzt (Typ A), die vorher an 3 Tage alte Kaninchen adaptiert wurden. Als Antigen diente eine zentrifugierte und filtrierte, 10%ige Muskelsuspension der 12. Kaninchenpassage. Zehn Tage nach der letzten Hyperimmunisierung (insgesamt 6 Injektionen im Abstand von je 8 Tagen) wurde das Tier entblutet und das Serum in der KBR geprüft. Die Kaninchenhyperimmunseren aus Meerschweinchenvirus und Rindervirus reagierten nur mit den an das Kaninchen adaptierten, homologen Virusstämmen, nicht aber mit den ursprünglichen Meerschweinchenantigenen. Im Gegensatz dazu zeigten die Meerschweinchen-Hyperimmunseren sowohl mit dem nichtpassagierten als auch mit dem an das Kaninchen adaptierten Meerschweinchenmaterial Hämolysehemmung. D. Weyhe. 6345.

Derjabina, Z. I. (Derjabina, S. I.); Kusminki, Gebiet Moskau, Unions-Inst. für Exp. Veterinärmed., Lab. für Pharmakol., Chemotherapie und Toxikol. Izgotovlenie protivojaščurnogo gamma-globulina metodom osaždenija sernokislym ammoniem (s podkisleniem) i ego primenenie dlja profilaktiki životnych pri jaščure. **(Herstellung von Anti-MKS-Gammaglobulin durch Fällung mit schwefelsaurem Ammonium [mit Ansäuerung] und seine prophylaktische Anwendung bei der Maul- und Klauenseuche der Tiere.)** Trudy Vsesojuznogo instituta ėksperimental'noj veterinarii, Moskva **26** (1962) S. 75–81. — 12 Lit.

Durch dreimalige Umfällung mittels 33%iger Ammoniumsulfatlösung wurde typenspezifisches, gereinigtes Gammaglobulin aus Rekonvaleszentenseren Maul-und-Klauenseuche-Kranker Rinder isoliert. Die prophylaktische Wirkung des Gammalgobulins wurde an 8 Tage alten weißen Mäusen, an erwachsenen Meerschweinchen und an Saugferkeln geprüft. Im Gegensatz zum flüssigen Gammaglobulin konnte die Schutzwirkung des lyophilisierten Gammaglobulins 18 Mon. lang konstant gehalten werden. Den Tierversuchen ist zu entnehmen, daß MKS-Gammaglobuline (Typ O und A) in einer Dosierung von 0,2–0,4 g/kg Kgw. Laboratoriumstiere besser vor einer MKS-Infektion schützten als homologe Rekonvaleszentenseren (2–4 ml/kg Kgw.). Die prophylaktische Wirkung des spezifischen Gammaglobulins bei Maul-und-Klauenseuche-gefährdeten (mit Typ O) Saugferkeln hing von der Dosierung, vom Zustand der laktierenden Muttersauen, vom Alter der Ferkel und von der Intensität des Krankheitsverlaufs ab. Auch bei diesen Tieren war eine geringere Schutzwirkung des Rekonvaleszentenserums gegenüber der des Gammaglobulins zu beobachten. Vergleichende Versuche mit Hyperimmunseren wurden nicht durchgeführt. D. Weyhe. 6360.

Bülow, V. von; Tübingen/Neckar, Bundesforsch.-Anst. für Viruskrankh. der Tiere. **Wirksamkeitsprüfung von MKS-Formoladsorbatvaccinen an der Maus mit Hilfe der Säuglingsimmunität.** Zbl. Veterinärmed. **9** (1962) Nr. 5. S. 499–506. — 13 Lit.

Immunisierte Muttermäuse vermitteln ihren Jungen diaplacentar und mit der Milch eine gute Immunität. Vf. konnte nachweisen, daß dieses Phänomen eine brauchbare Grundlage für die Prüfung von MKS-Formoladsorbatvaccinen darstellt. Zuchtreife weibliche Mäuse werden 2–7 Tage vor der Paarung mit 1,0 ml abgestufter Vaccineverdünnung s.c. geimpft. Die Ergebnisse der Testinfektion der 5–7 Tage alten Jungen mit etwa $10^4 LD_{50}$/0,1 ml ließen sich in Form von charakteristischen Wirkungsgeraden graphisch darstellen und danach als Vaccinetiter (SD_{50}) auch zahlenmäßig ausdrücken. Es wurden vier monovalente Laborvaccinen und eine trivalente Handelsvaccine untersucht. Das unterschiedliche Immunisierungsvermögen dieser Impfstoffe war weitgehend von ihrem Virusgehalt abhängig. Die SD_{50} der Vaccine entsprach einer Virusmenge von $10^{5,5}$–$10^{6,0}/LD_{50}$ pro Impfdosis. A. Heinig. 6360.

Bülow, V. von; Tübingen/Neckar, Bundesforsch.-Anst. für Viruskrankh. der Tiere. **Immunitätsübertragung von Muttermäusen auf ihre Jungen bei der Maul- und Klauenseuche.** Zbl. Veterinärmed. **9** (1962) Nr. 6. S. 543–554. – 15 Tab., 15 Lit. Vgl. vorst. Ref.

Vf. prüfte, ob eine ausreichende passive Immunität der Säuglingsmaus auch durch eine Impfung des Muttertieres mit Formoladsorbatvaccine zu erreichen ist. Die Muttertiere erhielten 2 bis höchstens 7 Tage vor der Paarung 1,0 ml der 10–15%igen Vaccinen aus Mäusevirus subcutan. Ihre Jungen wurden im Alter von 5–7 Tagen mit dem homologen Virus infiziert und wiesen eine ausreichende Immunität auf. Die mütterliche Immunität wurde sowohl diaplacentar als auch mit der Milch auf die neugeborenen Mäuse übertragen. Die in vivo nachweisbare Säuglingsimmunität hatte keine eindeutige Beziehung zum Neutralisationstiter des mütterlichen Blutserums. A. Heinig. 6360.

Hála, Karel und Hojný, Josef; Uhřiněves, Výzkumný Ústav Živočišné Výroby; Liběchov Lab. pro Biol. Rozmnožování a Osemeňování Hospodářských Zvířat, Oddělení Krevních Skupin. Výskyt protilátek v sérech prasat a příprava specifických testsér. **(Das Vorkommen von Antikörpern in Schweineseren und die Zubereitung von spezifischen Testseren.)** Živočišná Výroba **7(35)** (1962) Nr. 5. S. 319–326. – 3 Tab., 14 Lit. Zus. in Russ., Dtsch.

Auf Anwesenheit von Antikörpern wurden mittels normaler Agglutination und an Hand des indirekten Coomb-Tests 386 Schweine der böhmischen Weißen Edelrasse untersucht; es handelte sich einerseits um Schweine, die mit der Kristallviolettvaccine nicht geimpft waren und keine Ferkel hatten, anderseits um solche, die vacciniert waren und Ferkel führten. Zum Testen dienten 12 Blutarten, die Blutfaktoren aufwiesen, gegen die die Vff. mindestens einmal Antikörper gefunden hatten, und zwar A, Gb, Ea, Ka, Fa und Dl. In Seren der nichtimmunisierten Schweine fanden sich Antikörper: anti-A, -Eb, Ea, Ka, Gb und Dl; davon werden die anti-A, -Ea, -Gb und -Dl als natürlich vorkommend betrachtet, da sie in Seren der nichtvaccinierten Schweine vorhanden waren. Bei einer Sauengruppe fand man einen verhältnismäßig hohen Prozentsatz unbekannter Antikörper. Mit Hilfe des indirekten Coomb-Tests wurden darüber hinaus bei 5,64% der untersuchten Schweine Antikörper festgestellt, welcher Umstand für die Anwendung dieses Tests zwecks Ermittlung von erythrocytären Antigenfaktoren bei Schweinen spricht. Die Immunisierung und vor allem die Reimmunisierung der Sauen hält man für die beste Methode zur Herstellung von immunen Antikörpern. Die Ergebnisse zeugen dafür, daß Schweine gegen fremde Antigenfaktoren der Erythrocyten, besonders bei der ersten Applikation, wenig empfindlich sind. In Übereinstimmung mit den dänischen Testseren sind gegen diese Antigenfaktoren folgende Antikörper zubereitet worden: A, Ea, Eb, Gb, Ka, Kb, Fa, Ha und gegen neue, bisher unbekannte M 1, S 1, Z 3, D 1 sowie gegen das bisher nicht verglichene N 1. F. Nádvorník. 6382.

Sasahara, Jiro, Hayashi, Shigeyoshi, Omuro, Mamoru und Konoike, Hiromi. Studies on living hog cholera vaccine. I. Experiments on serial passage of virulent strain in laboratory animals — with special reference to experiments for production of lapinized virus. **(Untersuchungen lebender Schweinepestvaccine. 1. Mitt. Versuche mit Serienpassage eines viruelnten Stammes bei Laboratoriumstieren mit spezieller Beziehung zu Versuchen zur Produktion von lapinisiertem Virus.)** Nat. Inst. Animal Health Quart. **1** (1961) Nr. 2. S. 65–73. – 3 Abb., 1 Tab., 22 Lit. Orig.: engl.

Die meisten Versuche werden mit dem ALD-Stamm des Schweinepestvirus durchgeführt, einige mit den Miyazaki-, Chiba- und Niigata-Stämmen. Als Versuchstiere dienen Yorkshire-Schweine, Kreuzungskaninchen, Saanenziegen, Kreuzungsmeerschweinchen, Hamster, 3 Mon. alte Leghornküken, 3 Wochen alte und Säuglingsmäuse des ddN-Stammes. Der ALD-Stamm

wird Mäusen intracerebral und i.p. einverleibt, Hamstern intracerebral, Küken i.v., Meerschweinchen i.v. und i.p., Ziegen i.v. und Kaninchen i.v. Während die Versuche mit Mäusen, Hamstern, Meerschweinchen, Küken und Mäusen negativ verlaufen, wird das Schweinepestvirus in der 5. Passage bei Ziegen nachgewiesen bei Verwendung des ALD- und Miyagi-Stammes. Am geeignetsten erweist sich das Kaninchen für Serienpassagen. Allerdings scheint die Vermehrung des Virus vom Stamm abhängig zu sein; bei Injektion des Niigata-Stammes läßt sich das Virus bis zur 6. Passage in der Milz nachweisen. Nach intraperitonealer Injektion von Schweineblut, das ALD-Virus enthält, kommt es im Kaninchen zur Vermehrung des Virus. Außerdem entsteht eine Virus-Variante, die die Bezeichnung S-Stamm erhält.
E. Tempel. 6382.

Sasahara, Jiro, Hayashi, Shigeyoshi, Harada, Kumayuki, Omuro, Mamoru und Konoike, Hiromi. Studies on living hog cholera vaccine. II. Adaptation of lowly virulent strains to laboratory animals. **(Untersuchungen lebender Schweinepestvaccine. 2. Mitt. Anpassung schwach virulenter Stämme an Laboratoriumstiere.)** Nat. Inst. Animal Health Quart. **2** (1962) Nr. 2. S. 76–81. — 2 Tab., 4 Lit. Orig.: engl. 1. Mitt. vgl. vorst. Ref.
Die Versuche werden mit den 2 lapinisierten Schweinepestvirusstämmen R und S angestellt, die bei Schweinen einen Titer von 10^4MID/g ergeben. Meerschweinchen und Kükenembryonen eignen sich nicht zur Serienpassage-Vermehrung des R-Stammes. Bei Ziegen und Schafen wird das R-Virus in der Milz der 2., 4. und weiteren Passagen ermittelt. Auch der S-Stamm ist bei Ziegen für Serienpassagen geeignet. Die beiden an Ziegen adaptierten Virusstämme RC und SC eignen sich für die Herstellung lebender Vaccine zum Schutze gegen Virusschweinepest. Beide Stämme sind für die Schweine in Japan weniger virulent als der lapinisierte Stamm. Schweine, die in Kontakt mit den infizierten Schweinen gehalten werden, bleiben gesund; es wird eine latente Infektion hervorgerufen, denn das Virus wird mit dem Urin ausgeschieden.
E. Tempel. 6382.

Karlović, M., Zeljko, M., Foršek, Z. und Kaćanski, T.; Zagreb, Veterin. Inst.; Sarajevo, Univ., Veterin. Fak., Naučno-Istraživački i Dijagnostički Inst. Vrijednost Taylorovog testa u dijagnostici svinjske kuge. **(Die Brauchbarkeit des Taylor-Tests in der Schweinepest-Diagnostik.)** Veterin. Arh. [Zagreb] **32** (1962) Nr. 7–8. S. 202–206. — 2 Tab., 11 Lit. Zus. in Engl., Dtsch.
Die Technik zum Nachweis der Pankreas-Amylase entsprach unter geringfügigen Abweichungen der Methode von Taylor; es werden eine 1%ige, bei 120 °C sterilisierte Stärkelösung und eine Jodlösung (5,5 g kristallinisches Jod und 11,0 g Kaliumjodid auf 250 cm³ Wasser) benötigt. Der Pankreasextrakt wird aus dem Vorderteil der Drüse gewonnen: 5 g Gewebe werden in feine Stücke geschnitten und mit 10 cm³ physiologischer Kochsalzlösung verrührt. 3 Tropfen des erhaltenen Extraktes kommen in eine Eprouvette, dazu 3 cm³ der Stärkelösung. Nach einer 5 Min. dauernden Incubation im Wasserbad bei 37–40 °C wird 1 Tropfen der Jodlösung zugesetzt. — Nach dieser Methode wurden Bauchspeicheldrüsen von 144 Schweinen untersucht, von denen 74 mit dem Virus der Schweinepest infiziert, 4 nach der Vaccinierung erkrankt waren und 2 mit auf Gewebe kultiviertem Erreger infiziert wurden. Bei 26 Schweinen handelte es sich um gesunde Schlachttiere, während die restlichen wegen anderer Erkankungen starben oder getötet wurden (u. a. Rotlauf, Coli-Infektion, Pasteurellose, Magen-Darmentzündung, Ferkelanämie). Der Extrakt des Pankreas muß am Tag der Schlachtung bzw. des Todeseintritts, spätestens am darauffolgenden Tag gewonnen werden, da die Zuverlässigkeit des Tests sonst geringer wird. Die Durchführung des Tests sollte 2 und 24 Std. nach der Extraktherstellung erfolgen. — Bei allen untersuchten infizierten Schweinen war das Testergebnis positiv, wobei eine deutliche Violettfärbung

auftritt. Mit Ausnahme einiger Fälle von Rotlauf verlief die Probe bei allen nicht an Schweinepest erkrankten Tieren negativ. Der Taylor-Test stellt demnach ein brauchbares zusätzliches Verfahren für die Schweinepest-Diagnostik dar. P. Schmidt. 6385.

Bognár, Károly. A sertéspestis elleni nyúlvírusvakcina értékmérése nyulakon. **(Wertbestimmung der lapinisierten Schweinepest-Virusvaccine an Kaninchen.)** Magyar Állatorvosok Lapja [Ung. veterinärmed. Bl.] **17** (1962) Nr. 6. S. 203–204. – Zus. in Russ., Engl. Aus: Ung. Agrar-Rdsch. **1963** Nr. 1.
Vf. führte zur Bestimmung des Virustiters der lapinisierten Schweinepestvirusvaccinen Untersuchungen durch. Diese sollten die Frage beantworten, ob zwischen der Wirkung des Virus, das bei Kaninchen Fieber verursacht und Schweine immunisiert, ein Zusammenhang festgestellt werden kann. Die Untersuchungen sollten ein Verfahren ausarbeiten, nach dem der Virustiter der fertiggestellten und lyophylisierten Impfstoffe in verhältnismäßig kurzer Zeit und billig festgestellt werden kann. Die fieberhafte Körpertemperatur ist ein spezifisches Zeichen der Vermehrung des Virus, denn im Blutserum derartiger Kaninchen erscheinen spezifische virusneutralisierende Antikörper. Vf. untersuchte in seinen Versuchen 51 Vaccinen. Bei diesen Versuchen impfte er 124 Kaninchen mit $^1/_4$ (Verdünnung von 1:1000) der in der Praxis bei Schweinen verwendeten Dosis (1 ml aus einer Verdünnung von 1:250 von 0,004 g Kaninchenmilzmaterial) der Virusvaccine. Von den Kaninchen zeigten 98 (79%) eine fieberhafte Reaktion. Von den 107 Kaninchen, die mit 1:20 (Verdünnung von 1:5000) der Dosis geimpft wurden, reagierten 83 (77,5%), von den 111 mit 1:40 (Verdünnung von 1:10000) geimpften aber 66 (59,4%) mit einem fieberhaften Anstieg der Körpertemperatur. Nur bei 10% der mit normaler Kaninchenmilzsuspension geimpften Kaninchen konnte infolge der Impfverletzung oder wegen anderer Ursachen ein fieberhafter Anstieg der Körpertemperatur beobachtet werden. Deshalb muß die fieberhafte Reaktion als Zeichen der Virusvermehrung betrachtet werden. Diese Feststellung wurde auch durch Schweineversuche bestätigt, die mit denselben 51 Vaccinen durchgeführt wurden. Alle Vaccinen immunisierten Schweine, die mit $^1/_4$ der praktischen Dosis geimpft wurden. Die Ergebnisse der Titrationen zeigten, daß eine bei Kaninchen festgestellte infektiöse Dosis in der Mehrzahl der Untersuchungen einer immunisierenden Dosis für Schweine entsprach. Diese Ergebnisse wurden durch die parallele Titrierung von 9 Vaccinen an Kaninchen und Schweinen erzielt. In diesen Versuchen verursachte 1/40 bis 1/1600 der Vaccinedosis bei Kaninchen eine fieberhafte Reaktion und immunisierte Schweine. Die Stärke der Reaktion lief parallel mit der Höhe der infektiösen Dosis für Kaninchen. Die Verabfolgung von 400 bis 1600 für Kaninchen infektiösen Dosen der Virusvaccine ohne Serum verursachte bei Schweinen schwere Reaktionen. Mehrere Tiere gingen sogar ein. 6395.

Áldásy, Pál und Ványi, András. A sertéspestis elleni nyúlvírusvakcina nagyüzemi alkalmazásával kapcsolatos megfigyelések. **(Beobachtungen über die großbetriebliche Anwendung der lapinisierten Schweinepest-Vaccine.)** Magyar Állatorvosok Lapja [Ung. veterinärmed. Bl.] **17** (1962) Nr. 7. S. 241–246. – 31 Lit. Zus. in Russ., Engl. Aus: Ung. Agrar-Rdsch. **1963** Nr. 1.
Die lapinisierte Schweinepestvaccine wird in Ungarn von Jahr zu Jahr stärker angewandt. Vff. sammelten Beobachtungen und führten Versuche in schweinepestfreien Großbetrieben durch. Sie stellten fest, daß die geimpften Tiere oft bis zu 3 Wochen das Virus ausscheiden. Nachteilige Verhältnisse wie Transport, Bewegung, Gruppierung, Wiegen, Futterumsatz usw. verlängern die Zeitdauer der Virusausscheidung. Das ausgeschiedene Virus bedeutet keine Gefahr für nicht geimpfte erwachsene Tiere. Bei Läufern mit ungünstiger Entwicklung und schlechtem Gesundheitszustand und besonders bei Saugferkeln können aber durch das lapinisierte Virus Verluste entstehen.

Der Zeitpunkt der Impfungen soll deshalb nach Möglichkeit so festgelegt werden, daß in einem Betrieb alle Schweine zur gleichen Zeit geimpft werden können. Die durch das lapinisierte Schweinepestvirus verursachte Schweinepest der Saugferkel kann im allgemeinen durch die Serumtherapie nicht günstig beeinflußt werden. In einem großen Zuchtbestand konnte die durch das lapinisierte Virus verursachte, serienmäßige Erkrankung der Saugferkel durch deren Simultanimpfung mit lapinisierter Virusvaccine und Schweinepestserum eingedämmt werden. Das Herabsetzen der zur Simultanimpfung verwendeten Vaccinedosis, das unbegründete Steigern der Serumdosis sowie die Verabfolgung des Serums einige Tage vor der Vaccine führte zu ernsteren Impfreaktionen, und die entwickelte Immunität war in derartigen Fällen möglicherweise auch schwächer. Schweine, die an Krankheiten des Atmungsapparates oder an Stoffwechselstörungen leiden, sind für die Impfreaktionen empfindlicher. Ungünstige Einflüsse, die die Schweine in den auf die Impfung folgenden Wochen treffen, verschlimmern die Impfreaktionen. Um Verluste derartiger Ätiologie zu vermeiden, können durch Sicherung völliger Ruhe der Tiere, einer diätischen Fütterung, der Absonderung und antibiotischen Behandlung der ernsthafter erkrankten Tiere bessere Ergebnisse erzielt werden als durch Serumtherapie. Vff. konnten das serienweise Weitergreifen des lapinisierten Virus unter natürlichen Bedingungen in einigen Beständen verfolgen. In diesen Beständen untersuchten sie durch Tierversuche die Virulenz der Virusstämme, die Tierpassagen überlebt haben. Das Virus wurde 62, 64 bzw. 134 Tage nach der letzten Vaccinierung aus frisch erkrankten und zur Virusgewinnung geschlachteten Tieren isoliert. Die Versuche konnten eine Veränderung der Virulenz des Virus nicht bestätigen. 6395.

Schümann, Peter; Insel Riems, Friedrich-Loeffler-Inst. der Dtsch. Akad. der Landwirtsch.-Wiss. zu Berlin. **Die Verträglichkeit der Riemser Kristall-Violett-Vaccine (KVV) unter den Verhältnissen der Praxis.** Diss. Berlin **1963** 94 S. — 10 Abb., 2 Tab., 94 Lit.

Nach einem einleitenden Überblick über die Stellung der Riemser KVV im Rahmen der Bekämpfungsmaßnahmen gegen die Schweinepest in der Deutschen Demokratischen Republik und Darlegung der verschiedenen Bedenken gegen die Verträglichkeit der Riemser KVV (Möglichkeit des Auftretens von Impfabszessen, von Leber- und Lungenerkrankungen, von Zuchtschäden sowie von Todesfällen nach der Vaccinierung) werden die Ergebnisse eigener Untersuchungen über die Verträglichkeit der Riemser KVV unter Praxisverhältnissen geschildert. In 26 Gemeinden der Bezirke Potsdam, Neubrandenburg und Rostock wurden insgesamt 7942 Schweine, darunter 779 Zuchttiere (157 führende Muttertiere, 224 hochtragende, 224 niedertragende und 114 ungedeckte Sauen) mit Riemser KVV zwei- bzw. einmal und unabhängig vom Ernährungs- und Gesundheitszustand vacciniert. In den ersten 30 Tagen verendeten 25 Schweine (0,31%). Vorübergehende Störungen des Allgemeinbefindens der vaccinierten Tiere wurden in zwei Beständen bei fast allen und in 11 Schweinehaltungen bei einem Teil der Impflinge beobachtet. In 6 Beständen entwickelten sich bei einzelnen Tieren leichte Schwellungen an der Injektionsstelle, in einem Bestand zeigten 43 von 169 geimpften Läufern erhebliche Schwellungen, die bei 11 Tieren nekrotisch wurden. Bei allen Tieren bildeten sich die Prozesse schnell zurück. Eine Beeinträchtigung ihrer Entwicklung trat nicht ein. Es wird festgestellt, daß die Impfung mit der Riemser KVV von der Mehrzahl der Tiere ohne sichtbare Reaktionen vertragen wird. Die geschilderten Impfzwischenfälle standen stets in deutlicher Relation zu den Fütterungs- und Haltungsbedingungen der betreffenden Bestände. Die Impfung von 779 Sauen aller Trächtigkeitsstadien hat gezeigt, daß Zuchttiere die Vaccinierung gut vertragen und eine Schadwirkung weder an den Muttertieren noch an der Nachzucht auftritt. E. Wiesner. 6395.

Goršunova, L. P. (Gorschunowa, L. P.); Moskau, Iwanowski-Inst. für Virusforsch. der Akad. der Med. Wiss. der UdSSR. O roli limfatičeskich uzlov v mechanizme estestvennoj rezistentnosti k bešenstvu. **(Über die Rolle der Lymphknoten im Mechanismus der natürlichen Resistenz gegen Tollwut.)** Žurnal mikrobiologii, ėpidemiologii i immunobiologii, Moskva **33** (1962) Nr. 2. S. 45–48. – 2 Tab., 6 Lit. Zus. in Engl.
14–16 Tage nach der Exstirpation der oberflächlichen und tiefen Leistenlymphknoten wurden Ratten mit Tollwutvirus infiziert. Die natürliche Resistenz blieb unbeeinflußt. Morbidität und Mortalität war in Versuchs- und Kontrolltieren gleich. Die Bestimmung des Gehaltes an virusneutralisierenden Antikörpern im Blut erfolgte am 11., 22. und 42. Tag nach der Infektion. Bei den operierten Tieren konnten Antikörper erst am 22. oder 42. Tag festgestellt werden, d. h. 10–20 Tage nach den Kontrolltieren. Bei letzteren bestand am 11. Tag kein Unterschied im Antikörpertiter zwischen erkrankten und klinisch gesunden Tieren. Aus den Versuchen wird geschlossen, daß die natürliche Resistenz gegen das Tollwutvirus nicht mit der Anwesenheit von Antikörpern im Blut zusammenhängt. W. Goldbach. 6412.

Béládi, Ilona. Agardiffúziós eljárás Aujeszky-vírus immunsavó vizsgálatára. **(Agardiffusionsverfahren zur Prüfung von Aujeszky-Immunseren.)** Magyar Állatorvosok Lapja [Ung. veterinärmed. Bl.] **17** (1962) Nr. 7. S. 265–266. – 4 Abb., 5 Lit. Zus. in Russ., Engl. Aus: Ung. Agrar-Rdsch. **1963** Nr. 1.
Nach dem Prinzip der Agargel-Diffusionsprobe arbeitete Vfn. eine Virusneutralisationsprobe zur Prüfung von Immunseren gegen die Aujeszkysche Krankheit aus. In ihren Versuchen verwendete sie Hyperimmun-Schweineseren sowie Gewebekulturen, die durch Trypsinisierung von 11 Tage lang bebrüteten Kükenembryonen gewonnen wurden. Die Gewebekulturen wurden mit 0,1 ml der entsprechenden Verdünnungen des Virus infiziert. Nach einer 2 Std. dauernden Absorption bei 37 °C wurden die Kulturen mit Agarnährlösung bedeckt und danach, um den Agar zum Erstarren zu bringen, für 25 Min. bei Zimmertemperatur belassen. Nun wurden mit einem Kapillarröhrchen 4 bis 5 mm breite Löcher in die Agarschichten gebohrt und je 0,05 ml der verschiedenen Verdünnungen des zu untersuchenden Immunserums in diese Löcher gebracht. Die zur Agarbedeckung verwendete Nährlösung enthält in einer Verdünnung von 1:40000 Neutralrot. Durch diesen Vitalfarbstoff entstehen rings um die Löcher, in die Serumverdünnungen mit genügend Antikörpern gebracht wurden, Hemmungsringe, die sich rot färben. Gleichzeitig enthalten die übrigen Flächen der Gewebeschicht, in die das Immunserum nicht eingedrungen ist und wo daher die Bildung von Virusplaques nicht behindert wird, je nach der verwendeten Virusverdünnung isolierte oder verschmolzene Plaques, in deren Bereich das Gewebe gänzlich zerstört wird und daher keine Vitalfärbung aufweist. Vfn. untersuchte die Umstände, die die Breite der entstandenen Hemmungsringe beeinflussen. Die Probe kann einfach und rasch durchgeführt werden, ihre Empfindlichkeit ist aber bedeutend geringer als die der klassischen Virusneutralisationsprobe. 6458.

Karneeva, V. E. (Karnejewa, W. Je.); Kusminki, Gebiet Moskau, Unions-Inst. für Exp. Veterinärmed., Lab. für Pharmakol., Chemotherapie und Toxikol. Izgotovlenie gamma-globulinov osaždeniem sernokislym ammoniem i ispytanie ich pri ėksperimental'nom brucelleze i bolezni Aueski. **(Herstellung von Gammaglobulinen durch Fällung mit schwefelsaurem Ammonium und ihre Anwendung bei der experimentellen Brucellose und Aujeszky'schen Krankheit.)** Trudy Vsesojuznogo instituta ėksperimental'noj veterinarii, Moskva **26** (1962) S. 82–89. – 11 Lit.
Durch dreimalige Umfällung mit Ammoniumsulfatlösung wurde gereinigtes flüssiges Gammaglobulin aus Hyperimmunseren gegen Brucellose und Aujeszky'sche Krankheit gewonnen. Bei der experimentellen Brucellose weißer

Mäuse zeigten weder frischhergestelltes Gammaglobulin, noch Bang-Hyperimmunserum, noch Serum von genesenen Rindern die erwartete prophylaktische Wirkung. Bei Versuchen mit dem Virus der Aujeszky'schen Krankheit an Laboratoriumstieren (weißen Mäusen, Meerschweinchen) konnte eine prophylaktische Wirkung sowohl des flüssigen als auch des getrockneten Gammaglobulins beobachtet werden. Eine geringere Schutzwirkung als das Gammaglobulin zeigte getrocknetes Aujeszky-Hyperimmunserum. Der prophylaktische Effekt des Gammaglobulins verbesserte sich mit Erhöhung der Dosis. In mit Aujeszky'scher Krankheit verseuchten Schweinebeständen schützte einmal appliziertes, flüssiges und getrocknetes spezifisches Gammaglobulin (0,4–0,2 g/kg s.c.) während der ersten 10–14 Lebenstage bis zur ersten Vaccination gegen diese Seuche die Saugferkel vor der Infektion. Mit nativem bzw. getrocknetem Hyperimmunserum konnte nur ein sehr geringer Prozentsatz (1,3% bzw. 15,5%) der Ferkel gerettet werden.
D. Weyhe. 6458.

Mullaney, Roisin und Murphy, E. C.; Dublin, Univ. Coll., Dep. of Veterin. Pathol. Aujeszky's disease in dogs. **(Aujeszky'sche Krankheit bei Hunden.)** Irish veterin. J. **16** (1962) Nr. 9. S. 161–174. – 8 Abb., 3 Tab., 42 Lit.
Aus den Gehirnen und Spinalnerven von zwei mit Aujeszky'scher Krankheit befallenen Hunden wurde ein Pseudowut-Virus isoliert. Durch Übertragungen auf Kaninchen und mittels Direktpassagen auf einzellschichtige Affennieren und HeLa-Gewebekulturen wurde das betreffende Virus gewonnen. Der cytopathogene Effekt (CPE) gleicht jenem des Herpes simplex-Virus. Weiterhin werden die Verwendung der Affennieren- und HeLa-Gewebekulturen sowie die Isolierung Titration und Identifikation mit Hilfe des Neutralisationstestes beschrieben.
Chr. Lehnert. 6458.

Gledhill, A. W.; London, Nat. Inst. for Med. Res. Latent ectromelia. **(Latente Ektromelie.)** Nature [London] **196** (1962) Nr. 4851. S. 298. – 6 Lit.
Nach der akuten Erkrankung findet die Virusausscheidung gesundender Mäuse nach etwa 3 Wochen ein Ende. Die Tiere sind dann gegen Reinfektionen immun. Es erscheint somit nicht erklärbar, wie es nach Resistenzminderung in scheinbar gesunden Beständen ohne Neueinstellung von Mäusen zum Ausbruch der Ektromelie kommen kann. Diesbezügliche Untersuchungen ergaben, daß sich das Virus nach intraperitonealer (i.p.) Inoculation in der Milz nicht länger als 37 Tage nachweisen läßt. Die Beobachtung, daß scheinbar gesunde Mäuse im Darmepithel für Ektromelie charakteristische Veränderungen aufweisen können, ließ sich bei Virusisolierungen aus dem Kot und der Schwanzhaut infizierter Mäuse dadurch bestätigen, daß noch nach 84 Tagen bzw. 99 Tagen ein Virusnachweis möglich war. So kann es nach völliger Gesundung noch zur Infektion der nächsten Generation kommen. Die Virusisolierung gelingt aus der Schwanzhaut leichter als aus dem Kot, in dem sich offenbar Antikörper befinden. Die orale Infektion ist mit 10^6 LD_{50} (i.p. gemessen), bei 20% der Tiere noch mit 10^2 LD_{50} möglich. Diese Erkenntnis dürfte die Testung der Ektromeliefreiheit von Mäusebeständen durch Unterstützung des üblichen Nachweises hämagglutinationshemmender Antikörper erleichtern.
C.-H. Becker. 6472.

Szent-Iványi, Th.; Budapest, Veterinärmed. Hochschule, Inst. für Seuchenlehre. **Entero-Viren und ihre mögliche Bedeutung bei Erkrankungen des Schweines.** Mh. Veterinärmed. **17** (1962) Nr. 20. S. 833–836. – 20 Lit.
Von Schweinen aus 136 gesunden Beständen konnten über 150 Enterovirus-Stämme isoliert und im Kreuzneutralisationstest 12 verschiedenen Antigentypen zugeordnet werden. 6 Stämme eines Typs besaßen mit Vergleichsstämmen des Teschen- sowie des Talfan-Virus weitgehende Antigengemeinschaft. In Gewebekulturen ließen sich entsprechend der Typenzugehörigkeit der Virusisolate zwei differente Arten des cytopathogenen Effekts ab-

grenzen. In Übereinstimmung mit den Ergebnissen anderer Untersucher konnte festgestellt werden, daß bestimmte Enteroviren des Schweines bei meningo-encephalitischen Krankheitsbildern und bei infektiösen Gastroenteritiden von ursächlicher Bedeutung sein können. E. Hahnefeld. 6485.

Stetkivič, A. A. (Stetkewitsch A. A.); Tomsk, Forsch.-Inst. für Vaccine und Seren; Med. Inst. Sravnitel'naja charakteristika allergenov kleščevogo ėncefalita v zavisimosti ot vida ischodnoj virussoderžaščej suspenzii. **(Vergleichende Charakteristik von Zeckenencephalitis-Allergenen in Abhängigkeit von der Art des virushaltigen Ausgangsmaterials.)** Voprosy virusologii, Moskva 7 (1962) Nr. 4. S. 30–35. – 4 Tab., 22 Lit. Zus. in Engl.

Nach gleicher Technik hergestellte Zeckenencephalitis-Allergene aus virushaltigem Mäusegehirn und virushaltiger Allantoisflüssigkeit von Hühnerembryonen wurden intradermal in einem Allergietest bei an Zeckenencephalitis erkrankten Patienten (435 Personen), bei gegen Zeckenencephalitis vaccinierten Personen (204), bei Patienten mit anderen Krankheiten (134) und bei Gesunden (219) verglichen. Das Allantois-Allergen besaß eine höhere Spezifität (80,7%) als das Gehirnallergen (68,7%) und eine niedrigere parallergische Aktivität (3,4% gegen 12,4%). Die Ausdehnung der Hautreaktionen bei Gehirnallergen war abhängig vom Anteil Normalgehirngewebe, so daß auf eine starke Beteiligung unspezifischer Reaktionen zu schließen war. Die Untersuchungen zeigten, daß Allantois-Allergen zur Diagnose der Zeckenencephalitis besser geeignet ist als Mäusegehirnallergen. S. Wagner. 6485.

Jagodinskij, V. N. und Skvorcov, B. I. (Jagodinski, W. N. und Skworzow, B. I.) Opyt vydelenija virusa kleščevogo ėncefalita iz perenosčikov na kul'ture tkani kurinych fibroblastov. **(Versuch zur Isolierung des Zeckenencephalitis-Virus aus Vektoren bei Verwendung von Hühnerfibroblasten-Zellkulturen.)** Voprosy virusologii, Moskva 7 (1962) Nr. 4. S. 39–42. – 2 Tab., 3 Lit. Zus. in Engl.

Versuche zur Isolierung des Zeckenencephalitis-Virus aus Zecken (Ixodes, Gamasoidea) und Fliegen wurden parallel in Hühnerfibroblasten-Zellkulturen und an Mäusen durchgeführt. Der Virusnachweis im Kulturmedium erfolgte durch Verimpfung auf Mäuse und mittels Komplementbindungsreaktion. Ein cytopathogener Effekt trat nicht regelmäßig auf. Die Identifizierung der Virusstämme erfolgte im Neutralisationstest an der Maus. Von insgesamt 720 *Ixodes persulcatus* (in Pools zu 30 oder 60 Stück geprüft) wurden 10 Zeckenencephalitisstämme isoliert: 4 in Gewebekulturen, 6 in Mäusen.
S. Wagner. 6485.

Weiss, K. E. Studies on rift valley fever. Passive and active immunity in lambs. **(Untersuchungen über die virusbedingte enzootische Hepatitis des Schafes [Rift Valley Fever]. Passive und aktive Immunisierung bei Lämmern.)** Onderstepoort J. veterin. Res. 29 (1962) Nr. 1. S. 3–9. – 1 Tab., 8 Lit.

Zur aktiven Immunisierung von trächtigen Mutterschafen gegen Rift Valley Fever wurde eine Vaccine aus der 102. intracerebralen Mäusepassage dieses neurotropen Virus verwendet. Die vorerwähnte Vaccine erwies sich auch nach Verabreichung an neugeborene Lämmer als unschädlich. Eine Immunisierung trächtiger Mutterschafe kann nicht empfohlen werden, weil die intrauterine Infektion häufig zum Tode des Fetus führt (vorläufige Praxisbeobachtungen) oder nach einer normalen Geburt die betreffenden Lämmer in den ersten Lebensmonaten verenden. Erneut konnte die Übertragung von Antikörpern immunisierter Mutterschafe nach Aufnahme von Colostralmilch nachgewiesen werden; hierfür war jedoch ausschlaggebend, daß der erste Saugakt innerhalb von 24 Std. post partum erfolgte. In einem Falle war die intrauterine Übertragung von Serumantikörpern festzustellen.
Th. Hiepe. 6485.

Barinskij, I. F. (Barinski, I. F.); Moskau, Iwanowski-Inst. für Virusforsch. der Akad. der Med. Wiss. der UdSSR. Predvaritel'nye dannye o vyjavlenii obščego antigena v reakcii svjazyvanija komplementa meždu adenovirusami i virusami infekcionnogo gepatita sobak. **(Vorläufige Ergebnisse über das Vorliegen eines gemeinsamen Antigens bei Adenoviren und dem Virus der Hepatitis contagiosa canis in der Komplementbindungsreaktion.)** Voprosy virusologii, Moskva 7 (1962) Nr. 4. S. 47–49. – 2 Tab., 11 Lit. Zus. in Engl.
74 Seren von Patienten mit infektiöser Hepatitis, in verschiedenen Krankheitsstadien entnommen, wurden in der Komplementbindungsreaktion mit Adenovirus-Antigen geprüft. Dabei kam es nicht zu diagnostisch bewertbaren Steigerungen des Antikörpertiters. Antikörper gegen Adenoviren konnten bei diesen Patienten nicht häufiger nachgewiesen werden als bei Patienten mit anderen Krankheiten. Bei der Untersuchung von 67 Seren an Hepatitis Erkrankter ließ sich ebenfalls kein Anstieg der komplementbindenden Antikörper gegen das Virus der Hepatitis contagiosa canis (HCC) feststellen. Ferner gaben diese Experimente Hinweise auf verwandtschaftliche Beziehungen zwischen den Adenoviren und dem Virus der HCC. Bei Versuchen mit Kaninchenhyperimmunsera ließen sich diese Befunde bestätigen.
S. Wagner. 6485.

Gavrilov, V. I., Dodonova, N. N. und Kuborina, L. N. (Gawrilow, W.I., Dodonowa, N. N. und Kuborina, L. N.); Moskau, Staatl. Tarassewitsch-Inst. für die Kontrolle Med. Biol. Präparate. Ob ėpizootologii adenovirusnych infekcij u obez̆jan M. rhesus. **(Über die Epizootiologie der Adenovirusinfektion des Rhesusaffen M. rhesus.)** Voprosy virusologii, Moskva 7 (1962) Nr. 4. S. 99–105. – 3 Tab., 12 Lit. Zus. in Engl.
30 frisch aus Indien importierte Affen wurden auf das Vorliegen einer Adenovirusinfektion untersucht. 7 cytopathogene Agenzien konnten aus Rachenspülflüssigkeit von 15 Tieren isoliert werden. In der Komplementbindungsreaktion mit Standard-Adenovirus-Antigen und -Serum sowie auf Grund des cytopathischen Effektes erwiesen sie sich als Adenoviren. Sie waren stark cytopathogen für Affennierenzellkulturen, nicht aber für einige permanente Zellstämme, für die Adenoviren des Menschen sich als cytopathogen erwiesen hatten. 5 dieser Stämme stammten von 4 Affen mit Pneumonie, die 2 anderen von einem gesund erscheinenden Tier. Für alte Mäuse, Säuglingsmäuse, Meerschweinchen und Kaninchen war das Virus bei verschiedenen Inoculationsarten nicht pathogen. Ein 4–8facher Anstieg der komplementbindenen Antikörper in einem Beobachtungszeitraum von 27 Tagen konnte festgestellt werden.
S. Wagner. 6485.

Ramon, Gaston. **La lutte contre la fièvre aphteuse au moyen du système de l'abattage, résultats, consequences.** Aus: Bulletin de la Société Vétérinaire Pratique de France. Dec. 1961. 8°. (S 4238)
Ramon, Gaston. **A propos de la fièvre aphteuse et de la contagion par les animaux apparemment guéris.** Aus: Bulletin de la Société Vétérinaire Pratique de France. Juli 1961. 8° (S 4237)
Larski, Zdzisław und *Szaflarski, Jerzy.* **Choroba cieszynska świń.** (Die Teschener Krankheit der Schweine.) Warszawa: Panstw. wyd. roln. i leśne. 1962. (154 S.) 8°. (1962 A 1226)

XII. TUBERKULOSE UND IHRE BEKÄMPFUNG

Kräft, Hans-Alfred; Hannover, Tierärztl. Hochschule, Klin. für Rinderkrankh. **Prüfung des Dermo-Jet-Instrumentes (Akra-Pau, Frankreich) auf seine Brauchbarkeit für die intracutane Tuberkulinprobe beim Rind.** Diss. Hannover **1962** 28 S. – 1 Abb., 4 Tab., 14 Lit.
Vf. prüfte das 1959 von Krantz in Frankreich entwickelte Injektionsgerät „Dermo-Jet" auf seine Eignung für die Tuberkulinhautprobe. Es handelt sich dabei um ein pistolenähnliches Druckgerät, mit dem ohne Kanüle Flüssigkeiten in die Haut gespritzt werden können. Nach französischen Literaturangaben soll das Gerät pro Schuß genau 0,1 ml Flüssigkeit abgeben. Vf.

testete damit 160 Rinder aus 30 Beständen und prüfte dabei die Dosierungsgenauigkeit, die Reaktionen von Seiten der Haut, die Menge des auf der Haut verbliebenen Tuberkulins, und die diagnostische Leistungsfähigkeit dieser Technik im Vergleich zur Intradermalprobe mit dem Stuttgarter Besteck (Karpulenspritze). Es zeigte sich, daß das Dermo-Jet-Instrument der Karpulenspritze weit unterlegen ist. Nicht nur, daß die Hautreaktionen wesentlich schwächer ausfallen, auch können in Wirklichkeit positive Reagenten damit fragliche und sogar negative Reaktionen zeigen. Die Ursache dafür liegt in der zu geringen Tuberkulinmenge begründet, die pro Stoß mit dem Dermo-Jet ausgestoßen wird: statt 0,1 ml treten pro dosi nur 0,04 ml aus, von denen lediglich 0,01 ml auch wirklich in die Haut gelangen. Mit einer so geringen Dosis ist keine diagnostische Sicherheit mehr gewährleistet, weshalb Vf. dieses Gerät für die Tuberkulinisierung des Rindes ablehnt.

W. Richter/Jena. 6522.

Rotov, V. I. (Rotow, W. I.); Charkow, Zootechn. und Veterinärmed. Inst. Suchyj tuberkulo-proteïn dlja diagnostyky tuberkul'ozu ptyci ta paratuberkul'ozu velykoï rogatoï chudoby. **(Ein getrocknetes Tuberculoprotein zur Diagnostik der Tuberkulose bei Vögeln und Paratuberkulose bei Rindern.)** Visnyk sil'škogospodarškoï nauky, Kyïv 4 (1961) Nr. 8. S. 91–94. – 1 Tab. Orig.: ukrain., Ausz.: russ.

Das Vogeltuberkulin erwies sich jetzt als überaltertes und ungenügend aktives Biopräparat. Vf. stellte ein neues synthetisches und aktiviertes Tuberkulin sowie ein Tuberculoprotein-Trockenpräparat mit hochaktiven Allergenen her. Dieses Tuberculoprotein-Trockenpräparat erwies sich als bestes Allergen für die aviäre Tuberkulose und Paratuberkulose bei Rindern.

H. John. 6522.

Geurden, L. M. G., Lambelin, G., Devos, A., Ectors, F. und Staelens, M.; Gent, Univ. de l'État, Lab. de Bacteriol. et d'Hyg. des Animaux Domestiques; Gabu, Congo, I.N.E.A.C., Lab. de Rech. Vétérin. Essai d'identification de 20 souches africaines de mycobactéries d'origine bovine. **(Versuch der Identifizierung von 20 afrikanischen Stämmen von Mykobakterien boviner Herkunft.)** Meded. Veeartsenijschool Rijksuniv. Gent 5 (1962) Nr. 3. S. 1–26. – 10 Tab., 13 Lit. Zus. in Engl., Holl., Dtsch.

20 Stämme von Mykobakterien, die aus Organen von tuberkulinnegativen Rindern von Nioka gezüchtet worden sind, werden nach verschiedenen Methoden untersucht, um sie zu differenzieren. Bei 5 Stämmen wird eine cytochemische Virulenzbestimmung nach der Technik von Dubos-Middlebrook vorgenommen, die 3 mal negativ und 2 mal schwach positiv verläuft. 6 Stämme werden mit Hilfe von Tierversuchen (Meerschweinchen, Kaninchen, Maus, Huhn) geprüft; damit läßt sich kein eindeutiges Ergebnis erzielen. PAS und INH hindern 5 Stämme in keiner Weise in bezug auf das Wachstum. Bei der morphologischen Untersuchung erweisen sich 10 Stämme als coccoid, 5 als granulierte und 4 als gleichmäßig gefärbte Stäbchen, 1 gleichzeitig als coccoid und stäbchenförmig. Sämtliche Stämme sind alkohol- und säurefest. 16 Stämme zeigen eugonisches Wachstum, 4 dysgonisches. 9 Stämme wachsen „smooth", 7 Stämme „rough" und 4 krümelig. Bei 32°C wird das beste Wachstum erzielt. Die Katalaseprobe nach Middlebrook verläuft in allen Fällen positiv. Nach der Methode von Runyon wird folgende Klassifikation vorgenommen: 2 Stämme scotochromogen (orange), 8 achromogen, 10 schnellwachsend (davon 7 organefarbig), kein Stamm photochromogen. Schließlich werden die Stämme mit Hilfe von 6 Tuberkulostatica geprüft. Auf Grund ihres Verhaltens gegenüber Nitrafurazon handelt es sich bei den Mykobakterien um solche von Kaltblütern bzw. um Saprophyten. E. Tempel. 6530.

Mishra, Shambhu Sharan; Lucknow, Centr. Drug Res. Inst. A comparative study on the effect of varying concentrations of Jungmann's solutions with

Petroff's method for isolation of tubercle bacilli from the infected animal tissues. **(Vergleichende Untersuchungen über die Wirkung verschiedener Konzentrationen von Jungmanns Lösung mit der Methode nach Petroff zur Isolierung von Tuberkelbakterien aus infizierten tierischen Geweben.)** Indian veterin. J. **38** (1961) Nr. 10. S. 494–498. K. Reinhardt. 6530.

Almássy, Károly. Tuberkulinra reagáló szarvasmarha-állományok vérssavójának vizsgálata agargél-diffúziós próbával. **(Prüfung der Serumproben von Tuberkulinreagenten-Rinderbeständen mittels der Agargel-Präzipitationsprobe.)** Magyar Állatorvosok Lapja [Ung. veterinärmed. Bl.] **17** (1962) Nr. 6. S. 199–202. – 1 Abb., 1 Tab., 11 Lit. Zus. in Russ., Engl. Aus: Ung. Agrar-Rdsch. **1963** Nr. 1.

Vf. untersuchte mit der Agargel-Präzipitationsprobe die Blutproben von 3589 Rindern aus 60 Beständen. Als Antigen verwendete er ein Gemisch von PPD mit nicht erhitztem Kulturfiltrat eines bovinen Tuberkelbakterienstammes von guten tuberkulinerzeugenden Eigenschaften. Unter den Blutseren von 1122 Tieren von 26 in der Tuberkulosetilgung stehenden und nur wenig verseuchten Beständen ergab sich keine positive Reaktion. Von 2476 Proben jedoch, die von stark verseuchten bzw. in der Tuberkulinprobe reagierenden Tieren stammten, ergaben 82 eine positive Präzipitationsreaktion. Von 62 sezierten Tieren dieser Reagenten konnte bei 61 eine generalisierte oder schwere chronische Organtuberkulose festgestellt werden. Auf Grund der Versuchsergebnisse zeigte sich deutlich, daß die Agargel-Präzipitationsprobe nur mit den Blutseren der mit Tuberkulose schwer verseuchten Tiere ein positives Ergebnis liefert. Sie eignet sich deshalb nicht zum Ersatz oder zur Ergänzung der Tuberkulinprobe sowie zu der Klärung zweifelhafter Tuberkulinreaktionen. Ein Mangel der Probe besteht darin, daß nicht alle schwer tuberkulösen Tiere eine positive Reaktion ergeben. Von 61 auf Tuberkulin reagierenden Schweinen zeigten 10 in der Präzipitationsprobe positive Reaktionen. Von letzteren wurden 3 geschlachtet. Bei jedem dieser Tiere konnte eine generalisierte Tuberkulose festgestellt werden. Die Durchführung der Agargel-Präzipitationsprobe ist einfach und billig und kann schneller durchgeführt werden als die bisher zur serologischen Diagnose der Tuberkulose ausgearbeiteten Verfahren. Um die Empfindlichkeit der Probe erhöhen zu können, plant Vf. weitere Versuche zur Verbesserung des Antigens. Bereits in ihrer gegenwärtigen Form empfiehlt er die Verwendung dieser Probe zur Ermittlung der am schwersten erkrankten Tiere in Beständen, die aus Tuberkulinreagenten gebildet wurden. Mit Hilfe dieses Verfahrens kann die Auswahl der zur Schlachtung bestimmten Reagenten zweckmäßiger durchgeführt werden. 6535.

Haug, N.; Inst. für Exp. und Klin. Med. der Akad. der Wiss. der Estn. SSR. O vozdejstvii iskusstvennoj gipotermii na tečenie ėksperimental'nogo tuberkuleza. **(Über die Wirkung der künstlichen Hypothermie auf den Verlauf der experimentellen Tuberkulose.)** Izvestija Akademii nauk Ėstonskoj SSR. Serija biologičeskaja, Tallin **10** (1961) Nr. 3. S. 182–194. – 2 Abb., 1 Tab., 38 Lit. Orig.: estn., Ausz.: russ., engl.

Versuche an mit Tuberkulose infizierten Meerschweinchen, die p.i. unter potenzierter Narkose einer physikalischen Hypothermie unterworfen wurden. In einer zweiten Serie wurde zur Verschärfung des tuberkulösen Prozesses Tuberkulin appliziert. Ungefähr 57 bis 58 Tage nach der Infektion wurden die Tiere getötet und histologische Untersuchungen angestellt. Es zeigte sich, daß die künstliche Hypothermie den Krankheitsverlauf nicht negativ beeinflußte. Es konnte sogar neben einem guten Allgemeinzustand eine gewisse Gewichtszunahme der Versuchstiere registriert werden. Patho-histologisch fanden sich weniger ausgeprägte tuberkulöse Veränderungen an den Organen und Lymphknoten als bei den Kontrolltieren. Die Tuberkulinisierung der Tiere rief bei den Versuchstieren nicht so intensive Anfangsreaktionen hervor wie bei den Kontrolltieren. Im weiteren Verlauf jedoch war das Allgemeinbefinden der Tiere schlechter als bei der Kontrollgruppe. Auch die Mortalität lag höher. Histologisch fanden sich zwar weniger ausgeprägte Veränderungen im Vergleich zur Kontrolle, wohl aber zeigten sich intensive cytotoxische Veränderungen in Form unspezifischer Nekrosen. H. John. 6540.

Geurden, L. M. G., Devos, A., Lambelin, G. und Staelens, M.; Gent, Univ., Lab. de Bactériol. et d'Hyg. des Animaux Domestiques. Expérimentation sur animaux des souches africaines de mycobactéries d'origine bovine. **(Tierversuche mit afrikanischen Stämmen von Mykobakterien boviner Herkunft.)** Meded. Veeartsenijschool Rijksuniv. Gent **6** (1962) Nr. 3. S. 1–30. — 7 Tab., 14 Lit. Zus. in Engl., Holl., Dtsch.

Unter den üblichen Bedingungen werden Meerschweinchen, Kaninchen, Mäuse und Hühner mit den Mykobakterienstämmen infiziert. Nur 2 Kaninchen und 1 Huhn weisen nach langer Zeit Mykobakterien in den inneren Organen auf. Nur eine einzige der verwendeten Mäuse zeigt Nekrose in der Umgebung der Injektionsstelle am Schwanz, ohne daß sich Mykobakterien ermitteln lassen. Bei infizierten Fröschen werden 3mal Mykobakterien nachgewiesen, 5mal im Wasser, in dem sie gehalten werden. Während Wasserschildkröten bei künstlicher Infektion sehr empfindlich sind, sind Axolotl sehr widerstandsfähig. Die letzteren scheiden die Mykobakterien sehr bald und lange in großen Mengen aus. Bei Fischen werden manchmal Mykobakterien in der Leber festgestellt; sie werden erst spät ausgeschieden. Ein Teil der Blutegel stirbt schon bald nach der Impfung. Nur bei 3 Tieren wird eine Exkretion nach 30 Tagen ermittelt ohne pathologisch-anatomische Veränderungen und positive bakteriologische Befunde an den inneren Organen. Auf Grund der Versuchsergebnisse sind Warmblüter nur selten empfänglich, Kaltblüter wesentlich empfindlicher. Es wird vermutet, daß sich die Rinder mit diesen Mykobakterien durch das Trinkwasser oder im Wasser lebende Parasitenlarven infiziert haben. Es kommt dadurch zu latenten Infektionen, die zu unspezifischen Tuberkulinreaktionen bei Rindern führen, die frei von Tuberkulose sind. Dies kommt vor allem bei Rindern mit Distomatose vor.
E. Tempel. 6540.

Ilijaś, B.; Zagreb, Veterin. Fak., Inst. za Patol. i Terapiju. Spontani pneumotoraks kod plućne tuberkuloze u psa. **(Spontaner Pneumothorax bei Lungentuberkulose des Hundes.)** Veterin. Arh. [Zagreb] **32** (1962) Nr. 7/8. S. 167–170. — 2 Abb., 21 Lit. Zus. in Engl., Franz.

Beim Hund befinden sich im ventralen Bereich des Mediastinums zahlreiche Öffnungen, die linke und rechte Pleurahöhle miteinander verbinden. Diese Verbindungen führen dazu, daß Pneumo- und Liquidothorax beim Hund in der Regel in bilateraler Form auftreten. Es werden zwei Fälle kavernöser Tbc beim Hund beschrieben, in denen durch die tuberkulösen Prozesse die Pleura pulmonalis zerstört wurde und einen bilateralen Pneumothorax nach sich zog, der zur Erstickung beider Tiere führte. P. Schmidt. 6545.

XIII. CHIRURGIE

Wilson, F.D.; Madras, Veterin. Coll. Fracture and resetting of a skeletal deformity. **(Bruch und Wiedereinrichtung einer Knochenmißbildung.)** Indian veterin. J. **38** (1961) Nr. 10. S. 517–519. K. Reinhardt. 6634.

Boley, Lyle T.; Kewanee, Ill. Bovine tooth capping can build profits for your clients. **(Zahnkronen für Rinder können Vorteile für Ihre Patienten bedeuten.)** Mod. veterin. Pract. **43** (1962) Nr. 8. S. 47–49. — 4 Abb.

Die vermehrte Abnutzung der Schneidezähne des Rindes ist in manchen Gebieten der USA eine Ursache von erhöhten Verlusten. Bei vorzeitiger Abnutzung vermindert sich die Leistung, und es erfolgt die verfrühte Schlachtung. Durch Stahlkappen mit verchromter Oberfläche werden die Schneidezähne geschützt und das Tier ist für weitere 3–4 Jahre nutzbar. Stark abgenutzte Zähne sind dagegen nicht zu reparieren, weil die Stahlkappen nicht dem Zahnfleisch aufliegen dürfen. Das Aufsetzen der 8 Kronen, die fertig in 9 verschiedenen Größen geliefert werden, erfolgte am stehenden, fixierten Tier. Die Schneidezähne werden mit Druckluft und Thymolalkohol vollständig getrocknet, die passende Größe bestimmt, evtl. passend gemacht, die Kappen zur Hälfte mit Zement gefüllt und sofort aufgestülpt. Nach einigen Minuten ist der Zement erhärtet, und das Tier wird freigelassen. Pro Stunde kann man 4–6 Kühe (Vf. 10/Std.) so behandeln, auf Herdenbasis beträgt der Preis gewöhnlich 20–25 Dollar. H. Trolldenier. 6762.

Moltzen, H.; Kopenhagen. **Otitis media bei Hund und Katze.** Dtsch. tierärztl. Wschr. **69** (1962) Nr. 7. S. 193–198. – 4 Abb., 1 Tab., 5 Lit. Zus. in Engl.
Bei mehreren tausend Otitiden des Hundes und der Katze wurden vom Vf. bei mehr als der Hälfte primär eine Otitis media festgestellt. In der Regel entsteht sie durch ascendierende Infektion (meist Staphylokokken) über die Tuba Eustachii. Medial und dorsal der Bulla ossea geht die Tuba Eustachii, die für eine 0,3–0,5 mm starke Sonde durchgängig ist, zum Nasen-Rachenraum. Infolge ödematöser Schwellung und Verlegung der Tuba durch Exsudat perforiert dieses das Trommelfell, um darauf die bekannten Veränderungen im Gehörgang zu erzeugen. Zur Diagnose ist ein Otoskop mit genügend langem Tubus (bis 8,5 cm) und feiner Öffnung notwendig, da der Gehörgang nur 4–7 mm weit ist. Die Otoskopie kann bei 90% der Tiere ohne Anaesthesie durchgeführt werden und zeigt im normalen Ohr ein schrägstehendes, ovales, blauweißes Trommelfell ohne Gefäße. Bei Perforation des Trommelfells erkennt man im ventralen Teil eine spaltenförmige Öffnung oder evtl. einen vaskularisierten Bezirk bzw. weiße Narbe. Zur Verfolgung des Krankheitsprozesses ist die Otoskopie häufig zu wiederholen. Die Behandlung bezweckt eine Wiederherstellung der Passage durch die Tuba Eustachii und besteht in Durchblasen von warmer Luft (40°) oder Durchspülen von antiseptischen Flüssigkeiten mit zusätzlicher Antibiotikagabe. Die Otitis media acuta tritt am häufigsten bei jungen Hunden und unilateral auf. Wegen unsicherer Symptome wird sie anfangs nicht erkannt; nach Perforation entsteht das klinische Bild der Otitis media: starkes Schütteln, evtl. Kratzen, meist geruchlose Otorrhoe. Das Trommelfell heilt nach Gangbarmachung der Tuba erstaunlich schnell in 7–14 Tagen ab. Von den akuten Fällen wurden sämtliche (31), von den subakuten und chronischen fast alle geheilt.
H. Trolldenier. 6774.

Panin, V. M. und Omarov, Ž. O. (Panin, W. M. und Omarow, Sh. O.); Alma-Ata, Zootechn. und Veterinärmed. Inst. Amputacija rogov u baranov. **(Amputation der Hörner bei Schafböcken.)** Veterinarija, Moskva **39** (1962) Nr. 7. S. 69–70. – 2 Abb.
Vff. konnten im Schrifttum keine Angaben über die Enthornung von Schafböcken finden, sie halten dies aber für eine in der tierärztl. Praxis teilweise notwendige Maßnahme. Aus diesem Grunde befaßten sich die Vff. eingehend mit der topographischen Anatomie des Aufbaus sowie mit der Blutversorgung und der Innervation der Hörner bei den Schafböcken (Abb.). Danach amputierten sie Hörner bei 13 Tieren. Dabei anästhesierten sie in Höhe der Crista frontalis externa auf halbem Wege zwischen hinterem Augenwinkel und Hornansatz mit 5–10 ml 3%igem Novocain. Nach einer gründlichen Vorbereitung des Operationsfeldes wurden die Hörner 5–6 cm über der Basis abgesägt. Die Stirnhöhle wurde in keinem Fall eröffnet. Die Blutstillung mußte in manchen Fällen durch mechanischen Verschluß der Gefäße

erreicht werden. Die Wunden wurden mit Streptomycinpuder behandelt und mit einem Teerverband geschlossen. Die Heilung erfolgte ohne Komplikationen. E. Werner. 6783.

Pilorge, Jacques; Alfort, École Nat. Vétérin. Contribution à l'étude de la hernie inguinale étranglée du cheval entier. Son traitement chirurgical. **(Der eingeklemmte Leistenbruch des Hengstes und seine chirurgische Behandlung.)** Diss. Alfort **1961** 64 S. – 23 Lit. K. Reinhardt. 6810.

Puget, E., Cazieux, A. und Fonteneau, M.; Torsion du caecum des bovides. **(Torsion des Blinddarmes bei Rindern.)** Rev. Méd. vétérin. **113** (1962) Nr. 8-9. S. 577-591.

Vff. haben 8 derartige Fälle meist bei weiblichen Tieren beobachtet. Zur Hälfte waren es Jungrinder bis zu 18 Mon. 3 Kühe waren trächtig. Als Ursache für die Entstehung einer Torsion werden angenommen: abnorme Länge des freien Teils des Blinddarmes (bei Jungrindern 70 cm, bei erwachsenen 1 m), Kürze oder vollständiges Fehlen des ligamentum caecocolicum, Krümmung des Blinddarmes nach unten und vorn wie beim Pferd und übermäßige Länge des ligamentum ileo-caecale. Bei Fehlen von derartigen morphologischen Anomalien wird es auch für möglich gehalten, daß eine Atonie des Blinddarmes durch eine Verdauungsstörung oder bei Allgemeinerkrankungen sich prädisponierend für eine Torsion auswirken kann. Klinisch werden Kolik, Lordose oder manchmal Kyphose beobachtet. Gleichzeitig kann Verminderung der Futter- und Wasseraufnahme und Sistieren der Peristaltik sowie des Kotabsatzes oder Durchfall auftreten. Der Blinddarm erscheint rectal erweitert, manchmal kann man die Torsion fühlen. Allgemeinerscheinungen sind am Anfang gering. Die Krankheit kann sich bis zu 2 Wochen hinziehen. Einmal wurde eine Selbstheilung festgestellt, allerdings traten bei diesem Tier Rezidive auf. Zur Behandlung erfolgt eine Eröffnung der Bauchhöhle in der rechten Flanke, Punktion des Caecums, falls eine Tympanie vorliegt, und Verbringen des Organs in seine normale Lage. Wegen des Auftretens von Rezidiven wird von manchen Autoren die Resektion des Blinddarmes vorgenommen. A. Meyer. 6812.

Plonait, H.; Hannover, Tierärztl. Hochschule, Klin. für Kleine Klauentiere und Forens. Med., Ambulator. Klin. **Die Anlegung einer Fistel des Colon descendens in der Regio inguinalis zur Behandlung der Atresia ani et recti beim Schwein.** Tierärztl. Umschau **17** (1962) Nr. 12. S. 424–426.

Das Fehlen der Afteröffnung bei Ferkeln infolge Atresia ani et recti wird vom Besitzer in der Regel kaum vor der dritten Lebenswoche bemerkt, nämlich dann, wenn die Ferkel festes Beifutter aufzunehmen anfangen und die bakterielle Zersetzung unverdaulicher Nahrungsbestandteile zu hochgradigen Gasansammlungen im Darm geführt hat. Vom Tierarzt wird eine operative Korrektur des Defektes erwartet. Wenn in der Aftergegend eine dünne, bei Druck auf die Bauchwand fluktuierende Membran vorliegt, ist mittels eines Kreuzschnittes rasche Abhilfe möglich. — Wegen der Enge und des Gefäßreichtums im Perinealbereich kann es unmöglich sein, das Rectumende freizupräparieren und caudal zu verlagern. Besonders in den Fällen, wo das Rectum vollständig fehlt, muß ein Anus praeternaturalis angelegt werden. Es wurde bisher dafür das Anlegen einer Colonfistel in der Flanke des Tieres empfohlen. Mit dieser Methode konnten keine Dauererfolge erzielt werden. Es wurde daher die Fistelöffnung in die Inguinalgegend verlagert. 2 cm medial der Kniefalte beginnend, wird ein 4 cm langer Schnitt nach caudal verlaufend bis auf das Bauchfell geführt. Dies wird mit der Schere durchtrennt. Das Colon descendens wird in die Wundöffnung gelagert und mit Catgut oder Perlon in Form einer fortlaufenden „Extraperitonealnaht“ an Peritoneum und Bauchmuskel fixiert. Das Colon wird dann durch einen Längsschnitt mit der Schere eröffnet. Die innerhalb der Extraperitonealnaht gelegene Colonwand wird bis auf einen 6–8 mm breiten Rand reseziert. Dieser überstehende Darmrand wird an Muskel und Haut geheftet. Dieses Anlegen eines Anus praeternaturalis medial der Kniefalte ist bezüglich des Risikos des Darmvorfalls und des Zuwachsens der Fistelöffnung erheblich sicherer als die Colonfistel in der Flanke. O. Dietz. 6812.

Pages, Edmond; Alfort, École Nat. Vétérin. Contribution à l'étude de la cryptorchiectomie chez le porc. **(Die Kryptorchiden-Operation beim Schwein.)** Diss. Alfort **1961** 49 S. – 50 Lit. K. Reinhardt. 6818.

Poulleau, Michel; Alfort, École Nat. Vétérin. Contribution à l'étude de l'ovariectomie chez l'ânesse. Utilisation de la voie inguinale. **(Zur Ovarektomie bei der Eselin. Benutzung des Leistenkanals.)** Diss. Alfort **1961** 51 S. – 3 Abb., 42 Lit. K. Reinhardt. 6820.

Krasnitskij, A. Ja. und Polikarpov, N. S. (Krasnitski, A. Ja. und Polikarpow, N. S.) Ėlektrokauter dlja obezroživanija teljat. **(Ein Elektrokauter für die Enthornung von Kälbern.)** Veterinarija, Moskva **39** (1962) Nr. 7. S. 67–68. – 1 Abb.
Vff. gehen davon aus, daß eine Entfernung der Hörner bei Rindern in jedem Alter möglich und unter den Bedingungen der Offenstallhaltung besonders notwendig ist. Nach dem Schrifttum unterscheidet man blutige und unblutige Methoden, wonach bei Kälbern in der tierärztlichen Praxis besonders das Betupfen der Hornanlagen im jugendlichen Alter mit konzentrierten Laugen oder Säuren durchgeführt wird. Im Gegensatz dazu benutzen Vff. einen Elektrokauter, der eine Spannung von 6 Volt hat und leicht an eine Autobatterie angeschlossen werden kann. Dieses Gerät wird im Gesamtbild und Längsschnitt erklärt. Der Hauptteil ist eine Drahtspule, mit deren Hilfe der Hornansatz zerstört wird. Unter dem dadurch gesetzten Brandschorf heilt die Wunde gut ab, und nach ca. einem Monat fällt der Schorf ab. Die Gesamtzeit der Operation und der Vorbereitung betrug pro Tier 3–4 Min. Nach der Operation zeigten die Tiere kaum verändertes Benehmen, in jedem Fall wurde der Hornansatz vollständig zerstört. E. Werner. 6871.

Teschner, K.; Petershagen/Weser. **Eine Stauschlinge für Schweine.** Tierärztl. Umschau **17** (1962) Nr. 12. S. 436. 441.
Auch beim Schwein kommt die i.v. Applikation häufiger zur Anwendung. Es war bisher allgemein üblich, in diesem Falle die Ohrvene mit Hilfe einer Kordel oder eines Gummiringes zu stauen. Dabei mußte jedoch extra eine Hilfsperson anwesend sein. Es wurde eine Stauschlinge entwickelt, die aus einer Schlinge und aus einem Griff besteht (Hersteller: Chironwerke, Tuttlingen). Die Schlinge besteht aus einem biegsamen runden Kunststoff. Beide Enden der Schlinge verlaufen durch einen Griff aus Metall. Ein Herausgleiten der Schlinge aus dem Griff ist nicht möglich, denn an beiden Enden der Kunststoffschnur befinden sich Metallkugeln. Durch den gewellten und geriffelten Griff führt quer eine kleine Metallstange, an deren Ende sich geriffelte Kugeln befinden. Wird diese kleine Metallstange heruntergedrückt, so wird die Schlinge an dieser Stelle fixiert, ohne daß sie weiter gehalten werden muß. Mit der Stauschlinge wird erreicht, daß der Tierarzt zur Ohrvenenstauung keine Hilfsperson benötigt, die Vorbereitung zur i.v. Injektion in einer unserem Stande entsprechenden Art und Weise vorgenommen werden kann und durch diese Methodik immer mehr Kollegen dazu übergehen, mit einer allgemeinen Betäubung möglichst alle operativen Eingriffe beim Schwein einzuleiten. Außer zur Ohrvenenstauung eignet sich die Schlinge ausgezeichnet zur Abschnürung des vollständig prolabierten Uterus der Sau. Soll der Uterus amputiert werden, wird an der Amputationsstelle die Stauschlinge angesetzt und fixiert. O. Dietz. 6871.

Jones, E. Wynn; Stillwater, Oklahoma State Univ., Coll. of Veterin. Med. Inhalation anesthesia for veterinary surgery. **(Inhalationsnarkose für die**

Veterinär-Chirurgie.) J. Amer. veterin. med. Assoc. **141** (1962) Nr. 8. S. 929–938.
Mit der Durchführung von größeren chirurgischen Eingriffen hat auch die Inhalationsnarkose immer mehr Verbreitung gefunden. Besonders ist sie auch für Patienten geeignet, die nur wenig belastet werden können. Es werden die Vor- und Nachteile der Injektions- und Inhalationsnarkosen diskutiert. Schließlich geht Vf. ausführlich auf die Narkosen mit Cyclopropan, Halothan und Chloroform ein. Die Narkoseeinleitung ist nicht so schnell, wenn Aether, Trichloraethylen oder Methoxyfluran benutzt werden. Mit Trichloraethylen und Lachgas liegen weniger Erfahrungen vor. Chloroform wird mit Halothan verglichen. Methoxyfluran ist ein nicht explosiver Halogenmethylaether und dem Diaethylaether sehr ähnlich. Für das Pferd wird Halothan als das geeignetste Inhalationsnarkotikum empfohlen. Aether oder Halothan haben sich beim Rind, den kleinen Wiederkäuern und beim Schwein am besten bewährt. Bei den kleinen Haustieren sollte man Aether, Halothan oder Methoxyfluran verwenden. O. Dietz. 6876.

Benesch, F.; Wien, Tierärztl. Hochschule, Klin. für Geburtshilfe und Gynäkol. der Haustiere. **Eigene Erfahrungen zur Narkose und lokalen Schmerzbetäubung in der Veterinärgeburtshilfe und Gynäkologie.** Berliner Münchener tierärztl. Wschr. **75** (1962) Nr. 7. S. 121–124.
Die Schmerzausschaltung spielt nach wie vor bei gynäkologischen und geburtshilflichen Eingriffen eine wesentliche Rolle. Es darf auf sie nur in ganz besonderen Ausnahmefällen verzichtet werden. Die Möglichkeiten der Durchführung der lokalen und allgemeinen Schmerzbetäubung sind insbesondere in den letzten Jahren außerordentlich bereichert worden. Aus diesem Grunde ist es möglich, für die verschiedensten Situationen die Betäubung nach Wahl vorzunehmen. Bei Großtieren entscheidet zumeist die Ausgangssituation, ob im Stehen oder im Liegen operiert wird, die Art der Betäubung. Gegenwärtig wird die lokale Schmerzausschaltung nach sedierender Prämedikation bevorzugt. Sie gestattet ohne größere Vorbereitungen auch in der Praxis größere Eingriffe. Zudem erlauben zahlreiche Variationen, sich ganz den Bedürfnissen des Eingriffes anzupassen. F. Schaetz. 6876.

Ivanovskij, S. A. (Iwanowski, S. A.); Ufa, RSFSR, Baschkir. Forsch.-Inst. für Landwirtsch. Rentgenofotometrija kostej u krupnogo rogatogo skota s primeneniem fotobumagi. **(Röntgenaufnahmen der Knochen bei Rindern unter Anwendung von Photopapier.)** Veterinarija, Moskva **39** (1962) Nr. 7. S. 63–66. — 2 Tab.
Verfasser benutzte für seine Röntgenaufnahmen normales, dünnes, glänzendes, weißes Bromphotopapier. Er weist darauf hin, daß dieses billig sei und gute Resultate bringe. Die Empfindlichkeit des Photopapiers genügt vollständig den Anforderungen, und die optische Dichte der Knochen und der übrigen Gewebe läßt sich gut unterscheiden. Für die Qualität des Bildes ist es nach den Angaben des Verfassers unbedingt notwendig, bestimmte Normen für den Abstand des Röntgengerätes vom Objekt (40 cm), für die Stromstärke (9–12 mA), für die Bestrahlungsdauer, für den Entwickler und die Dauer der Entwicklung einzuhalten. An Hand von tabellarischen Gegenüberstellungen erläutert Vf. die Abhängigkeit zwischen Stromstärke, Entfernung vom Objekt und Bestrahlungsdauer. Die nach dieser Methode hergestellten Röntgenaufnahmen der Wirbelsäule von verschiedenen Tieren werden vom Vf. als gut bezeichnet. E. Werner. 7000.

Rapić, S.; Zagreb, Veterin. Fak., Inst. za Patologiju i Terapiju. Topografski odnosi tekućine u pleuralnoj šupljini kod likvidotoraksa svinje. **(Topographische Verhältnisse der Flüssigkeit in der Brusthöhle beim Liquidothorax des Schweines.)** Veterin. Arh. [Zagreb] **32** (1962) Nr. 7/8. S. 159–165. — 7 Abb., 8 Lit. Zus. in Engl., Dtsch.

In Röntgenuntersuchungen bei exsudativer Pleuritis, Hydrothorax und Hämothorax unter Verwendung eines Kontrastmittels (und nach Anpassung des spezifischen Gewichtes) wurde die Verteilung der Flüssigkeit in der Brusthöhle des Schweines untersucht. Neben der Schwerkraft wirken andere Kräfte (Retraktion der Lunge) auf die Flüssigkeit ein, wodurch die obere Begrenzungslinie nicht horizontal verläuft; am stehenden Tier ist der phrenicocardiale Raum ausgefüllt, von hier aus steigt die Begrenzungslinie nach vorn in Richtung 1. Rippe und nach hinten parallel zum Zwerchfell. In Rückenlage ist die ventrale Begrenzungslinie konkav, bei hochgradigem Liquidothorax s-förmig. Bei Änderung der Körperstellung stellt sich die Flüssigkeit träge auf die neue Haltung ein. Beim Liquidopneumothorax sammelt sich die Flüssigkeit an den tiefsten Stellen, und die obere Grenze verläuft horizontal und gerade und stellt sich schnell auf Lageveränderungen ein.
P. Schmidt. 7000.

Allam, Mark W. **Symposium on osteoarthritis and tenosynovitis in horses.** Part 2. Lexington, Kentucky: The Grayson Foundation, Inc.; New York: The Arthritis and Rheumatism Foundation 1962.

Smith, R. N. **Radiography for the veterinary surgeon.** Bristol: Wright 1960. (68 S.) 8°. (1962 A 1305)

XIV. HUF-, KLAUEN- UND ZEHENKRANKHEITEN, HUF- UND KLAUENBESCHLAG

Brillot, M. J. Amputation du pied chez les grands ruminants. **(Amputation des Zehengliedes bei den großen Wiederkäuern.)** Bull. mens. Soc. vétérin. prat. France **46** (1962) Nr. 7. S. 251–252. K. Reinhardt. 7140.

Šterk, V. und Bešlin, R.; Beograd, Zavod za Zoohig. sa Veterin. Poljoprivrednog Fak. Lečenje i suzbijanje zarazne šepavosti (zaraznog zapalenja papaka) ovaca kao organizacioni problem sa posebnim osvrtom na upotrebu plavog kamena. **(Die Behandlung und Kontrolle der Moderhinke des Schafes als organisatorisches Problem unter Anwendung von Kupfersulfat.)** Veterinaria [Sarajevo] **11** (1962) Nr. 2. S. 247–253. – 3 Abb., 1 Tab., 31 Lit. Zus. in Engl.
An 161 Schafen wurde die Behandlung der Moderhinke (MH) mittels einer 30%igen Kupfersulfatlösung versucht. Bei über 80% der Tiere genügte eine 1–2malige Behandlung bei durchschnittlich 2 Min. Aufenthalt in einem Behälter mit der Lösung. Innerhalb von 5 Wochen konnte die MH nach dieser Methode unter Kontrolle gebracht werden. Die Kupfersulfatlösung führte zu besseren Ergebnissen als Chloramphenicol, Pikrinsäure u.a. und ist erheblich billiger. P. Schmidt. 7142.

Pascal, Jean-Pierre; Alfort, École Nat. Vétérin. Contribution à l'étude de la pathologie chirurgicale des doigts des carnivores; éléments de diagnostic. **(Zur chirurgischen Erkrankung der Zehenglieder bei Fleischfressern; Grundbegriffe der Diagnostik.)** Diss. Alfort **1961** 50 S. – 27 Lit.
K. Reinhardt. 7146.

XV. GEBURTSHILFE, KRANKHEITEN DER MUTTERTIERE UND DER NEUGEBORENEN

Paredis, F. und Vanschoubroek, F.; Gent, Klin. voor Verloskunde, Gynaecol. en Buitenpraktijk; Veearsenijschool, Lab. voor Zootechn. Drachtduur bij het varken. **(Trächtigkeitsdauer beim Schwein.)** Vlaams diergeneeskund. Tijdschr. **30** (1961) Nr. 7/8. S. 197–203. – 3 Tab., 19 Lit. Zus. in Engl., Franz., Dtsch. E. Wiesner. 7260.

Roy, D. J. und Luktuke, S. N.; Izatnagar, Uttar Pradesh, Indian Veterin. Res. Inst. Studies on parturition in buffaloes. **(Geburtsuntersuchungen bei Büffeln.)** Indian J. veterin. Sci. Animal Husbandry **32** (1962) Nr. 2. S. 152–163. E. Wiesner. 7300.

Penavin, V. und Lokvančić, H.; Sarajevo, Univ., Veterin. Fak., Klin. za Porodiljstvo i Suzbijanje Neplodnosti. Primjena Estrogena kod retencije sekundina u krava. **(Zur Applikation von Oestrogen bei Retentio secundinarum.)** Veterinaria [Sarajevo] **11** (1962) Nr. 2. S. 241–243. – 6 Lit. Zus. in Engl.

An 38 Kühen mit Retentio secundinarum wurde eine Behandlung mit „Stilboestrol" (Vetserum, Zagreb) in Dosen von 30–50 mg durchgeführt. Die i.m. Applikation erfolgte 24 Std. post partum. Bei einem Teil der Fälle wurde am 2. oder 3. Tage p.p. eine zweite Dosis verabreicht. – Zum spontanen Abgang der Secundinae kam es bei 2 Kühen; bei 8 war die manuelle Lösung erleichtert. In den übrigen Fällen blieb jede Wirkung des Mittels aus. P. Schmidt. 7400.

Troickij, Fedor Aleksandrovič. **Akušerstvo, ginekologija i iskusstvennoe osemenenie životnych.** (Geburtshilfe, Gynäkologie und künstliche Besamung der Tiere.) 2. erg. u. verb. Aufl. Moskva: Sel'chozizdat. 1961. (382 S.) 8°. Kop. 81 = Učebniki i učebnye posobija dlja vysšich sel'skochozjajstvennych učebnych zavedenij. (1962 A 872)

XVI. TRÄCHTIGKEITSDIAGNOSTIK, STERILITÄT, BESAMUNG

Schroeder, Dietrich; Berlin, Humboldt-Univ., Veterinärmed. Fak., Tierklin. für Geburtshilfe und Fortpflanzungsstör., Abt. für Außenprax. und Künstl. Besam.; Schwerin, Veterinäruntersuchungs- und Tiergesundheitsamt. **Beitrag zur Trächtigkeitsdiagnose beim Schwein mit Hilfe der Vaginalbiopsie.** Diss. Berlin **1963** 47 S. – 11 Abb., 3 Tab., 37 Lit.

Die Trächtigkeitsdiagnose beim Schwein, insbesondere die Feststellung der Frühträchtigkeit, hat zwar eine große wirtschaftliche und züchterische Bedeutung, kann aber heute noch keinesfalls als befriedigend gelöst betrachtet werden. Da vaginale und rectale Untersuchungen aus anatomischen Gründen keine Anwendung finden können und chemische und biologische Methoden, insbesondere also hormonelle Untersuchungen, bisher versagt haben, sind die Möglichkeiten zur Heranziehung diagnostischer Hilfsmethoden nicht allzu groß. – Vf. gewinnt mit Hilfe einer mit ausgebohrten Klemmbacken versehenen Excisionszange Schleimhautfragmente aus der Vagina zur histologischen Untersuchung. Formalinfixierung, Alkoholreihe, Benzol, Paraffin, Schnitte von 10 μ Dicke, Färbung mit Hämalaun-Eosin. Bei nichtträchtigen Tieren besteht das Epithel der Schleimhaut aus 6–18 Epithelschichten. Die basophile Färbbarkeit der Epithelzellen ist schwach. Die Bindegewebszellen der Propria sind relativ straff angeordnet. Bei trächtigen Tieren besteht die Scheidenschleimhaut aus 2–3 geordneten und basophil gut färbbaren Zellschichten. Die Lamina propria wirkt blaß, aufgelockert und schwammig. Von 125 tragenden Sauen zeigten 112 = 89,6% ein positives Zellbild, von 154 nichttragenden Sauen zeigten 152 = 98,7% ein negatives Bild. Die Ergebnisse müssen als recht gut bezeichnet werden. Wenn auch die Biopsie ziemlich einfach ist, so ist die Auswertung jedoch an ein Untersuchungsinstitut gebunden. E. Wiesner. 7535.

Bačić, M.; Novi Sad, Centar za Vještačko Osjemenjavanje. Prilog poznavanju odnosa izmedu kvaliteta estrusne sluzi i oplodnje kod krava. **(Beitrag zum Zusammenhang zwischen Eigenschaften des Brunstschleims und Konzeptionsbereitschaft der Kuh.)** Veterinaria [Sarajevo] **11** (1962) Nr. 2. S. 231–240. – 2 Abb., 5 Tab. Zus. in Engl.

Von 523 Kühen bzw. Färsen wurde Brunstschleim (BS) entnommen; bei 103 Tieren war die Entnahme nicht möglich. Nach der Beschaffenheit des BS wurden folgende Gruppen zusammengefaßt: A = BS klar, B = BS getrübt bis eitrig, C = Entnahme von BS nicht möglich, D = BS harnhaltig, E = BS bluthaltig. In Gruppe A war die Konzeptionsbereitschaft am größten: von 392 besamten Tieren wurden 318 (81,1%) tragend. In den übrigen Gruppen war der Erfolg der Besamung geringer: B = 36,5%, C = 30,0%, D = 44,4% und E = 33,3%. Zwischen pH-Wert des BS und Konzeptionsbereitschaft konnte ein direkter Zusammenhang nicht festgestellt werden; das pH-Optimum lag zwischen 7,5 und 8,0. Die Viskositätswerte von 246 BS-Proben bewegten sich zwischen 11,1 und 73,5 cP (Optimum = 40–50 cP). Die Elastizitätswerte schwankten zwischen 36 und 267 mm (Optimum = 200–250 mm) bei Bestimmung mittels „Elastizitometer".

P. Schmidt. 7552.

Wagner, W. C.; Ithaca, New York State Veterin. Coll., Dep. of Pathol. and Bacteriol. Improving fertility in dairy cows. **(Die Verbesserung der Fruchtbarkeit bei Milchkühen.)** J. Amer. veterin. med. Assoc. **140** (1962) Nr. 9. S. 939–942. – 5 Lit.

Die Hauptprobleme unter den Fortpflanzungsstörungen der Milchkühe sind die Anoestrie und das Umrindern. Häufig wird der Behandlung eine übermäßige Bedeutung zugeschrieben, obwohl die Diagnose der Fruchtbarkeitsstörungen nicht klar ist. Es werden leichtfertig Hormone appliziert, obwohl die wesentlichen causalen Zusammenhänge noch unbekannt sind. Die Anoestrie beruht bei den Kühen entweder auf einer Mangelernährung, wobei Kobalt und Phosphormangel die Hauptrolle spielen, oder auf Störungen der Gebärmutterfunktionen. Beruhen diese auf einer Pyometra, sind deren einwandfreie Diagnose und schonende Therapie die Voraussetzungen einer späteren Konzeption. Das Umrindern hat entweder infektiöse Ursachen oder beruht auf endokrinen Störungen; davon gibt es 2 Gruppen: 1) die mangelhafte Follikelbildung u. 2) die mangelhafte CL-Bildung. Bezüglich der Follikelbildung ist die Hauptfrage, ob die Ovulation zeitgerecht, d. h. 12 Std. nach Ende der Brunst erfolgt. Nur wenige Kühe gelangen nicht zur Ovulation. Es sind meist die Tiere mit cystisch entarteten Follikeln. Bei Färsen ist mit zunehmendem Alter eine verzögerte Ovulation zu beobachten. Bei einer gestörten Gelbkörperfunktion wird für die Ausbildung und den Schutz der Schwangerschaft zu wenig Progesteron gebildet. Das CL ist klein und enthält einen beträchtlichen Anteil Bindegewebe. Bei diesen Kühen ist die Zyklusdauer verkürzt und beträgt oft nur 9 bis 10 Tage. – Theoretisch kann bei Hochleistungskühen infolge der verstärkten Oxytocinausschüttung beim Melken die normale Gelbkörperbildung verzögert sein. Wichtig ist die sorgfältige Untersuchung der Kühe, die Klärung der Ursachen einer gestörten Fruchtbarkeit und die Erziehung des Tierhalters zur einer sorgfältigen Tierhaltung und Beobachtung des Fruchtbarkeitsgeschehens.

H. Busse. 7557.

Waveren, H. G. van. Onderzoek en behandeling van banale infecties van het genitaalapparaat bij het vrouwelijk rund (z. g. witvuilers). **(Untersuchung und Behandlung banaler Infektionen des Genitalapparates beim weiblichen Rind.)** Tijdschr. Diergeneeskunde 87 (1962) Nr. 4. S. 235–259. – 25 Lit. Zus. in Engl., Franz., Dtsch.

436 Rinder mit banalen Infektionen des Geschlechtsapparates, die meist 10–20 Tage nach der Geburt bzw. dem Abort mucopurulenten Ausfluß zeigten, wurden untersucht und mit Penicillin-Streptomycin, Lugolscher Lösung oder Hibitan behandelt. Bakteriologisch wurde in den untersuchten Proben am häufigsten *Corynebacterium pyogenes* nachgewiesen. Bei der Auswertung der Behandlungserfolge von 150 Rindern ergab sich, daß die mit Penicillin-Streptomycin behandelte Gruppe die ungünstigste Heilungsziffer aufwies. Bei den

nicht behandelten Kontrolltieren wurde ein günstiger Verlauf beobachtet, der auf Selbstheilung hinweist. Die Möglichkeiten und Erfolge der Behandlung werden diskutiert. W. Wittig. 7562.

Mitscherlich, E.; Göttingen, Univ., Tierärztl. Inst. **Zur Epidemiologie und Tilgung der Vibriosis genitalis des Rindes.** Mh. Tierheilkunde **14** (1962) Nr. 6. S. 189–199. – 6 Tab., 8 Lit.

Vf. beobachtete einen verseuchten Deckbezirk 6 Jahre lang. Erhebliche wirtschaftliche Verluste traten im Jahre der Seucheneinschleppung auf, waren jedoch in den anschließenden Jahren unbedeutend. Die Zwischenkalbezeit war im ersten Jahr mit 424,6 Tagen erheblich, in den darauf folgenden 3 Jahren mit 374–375 Tagen geringgradig verlängert und später normal. Die Vaginalschleimagglutination blieb bis zu 3 Jahren positiv. Positive Komplementbindungsreaktionen ließen sich 5 Jahre lang beobachten. Auch Reinfektionen traten auf. Durch kulturelle Untersuchung von Vaginalspülproben ließ sich *Vibrio fetus* Typ I vier Jahre lang in chronisch verseuchten Beständen nachweisen. Die Seuche wurde aus dem verseuchten Deckbezirk in andere Gemeinden verschleppt. Zur Tilgung der Vibriosis wird eine neue Fassung der veterinärpolizeilichen Anordnung zur Bekämpfung der übertragbaren Geschlechtskrankheiten des Rindes vorgeschlagen. K. Wohanka. 7570.

Manninger, Rezsö, Bartha, Adorján, Juhász, Magda, Széky, Antal und Szent-Iványi, Tamás. Vizsgálatok a szarvasmarhák ún. ivarszervi hólyagos kiútésének oktanáról és kórfejlődéséről. **(Untersuchungen über die Ätiologie und Pathogenese des sog. Bläschenausschlages der Rinder.)** Magyar Állatorvosok Lapja [Ung. veterinärmed. Bl.] **17** (1962) Nr. 6. S. 193–198. – 40 Lit. Zus. in Russ., Engl. Aus: Ung. Agrar-Rdsch. **1963** Nr. 1.

Die Krankheit verursacht in der Scheidenschleimhaut im eigentlichen Sinne keinen Bläschenausschlag, sondern kleine Knötchen. Diese zerfallen zu Erosionen, die aber bald mit Epithel bedeckt werden. Aus Scheiden von Tieren, die an chronisch entzündlicher Knötchenseuche litten, wurden Proben entnommen. In diesen konnten sogar nach 3 Blindpassagen keine cytopathogenen Erreger isoliert werden. Demgegenüber zeigten Kälbernieren-Gewebekulturen, geimpft mit Material von Färsen, die an akuter knotiger Schleimhautentzündung litten, bereits vom 3. Tag an eine partielle Degeneration. Nach einer weiteren Impfung am 4. Tag zerfielen in allen beimpften Röhrchenkulturen die Gewebeschichten vollständig. Das auf diese Weise isolierte Virus vermehrte sich bis zu Titerwerten, die zuerst bei 10^3, in späteren Passagen aber bei 10^5 lagen. Dieser in Ungarn isolierte Virusstamm erwies sich in einer vergleichenden Untersuchung mit dem aus der DDR (Bindrich 1960 und Conradi und Mitarbeiter, 1960) als identisch. Vff. bezeichnen die Krankheit als virusbedingte Scheidenentzündung der Rinder. Die Krankheit ist mit der in Deutschland als Bläschenausschlag und in den USA als „infectious vulvovaginitis“ bekannten Krankheit identisch. Zur Untersuchung der Krankheit wurden mit dem in Kälbernieren-Gewebekulturen isolierten und vermehrten Virusstamm 20 Färsen und eine alte Kuh infiziert. In der Scheide der alten Kuh haftete die Infektion nicht, aber in allen 20 infizierten Färsen entwickelten sich ähnliche Veränderungen. Virusisolierungsversuche, die bei den infizierten Färsen täglich durchgeführt wurden, verliefen bis zum 9. Tag p.i. ausnahmslos positiv. Das Virus konnte aus der Scheide aller Versuchsfärsen rückisoliert werden. Da die Identität dieses Virus mit dem Erreger der sogenannten infektiösen Rhinotracheitis der Rinder bekannt war, wurde das Virus bei 5 Versuchsfärsen gleichzeitig mit der Infektion in die Scheide auch einseitig in die Schleimhaut der Nasenhöhlen eingerieben. Am 3. bis 4. Tag p.i. zeigte sich die Nasenschleimhaut auf der infizierten Seite diffus grau verfärbt und später erschienen hier Geschwüre. An der künstlich infizierten Scheidenschleimhaut von Stuten und Schafen konnten keinerlei Veränderungen nachgewiesen werden. Ein Virusisolierungsversuch, der bei den Schafen am 7. Tag p.i. vorgenommen wurde, verlief ebenfalls erfolglos. Die Krankheit ist also mit dem „Bläschenausschlag" der Pferde, der unter dieser Bezeichnung in den tierärztlichen Verordnungen figuriert, nicht identisch. Bei Rindern aber verursacht der Erreger dieser virusbedingten Scheidenentzündung die auch bei uns bekannte Krankheit, die erstmals in den USA als „infectious rhinotracheitis" beschrieben wurde. 7570.

Lamond, D. R. und Bindon, B. M.; Armidale, New South Wales, Australia, C.S.I.R.O., Div. of Animal Physiol., Pastoral Res. Lab.; Univ. of New England, Fac. of Rural Sci. Oestrus, ovulation and fertility following suppression of ovarian cycles in Merino ewes by progesterone. **(Die Brunst, die Ovulation und Fruchtbarkeit bei Merinoschafen nach Unterdrückung des Sexualzyklus durch Progesteron.)** J. Reproduct. Fertility 4 (1962) Nr. 1. S. 57–66. – 2 Abb., 5 Tab., 15 Lit.

Bei insgesamt 56 Merinoschafen wird der Einfluß von Progesteron (10–20 mg täglich, 2 Wochen lang) auf den Sexualzyklus und die Fruchtbarkeit untersucht. Die am Ende der Brunstperiode normalerweise stattfindende Ovulation (10–50 Std.) ist durch Progesteroninjektionen in Abhängigkeit von der Dosis, von den Applikationsintervallen, von der Tageszeit der Injektion und vom Stadium der Empfängnisbereitschaft beeinflußbar. Die Versuchsergebnisse werden im Zusammenhang mit der normalen Progesteronausschüttung diskutiert. H.-A. Ketz. 7580.

Baumgärtner, G.; Neustadt/Aisch, Besamungszentrale. **Pallidin, ein Spitzensulfonamid mit Langzeitwirkung in der Sterilitätsbehandlung.** Tierärztl. Umschau 17 (1962) Nr. 12. S. 441–442.

Pallidin (Fa. E. Merck, Darmstadt) ist ein Sulfonamid (2-Sulfanilamido-5-methylpyrimidin) guter Verträglichkeit, langer Verweildauer und erprobter Wirkung gegen die verschiedensten Erreger und Krankheitsbilder. Bei der Überprüfung auf die therapeutische Sicherheit bei Endometritiden ergab sich, daß von 286 Tieren mit einer einfachen Endometritis (I. Grades) bei der nächstfolgenden Besamung 65,5% konzipierten. Es wird hierbei sogar auf das Übergehen einer Zyklusperiode verzichtet. Bei der Endometritis II bzw. III werden nach einer 3 Wochen währenden Zwischenpause 48% tragend. Durchweg genügt eine einmalige Behandlung, vor allem bei einfacheren Endometritiden. Für den Gebrauch werden 5 ml der 20%igen Pallidinemulsion auf 100 ml verdünnt und infundiert. F. Schaetz. 7590.

Koval'ov, A. A. (Kowaljow, A. A.); Charkow, Ukrain. Forsch.-Inst. für Exp. Veterinärmed. Terapija trichomonoza velykoï rogatoï chudoby aminoakrychinom. **(Die Behandlung der Trichomoniasis bei Rindern mit Aminoakrichin.)** Visnyk sil'śkogospodarśkoï nauky, Kyïv 4 (1961) Nr. 7. S. 81–84. – 1 Tab., 2 Lit. Orig.: ukrain., Ausz.: russ.

Der größte Therapieerfolg (95 bis 97%) bei der Trichomoniasis der Rinder wurde bislang mit Aminoakrichin erreicht. Bei Bullen, die mit Aminoakrichin behandelt wurden, ist eine Novocainblockade (20%ige Novocainlösung) der inneren Damm- und Hämorrhoidalnerven durchgeführt worden. Aminoakrichin wird i.v. nach Feststellung der Trichomonaden im Sperma und örtlich bei Befall der äußeren Geschlechtsteile angewendet. Die vom Vf. gesammelten Erfahrungen (Unschädlichkeit, einfache Anwendung u. a. m.) gestatten eine breite Anwendung des Präparates. H. John. 7630.

Beck, Swanson J., Edwards, R. G. und Young, M. R.; Mill Hill, London, Nat. Inst. for Med. Res., Div. of Immunol.; Div. of Exp. Biol.; Div. of Biophysics. Immune fluorescence technique and the isoantigenicity of mammalian spermatozoa. **(Die Immun-Fluoreszenz-Technik und die Isoantigeneigen-**

schaften der Säugetierspermatocyten.) J. Reproduct. Fertility 4 (1962) Nr. 1. S. 103–110. — 3 Abb., 1 Tab., 28 Lit.
Mit Hilfe der Immun-Fluoreszenz-Technik werden die Reaktionen zwischen Spermatocyten und Serum von Meerschweinchen, Kaninchen, Mäusen und Menschen untersucht. Auf Grund der Befunde über die Reaktion der Säugetierseren mit homologen und heterologen Spermatocyten werden die Isoantigeneigenschaften der Säugetierspermatocyten diskutiert.
H.-A. Ketz. 7680.

Živkov V. I. (Shiwkow W. I.); Sofia, Inst. für Vergleichende Pathol. der Haustiere der Bulg. Akad. der Wiss. Adeninnukleotidy v spermatozoidach barana, chrjaka i žerebca. **(Adeninnucleotide in den Spermatozoen der Schafböcke, Eber und Hengste.)** Ukraïnskyj biochimičnyj žurnal, Kyïv **34** (1962) Nr. 1. S. 86–94. — 5 Abb., 3 Tab., 11 Lit. Orig.: russ., Ausz.: engl.
Mit Hilfe der Papierchromatographie wurde der Gehalt an Adeninnucleotiden in frischen und incubierten Spermatozoen von Ebern, Widdern und Hengsten untersucht. Es konnte wie folgt der Gesamtphosphorgehalt der ATP und ADP (in 10^9 Spermatozoen) ermittelt werden, bei Böcken 10,4 μ kg bei Ebern 4,9 und bei Hengsten 3,3. Das molare Verhältnis der ATP zur ADP in den Bockspermatozoen betrug 1,15. In den Spermatozoen der Böcke und Eber blieb während der Incubation (mit und ohne KCN) der ATP-Gehalt unverändert hoch, ebenso wie die Beweglichkeit der Spermatzoen nicht beeinträchtigt wurde. In den Hengstspermatozoen, die sich unter gleichen Bedingungen befanden, war der ATP- und ADP-Gehalt gegen Ende der Incubationsperiode fast völlig reduziert, ebenso wie sich die Beweglichkeit der Spermatozoen besonders bei der KCN-Probe wesentlich einschränkte. Die Spermatozoen einiger Ejaculate von Böcken und Ebern verlieren ihre Beweglichkeit während der Incubation ungeachtet eines hohen ATP-Gehaltes. H. John. 7680.

Chubb, L. G. und Cooper, Doreen M.; Houghton, Hunts., Houghton Poultry Res. Stat. Amino acids in fowl seminal plasma. **(Aminosäuren im Geflügelsamenplasma.)** J. Reproduct. Fertility **4** (1962) Nr. 1. S. 7–12. — 1 Tab., 15 Lit.
Aus dem Alkoholextrakt von Geflügelsamenplasma werden mit Hilfe von papierchromatographischen Methoden 23 Aminosäuren eliminiert. Die Chromatogramme weisen zusätzlich noch mehrere ninhydrinpositive Substanzen aus. Mit Sicherheit werden Glycin δ-Alanin, Serum, Threonin, Valin, Methionin, Tryptophan, Leucin, Asparaginsäure, Glutaminsäure, Arginin, Lysin, Histidin, Cystin, Cystein, Phenylalanin, Tyrosin, Prolin, Glutamin, Tansin, Asparagin, Citrullin und γ-Aminobuttersäure nachgewiesen.
H.-A. Ketz. 7680.

Gea, Pierre; Alfort, École Nat. Vètérin. Insémination artificielle des équidés. Quelques recherches en Oranie. **(Die künstliche Besamung der Einhufer. Untersuchungen im Oranjefreistaat.)** Diss. Alfort **1961** 68 S. — 35 Lit.
K. Reinhardt. 7687.

Debruyne, R.; Oostmalle, Provinciaal Centrum voor Kunstmatige Inseminatie. Het opvangen van sperma bij stieren door massage der zaadampullae en de bruikbaarheid van deze metode voor K. I. doeleinden. **(Die Gewinnung von Bullensperma durch Massage der Samenleiterampullen und die Brauchbarkeit dieser Methode für die Zwecke der künstlichen Besamung.)** Vlaams diergeneeskund. Tijdschr. **30** (1961) Nr. 9/10. S. 221–237. — 1 Abb., 9 Tab., 8 Lit. Zus. in Engl., Franz., Dtsch.
Im Laufe eines Jahres wurde an 21 Besamungsbullen in 102 Fällen Massage der Samenleiterampullen zur Gewinnung von Sperma durchgeführt. 96% der Massagen führten zur Ejakulation von Sperma. In 86% der Fälle erfüllte das aufgefangene Sperma hinsichtlich Dichte und Beweglichkeit die Bedin-

gungen, die an das zur Besamung verwendete Sperma gestellt werden, während 93,1% der im gleichen Zeitraum und von den gleichen Bullen mittels der künstlichen Vagina gewonnenen Ejakulate diesen Bedingungen genügten. In den meisten Fällen reichte eine höchstens 4 Min. dauernde Massage aus. Auch bei häufiger Samenentnahme durch Massage der Samenleiterampullen traten keine Schäden auf. Hinsichtlich der Dichte und Beweglichkeit lag das Sperma im Durchschnitt etwas unter den Werten des mit der künstlichen Vagina entnommenen Spermas, und der Keimgehalt war etwa 15mal so hoch. Die Befruchtungsresultate lagen bei dem durch Massage gewonnenen Sperma um 0,9% niedriger. Es ergaben sich keine Hinweise dafür, daß der höhere Keimgehalt zu einer Senkung der Befruchtungsresultate oder zu Metritis führen würde. Auf Grund der guten Resultate wird die Samenentnahme durch Massage der Samenleiterampullen für solche Bullen empfohlen, die nicht mit der künstlichen Vagina abgesamt werden können. W. Wittig. 7700.

Parodi, André; Alfort, École Nat. Vétérin. L'examen bactériologique du sperme de taureau. Tentative d'interprétation des résultats. **(Die bakteriologische Untersuchung des Bullensamens. Erörterung der Ergebnisse.)** Diss. Alfort **1961** 102 S. – 2 Tab., 59 Lit. K. Reinhardt. 7700.

Sharma, S. C. und Saha, S. K.; Mathura, Livestock Res. Stat. Variation in the keeping quality of bovine semen collected in different seasons corresponding to the breeding seasons in females. **(Unterschied in der Haltbarkeit von Bullensamen, der zu verschiedenen Zeiten gewonnen wurde, die den Zuchtperioden der weiblichen Tiere entsprachen.)** Indian J. veterin. Sci. Animal Husbandry **32** (1962) Nr. 1. S. 50–53. E. Wiesner. 7710.

Kachani, Z. F. Ch.; Kiel, Univ., Hyg. Inst. **Über eine Methode der Spermakonservierung zur Fructosebestimmung im Rahmen der Fruchtbarkeitsuntersuchung.** Dtsch. med. Wschr. **87** (1962) Nr. 41. S. 2086. 7710.

Tomov, Cvetan und Kazakov, Ljubomir. (Tomow, Zwetan und Kasakow, Ljubomir.) Prinos kŭm izkustvenoto osemenjavane na kravi sŭs sperma, razredena s bikarbonatno-fosfaten razreditel. **(Beitrag zur künstlichen Besamung von Kühen mit Sperma, das mit einem Bicarbonat-Phosphat-Verdünner verdünnt wurde.)** Životnovŭdstvo, Sofija **16** (1962) Nr. 4. S. 40–42. – 2 Tab.

In dem ersten Halbjahr 1961 wurden 2781 Kühe mit Bullensperma, das mit Bicarbonat-Phosphat-Verdünner n. Milowanow verdünnt worden war, besamt. Das Sperma war in Thermosflaschen ohne Eis in Brunnen bei einer Wassertemperatur von ca. 10–18° aufbewahrt worden. Die Befruchtung nach der ersten Besamung der mit dem auf diese Weise verdünnten und aufbewahrten Sperma besamten Kühe belief sich auf 84% und die Gesamtbefruchtung auf 94%. Im ersten Halbjahr 1960 wurden 2848 Kühe als Kontrolltiere mit einem mit Eigelb-Glukose-Citrat-Verdünner verdünnten Bullensperma besamt. Die Gesamtbefruchtung lag bei den mit diesem Sperma besamten Kühen bei 88,2%. Es werden die Vorzüge des Phosphat-Bicarbonat-Verdünners hervorgehoben, nämlich erhöhter Prozentsatz der Gesamtbefruchtung und der Befruchtung nach der ersten Besamung sowie leichte Aufbewahrung und reduzierte Aufbewahrungskosten und Einhaltung der Deckpläne. Auf Grund dessen erweist sich der Bicarbonat-Phosphat-Verdünner für die weite Praxis der künstlichen Besamung als geeignet und wirtschaftlich. G. Radew. 7710.

Kuznječykov, L. O. (Kusnjetschykow, L. O.); Kiew, Versuchsstat. für Tierzucht. Vplyv umov ocholodžennja na zamerzannja spermy plidnyka. **(Einfluß der Gefrierbedingungen auf das Einfrieren des Bullenspermas.)** Visnyk sil'śkogospodarśkoï nauky, Kyïv **5** (1962) Nr. 3. S. 70–75. – 7 Abb., 1 Tab., 7 Lit. Orig.: ukrain., Ausz.: russ.

Es wurde versucht, die Qualität des Spermas durch Einfrieren in Kältemischungen aus Salz und Eis zu verbessern. In 20%igen wäßrigen Lösungen von Glycerin tritt die Kristallisation erst nach 2,5 Min. bei −9 °C ein. Wäßrige Lösungen unterschreiten nicht −3 °C und sind nach 8 Min. kristallisiert. 15%ige Glycerinlösungen zeigen diese Erscheinungen bei langsamer Unterkühlung (80−130 Min.) erst bei −16 °C. Die Aktivität der schnell eingefrorenen Spermien beträgt nur 25% jener der langsam eingefrorenen. Auch kolloidale Lösungen von Gelatine und Eidotter sind geeignet, die Lebensfähigkeit der Spermien mit Hilfe dieser Methodik zu verbessern.

S. Willer. 7710.

Eapen, K. J.; Izatnagar, Uttar Pradesh, Indian Veterin. Res. Inst. The effect of glycerol levels and equilibration time of freezing on survival of bovine spermatozoa after storage at −79 °C. **(Die Wirkung von Glyceringehalt und Ausgleichszeit auf das Überleben von Rinderspermatozoen nach Aufbewahrung bei −79 °C.)** Indian veterin. J. **38** (1961) Nr. 10. S. 508−512.

K. Reinhardt. 7710.

Feredyan, T., Feredyan, I. und Slavescu, E.; Bukurešť, Výzkumný Ústav Živočišné Výroby a Ústřední Stanice pro Umělé Osemňování. Příspěvky ke studiu zřeďování a konzervace semene kanců. **(Beiträge zum Studium der Verdünnung und Konservierung von Ebersamen.)** Veterinární Med. **7(35)** (1962) Nr. 6/7. S. 495−500. — 1 Tab., 13 Lit. Zus. in Russ., Dtsch.

Ein neu zusammengestelltes Verdünnungsmittel hat folgende Zusammensetzung: bidestilliertes Wasser 1000 ml, dehydrierte Glukose 45 g, Glykokol 6 g, Eidotter 50−70 ml. Der Ebersamen behielt in diesem Verdünnungsmittel drei Tage lang seine Besamungskraft. Die beste Methode der Abkühlung des Samens im oberwähnten Verdünnungsmittel erreicht 4 °C im Laufe von 5 Std. und 0 °C 10−12 Std. nach der Samenentnahme.

B. Hamzová. 7710.

Pásztor, Lajos und Tóth, Sándor. Összehasonlító kísérletek a kanondó hígítására és tárolására. **(Vergleichende Untersuchungen zur Verdünnung und Lagerung des Ebersamens.)** Magyar Állatorvosok Lapja [Ung. veterinärmed. Bl.] **17** (1962) Nr. 7. S. 253−256. — 6 Tab., 12 Lit. Zus. in Russ., Engl. Aus: Ung. Agrar-Rdsch. **1963** Nr. 1.

Vff. prüften Milch enthaltende Verdünnungsflüssigkeiten verschiedener Zusammensetzung auf ihre Eignung als Ebersamenverdünner. Die geprüften 6 Samenverdünner enthielten: 1. Bei 92 bis 96 °C sterilisierte Magermilch, 2. Kuhmilch +10% Eigelb, 3. Kuhmilch + 2% Eigelb, 4. Kuhmilch + 3,5% Traubenzucker, 5. Kuhmilch + 3,5% Traubenzucker + 2% Eigelb, 6. Kuhmilch + 3,5% Traubenzucker + 20% Eigelb. Jedes ml der Verdünnungsflüssigkeiten wurde mit 500 IE Penicillin und 500 mg Dihydrostreptomicin versetzt. Zur Wertmessung der einzelnen Verdünnungsflüssigkeiten wurde das zahlenmäßige Verhältnis der lebenden und abgestorbenen Spermiocyten festgestellt. Deswegen wurden von parallel angestellten, bei Zimmertemperatur (12 bis 16 °C) bzw. bei 5 °C gelagerten, mit den betreffenden Lösungen verdünnten Samenmustern nach 24, 48, 72 Std. Präparate hergestellt, die nach dem Bromphenolblau-Nigrosin-Verfahren vital gefärbt und mikroskopisch geprüft wurden. Insgesamt wurden Proben von 4 Ebern untersucht. Es wurde festgestellt, daß den praktischen Anforderungen diejenige Verdünnungslösung am besten entspricht, die in erhitzter Magermilch 2% Eigelb enthält. Bei einem höheren Anteil an Eigelb ist die Lagerungsfähigkeit des Samens geringer. Die Ergänzung der Verdünnungsflüssigkeit mit Traubenzucker hat für die Erhaltung der Vitalität der Eberspermiocyten keine Vorteile, sie kann aber bei tieferen Lagerungstemperaturen vorteilhaft wirken. Bei einer Lagerung für 2 bis 3 Tage kann eine Temperatur von 5 °C nicht empfohlen werden. Temperaturen von 12 bis 16 °C sind vorteilhafter. Zur Prüfung der Lebensfähigkeit des Samens hat sich die Thermoresistenzprobe bei 47 °C gut bewährt. 7710.

Trilenko, Petr Andreevič. **Vibrioz krupnogo rogatogo skota i ovec.** (Vibriose des Rindes und der Schafe.) Leningrad; Moskau: Sel'chozgiz. 1961. (246 S.) 8°. (1962 A 848)
Jaśkowski, Lech. **Co daje hodowli sztuczne unasienianie.** (Was gibt die künstliche Besamung der Züchtung.) Warszawa: Panstw. wyd. rolnicze i lésne. 1962. (67 S.) 8°. (1962 A 1689)
Instrukcija po provedeniju iskusstvennogo osemenenija ovec i koz. (Anweisung für die Durchführung der künstlichen Besamung der Schafe und Ziegen.) Hrsg.: Minist. sel'skogo chozjajstva SSSR. Moskva: Izd. Minist. sel'skogo choz. SSSR. 1959. (31 S.) 8. (DA 1422)

XVII. KRANKHEITEN DER MILCHDRÜSEN

Scheiner, A.; Hannover, Landwirtschaftskammer, Tiergesundheitsamt. **Milchuntersuchungen in Vorzugsmilchbeständen.** Arch. Lebensmittelhyg. **13** (1962) Nr. 2. S. 32–34. – 1 Tab.
Über 10jährige Erfahrungen bei den monatlich durchgeführten Milchuntersuchungen von 27 Vorzugsmilchbeständen wird berichtet und herausgestellt, daß bei der Bekämpfung der chron. Euterentzündungen neben der Behandlung mit Antibiotica hygienische Maßnahmen, aufgeschlossene Besitzer, gutes Melkpersonal und die Auswahl von Kühen mit gutem Euter und gesunder Konstitution von Bedeutung sind. Die amtliche Anerkennung eines Rinderbestandes als „galtfrei" erscheint Vf. kaum möglich. Einheitliche Vorschriften und Anweisungen für klinische und Laboratoriumsuntersuchungen im Rahmen der Überwachung von Vorzugsmilchbeständen, die bisher fehlen, werden für notwendig gehalten. F. Ulbrich. 7855.

Frank, W.; Hannover, Landwirtschaftskammer, Tiergesundheitsamt. **Sanierungsversuche in Vorzugsmilchbeständen mit Galtinfektionen.** Arch. Lebensmittelhyg. **13** (1962) Nr. 2. S. 30–32. – 1 Abb., 36 Lit.
Vf. berichtet über Versuche zur Galtsanierung in 4 Vorzugsmilchbeständen, in denen günstige Voraussetzungen durch die interessierte Mitarbeit der Besitzer und Melker gegeben waren. Dabei wurden Mitteilungen in der Literatur bestätigt, nach denen es möglich ist, einen Bestand kurzfristig von einer Galtinfektion zu befreien, jedoch daß eine restlose und dauerhafte Verhinderung von Streptokokkeninfektionen über längere Zeit nicht gelingt.
F. Ulbrich. 7860.

Obiger, Günter; Kiel, Bundesversuchs- und Forsch.-Anst. für Milchwirtsch., Inst. für Milchhyg. **Zur Frage der Infektiosität der Staphylokokken für das Rindereuter.** Milchwissenschaft **17** (1962) Nr. 10. S. 550–557. – 8 Abb., 15 Lit. Zus. in Engl.
Staphylokokken sind fakultative, euterpathogene Keime, die vorwiegend außerhalb des Euters vorkommen und insbesondere durch hygienische Maßnahmen bekämpft werden müssen. Die Pathogenitätskriterien der verschiedenen Stämme haben hinsichtlich einer evtl. Euterpathogenität nicht unbedingt Gültigkeit. Daher wird über 13 künstliche Infektionsversuche mit 11 Staphylokokkenstämmen an Rindereutern berichtet, wobei Zellbild, Katalasebildung, Chloridgehalt und kultureller Befund ausgewertet werden. Die Reaktion der Milchdrüse besteht in allen Fällen lediglich in einer vorübergehenden Sekretionsstörung und Erscheinung einer klinischen Mastitis. Virulenz der Erreger und Abwehrmechanismus des Eutergewebes spielen im Infektionsgeschehen die wesentliche Rolle. W. Kötsche. 7890.

Fleming, L. W.; Kansas City, Mo., Dep. of Biol. Res., Jensen-Salsbery Lab., Inc. Studies on bovine staphylococcal mastitis. III. Inactivitation and antigenicity of toxins. **(Untersuchungen zur Staphylokokkenmastitis des Rindes. 3 Mitt. Inaktivierung und Antigenität der Toxine.)** Cornell Veterinarian **52** (1962) Nr. 3. S. 350–362. – 6 Abb., 2 Tab., 13 Lit. 2. Mitt. vgl. LZ. Abt. IV **8** (1963) Nr. 5. S. 1074.

In vergleichenden Untersuchungen über die Wirkung von Formalin und Betapropiolacton (BPL) bei der Bereitung von Toxoiden aus Staphylokokken-α- und β-Toxin zeigte Formalin eine stärkere Wirkung. Es scheint jedoch die Antigene zu beschädigen, wodurch sie als immunisierende Agentien weniger wirksam werden. Dieser Effekt tritt besonders bei Verwendung höherer Formalinkonzentrationen oder bei verlängerter Einwirkungszeit in Erscheinung. Die α- und β-Antitoxinreaktionen von Kaninchen zeigten in Versuchen mit einem Staphylokokkenstamm keine größeren Differenzen zwischen dem formalinaktivierten und dem BPL-inaktivierten Toxoid. Die α-Antitoxinwerte lassen jedoch vermuten, daß die BPL-inaktivierten Toxoide geringgradig bessere immunogene Eigenschaften haben. Im Agardiffusionstest ließ sich ein qualitativer Beweis für die schädliche Wirkung von Formalin auf die Antigenität der Staphylokokkentoxoide bringen; die Präzipitationsbanden verschwanden in Abhängigkeit von der Erhöhung der Formalinkonzentration und der Verlängerung der Einwirkungszeit. F. Ulbrich. 7890.

Brown, Richard W.; Ames, Iowa, Nat. Animal Disease Lab. Staphylococcic antitoxins in dairy cattle. II. Their occurrence in the blood of cows with chronic staphylococcic udder infections. **(Staphylokokken-Antitoxine bei Milchkühen. 2. Mitt. Ihr Vorkommen im Blut von Kühen mit chronischer Staphylokokken-Infektion des Euters.)** Amer. J. veterin. Res. **23** (1962) Nr. 93. S. 251–256. – 2 Abb., 3 Tab., 12 Lit. 1. Mitt. vgl. LZ. Abt. IV **6** (1961) Nr. 10. S. 1831.

Die Höhe des Alpha- und Beta-Antitoxin-Titers sowie des Agglutinin-Titers nimmt im Durchschnitt mit der Zahl der infizierten Viertel zu. Im Verlauf von 1 bis 2 Jahren sind entweder keine Änderungen des Alpha- und Beta-Antitoxin-Titers sowie des Agglutinin-Titers festzustellen, oder es treten geringgradige Erhöhungen auf. Ein Zusammenhang zwischen der Toxizität der Staphylokokken und den Antitoxin-Titern ist nicht zu erkennen. W. Kuhlmann. 7890.

Brown, Richard W.; Ames, Iowa, Nat. Animal Disease Lab. Staphylococcic antitoxins in dairy cattle. III. Their occurrence in the blood of cows with acute staphylococcic mastitis. **(Staphylokokken-Antitoxine bei Milchkühen. 3. Mitt. Ihr Vorkommen im Blut von Kühen mit akuter Staphylokokken-Mastitis.)** Amer. J. veterin. Res. **23** (1962) Nr. 93. S. 257–261. – 7 Abb., 1 Tab., 8 Lit. 2. Mitt. vgl. vorst. Ref.

75% der von Vf. untersuchten akuten Staphylokokken-Mastitiden sind durch hoch toxische Staphylokokken verursacht worden. Rund 65% dieser Fälle zeigten einen Antitoxin-Titer. 1 bis 2 Wochen nach dem Einsetzen klinischer Erscheinungen sind bei der akuten Staphylokokken-Mastitis der Alpha- und Beta-Antitoxin-Titer im Blutserum am höchsten ausgeprägt. W. Kuhlmann. 7890.

Obiger, G.; Kiel, Bundesforsch.-Anst. für Milchwirtsch., Inst. für Milchhyg. **Mastitisdiagnose.** Kieler milchwirtsch. Forsch.-Ber. **14** (1962) Nr. 4. S. 307–325. – 3 Abb., 5 Tab. Zus. in Engl., Franz.

Es wird ein zusammenfassender, gestraffter Überblick über die Methodik der Milchuntersuchungen gegeben. Vorbedingung für eine einwandfreie Mastitisdiagnose ist eine saubere Milchprobenentnahme. Der Schalmtest erzielt ein Übermaß an positiven irreführenden Resultaten, so daß Zweifel an seiner Spezifität erhoben werden. Ein Teil der unspezifischen positiven Resultate dürfte auf den vor allem im Sommer hohen Luft- und Schmutzkeimgehalt zurückzuführen sein, der eine Änderung der elektrochemischen Ladung und Oberflächenspannung bedingt. Ganz besonderer Wert wird auf die Sedimentuntersuchung, vor allem die Zelldiagnose, und die kulturelle Untersuchung gelegt. TKT-Platte zur Streptokokkendifferenzierung und Blutagarplatte werden allgemein angesetzt. W. Kötsche. 7905.

Brodauf, H.; Freiburg/Br., Tierhyg. Inst. **Ein Beitrag zur Diagnostik im Rahmen des Eutergesundheitsdienstes.** Berliner Münchener tierärztl. Wschr. **75** (1962) Nr. 21. S. 407–408. – 1 Abb., 2 Lit. Zus. in Engl.
Im Eutergesundheitsdienst kommt es in erster Linie darauf an, aus der Masse der Proben Gesundes von Kranken, möglichst rationell zu trennen. Ein Auswertungsschema ist dann von Vorteil, wenn Milchproben bestandsweise zur Untersuchung kommen. Auf den Protokollen, welche Angaben über Laktationsstadium, Fruchtbarkeitslage, Euterbefund und Laborbefund enthalten, wird Art der Sedimentbeschaffenheit vermerkt und in allen Fällen mit abweichender Sedimentmenge geklärt, ob diese als physiologisch oder pathologisch anzusehen ist. Alle Sedimente werden auf Blutplatten ausgestrichen; am bakteriologischen Bild eines Bestandes erkennt man erst die Pathogenität des Erregers. W. Kötsche. 7905.

XVIII. JUNGTIERKRANKHEITEN

Boogaerdt, J. und Koetsveld, E. E. van. Kunstmatige kalvermelk en voedingsanafylaxie. **(Künstliche Milch für Kälber und Fütterungsanaphylaxie.)** Tijdschr. Diergeneeskunde **86** (1961) Nr. 19. S. 1287–1294. – 7 Lit. Zus. in Engl., Franz., Dtsch.
Kälber, die mit künstlicher Milch ernährt worden waren, erhielten i. v. 10 ml einer Auflösung von künstlicher Milch (150 g auf 1 l Wasser von 38 °C), einer Auflösung von Milchpulver (120 g auf 1 l Wasser von 38 °C) oder von frischer Vollmilch. Schockerscheinungen traten nur bei 2 der 8 Kälber auf, die künstliche Milch erhalten hatten, während die anderen Kälber nicht oder fast nicht reagierten. 4 Kälber, die etwa 1½ Stunde vor der Schlachtung je 10 l künstliche Milch aufgenommen hatten, zeigten gute Gerinnung im Labmagen; fast die Hälfte der Trockensubstanz hatte bereits den Labmagen passiert. Auf Grund dieser Untersuchungen und der Literatur führen die Autoren die mögliche schädliche Wirkung einer i. v. Injektion von künstlicher Milch nicht auf einen anaphylaktischen Schock zurück, wie es von Frens, Grift und Dammers (vgl. LZ. Abt. IV **6** [1961] Nr. 12. S. 2269.) angenommen wird. W. Wittig. 8030.

Dijkstra, R. G. Enige aspecten betreffende de bestrijding van salmonellose onder kalveren. **(Einige Aspekte der Bekämpfung der Kälbersalmonellose.)** Tijdschr. Diergeneeskunde **86** (1961) Nr. 19. S. 1278–1286. – 1 Abb., 1 Tab., 19 Lit. Zus. in Engl., Franz., Dtsch.
In den Monaten Januar und Februar wurden 2190 Rinder auf 57 Betrieben, in denen Kälbersalmonellose durch *S. dublin* aufgetreten war, mittels Rektaltupferproben auf Salmonellen untersucht. Es konnten 63 *S. dublin*-Träger in 37 (65%) der Betriebe festgestellt werden. Diese Keimträger können wahrscheinlich auf den meisten Betrieben für das Auftreten der Salmonellose unter den Kälbern verantwortlich gemacht werden. Durch Abschaffung oder strenge Abtrennung der erwachsenen Keimträger, möglichst nach dreimaliger Kotuntersuchung, sowie gute Hygiene kann das Auftreten weiterer Erkrankungen meist verhindert werden. Therapeutisch werden Chloramphenicol und auch Furazolidon empfohlen. Kälber können nach dem 3. Lebenstag aktiv immunisiert werden. Besser ist jedoch die aktive Immunisierung der trächtigen Rinder 2 Mon. vor dem Kalben. W. Wittig. 8064.

Fey, Hans und Margadant, Anita; Bern, Univ., Veterin.-Bakteriol. Inst. **Zur Pathogenese der Kälber-Colisepsis. 5. Mitt. Versuche zur künstlichen Infektion neugeborener Kälber mit dem Colityp 78:80 B.** Zbl. Veterinärmed.

9 (1962) Nr. 8. S. 767–778. – 3 Abb., 1 Tab., 29 Lit. 4. Mitt. vgl. LZ. Abt. IV 8 (1963) Nr. 3. S. 620.

Bei Kälbern mit Colisepsis wird in den meisten Fällen der Colityp 78:80 B nachgewiesen. Im normalen Colimaterial von Kälbern und Rindern ist dieser Typ nur selten anzutreffen. Kälber, die sofort nach der Geburt mütterliches Colostrum erhalten, können mit dem Stamm 273 (78:80 B) nicht künstlich infiziert werden. Dies gelingt nur bei den Kälbern, die kurz nach der Geburt den Stamm 273 per os verabreicht bekommen und das Colostrum mit großer Verspätung erhalten. Der gleiche künstliche Infektionsversuch verläuft bei den Kälbern positiv, die trotz der normalen Colostrumaufnahme eine Agammaglobulinämie aufweisen. Die Gammaglobuline werden mit Hilfe einer immunoelektrophoretischen Untersuchung nachgewiesen. Versuche an künstlich infizierten Zwillingskälbern zeigen die engen Beziehungen zwischen der Sepsis durch den Colityp 78:80 B und der Hypogammaglobulinämie.

E. Tempel. 8095.

Folcher, Henri; Alfort, École Nat. Vétérin. Traitement de l'indigestion chronique du veau au sevrage. **(Behandlung der chronischen Indigestion bei abgesetzten Kälbern.)** Diss. Alfort **1961** 51 S. – 43 Lit. K. Reinhardt. 8095.

Kernkamp, H. C. H., Clawson, A. J. und Ferneyhough, R. H.; Raleigh, North Carolina Agric. Exp. Stat. Preventing iron-deficiency anemia in baby pigs. **(Die Verhütung der Eisenmangelanämie bei Ferkeln.)** J. Animal Sci. **21** (1962) Nr. 3. S. 527–532. – 1 Abb., 3 Tab., 15 Lit.

Eine einmalige Injektion von 100 mg Eisendextran oder -dextrin an 3 Tage alte Ferkel führte im Vergleich zu unbehandelten Tieren zu signifikant höheren Hämoglobinwerten am 14. und 28. Lebenstag. Eine Behandlung mit Eisenammoniumcitrat und Vit. B_{12} zum gleichen Zeitpunkt war wesentlich weniger wirksam auf den Hb-Gehalt und die Wachstumsrate. Bei einer einmaligen Injektion von 150 mg Eisendextran am 7., 14. oder 21. Lebenstag konnte beobachtet werden, daß die Entwicklung des durchschnittlichen Körpergewichts der Ferkel bis zum Versuchsende am 56. Lebenstag nahezu parallel verlief. Die Hämoglobin- und Hämatokritwerte stiegen nach der Injektion rasch an, und zwar am stärksten bei den Tieren, die am Tage der Eisenapplikation den niedrigsten Hb-Gehalt aufwiesen. Am 56. Lebenstag wurde bei allen Ferkeln ein durchschnittlicher Hb-Gehalt von 10 g/100 ml Blut ermittelt.

H. Richter. 8142.

Crowley, J. P.; Thorndate, Dublin, Agric. Inst., Animal Product. Div. Rickets in November-born lambs. **(Rachitis bei November-Lämmern.)** Veterin. Rec. **73** (1961) Nr. 12. S. 295–297. – 5 Abb., 3 Tab., 11 Lit.

Es wird das Auftreten von Rachitis in einer Herde bei 19 viermonatigen, im November geborenen Lämmern beschrieben. Die Mutterschafe hatten bereits im Frühjahr des gleichen Jahres gelammt und wurden nach vorheriger hormoneller Stimulation im Juni zugelassen. Vf. vermutete zunächst, daß die Rachitis durch eine Störung des Vitamin A-Vitamin D-Gleichgewichtes verursacht wurde. Deshalb erhielt die Hälfte der erkrankten Lämmer je 200 000 E Vitamin D_3 i. m. (Handelspräparat Suntax; Hersteller Crookes Laboratories), die zweite Hälfte blieb zur Kontrolle unbehandelt. Sowohl die behandelten als auch die unbehandelten Lämmer zeigten ähnlich gute Gewichtszunahmen. Die Besserung des Zustandes aller erkrankten Lämmer wird auf eine Zunahme des Tagesmittels bzw. des Sonnenscheins im Frühjahr zurückgeführt.

Th. Hiepe. 8162.

Sozonov, Ju. (Sosonow, Ju.); Rayon Nukuty, Gebiet Irkutsk. Lečenie jagnjat pri belomyšečnoj bolezni. **(Die Behandlung der Lämmer bei der Weißfleischigkeit.)** Veterinarija, Moskva **39** (1962) Nr. 1. S. 60.

In einer Reihe von Kolchosen eines Kreises des Irkutsker Gebietes treten seit 1959 durch die Krankheit größere Lämmerverluste auf. 311 Lämmer, darunter

70 offensichtlich erkrankte Tiere, wurden einer erfolgreichen prophylaktischen bzw. therapeutischen Behandlung mit 2,0 ml. Serum tragender (7.–10. Monat) Stuten, kombiniert mit der Verabfolgung von Vitamin A, D und B_1, unterzogen. M. Rauch. 8162.

Titov, G. I. (Titow, G. I.); Burjatskaja, Burjat-Mongol.ASSR, Forsch.-Inst. für Veterinärhyg. Primenenie selenita natrija pri belomyšečnoj bolezni jagnjat. **(Die Anwendung von Natrium-Selenit bei der Weißfleischigkeit der Lämmer.)** Veterinarija, Moskva **39** (1962) Nr. 1. S. 58–59.
352 Lämmer erhielten 2 mg und 162 Tiere 5 mg verabfolgt. Im Verlauf von 5 Monaten verendeten in der Herde 5 behandelte und 64 von 131 unter gleichen Fütterungs- und Haltungsbedingungen ausgewertete Kontrolltiere. Die mit Selenit behandelten Lämmer zeigten mit 28,6 kg Gewichtszunahme gegenüber 25,3 kg bei den Kontrolltieren im gleichen Zeitraum eine bessere Gewichtszunahme. Die guten Ergebnisse konnten in weiteren Behandlungsversuchen an über 4000 Tieren wiederum bestätigt werden. M. Rauch. 8162.

Barabanov, I. A. (Barabanow, I. A.); Alma-Ata, Kasach. Forsch.-Inst. für Veterinärmed. Vlijanie biovetina na faunu rubca jagnjat. **(Der Einfluß von Biovetin auf die Pansenfauna bei Lämmern.)** Veterinarija, Moskva **39** (1962) Nr. 1. S. 60–62.
Nach einer kurzen Wiedergabe der aus der Literatur bekannten neueren Angaben über die chemisch-physiologischen Prozesse in den Wiederkäuermägen wird über Versuchsergebnisse mit Biovetin berichtet. 8 Tiere mit akuter, katarrhalischer und 15 mit chronischer, eitrig-katarrhalischer Bronchopneumonie sowie 3 Kontrollämmer erhielten im Verlauf von 7 Tagen und nach 4-tägiger Pause erneut über 5 Tage lang täglich 160 mg Biovetin je kg Kgw. Der im Anschluß daran mit der Nasenschlundsonde gewonnene Pansensaft wurde nach Filtrierung und Verdünnung in 4%iger Formalinlösung im Verhältnis 1 : 1 auf seinen Gehalt an Infusorien in der Zählkammer nach Forjajew quantitativ untersucht. Bei gesunden Tieren liegt die Menge der Infusorien zwischen 127–165 Tsd. je ml. Lämmer im Alter von 3–3½ Mon., die an akuter Bronchopneumonie erkrankt waren, wiesen je ml durchschnittlich 130–140 Tsd. Infusorien auf. Bei 5–5½ Monate alten, an chronischer, eitrig-katarrhalischer Bronchopneumonie leidenden Lämmern, kamen auf 1 ml Panseninhalt 130–200 Tsd. Infusorien. Nach 7tägiger Behandlung ging der Infusoriengehalt bei den behandelten kranken Tieren stark zurück. Auch die Qualität des Panseninhaltes veränderte sich, die Farbe wurde mehr bräunlich und der Geruch fauliger. Eine Normalisierung trat am 4. Tage nach Abschluß der Behandlungsfolge ein. M. Rauch. 8170.

XIX. FLEISCHBESCHAU, LEBENSMITTELÜBERWACHUNG

Bar, Amand; Alfort, École Nat. Vétérin. Les marchés d'intérêt national. Leur rôle dans le commerce de la viande. **(Die Landesmärkte und ihre Bedeutung für den Fleischhandel.)** Diss. Alfort **1961** 59 S. – 2 Tab., 14 Lit. K. Reinhardt. 8250.

Alagić, Dušan, Gavranović, Ibrahim und Beganović, Avdo, H.; Sarajevo, Univ., Veterin. Fac., Zavod za Hig. i Technol. Živežnih Namirnica Animalnog Porijekla. Razmatranja o ikričavosti mesa goveda zaklanih na Sarajevskoj klaonici. **(Betrachtung zu den Finnenfeststellungen bei Rindern im Schlachthof von Sarajevo.)** Veterinaria [Sarajevo] **11** (1962) Nr. 2. S. 219–224. – 5 Tab., 5 Lit. Zus. in Engl.
Von 32734 geschlachteten Rindern waren 3,27% finnig, wobei der Prozentsatz der über 2 Jahre alten Rinder bei 3,01%, der Altersgruppe 3 Mon. bis 2 Jahre bei 6,82% und der Kälber bei 1,39% lag. Beim erwachsenen Rind waren die häufigsten Fundorte in absteigender Reihe: Kaumuskulatur, Herz,

Muskulatur der Extremitäten, der Zunge, des Halses, des Thorax und Abdomens. Beim Jungrind wurden am häufigsten in der Kau- und Abdominalmuskulatur Finnen festgestellt, beim Kalb im Herzmuskel. Eine generalisierte Cysticercosis lag in 2,2% der Fälle vor. In 80,5% aller Fälle wurden lebende Finnen festgestellt, lebende und abgestorbene nebeneinander in 2,4%, ausschließlich abgestorbene und verkalkte in 16,9%. P. Schmidt. 8282.

Bubloz, Axel; Berne, Univ., Inst. de Bactériol. Vétérin. Contribution au dépistage de falsifications de préparations de viande par adjonction de viande de cheval. Application de la méthode de double diffusion dans le gel (Ouchterlony). **(Beitrag zur Aufdeckung von Fälschungen von Fleischzubereitungen durch Hinzufügen von Pferdefleisch. Verwendung der doppelten Diffusion im Gel [Ouchterlony].)** Zbl. Veterinärmed. **9** (1962) Nr. 10. S. 961–977. – 12 Abb., 1 Tab. Zus. in Engl., Span., Dtsch.

Nach der Methode von Freund und Proom werden Kaninchen-Immunseren gegen Seren und Fleischextrakte von Pferden, Rindern, Schafen, Schweinen und Hunden hergestellt. Diese Immunseren werden mit Hilfe von 3 verschiedenen Verfahren präzipitiert: Röhrchentest nach Uhlenhuth, Agargel nach Ouchterlony (doppelte Diffusion) und immunelektrophoretisch nach Scheidegger. Die Präzipitation nach Uhlenhuth ist eine rein serologische Methode, die das Fleischeiweiß nicht anzeigt. Die immunelektrophoretischen Untersuchungen mit Antiserum-Immunseren und ihren homologen Seren lassen zahlreiche Präzipitationslinien erkennen. Dagegen präzipitieren die Antifleisch-Immunseren ihre homologen Fleischextrakte fast nur in einer Albuminlinie, die durch Serumreste in den Fleischextrakten verursacht worden ist. Die Antigen-Determinanten der Fleischextrakte werden bei der Methode nach Ouchterlony gegen ihre homo- und heterologen Antiserum-Seren präzipitiert. Alle Fleischextrakte besitzen gemeinsame Antigendeterminanten. Mit Hilfe des letzteren Verfahrens läßt sich Pferdefleisch noch nachweisen, wenn es im Verhältnis 1:9 mit Rindfleisch vermengt worden ist. E. Tempel. 8510.

Tunmann, P. und Silberzahn, H.; Würzburg, Univ., Inst. für Pharmaz. und Lebensmittelchem. **Über die Kohlenhydrate im Hühnerei. 2. Mitt. Gebundene Kohlenhydrate.** Z. Lebensmittel-Unters. u. -Forsch. **116** (1962) Nr. 4. S. 340–343. – 2 Tab., 9 Lit.

In vorliegender Arbeit wurden das Gesamteiweiß und die mittels klassischer Methoden abgeschiedenen Eiweißverbindungen Vitellin, Phosvitin und Livetin einer qualitativen Prüfung unterzogen und der Gehalt an Kohlenhydraten bestimmt. Bei verschiedenen Eiersorten konnten im Eigelb Gesamteiweiß, Mannose, Galaktose und Glucosamin nachgewiesen werden. Bei der quantitativen Bestimmung der Kohlenhydrate im Vitellin, Phosvitin und Livetin konnten ebenfalls Mannose, Glucosamin und Galaktose gefunden werden, wobei Galaktose nicht, wie andere Autoren behaupten, als Verunreinigung angesehen werden kann. Die Ergebnisse der quantitativen Bestimmung der gebundenen Kohlenhydrate sind den angeführten Tabellen zu entnehmen. W. Richter/Kleinmachnow. 8560.

Czernicki, Brigitte und Weiser, Harald; Gießen, Justus-Liebig-Univ., Inst. für Biochem. und Endokrinol. der Haustiere. **Zur Beeinflussung der Dotterfarbe durch einige reine Carotinoide sowie durch Paprika.** Zbl. Veterinärmed. **9** (1962) Nr. 9. S. 899–904. – 4 Tab. Zus. in Engl.

Die Frage, daß kräftig gefärbte Dotter vitaminhaltiger und deshalb wünschenswerter sind, wird in vorliegender Arbeit erörtert; in diesem Sinne werden verschiedene Versuche durchgeführt. An verschiedene Gruppen von Hühnern, die zuvor mit einem pigmentfreien, pigmentarmen oder pigmentreichen Futter ernährt worden waren, wurden verschiedene Carotinoide wie β-Apo-8'-carotin (C 30) als β-Apo-8'-Carotinsäure (C 30)-aethylester, Canthaxanthin und

Paprika verabreicht, um deren Einfluß auf die Dotterfarbe nachzuweisen. Bei der Zufütterung von Canthaxanthin sowie Paprika wurde eine unnatürliche, ungesättigte Farbverschiebung erreicht, ohne nennenswerte Provitaminwirkung. Von allen 4 Zusätzen ist lediglich das β-Apo-8'-Carotin (C 30) zu empfehlen, da es neben der Färbkraft gleichzeitig eine Qualitätsverbesserung gewährleistet. M. Richter. 8560.

Baldauf, Siegfried; Berlin, Humboldt-Univ., Veterinärmed. Fak., Inst. für Lebensmittelhyg. **Ist eine Verwendung der Enteneier oder der daraus hergestellten Eiprodukte als Lebensmittel möglich? (Eine Literaturstudie).** Diss. Berlin **1962** 102 S. — 210 Lit.
Eine sichere Diagnose der Enten-Salmonellose ist nicht immer gewährleistet, da oft völlig gesund erscheinende Tiere Salmonellen beherbergen und mit Kot oder Eiern ausscheiden. Da Salmonellen bei anderen Tieren, beim Menschen und in der Außenwelt häufig vorkommen, ist zu jeder Zeit die Gefahr einer Infektion der Enten gegeben. Aus diesem Grunde ist eine Verwertung der Enteneier an eine sichere Abtötung der eventuell in diesen enthaltenen Salmonellen gebunden. Die in der DDR 1953 erlassene „Anordnung über Enteneier" verbietet ein Inverkehrbringen der Enteneier zum Zwecke des menschlichen Genusses, wodurch jedoch wertvolle Rohstoffe verloren gehen. Fragen der Brauchbarmachung von Enteneiern sind daher von Interesse. Es wird festgestellt, daß eine Desinfektion der Eischalenoberfläche sowie eine Pasteurisierung ganzer Eier sofort nach dem Legen Salmonellen im inneren Ei nicht abtöten können. Die Pasteurisierung der Eimasse führt zwar zu einer Keimzahlreduzierung, jedoch nicht zur völligen Abtötung der Salmonellen bei stark infizierten Eiprodukten. Die Abtötungstemperaturen für die Salmonellen liegen in einem Bereich, in dem auch die Eimasse denaturiert wird. Eingehender besprochen wird die chemische Behandlung der Eiprodukte. So scheinen die Begasung mit Aethylenoxyd, die Zusätze von Ammoniak, Benzoësäure und besonders der als unbedenklich angesehenen Sorbinsäure sowie die Senkung des pH-Wertes mit anderen nicht gesundheitsschädigenden Mitteln erfolgversprechend zu sein, wenn sie mit der Pasteurisierung gekoppelt werden. Dadurch wird allerdings das Problem der Fremdstoffzusätze zu Lebensmitteln berührt, über das Vf. abschließend einige Ausführungen darlegt.
E. Wiesner. 8560.

Chaponneaux, Pierre; Alfort, École Nat. Vétérin. Conservation de la crevette par le froid; évolution de cette industrie au Maroc. Essais sur la valeur de certaines substances employées comme adjuvants dans la congélation. **(Die Kältekonservierung von Krabben und ihre industrielle Entwicklung in Marokko. Untersuchungen über den Wert einiger beim Einfrieren benützter Zusatzmittel.)** Diss. Alfort **1961** 77 S. — 1 Abb., 6 Tab., 69 Lit.
K. Reinhardt. 8570.

Annamalay, S.; Annamalainagar, Annamalai Univ., Dep. of Zool. Nutritive value of the common carp, Labec fimbriatus (Block). **(Der Nährwert des gemeinen Karpfens [Labec fimbriatus, Block].)** Indian. veterin. J. **38** (1961) Nr. 10. S. 512—514. E. Wiesner. 8570.

Hart, P. C.; Zeist, Inst. voor Veeteeltkundig Onderzoek „Schoonoord". Oriënterend onderzoek naar het verschil in eiwitsamenstelling tussen normaal en gedegenereerd varkensvlees. **(Orientierende Untersuchungen über die unterschiedliche Eiweißzusammensetzung normalen und degenerierten Schweinefleisches.)** Tijdschr. Diergeneeskunde **87** (1962) Nr. 15. S. 1020—1026. — 6 Tab., 9 Lit. Zus. in Engl., Franz., Dtsch.
Für die Untersuchungen wurde jeweils ein wäßriger Extrakt aus dem M. longissimus dorsi bereitet. Durch Aussalzen mit 25%iger bzw. 40%iger bzw. 50%iger $(NH_4)_2$ SO_4-Lösung oder durch Präzipitation mittels Methylalkohol

konnte in normalen Fleischproben stets mehr Eiweiß nachgewiesen werden als in degenerierten. Der Gehalt an Sarkoplasma- und Myofibrillen-Eiweiß war gleichfalls bei degeneriertem Fleisch gegenüber dem normalen erniedrigt.
W. Kuhlmann. 8640.

Grau, R. und Günther, H.; Kulmbach, Bundesanst. für Fleischforsch., Inst. für Chem. und Physik. **Wirkung von Chlortetracyclin als Futterzusatz auf die Glykolyse im Schweinemuskel.** Naturwissenschaften **49** (1962) Nr. 14. S. 329 bis 330. – 1 Abb., 13 Lit.
Bei insgesamt 12 Schweinen, von denen 6 Tiere täglich 30 mg Chlortetracyclin (Aurofac) erhalten, die mit 110 kg unter stets gleichen Bedingungen geschlachtet werden, wird der Zuckerstoffwechsel in 2–5 g-Proben des M. adductor untersucht. In dem Muskelextrakt werden Ribose, Fructose, Glukose, Dextrine und Zuckerphosphate nachgewiesen. Bei den mit Antibiotica gefütterten Tieren wird ein stark verzögerter Abbau der Maltose und der Dextrine beobachtet. Die Ursachen für diese Befunde werden mit einer Hemmung der α-Glukosidase durch Chlortetracyclin bzw. mit einem Anstieg der Glykogenreserven vor der Schlachtung infolge der Antibioticafütterung erklärt.
H.-A. Ketz. 8640.

Tiecco, G., Pugliese, A. und Russo, A. M.; Roma, Ist. Superiore di Sanita, Lab. di Veterin. Ricerca e dosaggio dei solfiti nelle carni. **(Nachweis und Bestimmung der Sulfite im Fleisch.)** Zooprofilassi [Rom] **17** (1962) Nr. 8. S. 585 bis 594. K. Reinhardt. 8640.

Tiecco, C.; Roma, Ist. Superiore di Sanita, Lab. di Veterin. Metodi di controllo del $_4$-metil-$_2$-tiouracile. Nota I. Ricerca nei mangimi. **(Methoden zum Nachweis von 4-Methyl-2-thio-uracil. 1. Mitt. Untersuchungen an Futtermitteln.)** Zooprofilassi [Rom] **17** (1962) Nr. 9. S. 511–518.
K. Reinhardt. 8640.

Clement, Claude; Alfort, École Nat. Le dosage chromatographique des phosphates dans les produits manipulés à base de viande. **(Die chromatographische Gehaltsbestimmung von Phosphaten in fleischhaltigen Erzeugnissen.)** Diss. Alfort **1961** 62 S. – 4 Abb., 5 Tab., 26 Lit. K. Reinhardt. 8640.

Spitzer, Gerhard. **Hygiena potravin.** (Lebensmittelhygiene.) Praha: Státní zeměd. naklad. 1962. (136 S.) 8°. (DA 1447)

XX. MILCHKUNDE

Roblin, Michel. Dix mille ans de production laitière. Le lait et ses dérivés dans les langues européennes. **(Zehntausend Jahre Milchproduktion. Die Milch und ihre Erzeugnisse in den europäischen Sprachen.)** Lait **42** (1962) Nr. 417. S. 369–392. 8700.

Kunter, E. und Ulbrich, F.; Dresden, Veterinäruntersuchungs- und Tiergesundheitsamt. **Milchhygienische Untersuchungen in Fischgrätenmelkständen.** Mh. Veterinärmed. **17** (1962) Nr. 9/10. S. 398–404. – 3 Abb., 2 Tab., 8 Lit.
Im Rahmen eines milchhygienischen Untersuchungs- und Beratungsdienstes wurden im Bezirk Dresden 36 landwirtschaftliche Betriebe mit Fischgrätenmelkständen überprüft. Die stall-, melk- und milchhygienischen Verhältnisse entsprachen nicht den hygienischen Erfordernissen bei der Milcherzeugung und -gewinnung. Es besteht die dringende Notwendigkeit zur Einführung einer wirksamen Qualitätsbezahlung der Milch und zur Schaffung eines auf gesetzlicher Grundlage arbeitenden Milcherzeugerberatungs- und Eutergesundheitsdienstes. Einzelheiten sind dem Original zu entnehmen.
F. Ulbrich. 8715.

Jaartsveld, F. H. J.; Noord-Brabant, Lab. van de Prov. Gezondheidsdienst voor Dieren. De uitvoering en de waarde van de B. M. R. (Brabantse mastitis reactie) bij een georganiseerde mastitis-bestrijding. **(Die Ausführung und der Wert der B. M. R. [Brabanter Mastitis Reaktion] im Rahmen einer organisierten Mastitisbekämpfung.)** Tijdschr. Diergeneeskunde **87** (1962) Nr. 16. S. 1069–1077. – 7 Abb., 1 Tab., 4 Lit. Zus. in Engl., Franz., Dtsch.
Die Probe wird folgendermaßen ausgeführt: 0,6 ml Milch werden mit 0,4 ml einer 3%igen Lösung von Natriumlaurylsulfat gemischt und in einen Trichter gegossen, dessen Ende in eine Kapillare übergeht. Aus der Abflußgeschwindigkeit des Gemisches durch die Kapillare wird auf die Beschaffenheit der Milch geschlossen (bis 5 Sek. = normale Milch). Die Probe läßt sich sowohl mit Einzelgemelken als auch mit Sammelgemelken (z. B. Kannenproben) durchführen. Da eine Beeinflussung der Reaktion durch die zuvor ausgeführte A.B.-Ringprobe nicht erfolgt, können beide Untersuchungen gekoppelt werden. Die B. M. R. sollte für die Qualitätsbezahlung der Milch herangezogen werden.
W. Kuhlmann. 8815.

Pargaonker, V. N. und Raj, Prem; Hyderabad-Deccan, Osmania Univ., Univ. Coll. of Veterin. Sci. and Animal Husbandry, Dep. of Bacteriol. Survey of brucellosis using the milk ring test. **(Überblick über die Brucellose auf Grund der Abortus-Bang-Ringprobe in der Milch.)** Indian veterin. J. **39** (1962) Nr. 8. S. 445–447. E. Wiesner. 8815.

Gololobov, A. D. (Gololobow, A. D.); Dubrowizy, Gebiet Moskau, Unions-Inst. für Tierzuchtforsch., Zentr. Chemiko-Analyt. Lab. Fotometričeskoe opredelenie belka v moloke. **(Photometrische Bestimmung des Eiweißes in der Milch.)** Voprosy pitanija, Moskva **21** (1962) Nr. 3. S. 17–22. – 4 Abb., 4 Tab., 5 Lit. Zus. in Engl.
Auf Grundlage der Xanthoproteinreaktion wurde eine Methode zur photometrischen Bestimmung des Eiweißgehaltes der Milch entwickelt. Das Absorptionsoptimum liegt beim Stufenphotometer zwischen 410–435 mμ. Bei Serienanalysen dauert eine Bestimmung 7–10 Min. Die Farbintensität ist innerhalb eines Eiweißgehaltes von 0,175–7 mg proportional. Die beste Farbreaktion wird bei einem Verhältnis von 1 Vol. Milch, 10 Vol. Salpetersäure und 30 Vol. (25%) Ammoniak erhalten. Verseifung des Milchfettes erfolgte durch Hinzugabe von 1 Vol. NaOH zu 1 Vol. Milch.
G. Pose. 8820.

Davidov, R. und Gal'ceva, V. (Dawidow, R. und Galzewa, W.); Moskau, Landwirtsch. Timirjasew-Akad. Soderžanie organičeskogo i neorganičeskogo fosfora v moloke. **(Der organische und anorganische Phosphorgehalt der Milch.)** Moločnaja promyšlennost', Moskva **23** (1962) Nr. 5. S. 17–19. – 2 Tab., 9 Lit.
Die von den Autoren untersuchten Milchproben enthalten 37% organischen und 63% anorganischen Phosphor. Der Gesamtphosphorgehalt bleibt während des Jahres ziemlich konstant. In den Frühjahrs- und Sommermonaten vermindert sich der organische Phosphorgehalt auf 30–33 mg%, während in den Herbst- und Wintermonaten ein Anstieg auf 38–43 mg% stattfindet. Im Herbst und Winter fällt der Gehalt an anorganischem Phosphat auf 54–59 mg%, im Frühjahr und Sommer steigt er auf 65 mg%. Der Grund der jahreszeitlichen Schwankungen ist in den Veränderungen der Fütterungsbedingungen, der Laktationsperiode, der Intensität des Mineralstoffwechsels sowie den Veränderungen der chemischen Zusammensetzung der Milch infolge der Aufbewahrung und des Transportes während der Sommermonate zu suchen.
G. Pose. 8820.

Fincher, M. G., Kosikowski, F. V., Guthrie, R. S., Hodges, H. G. und Johnson, S. D.; New York, State Veterin. Coll., Dep. of Med. and Obstetrics, New York State Mastitis Control Program; Ithaca, N. Y., Cornell Univ., Dep.

of Dairy and Food Sci. Relative importance of persistence, transfer, and milking technique to antibiotic residue contamination of milk. **(Die relative Bedeutung der Persistenz, des Übertritts und der Melktechnik bei Milch, die mit Antibiotikaresten kontaminiert ist.)** J. Amer. veterin. med. Assoc. **141** (1962) Nr. 2. S. 223–228. – 6 Tab., 11 Lit.
Präparate mit verschiedenem Antibioticagehalt wurden in Salbenform, wäßriger und öliger Emulsion z. T. intramammär, z. T. i. m. 61 Kühen verabreicht. Danach entnahm man täglich je Kuh 2 Milchproben der einzelnen Viertel und eine Sammelmilchprobe und untersuchte diese auf ihren Antibioticagehalt mittels einer Umkehr-Plattenmethode und der Standard APHA Plattenmethode, wobei *Bac. subtilis* als Teststamm diente. Die Empfindlichkeit dieser Methoden betrug 0,01 bis 0,02 I.U./ml. Über 50% der Kühe zeigten noch nach 72 Std. bei intramammärer Applikation von Wasser-Öl-Emulsionspräparaten Antibioticareste in der Milch (120–180 Std.). Wasserlösliche Antibioticapräparate waren in der Regel nur bis zu 48 Std. nachweisbar. Salben sind z. T. nach 144–180 Std. noch in Resten vorhanden. Bei ca. 10% der Tiere war ein Übertritt von Penicillin in die unbehandelten Viertel zu beobachten (Verweildauer bis ca. 21 Std.), wobei Chlortetracyclin häufiger, jedoch in relativ geringeren Mengen nachzuweisen war. Bei intramuskulärer Injektion wasserlöslicher Antibioticapräparate (3–27 Mill. I.U.) waren nach 72 Std. keine Spuren mehr zu bemerken. Die Gefahr einer Antibioticakontamination der Milch durch unsaubere Melkarbeit ist jedoch sehr groß. Vf. wies in der Milch eines unbehandelten Tieres 0,27 I.U./ml nach, womit in einem Milchtank die gesamte Milchproduktion von 6 unbehandelten Kühen kontaminiert wurde. Die Ursache war ein ungenügend ausgespülter Melkeimer. Z. Zt. sind 0,5% aller Milch mit Antibioticaresten kontaminiert. Um diesen Prozentsatz weiter zu senken, ist eine genaue Prüfung aller im Handel erhältlichen Antibioticapräparate auf ihre Persistenz, eine Einschränkung der Anwendung derjenigen Präparate, die länger als 72 Std. im Euter verweilen und die Betonung einer äußerst sauberen Melktechnik notwendig.
H. Heimbürge. 8825.

Jaartsveld, F. H. J.; Noord-Brabant, Lab. van de Prov. Gezondheidsdienst voor Dieren. Massaal bacteriologisch onderzoek van melkmonsters voor en georganiseerde mastitisbestrijding bij runderen. **(Bakteriologische Massenuntersuchung von Milchproben im Rahmen einer organisierten Mastitisbekämpfung bei Rindern.)** Tijdschr. Diergeneeskunde 87 (1962) Nr. 16. S. 1088 bis 1092. – 1 Abb., 2 Lit. Zus. in Engl., Franz., Dtsch.
Vf. empfiehlt für Massenuntersuchungen eine 30 cm lange und 10 cm breite Nährbodenschale, die innen für 2 verschiedene Nährböden unterteilt ist. Auf diese Weise können ca. 30 Milchproben in einer Nährbodenschale untergebracht werden; da die Schale numeriert ist, entfällt die zeitaufwendige Beschriftung. Wenn nach dem Beimpfen sofort Antibiotica-Testplättchen aufgetragen werden, läßt sich gleichzeitig mit der Keimart die Antibiotica-Empfindlichkeit bestimmen. W. Kuhlmann. 8830.

XXI. TIERZUCHT, FÜTTERUNGSLEHRE

Barkema, R. M.; Utrecht, Rijksuniv., Fac. der Diergeneeskunde, Inst. voor Zootechn. Heterosis. Achtergronden van een economisch en wetenschappelijk interessant verschijnsel. **Heterosis. Hintergründe einer ökonomisch und wissenschaftlich interessanten Erscheinung.** Tijdschr. Diergeneeskunde 87 (1962) Nr. 13. S. 877–893. – 2 Abb., 1 Tab., 73 Lit. Zus. in Engl., Franz., Dtsch.
Nach einer geschichtlichen Übersicht klärt Vf. die Begriffe Heterosis und Heterosis-Effekt und geht dann auf die Theorien über den genetischen Ursprung ein. Es schließen sich Literaturbesprechungen über Untersuchungen des physiologischen Mechanismus an. W. Kuhlmann. 8920.

Gregory, Keith E., Arthaud, V. H., Koch, R. M. und Swiger, L. A.; Lincoln, Univ. of Nebraska, Dep. of Animal Husbandry. Inheritance of a spastic lethal in cattle. **(Erblichkeit eines spastischen Letalfaktors beim Rind.)** J. Heredity **53** (1962) Nr. 3. S. 130–132. – 1 Abb., 1 Lit.
Im Schrifttum finden sich bereits Angaben über die Existenz eines autosomalen rezessiven Letalfaktors beim Jerseyrind, der den Tod der Kälber infolge spastischer Krämpfe bedingt. Nunmehr wurde der Fehler auch beim Herefordrind ermittelt. In der Zeit zwischen 1949 und 1956 wurden in der zur Beobachtung stehenden Herde 20 spastische Kälber geboren, die von 17 der insgesamt 81 Kühe und von 7 der 10 benutzten Bullen stammten. Die Kälber wurden zumeist normal geboren. Nach 2–5 Tagen zeigten sie zunächst eine Inkoordination der Bewegungen, Hervortreten der Augen und Schiefhalten des Kopfes. Allmählich wurden die Tiere unfähig zu stehen, und bei Berührung zeigte die Muskulatur der Gliedmaßen, des Nackens und Rückens Krämpfe. Nach mehreren Tagen trat der Tod ein. Blutuntersuchungen ergaben keinerlei abweichende Befunde. Sehnerv, Gehirn und alle inneren Organe waren pathologisch-anatomisch unverändert. Die Erblichkeit wird als einfach-rezessiv bezeichnet. E. Wiesner. 8930.

Minkema, D.; Zeist, Inst. voor Veeteeltkundig Onderzoek „Schoonoord". Nakomelingen-onderzoek op recessieve erfelijke gebreken bij varkens. **(Nachkommensuntersuchungen auf rezessiv erbliche Leiden bei Schweinen.)** Tijdschr. Diergeneeskunde 87 (1962) Nr. 13. S. 908–913. – 5 Lit. Zus. in Engl., Franz., Dtsch.
Die zunehmende Bedeutung der künstlichen Besamung beim Schwein zwingt den Tierzüchter zu einer Eignungsprüfung der Eber, um die Vererbung rezessiver Defekte auszuschließen. Für die Nachkommensprüfung gibt es 5 Methoden. Von praktischer Bedeutung sind nur die Paarung des Ebers mit Sauen, die als heterozygot bekannt sind, sowie die vollständige Geburtenregistrierung bei vielen Würfen. W. Kuhlmann. 8930.

Eftimov, B. (Eftimow, B.); Vlijanieto na njakoi faktori vŭrchu konstitucijata na govedoto. **(Einfluß mancher Faktoren auf die Konstitution des Rindes.)** Naučni trudove. Visš selskostopanski institut „Georgi Dimitrov". Zootechničeski fakultet, Sofija **11** (1962) S. 197–214. – 2 Abb., 8 Tab., 11 Lit. Zus. in Russ., Dtsch.
Die zur Feststellung des Einflusses mancher Faktoren auf die Konstitution des Sofioter Braunviehs seit 1949 angestellten Versuche und Beobachtungen führten zu folgenden Ergebnissen: 1) die einseitige Fütterung der Kühe vornehmlich mit Kraftfutter, Stroh und Sauerschnitzeln verursacht Störungen des Bewegungsapparates, Senkung des Calciumspiegels, Störungen in der Embryonalentwicklung der Kälber und Schwächung ihrer Konstitution; 2) die Weidehaltung der Kühe verbessert die Atmung, die Durchblutung, manche Blutkennwerte und den Allgemeinzustand; 3) der Sommerauftrieb der 1- bis 1½jährigen Färsen auf Bergweiden trägt dazu bei, daß man Tiere vom Atmungstyp, mit verbesserter Atmungs- und Durchblutungsfunktion sowie gut entwickeltem Knochensystem erhält; 4) die zusätzliche Bewegung der zwei- bis sechsmonatigen Kälber fördert die Entwicklung des Exterieurs zum Atmungstyp mit Interieurkennwerten erhöhten Stoffwechsels.
N. Platikanow. 8940.

Heine, W.; Hannover, Zentralinst. für Versuchstierzucht. **Beitrag zur übersichtlichen Registrierung und Markierung von Inzuchtlinien der kleinen Laboratoriumstiere.** Z. Versuchstierkunde 1 (1962) Nr. 5. S. 160–169. 8970.

Martjugin, D. D. Kačestvo inbredirovannych životnych cholmogorskoj porody na Ėksperimental'noj ferme TSChA. **(Die Qualität der Inzuchttiere der Cholmogoryer Rasse auf der Versuchsfarm der Landwirtschaftlichen Akademie.)**

Izvestija Timirjazevskoj sel'skochozjajstvennoj akademii, Moskva **1962** Nr. 1. S. 139–152. – 12 Tab., 4 Lit. Zus. in Engl.
Durch Inzucht verschiedenen Grades wurden Tiere mit gutem Körperschluß, bester Gesundheit und Fruchtbarkeit sowie hoher Dauerleistung erhalten. Besonders günstig zeigten sich Inzuchtpaarungen zwischen Generation I und II, II und II, III und III sowie II und IV. Aber gerade bei diesen Verwandtschaftsgraden traten auch Tiere mit geringer Fruchtbarkeit, schlechter Leistung und Exterieurmängeln auf. Die Inzuchtpaarung soll deshalb Spezialbetrieben zum Zwecke der Züchtung neuer Bullenlinien, neuer Familien oder zur Erfüllung von Sonderaufgaben vorbehalten bleiben. Derartige Paarungen sind auch dort nur mit hervorragenden Tieren bei besten Umweltverhältnissen und unter wissenschaftlicher Kontrolle durchzuführen.
S. Willer. 9005.

Venev Iv. (Wenew Iw.); Sofia, Höheres Landwirtsch. Inst. „Georgi Dimitrow", Zootechn. Fak. Vlijanie na vŭzrastta na roditelite vŭrchu količestvoto i kačestvoto na priplodite pri svine. **(Einfluß des Alters der Eltern auf die Quantität und Qualität der Nachkommenschaften bei Schweinen.)** Naučni trudove. Visš selskostopanski institut „Georgi Dimitrov". Zootechničeski fakultet, Sofija **11** (1962) S. 281–302. – 6 Abb., 8 Tab., 22 Lit. Zus. in Russ., Engl.
Die variationsstatistische Bearbeitung des Materials über 105 Muttersauen des Bulgarischen Weißen Schweins im Alter bis 5 Jahre mit insgesamt 792 Würfen sowie über 9 Eber, von denen bei fünfjähriger Verwendung 493 Würfe erhalten wurden, ergab folgende Resultate (geordnet nach dem Alter der Muttersauen – bis 1, 1–2, 2–3, 3–4, 4–5 und 5–6 Jahre): Fruchtbarkeit (einschließlich Totgeburten) 8,95, 11,18, 12,04, 11,80, 11,98 und 11,50 Ferkel je Wurf; totgeborene Ferkel 2,92, 3,53, 5,05, 6,65, 8,27 und 8,45%; Geburtsgewicht der Ferkel 1,333, 1,412, 1,406, 1,364, 1,355 und 1,325 kg; auf 100 weibliche Ferkel entfielen 97,6, 105,3, 113,8, 107,9, 111,3 und 98,7 männliche; Anzahl der Einmonatsferkel 8,70, 9,90, 10,42, 9,94 9,68 und 9,68; Einmonatswurfgewicht 46,0 58,5 60,9 56,6 56,3 und 58,4 kg; Lebendgewicht der Zweimonatsferkel 12,25 12,98 13,03 13,25 13,79 und 13,84 kg. Die beste Zuchtleistung zeigten die 2- bis 3jährigen Sauen und die 3- bis 5jährigen Eber. Die schlechtesten Ergebnisse wurden bei der Paarung junger Sauen mit jungen Ebern (bis zweijährigen) und die besten bei der Paarung von Sauen und Ebern im reifen Alter (2- bis 5jährigen) erzielt. N. Platikanow. 9025.

Minkema, D., Kroeske, D. und Hart, P. C.; Zeist, Inst. voor Veeteeltkundig Onderzoek „Schoonoord". De erfelijkheidsgraad van spekhardheid bij selectiemesterij-varkens. **(Der Erblichkeitsgrad der Festigkeit des Speckes bei Schweinen aus Mastprüfungsanstalten.)** Tijdschr. Diergeneeskunde **87** (1962) Nr. 16. S. 1078–1082. – 2 Tab. 5 Lit. Zus. in Engl., Franz., Dtsch.
Mit Hilfe eines Zeiss-Refraktometers wurde der Brechungsindex des Rückenspeckes bestimmt. Der Refraktometerwert hängt von dem Prozentsatz ungesättigter Fettsäuren im Rückenspeck ab, und diese beeinflussen maßgeblich die Konsistenz des Fettes. Durch Varianzanalyse wurden bei Börgen und Sauen erheblich voneinander abweichende Werte erhalten, aus denen auf eine Vererbung nur bedingt geschlossen werden kann. W. Kuhlmann. 9030.

Romić, S.; Zagreb, Zavod za Veterin. sa Zoohig. Poljoprivrednog Fak. Sveučilišta. Dob kod prve oplodnje, tjelesni razvoj i rasplodna sposobnost lipicanskih kobila. **(Alter bei der ersten Konzeption, körperliche Entwicklung und Zuchttauglichkeit der Lippizanerstute.)** Veterinaria [Sarajevo] **11** (1962) Nr. 2. S. 171–180. – 1 Abb., 4 Tab., 5 Lit. Zus. in Engl.
Es wurde der Einfluß des Zeitpunktes der Erstkonzeption auf die Körperentwicklung und Zuchttauglichkeit von Lippizanerstuten durch Messungen im Alter von 3–7 Jahren untersucht. Aus 92 dreijährigen Stuten wurden zwei

hinsichtlich Gewicht und Körpergröße annähernd übereinstimmende Gruppen gebildet. Bei der Gruppe I erfolgte die Erstkonzeption mit 3 Jahren, bei Gruppe II mit 4. Vergleichende Messungen an den 7jährigen Stuten ergaben für Gruppe II höhere Werte für Körpergewicht, Kopflänge, Brustbreite, Brusttiefe, Rumpflänge, Widerristhöhe u. a. — Die Fohlen der Gruppe I waren durchschnittlich kleiner und leichter als die der Gruppe II.

P. Schmidt. 9050.

Čebotarev, I. und Kuznecova, E. (Tschebotarjow, I. und Kusnezowa, Je.) Mjasnye kačestva pomesej donskich lošadej. **(Die Fleischeigenschaften von Kreuzungstieren der Don-Pferderasse.)** Konevodstvo i konnyj sport, Moskva **31(106)** (1961) Nr. 2. S. 9—10. — 1 Abb., 1 Tab.

Die Kreuzungstiere von Donpferden × bodenständigen Pferden der südöstlichen Steppengebiete weisen bei durchschnittl. Ernährungszustand eine Fleischausbeute von 49,2%, eine Innenfettausbeute von 0,45%, eine Blutausbeute von 3,98% und eine Fellausbeute von 6,31% auf.

F. Schenk. 9055.

Laskov, A. (Laskow, A.); Moskau, Unions-Forsch.-Inst. für Veterinärhyg. Veterinarnyj kontrol' za treningom. **(Die tierärztliche Kontrolle während des Trainings.)** Konevodstvo i konnyj sport, Moskva **31(106)** (1961) Nr. 2. S. 34—36.

Es wird empfohlen, während des Trainings komplexe klinisch-physiologische Untersuchungen der Pferde durchzuführen, die aus der Untersuchung der Körpertemperatur, der Puls- und Atemfrequenz und des Allgemeinzustandes des Pferdes, der Messung des Blutdrucks, der Untersuchung der morphologischen Zusammensetzung des Blutes und des Energieaustausches sowie der Elektrothermometrie der Haut und des Grades der O_2-Sättigung des Blutes vor und nach der Belastung bestehen. F. Schenk. 9055.

Ermekov, M. A. und Skorobogatov, Ju. A. (Jermekow, M. A. und Skorobogatow, Ju. A.); Kasach. Forsch.-Inst. für Tierzucht. Opyt ispol'zovanija severokavkazskich baranov — dlja sozdanija stada s krossbrednoj šerst'ju v uslovijach Južnogo Kazachstana. **(Versuch der Verwendung Nordkaukasischer Böcke zur Schaffung einer Herde mit Kreuzungswolle unter den Verhältnissen Südkasachstans.)** Ovcevodstvo, Moskva 8 (1962) Nr. 5. S. 15—18. — 2 Abb., 5 Tab.

Vff. beschreiben eine Verdrängungskreuzung der kasachischen Kurdenschafe mit Precos-, Sowjet. Merino- und Stawropoler Böcken, in deren Verlauf eine neue Rasse mit einem durchschnittl. Schurertrag von 7—10 kg bei den Böcken und 4—4,5 kg bei den Mutterschafen mit einer Bewertung von 56—58 Punkten gezüchtet wurde. Das Kgw. der Böcke betrug 90—115 kg, das der Schafe 60—65 kg. Die Reproduktion der Herde lag bei 135%. Aus dieser Gruppe wurde später eine Feinwoll- und eine Halbfeinwollzuchtrichtung herausgebildet, die beide die Qualität der Nordkaukasischen Tiere nahezu erreichten.

S. Willer. 9065.

Michajlova, N. V. (Michailowa, N. W.) Stroenie i razvitie soedinitel'notkannych ėlementov koži romanovskich i vjatskich ovec. **(Bau und Entwicklung der Bindegewebselemente der Haut von Romanow- und Wjatka-Schafen.)** Trudy Instituta morfologii životnych im. A. N. Severcova. Akademija nauk SSSR, Moskva **35** (1961) S. 128—147. — 7 Abb., 6 Tab., 29 Lit.

Die postembryonale Entwicklung des Unterhautbindegewebes ist mit einer Verringerung der Zelldichte und einer Änderung des Zellbestandes verbunden. Es tritt eine Verringerung der Fibroblastenzahl und eine Erhöhung der Zahl der Fettzellen und Makrophagen auf. Typisch für diese Periode ist auch der steigende Gehalt an Agranulocyten und eosinophilen Leukocyten. Eine charakteristische Besonderheit des Zellbestandes im Papillarkörper ist das

Vorliegen von oxyphilen Körnerzellen, die aus wenig differenzierten perivasculären Elementen hervorgehen. Altersmäßige Unterschiede der Haut treten vor allen Dingen bei der Differenzierung der Haarfollikel auf. Bau und Veränderung der Reticularis sind an die Leistungseigenschaften der Schafe gebunden. Romanow-Schafe weisen einen kompakteren Bau der Reticularis in allen Altersklassen und einen größeren Durchmesser der kollagenen Fasern auf als Wjatka-Schafe. S. Willer. 9065.

Druženkov, G. I. und Druženkova, E. S. (Drushenkow, G. I. und Drushenkowa, Je. S.); Kirgis. Forsch.-Inst. für Tierzucht und Veterinärmed. Plemennaja baza skorospelogo mjaso-šerstnogo ovcevodstva v Kirgizii. **(Die Zuchtbasis der frühreifen Fleisch-Woll-Schafe in Kirgisien.)** Ovcevodstvo, Moskva **8** (1962) Nr. 5. S. 19—22. — 3 Abb., 2 Tab.
Einheimische Kurdenschafe wurden mit Precos- und Württemberger Böcken gekreuzt. Die Nachkommen gaben unter alpinen Bedingungen einen Schurertrag von 2,2 kg geringer Qualität. Mit Hilfe von Lincolnböcken, die unter den gleichen Bedingungen 8,2 kg brachten, wurden die Durchschnittsleistungen auf 3,6 kg Wolle mit 56—50 Punkten und einem Reinwollertrag von 70% verbessert. Lämmer wogen bei der Geburt 4,2—4,8 kg und im Alter von 4 Mon. 33—34 kg, Böcke 100—105 kg und Mutterschafe 65—70 kg.
S. Willer. 9065.

Kées, Ch. (Kees, Ch.) O pol'ze mociona pri zimnem soderžanii baranov-proizvoditelej. **(Die Bedeutung der Bewegung für Zuchtböcke in Winterhaltung.)** Ovcevodstvo, Moskva **7** (1961) Nr. 12. S. 26—27. — 1 Abb.
In zwei Versuchen wurde der Einfluß der Bewegung auf die Entwicklung der Zuchtböcke geprüft. Die Bewegung der Böcke erfolgte zwangsweise am Göpel (1—2 Std.) bzw. 6—8 Std. im freien Auslauf. Die Bewegung der Böcke in der Winterhaltung hatte einen positiven Einfluß auf die Gewichtszunahme, auf die Wolleistung, sowie die Menge und die Qualität des Spermas. Es betrugen die Gewichtszunahmen in der Prüfungszeit 27% gegenüber 21% der Kontrollgruppe; die Wolleistung war um 6,3% höher, und die Resistenz der Spermien betrug 142%. Im zweiten Versuch (freier Auslauf) war das Lebendgewicht der Prüfungsgruppe um 12% höher, der Brustumfang um 6,4 cm größer, während die Wolleistung gleich geblieben war. Die Spermamenge war um 38% größer. In der Aktivität der Spermien waren keine Unterschiede festzustellen. Es wird gefordert, daß die Bockaufzucht im Winter nicht in dunklen, geschlossenen Schafställen, sondern in Unterkunft mit frischer Luft erfolgt.
W. Strack. 9070.

Botbaev, I. M. (Botbajew, I. M.) Osobennosti razvitija volosjanych follikulov u ovec vjatskoj porody posle roždenija. **(Entwicklungsbesonderheiten der Haarfollikel bei Schafen der Wjatka-Rasse nach der Geburt.)** Trudy Instituta morfologii životnych im. A. N. Severcova. Akademija nauk SSR, Moskva **35** (1961) S. 148—157. — 4 Abb., 5 Tab., 37 Lit.
Die Entwicklung der Haare aus den Follikeln geht im ersten halben Lebensjahr vonstatten. Zum Zeitpunkt der Geburt enthält 1 mm² Haut bei einem Kgw. von 3,6 kg und einer Oberfläche der Tiere von 17 dm² im Mittel 299 Follikel. Im Alter von 1,5 Jahren hat sich das Kgw. um das 13fache und die Oberfläche 5mal vergrößert, die Dichte der Follikel jedoch um das 4fache verringert. Ein Rassemerkmal, das sich im Laufe des Lebens nicht ändert, ist die Haargruppe, die aus 12,5 Follikeln besteht. Die Veränderung von Haut und Behaarung geht in den einzelnen Lebensabschnitten ungleich vor sich. Sie ist am intensivsten in den ersten 14 Lebenstagen. Im weiteren sinkt ihre Intensität ständig ab. Bei anderen Feinwollschafen (Sowjet. Merinos, Precos, Grosnyer) ist die Realisierung der Follikel nach 6 Mon. beendet, während bei der Wjatka-Rasse nach 9 Mon. noch 16,4% Follikel vorhanden sind.
S. Willer. 9075.

Panfilova, E. P. (Panfilowa, Je. P.) Razvitie i rost koži u nekotorych tonkorunnych i polutonkorunnych ovec v posleutrobnoe vremja. **(Entwicklung und Wachstum der Haut bei einigen Feinwoll- und Halbfeinwollschafen nach ihrer Geburt.)**. Trudy Instituta morfologii životnych im. A. N. Severcova. Akademija nauk SSSR, Moskva **35** (1961) S. 58—94. — 17 Abb., 24 Tab., 66 Lit.

Der Korrelationskoeffizient zwischen Hautdicke und Kgw. von neugeborenen Merinolämmern hatte den Wert 0,45, bei daghestanischen Bergschafen 0,64. Mit steigendem Alter verringerte sich die Korrelation. Die Haut und ihre Elemente änderten sich bei den einzelnen Rassen und in verschiedenen Altersstufen ungleichmäßig. Die Haut der Merinos verwandelte sich in frühen Altersstufen intensiver als die Haut der daghestanischen Bergschafe. Umwelt- und Ernährungseinflüsse hatten besonders während der intensiven Umwandlungszeiten einen großen Einfluß. Dabei reagierten bei den Merinos das Epithel und bei den Daghestanern die Subcutis in hohem Maße. Die ersten 2—3 Lebensmonate waren durch das Dickenwachstum der Haut gekennzeichnet, das mit einer Zunahme der Follikelzahl, deren Wachstum und einer Verstärkung der Reticularis einherging. Bei Merinos wurde ein Optimum an Aktivität der Epidermis im Alter von 2,5 Mon. ermittelt. Im Winter war die Intensität dieser Vorgänge um 24% vermindert. Bei daghestanischen Bergschafen lagen diese beiden Werte bei 3—6 Mon. bzw. 10%. Die Haarbildung zeigte sich bei Merinos im Alter von 5—12 Mon. und bei daghestanischen Schafen im Alter von 3—6 Mon. als besonders durch die Umwelt beeinflußbar.

S. Willer. 9075.

Diomidova, N. A. (Diomidowa, N. A.) Individual'nye različija v razvitii šerstnych volokon u tonkorunnych ovec. **(Individuelle Unterschiede in der Entwicklung der Wollfasern bei Feinwollschafen.)** Trudy Instituta morfologii životnych im. A. N. Severcova. Akademija nauk SSSR, Moskva **35** (1961) S. 110—127. — 7 Abb., 17 Tab., 21 Lit.

Das Gesamtpotential an Haarfollikeln ist durch Vererbung konstant. Die Hautdicke hängt nicht nur von der Zahl der in ihr enthaltenen Follikel ab, sondern auch vom Stadium ihrer Differenzierung, d. h. von der Ausbildung der Haare und ihrem Hervortreten an der Oberfläche. Diese Eigenschaften sind sowohl erblich als auch in erheblichem Maße umweltbedingt. Sie werden durch Fütterungs- und Haltungsverhältnisse, Vielfrüchtigkeit, Ernährungszustand der Mutter u. a. beeinflußt. Bei den Wjatka-Schafen z. B. sind zur Geburt 19—35% der Haaranlagen als Haare ausgebildet, im Alter von 1,5 Jahren aber schon 67—100%. Dieses Verhältnis sowie die Zahl der Follikel pro mm² Haut kennzeichnen die Wjatka-Rasse als hochproduktiv. Eine Auslese in Hinsicht auf diese Merkmale würde zur weiteren Leistungssteigerung beitragen.

S. Willer. 9075.

Panfilova, E. P. (Panfilowa, Je. P.) Vlijanie urovnja moločnogo pitanija na razvitie vtoričnych volosjanych follikulov u ovec vjatskoj porody. **(Einfluß des Grades der Milchernährung auf die Entwicklung der zweiten Haarfollikel bei Schafen der Wjatka-Rasse.)** Trudy Instituta morfologii životnych im. A. N. Severcova. Akademija nauk SSSR, Moskva **35** (1961) S. 270—274. — 1 Abb., 4 Tab., 11 Lit.

Die Kgw.-Zunahme von Einlings- oder Zwillingslämmern milcharmer Mütter betrug im ersten Lebensmonat nur 74% der bei milchreichen Müttern erreichten. Bis zum 3. Monat hatten sich die Unterschiede noch nicht ausgeglichen. Die Zunahme betrug bei milchreich gezogenen Lämmern bis zu diesem Zeitpunkt 19,1 kg, bei milcharm gezogenen Lämmern 14,45 kg. Die Entwicklung der zweiten Haarfollikel hing während des ersten Lebensmonats von der Höhe der Milchernährung ab. Ihre Zahl war bei großen Milchgaben um 38,5% höher als bei geringen Milchgaben. Nach 3 Mon. hatten letztere erst 82% der bei

ersteren vorhandenen erreicht. Hohe Milchleistungen der Mütter verbessern also nicht nur Wachstum, sondern auch die Vliesqualität der Nachkommen.
S. Willer. 9075.

Turok, V. I. (Turok, W. I.); Lwow, Forsch.-Inst. für Ackerbau und Tierzucht der Westl. Bezirke der Ukrain.SSR. Polipšennja vovnovoï produktyvnosti girśko-karpatśkych grubovovnych oveć porody cakel'. **(Die Verbesserung der Wolleistung bei der rauhwolligen Karpaten-Zackelschafrasse.)** Visnyk sil'śkogospodarśkoï nauky, Kyïv **5** (1962) Nr. 3. S. 76–81. – 5 Tab. Orig.: ukrain., Ausz.: russ.
Bei der Meliorationskreuzung von Karpaten-Zackelschafen mit Böcken der halbfeinwolligen Zigaja-Rasse zeigten 71% der Tiere in der F_1-Generation ein unausgeglichenes, rauhwolliges und 20% ein ausgeglichenes oder gemischtes, rauhwolliges Vlies. In der F_2 erhöhte sich der Anteil der Schafe in der 2. Gruppe auf 66,6%. Der Anteil an halbfeinwolligen Schafen war in beiden Generationen gering (0,9 und 4,2%). Der Schurertrag erhöhte sich im Durchschnitt in der F_1 um 0,39 kg und in der F_2 um 0,21 kg. Die Qualität der Wolle stieg aber ungleich höher an, da sich Feinheit und Menge des Unterhaares auf das zweifache steigerten. Da die Kreuzungstiere die gute Konstitution der Zackelschafe behielten, waren sie gut an die rauhen Bedingungen in den Karpaten angepaßt.
S. Willer. 9075.

Pasternak, G. und Gryschek, G.; Berlin-Buch, Inst. für Exp. Krebsforsch. der Dtsch. Akad. der Wiss. zu Berlin. **Eine Methode zur Haltung und Führung von Mäuseinzuchtlinien und ihre Ergebnisse.** Z. Versuchstierkunde **1** (1962) Nr. 6. S. 184–194.
9115.

Schreiber, R.; Gießen, Univ., Agrikulturchem. Inst. **Die Trockensubstanz- bzw. Wassergehalte der Futtermittel und ihre Bedeutung für die Tierernährung.** Tierärztl. Umschau **17** (1962) Nr. 8. S. 264–266.
Die Ermittlung des Wasser- bzw. Trockensubstanzgehaltes bei Futtermitteln mit Hilfe der „Weender Futtermittelanalyse" wird am Beispiel der Wasser- und Trockensubstanzbestimmung an einem Wiesenheu demonstriert. Unter „Wasser" ist bei einem Futtermittel der Gewichtsverlust zu verstehen, der nach einem dreistündigen Trocknen desselben entsteht. Durch das Trocknen eines Futtermittels im Trockenschrank bei 105 °C läßt sich jedes Futter- und Nahrungsmittel in Wasser und Trockensubstanz zerlegen. Die Errechnung des Wasser- und Trockensubstanzgehaltes in wasserreichen Futtermitteln ist ebenfalls methodisch dargelegt. Übersteigt der Wassergehalt eines Futtermittels die hierfür übliche Höchstgrenze, so verderben die Futtermittel leicht, unterliegen der Zersetzung und geraten in Fäulnis. Insbesondere die Eiweißstoffe bilden dann giftige Abbauprodukte, die zu schweren Schädigungen des tierischen Organismus führen können. An Hand zweier tabellarischer Übersichten über Wasser- und Trockensubstanzgehalte verschiedener Futtermittel und der als Futtermittel genutzten Nebenerzeugnisse der landwirtschaftlichen gewerblichen Industrien fällt besonders der hohe Wassergehalt der letzten Gruppen der Futtermittel ins Auge. Der tierische Organismus nimmt außer dem in den Futtermitteln enthaltenen Wasser das Tränkwasser auf. Darüber hinaus wird jedoch bei der Oxydation der Futterstoffe Wasser gebildet. Diese Menge ist gar nicht so unerheblich, wird aber fast nie in Betracht gezogen. Die Funktionen des Wassers und der Wassergehalt der einzelnen Organbestandteile des Tierkörpers finden Erörterung. Durch das Veraschen der Futtermittel in einem Platin- oder Porzellantiegel bei nicht allzu hohen Temperaturen wird die Trockensubstanz in 2 grundverschiedene Nährstoffgruppen geteilt, in die unverbrennlichen anorganischen Stoffe, die Mineral- oder Aschenstoffe und in die verbrennliche oder organische Substanz, welche alle Nährstoffgruppen für das Wachstum und die Leistung, nämlich Eiweiß, Fett, Rohfaser, N-freie Extraktstoffe, Vitamine und Fermente enthält.

Da die Nutztiere für ihre Leistungen täglich eine bestimmte Menge an Trockensubstanz benötigen, spielt der Trockensubstanzgehalt der einzelnen Futtermittel für die Berechnung der Futterrationen der verschiedenen Haustierarten eine ausschlaggebende Rolle. H. Busse. 9145.

Ferrando, R., Henry, N. und Vaiman, M.; Alfort, École Nat. Vétérin., Lab. de Nutrit. et d'Alimentation. Études sur la valeur alimentaire des farines de viande. 2e note. **(Untersuchungen über den Nährwert von Fleischmehlen. 2. Mitt.)** Recueil Méd. vétérin. **138** (1962) Nr. 6. S. 457–461. – 1. Mitt. vgl. LZ. Abt. IV 8 (1963) Nr. 2. S. 401.

7 verschieden zusammengesetzte Fleischmehlproben werden an Ratten verfüttert. Zum Vergleich dienen 3 Fütterungsversuche mit Rinderfilet, das auf 90 °C erhitzt oder 20 Min. im Autoklaven behandelt und dann bei 90 °C getrocknet worden ist. Den Fleischmehlmischproben sind steigende Mengen von Binde- und Sehnengewebe zugesetzt worden. Bei Verfütterung der reinen Fleischmehlprodukte weisen die Ratten eine gute Gewichtszunahme und keine Todesfälle auf. Der biologische Wert der Eiweißsubstanzen von Fleischmehl wird bestimmt durch den Prozentgehalt an Knochen, die Art und Intensität des Erhitzens und das Verhältnis von Elastin/Kollagen. Wenn das Fleischmehl nur aus Binde- und Sehnengewebe besteht, magern die Versuchsratten sehr bald ab und verenden in kurzer Zeit. Vff. glauben nicht, daß dies nur auf das Mißverhältnis der vorhandenen Aminosäuren zurückzuführen ist. E. Tempel. 9145.

Rohr, Klaus; Kiel, Bundesforsch.-Anst. für Milchwirtsch., Inst. für Milcherzeug. **Untersuchungen über die Brauchbarkeit des Harnstoffes als Eiweißersatz beim Wiederkäuer.** Kieler milchwirtsch. Forsch.-Ber. **14** (1962) Nr. 4. S. 285–305. – 2 Abb., 3 Tab. Zus. in Engl., Franz.

Nach eingehender Darstellung des Schrifttums zur Frage des Einsatzes von Harnstoff in der Tierernährung werden eigene Untersuchungen an Kühen mit Pansenfisteln wiedergegeben. Die Untersuchung des pH-Optimums der Bakterienurease des Pansens ergab einen Wert um pH 7. Im optimalen pH-Bereich war die Ureaseaktivität bei Heufütterung (bei gleichem Trockensubstanzgehalt) um 27,2% höher als bei Stärkefütterung. Die Geschwindigkeit des Harnstoffabbaues im Pansen hängt von der Keimzahl, der Zusammensetzung der Mikroflora und der H^+-Konzentration ab. Bei höherer Keimzahl tritt das NH_3-Maximum bei stärkereicher Fütterung etwa 10–20 Min. später auf als bei rohfaserreicher Fütterung. Der NH_3-Spiegel bei rohfaserarmem Futter bleibt bis zur nächsten Fütterung höher als bei rohfaserreichem Futter. E. Kolb. 9145.

Krŭsteva, El. (Krâstewa, El.) Proučvanija vŭrchu sŭdŭržanieto na kobalt v njakoi furaži. **(Untersuchungen über den Cobaltgehalt einiger Futtermittel.)** Naučni trudove. Visš selskostopanski institut „Georgi Dimitrov". Zootechničeski fakultet, Sofija **11** (1962) S. 327–333. – 6 Tab., 8 Lit. Zus. in Russ., Dtsch.

Es wurden 13 Grünfutterarten in verschiedenen Vegetationsstadien sowie 8 andere Futtermittel, die für die Winterfütterung bestimmt waren, auf Cobaltgehalt untersucht. Den niedrigsten Cobaltgehalt enthielten Sonnenblumenextraktionsschrot (0,035 mg/kg Trockensubstanz) und Maisschrot (0,058 mg/kg Trockensubstanz). Der Cobaltgehalt der übrigen untersuchten Futtermittel schwankte zwischen 0,115 (Maissilage) und 0,411 mg/kg Trockensubstanz (frischer Klee zu Beginn der Knospung). Mit der fortschreitenden Vegetation nimmt der Cobaltgehalt in den Grünfuttern ab. So enthält z. B. frischer Klee zu Beginn der Knospung 0,411, bei Blütebeginn 0,192 und nach der Blüte 0,181 mg Cobalt in 1 kg Trockensubstanz. Die Leguminosen sind im allgemeinen etwas cobaltreicher als die Graminaeen. N. Platikanow. 9145.

Jančilin, L. V. (Jantschilin, L. W.); Altai-Forsch.-Inst. für Landwirtsch. Vlijanie kukuruzno-gorochovogo silosa na obmen veščestv i moločnuju produktivnost' korov. **(Einfluß von Mais-Erbsen-Silage auf Stoffwechsel und Milchleistung der Kühe.)** Vestnik sel'skochozjajstvennoj nauki, Moskva **7** (1962) Nr. 6. S. 114–120. – 8 Tab. Zus. in Engl., Franz., Dtsch.

Enthalten nach Eiweiß, Stärkewert und Mineralstoffen ausgeglichene Rationen 54 – 62% Mais-Erbsen-Silage (im Verhältnis 2:1), so steigert sich gegenüber der Maissilagefütterung die Milchleistung um 21,8% und senkt sich der Futteraufwand pro 100 kg Milch um 34,5%. Dabei steigern sich gleichzeitig die Verdaulichkeitskoeffizienten für organische Substanz um 6,9%, für Protein um 3,9%, Fett um 23,7%, Rohfaser um 19,7% und stickstofffreie Extraktstoffe um 1,7%. S. Willer. 9150.

Illina, L. D.; Kiew, Versuchsstat. für Tierzucht. Vplyv dobavok sečovyny na proces sylosuvannja. **(Einfluß von Harnstoffzusatz auf den Gärprozeß.)** Visnyk sil'śkogospodarśkoï nauky, Kyïv **4** (1961) Nr. 3. S. 80–84. – 3 Abb., 3 Tab. Orig.: ukrain., Ausz.: russ.

Es wurde der Einfluß eines 0,25%igen Harnstoffzusatzes auf die Siloverarbeitung von Klee und Grünmais untersucht. Es wurde festgestellt, daß Harnstoff im Silo einer Hydrolyse durch Urease mit Bildung von Ammoniakstickstoff unterworfen wird. Der Zusatz von 0,25%igem Harnstoff erhöht das Zuckerminimum der zu silierenden Kultur auf 1,27%. Bei der Kleesilierung wird hierbei der Fäulnisprozeß der Grünmasse begünstigt. Das Hinzufügen von Harnstoff zur Maissilage erhöht ebenfalls den Fäulnisprozeß, jedoch wird dank des hohen Gehaltes an vergärenden Kohlenhydraten die primäre Alkalisierung überwunden und das Futter konserviert. Durch die Ausnutzung des Ammoniakstickstoffes durch die Mikroflora wird der Eiweißzerfall um 18,7% vermindert, wobei der gesamte organische Stickstoff des Futters erhalten bleibt. H. John. 9155.

Laube, W. und Weißbach, F.; Rostock, Oskar-Kellner-Inst. für Tierernähr. der Dtsch. Akad. der Landwirtsch.-Wiss. zu Berlin. **Untersuchungen über die Haltbarkeitsdauer und die Bekömmlichkeit von Fischsilagen.** Mh. Veterinärmed. **17** (1962) Nr. 13. S. 526–529. – 2 Abb., 3 Tab., 6 Lit.

Es wird über einen Konservierungsversuch mit Herings- und Dorschabfall bei Anwendung von 3 Konservierungsverfahren berichtet, dem Ameisensäureverfahren, dem Kaliummetasulfitverfahren und dem Schwefelsäureverfahren. Die Aufbewahrungstemperatur war unterschiedlich. Die Bekömmlichkeit verdorbener Fischsilage wurde im Experiment geprüft. Auf Grund der Untersuchungsergebnisse und der praktischen Erfahrungen bei der Verfütterung von Fischsilagen wird ein Gehalt von 0,3% NH_3 hierin als Grenzwert und Maßstab der Eignung zur Verfütterung vorgeschlagen. Für das Kalimetabisulfitverfahren wird bei Fettfisch (Heringsabfällen) eine Haltbarkeitsdauer von 6 Mon., bei Magerfisch (Dorschabfall) eine solche von 5 bis 6 Mon. am besten erachtet. Der Konservierungserfolg bei Anwendung des Ameisensäureverfahrens war fast gleichwertig. Das Schwefelsäureverfahren garantiert bei Fettfisch jedoch nur eine Haltbarkeit von 3 bis 4, bei Magerfisch von 2 bis 3 Mon. H. Busse. 9155.

Budyka, I. Ch., Krasnova, A. G. und Leušin, S. G. (Budyka, I. Ch., Krasnowa, A. G. und Leuschin, S. G.); Orenburg, Landwirtsch. Inst. Perevarimost' ovcami pitatel'nych veščestv pri različnoj nasyščennosti racionov kukuruznym silosom. **(Das Verdauungsvermögen der Schafe bei unterschiedlichem Gehalt der Rationen an Maissilage.)** Ovcevodstvo, Moskva 8 (1962) Nr. 5. S. 26 – 29. – 3 Tab.

Eine optimale Verdaulichkeit wurde erzielt, wenn 38,7 – 63 5% des Nährstoffbedarfs in Form von Maissilage verabreicht wurden. Waren bei 38,7% die

Trockensubstanz zu 71,47%, organische Substanz zu 74,07%, Protein zu 77,05%, Fett zu 70,81%, Rohfaser zu 67,08% und stickstofffreie Extraktstoffe zu 78,32% verdaulich, so waren es, wenn man 84,9% des Nährstoffbedarfs durch Maissilage ersetzte, jeweils 67,34%, 70,70%, 65,38%, 80,07%, 63,28% und 76,52%. S. Willer. 9160.

Ermenkov, K. (Ermenkow, K.); Sofia, Höheres Landwirtsch. Inst. „Georgi Dimitrow", Zootechn. Fak., Lehrstuhl für Landwirtsch. Nutztiere. Proučvane na njakoi fiziologični i biochimični pokazateli pri teletata vův vrůzka s izchranvaneto na mikroelementite kobalt, med, mangan i jod. **(Untersuchung einiger physiologischer und biologischer Kennwerte bei Kälbern im Zusammenhang mit der Verfütterung der Spurenelemente Cobalt, Kupfer, Mangan und Jod.)** Naučni trudove. Visš selskostopanski institut „Georgi Dimitrov". Zootechničeski fakultet, Sofija **11** (1962) S. 371–382. – 6 Abb., 2 Tab., 26 Lit. Zus. in Russ., Dtsch.

Drei Gruppen zu je sechs (3 m. und 3 w.) Sofioter Braunviehkälbern wurden bis zum 6. Lebensmonat nach einem Schema gefüttert, das 220 kg Vollmilch 698 kg Magermilch, 185 kg Kraftfutter, 280 kg Luzerneheu, 269 kg Wurzelfrüchte und 192 kg Gärfutter vorsah. Jeden fünften Tag bekamen die Kälber der Gruppe II je 0,20 mg $CoCl_2$ und die der Gruppe III je 0,20 mg $CoCl_2$, 0,25 mg $CuSO_4$, 0,40 mg $MnSO_4$ und 0,10 mg KJ je kg Kgw. dem Futter zugesetzt. Ergebnisse der Blutuntersuchungen (im Vergleich zur Kontrollgruppe): Erythrozytenzahl in Gruppe II um 8 bis 11,4%, in Gruppe III um 9 bis 16,6% höher; Hämoglobingehalt in Gruppe II um 8 bis 9%, in Gruppe III um 16 bis 18% höher; Gesamtglutathiongehalt in Gruppe II niedriger; Zuckergehalt im Alter von 4 Monaten um 10 bis 18 mg% niedriger; Albumingehalt niedriger; Globulingehalt höher. Calciumspiegel ohne besondere Abweichungen. Bei Beendigung des Versuchs wurden im Panseninhalt festgestellt (in der Reihenfolge der Gruppen): Infusorienzahl 330000, 488000 und 450000; pH 7,25, 7,21 und 7,26; Gesamtfettsäuren (flüchtige) 7,8, 8,7 und 8,3 mMol. N. Platikanow. 9172.

Paliev, Christo, Kumanov, Kamen und Lalov, Nikola. (Paliew, Christo, Kumanow, Kamen und Lalow, Nikola.) Vlijanie na antibioticite, mikroelementite i vitaminite pri ugojavane na svine. **(Einfluß der Antibiotica, Spurenelemente und Vitamine bei der Schweinemast.)** Selskostopanska nauka, Sofija **1(7)** (1962) Nr. 3. S. 331–340. – 1 Abb., 9 Tab., 15 Lit. Zus. in Russ., Engl.

Fünf Gruppen zu je 10 männlichen Ferkeln des Bulgarischen Weißen Schweins von 20,1–20,8 kg mittlerem Lebendgewicht wurden mit Kraftfuttergemischen aus pflanzlichen Futterstoffen (Mais, Gerste, Hafer, Weizenkleie, Sonnenblumenextraktionsschrot und Alz) gemästet; sie fraßen nach Belieben aus dem Futterautomaten. Dem Kraftfuttergemisch wurden zugesetzt: in Gruppe I: 5–10 g Kreide je Kopf und Tag; in Gruppe II dieselbe Menge mineralischer Mischung (55,2% Kreide, 40% Knochenmehl, 2% Eisen, 1,2% Mangan, 1% Zink, 0,5% Kupfer, 0,05% Cobalt und 0,05% Jod); in Gruppe III dieselbe mineralische Mischung und Biovit-40 (30000 IE Biomycin je Kopf); in Gruppe IV mineralische Mischung, Biovit-40 und Vitamin B_{12} (25 γ je Kopf); und Gruppe V wie in Gruppe IV + Riboflavin (2–6 mg je Kopf) und Vitamin D_2 (0,02–0,07 mg je Kopf). Ergebnisse (in der Reihenfolge der Gruppen): täglicher Gewichtzuwachs 524, 533, 567, 555 und 560 g; Futteraufwand je Kilogramm Zuwachs 5,22, 4,92, 4,64, 4,69 und 4,64 FE mit 634, 597, 550, 570 und 565 g verdaulichem Protein; Schlachtausbeute 63,5, 64,4, 67,2· 64,4 und 66,0%; Speckschicht zwischen der 6. und 7. Rippe 3,7, 3,8, 3,9, 3,8 und 3,8 cm; Proteingehalt in der Trockensubstanz des Filetfleisches 74,17, 73,04, 76,39, 77,09 und 73,79%. N. Platikanow. 9174.

Stacheev, B. F. (Stachejew, B. F.); Dubrowizy, Gebiet Moskau, Unions-Inst. für Tierzuchtforsch. Èffektivnost' kormovogo grizina pri otkorme svinej. **(Der Nutzeffekt von Futtergrisin in der Schweinemast.)** Svinovodstvo, Moskva **16** (1962) Nr. 6. S. 31–32. – 2 Tab.

3,5 Monate alte Kreuzungsferkel erhielten 2,5 Monate lang die Grundration 1 (pflanzliches Futter + 7% Fischmehl) (I), Grundration 2 (nur pflanzliches Futter) (II), Grundration 1 + Grisin (III) und Grundration 2 + Grisin (IV), und zwar je 400 mg Futtergrisin/kg Lebendgewicht. Mit 6 Monaten wogen die Tiere 51,6 (I); 45,2 (II); 57,7 (III) und 52,6 kg (IV); die Tagesdurchschnittszunahmen betrugen entsprechend 679, 594, 759 und 692 g. Der Futteraufwand je kg Zunahme betrug in der Versuchsperiode 4,1; 4,8; 3,6 und 4,1 FE. Die Schlachtausbeute wies keine großen Unterschiede auf. Das Antibioticum Grisin bewirkte auch eine bessere Aufnahme von Stickstoff, Calcium und Phosphor und eine stärkere Anhäufung von Vitamin A und B_{12} in der Leber der Versuchstiere. F. Schenk. 9176.

Illés, Edit. Penicillin és B_{12}-vitamintartalmú takarmánykiegészítök hatóanyag-tartalmának meghatározása. **(Bestimmung des Wirkstoffgehaltes von Futterergänzungsmitteln mit einem Gehalt an Penicillin und B_{12}-Vitamin.)** Magyar Állatorvosok Lapja [Ung. veterinärmed. Bl.] **17** (1962) Nr. 7. S. 267 bis 269. – 3 Tab., 5 Lit. Zus. in Russ., Engl. Aus: Ung. Agrar-Rdsch. **1963** Nr. 1. 9176.

Smith, W. H., Plumlee, M. P. und Beeson, W. M.; Lafayette, Ind., Purdue Univ., Agric. Exp. Stat. Effect of source of protein on zinc requirement of the growing pig. **(Einfluß der Proteinherkunft auf den Zinkbedarf des wachsenden Schweines.)** J. Animal Sci. **21** (1962) Nr. 3. S. 399–405. – 7 Tab., 14 Lit.

Es wird über Fütterungsversuche an 70 Ferkel – 3 Wochen bis einige Monate alt – berichtet. Die Tiere erhielten Proteine verschiedener Herkunft mit oder ohne Zinkzusatz. Bei Fütterung von Milchproteinen (Magermilchpulver, Caseinpräparate) mit und ohne Zinkzugabe wurden das intensivste Wachstum der Ferkel und die beste Futterverwertung beobachtet. Zinkmangelsymptome traten hierbei nicht auf, während alle Ferkel, die Sojabohnenproteine bekommen hatten, an Parakeratose erkrankten, obwohl der Zinkgehalt teilweise sogar wesentlich höher (16–22 ppm) als in den Milchproteinen (6–18 ppm) war. Die Erhöhung der Zinkkonzentration in der Sojabohnendiät um 50 ppm hatte eine deutlich bessere Entwicklung der Ferkel zur Folge, die Vermehrung der Kupfermenge um 125 ppm jedoch nicht. Die Zinkmangelerscheinungen ließen sich mildern, indem man den Zinkanteil im Futter der an Parakeratose erkrankten Ferkel um 50 ppm vergrößerte, 450 ppm EDTA zufügte oder die Sojabohnenproteine erhitzte. H. Richter. 9182.

Wilson, R. K., Maguire, M. F. und Poole, D. B. R.; Dunsinea, Castleknock, Dublin, Animal Nutrit. and Biochem. Dep.; Agric. Inst., Field Investigations Dep., Animal Product. Div. A field trial of a heavy magnesium pellet. **(Praxisversuch mit schweren Magnesium-Pellets.)** Veterin. Rec. **74** (1962) Nr. 39. S. 1041–1042. K. Reinhardt. 9182.

Senjuškin, A. F. (Senjuschkin, A. F.); Swerdlowsk, Landwirtsch. Inst., Lehrstuhl für Pharmakol. und Therapie. Mikroèlement kobal't – sredstvo, predupreždajuščee narušenija obmena veščestv u ovec posle strižki. **(Das Spurenelement Cobalt — ein Mittel zur Vorbeuge von Stoffwechselstörungen bei Schafen nach der Schur.)** Ovcevodstvo, Moskva **8** (1962) Nr. 5. S. 31–32.

Durch tägl. Gaben von 4–8 mg Cobaltchlorid, die über drei Wochen nach der Schur verabreicht wurden, konnten die auftretenden Gewichtsverluste (nach 2 Tagen schon 1–1,5 kg) um ca. 60% vermindert werden. Auch in der darauffolgenden Zeit entwickelten sich die behandelten Tiere besser als die unbehandelten. S. Willer. 9182.

Turnau, Lucjan. Stan badań nad zastosowaniem hormonów w opasie bydła. **(Stand der Forschungen über die Hormonanwendung in der Rindermast.)** Przegląd Hodowlany **30** (1962) Nr. 6. S. 43–45.
Die Arbeit ist eine Darstellung der neuesten amerikanischen, englischen, argentinischen und kanadischen Untersuchungsergebnisse, über die auf der internationalen Konferenz über die Bedeutung der Hormone in der Fleischproduktion in Buenos Aires 1961 berichtet wurde. In den Untersuchungen über den Einfluß der Hormone auf den Gewichtszuwachs beim Rind wurden zwei Präparate angewandt, und zwar Stilboestrol und das neueste, am besten zu diesem Zwecke geeignete, in drei Varianten produzierte Präparat „Synovex" „Synovex N" für Ochsen (1 Tablette enthält 200 mg Progesteron und 20 mg Oestradiolbenzoat), „Synovex V" für Färsen und Kühe (200 mg Testosteronpropionat und 20 mg Oestradiolbenzoat) und „Synovex C" für Schafe (25 mg Progesteron und 2,5 mg Oestradiolbenzoat). Beide Präparate werden s. c. hinter der Ohrbasis inplantiert. Bei der Stilboestrolinplantation werden 2–3, je 12 mg Stilboestrol enthaltende Tabletten gebraucht. Von Synovex wird je eine Tablette mit dem oben angegebenen Hormongehalt angewandt. Die Wirkung inplantierter Hormone dauert ca. 150 Tage. Die Wirkungskurve steigt erheblich während der ersten 3 Mon., um dann wieder abzunehmen. Es wird darum empfohlen, nach dem Absinken der Wirkungskurve die Hormoninplantation zu wiederholen. Erstmalig wird der Eingriff nach Erreichen der Geschlechtsreife angewendet; bessere Zunahmen werden bei kastrierten Tieren erzielt. Die durchschnittliche Körpergewichtssteigerung beträgt bei den dem Eingriff unterworfenen Tieren 7-9 kg monatlich.
W. Radomiński. 9185.

Negi, S. S. und Kehar, N. D.; Izatnagar, Uttar Pradesh, Indian Veterin. Res. Inst., Div. of Animal Nutrit. Utilization of fish by-products as cattle feed; digestibility and nutritive value of mackerel meal. **(Die Verwertung von Fisch-Nebenprodukten. Verdaulichkeit und Nährwert von Makrelenmehl.)** Indian veterin. J. **38** (1961) Nr. 11. S. 535–541. K. Reinhardt. 9187.

Clegg, F. G. und Evans, R. K.; Sutton Bonington, Veterin. Investigations Centre; Loughborough. Haemoglobinaemia of cattle associated with the feeding of brassicae species. **(Über die durch Verfütterung von Kohlarten an Rinder bedingte Hämoglobinämie.)** Veterin. Rec. **74** (1962) Nr. 44. S. 1169–1176. — 7 Abb., 4 Tab., 20 Lit.
Die durch Markstammkohl (*Brassica oleracea, v. acephala*), Kopfkohl (*B. oleracea, v. capitata*) und Rosenkohl (*B. oleracea, v. gemmifera*) bei Rindern bedingten schweren Krankheiten werden beschrieben. Neunzig auf Feldern mit Markstammkohl weidende Kühe nahmen täglich ca. 45 kg Kohl auf. Nach 16 Tagen traten die ersten Fälle auf (zwei Nächte zuvor bis −4 °C Frost). Insgesamt verstarben 5 Tiere, andere zeigten Hämoglobinurie (rotbraunen, bis fast schwarzen Urin) sowie Ikterus. Zwei erkrankte Tiere zeigten 6 Wochen nach i.v. Phosphorgabe wieder ein normales Blutbild. Die Werte für den Calcium- und Phosphorgehalt des Markstammkohles sowie den Phosphor- und Hämoglobingehalt des Blutes müssen den Tab. entnommen werden. Pathologische Untersuchung: Dunkle Nieren; geschwollene, goldgelbe Leber und vergrößerte, derbe Milz. Histopathologie: Nekrosen der Leber sowie Hämosiderin in den Kupffer-Zellen; Hämosiderin sowie ausgedehnte Vacuolenbildung in der Rinde der Niere; in der Milz Hämosiderin in den Makrophagen sowie freies Eisen (letzteres ebenfalls in der Leber). Hämatologische Untersuchung: bis zu 20% Heinz-Ehrlich-Körper in den Erythrocyten sowie erhöhter Reticulocytengehalt. Acht-Wochen-Versuche mit bei −20 °C zuvor gefrorenem Markstammkohl an Kaninchen verliefen negativ (keine Reticulocyten-Zunahme, keine Hb-Veränderung sowie Ehrlich-Körper). Kopfkohl-Versuche mit jungen Färsen zeigten Hämoglobinurie und teilweise

Abort. Rosenkohl bedingte ebenfalls Hämoglobinurie in Versuchen mit Rindern. Die Versuche zeigen geringe Blut-P-Mengen sowie ein weites Ca: P-Verhältnis. Ein spezifischer toxischer Stoff wurde nicht gefunden; diskutiert wird auch der Befall der Pflanzen durch Pilze. Es sollten nicht mehr als 17 kg Kohl täglich und keiner nach Frosttagen verfüttert werden; bei größeren Mengen Vorsicht bei hochtragenden, frisch gekalbten und älteren Kühen.

H. Liebenow. 9190.

Pensier, André; Alfort, École Nat. Vétérin. Les maladies du porc provoquées par les sous-produits du lait. **(Die durch Milchnebenprodukte hervorgerufenen Krankheiten des Schweines.)** Diss. Alfort **1961** 55 S. — 8 Tab., 41 Lit.

K. Reinhardt. 9190.

Hauptmann, Jaroslav. **Velkovýrobní technologie chovu skotu.** (Technologie der Rinderhaltung im Großbetrieb.) Praha: Statní zeměd. naklad. 1962. (342 S.) 8°. (1962 A 1507)
Gerasimov, Serafim Jakovlevič. **Obogaščenie kombikormov vitaminami, mikroelementami i antibiotikami.** (Anreicherung der Futtermittel mit Vitaminen, Spurenelementen und Antibiotica.) Moskva: Zagotizdat. 1961. (97 S.) 8°. (1962 A 1154)

XXII. PARASITOLOGIE

Goedbloed, E.; Utrecht, Holland, Univ., Veterin. Fac., Inst. for Trop. and Protozoan Diseases. Protozoa of the intestinal tract of domestic animals in Surinam. **(Protozoen des Darmtraktes von Haustieren in Surinam.)** Tijdschr. Diergeneeskunde **87** (1962) Nr. 19. S. 1239–1245. — 26 Lit. Zus. in Franz., Niederl., Dtsch.

Vf. untersuchte den Darmtrakt von Haustieren und Menschen in Surinam auf Protozoen (Coccidien, Flagellaten, Amoeben usw.). Es wurden Kotproben mit Kochsalzlösung suspendiert und mikroskopisch geprüft. Insgesamt verarbeitete Vf. das Material von 24 Geflügelfarmen, 11 Kälbern, 19 Schweinen, 6 Ziegen, 4 Schafen und 20 Hunden sowie von 106 Menschen. Bei Küken wurden folgende Protozoen festgestellt: *Eimeria tenella, E. brunetti, E. maxima, E. acervulina* und *E. mitis*; ferner Trichomonaden (Arten nicht bestimmt) und *Entamoeba gallinarum*. Die Kälber waren behaftet mit: *Eimeria zürni, E. bovis* und mit Trichomonaden sowie mit *Entamoeba bovis*. Die untersuchten Schweine beherbergten an Darmprotozoen *Isospora suis, Eimeria debliecki, E. scraba*; dazu Trichomonaden und den Ciliaten *Balantidium coli*. Die Fäkalien von Schafen und Ziegen enthielten *Eimeria arloingi, E. parva, E. faurei, E. intricata* und *E. nina-kohl-yakimovi*. In den Hundefäkalien fand Vf. die beiden Coccidien-Arten *Isospora rivolta* und *I. bigemina*. Beim Menschen konnten keine Coccidien entdeckt werden, obwohl zahlreiche andere Einzeller (nicht aufgeführt) beobachtet wurden. Schließlich wurde in einem Schwein *Eimeria labbeana* nachgewiesen. Die pathologische Bedeutung verschiedener Protozoen wird kurz erwähnt.

G. Diez. 9255.

Ferron, Andersen, L., Levine, Norman D. und Hammond, D. M.; Urbana, Univ. of Illinois, Coll. of Veterin. Med. and Agric. Exp. Stat. The morphology of Trichomonas ovis from the cecum of domestic sheep. **(Die Morphologie von Trichomonas ovis aus dem Caecum von Hausschafen.)** J. Parasitology **48** (1962) Nr. 4. S. 589–595. — 3 Abb., 17 Lit.

Trichomonas ovis (Robertson 1932) Morgan, 1946, wurde aus dem Blinddarm bei 12 von 16 Schafen aus Illinois und Utah (USA) isoliert und bei 37 °C in Diamonds-, CPLM-Medium sowie Rinder-Blinddarm-Extrakt kultiviert. Die Vorbereitung des Materials zur phasenkontrastmikroskopischen Untersuchung erfolgte mit Osmiumtetroxyd, Bouins- oder Hollandes-Fixierungsmitteln, durch Färbung nach Giemsa und Heidenhain sowie mit Hilfe der Silberimprägnation. Die morphologischen Studien führten Vff. an 100 Exemplaren durch. Die Gestalt der Trichomonaden ist piriform (gefärbte Formen sind mehr rundlich); sie sind 6—9 zu 1—8 μ (Durchschnitt 7 zu 6 μ) groß.

Der runde oder ovoide, im vorderen Teil gelegene Kern mißt 2—4 μ zu 2—3 μ (Durchschnitt 3 μ zu 2 μ); ein im hinteren Abschnitt des Kernes befindliches Kernkörperchen war in zahlreichen Fällen sichtbar. In unmittelbarer Nähe des Kernes liegt der Blepharoplast. Eine Erhebung ist am vorderen Ende zu erkennen. Der Achsenstab ist hyalin; er läuft schlank aus und überragt das Körperende um durchschnittlich 5 μ. Ein chromatischer Ring ist an der Ursprungstelle des Achsenstabes nicht erkennbar. Transparente oder kleine Partikel enthaltende Vacuolen wurden häufig gefunden. Die 4 vorderen Geißeln sind mit 14, 11, 9 und 7 μ von unterschiedlicher Länge. Die undulierende Membran verläuft in 2—3 Wellen. Eine erhabene Costa erstreckt sich unter der undulierenden Membran; sie und die Costa enden zusammen am hinteren Ende des Körpers, an dem eine etwa 5 μ lange Schleppgeißel entspringt. Paracostalgranula liegen unregelmäßig in 2 oder 4 Reihen beiderseits der Costa. Der keulenförmige oder ovoide, am vorderen Rand des Kernes auf der Seite der undulierenden Membran liegende Parabasalkörper ist 2 μ zu 1 μ groß und enthält ein intensiv chromophiles Körperchen. Ein vermutlich am Blepharoplast entspringendes Parabasalfilament verläuft dorsolateral vom Parabasalkörper zum hinteren Abschnitt. Vff. verweisen darauf, daß dies die einzige Art von Darm-Trichomonaden beim Schaf und Rind ist, die detailliert unter vorausgegangener moderner Technik und Mikroskopie beschrieben worden ist. R. Jungmann. 9268.

Prasad, H. und Narayan, K. G.; Patna, Livestock Res. Stat., Dep. of Parasitol. Cultivation of Trichomonas foetus in vivo. **(Kultivierung von Trichomonas fetus in vivo.)** Indian veterin. J. **39** (1962) Nr. 9. S. 494—497. — 17 Lit.

Es werden Versuche zur intravitalen Züchtung von *Trichomonas fetus* in Kaninchen und Meerschweinchen beschrieben. Vff. injizierten 1 ml Trichomonaden enthaltenden Pyometraeiter Kaninchen in die vordere Augenkammer. Die Präpatentperiode betrug 8—10 Tage. Parasiten ließen sich 1 bis 4 Wochen p. infect. nachweisen. Am Auge selbst traten schwere Reaktionen auf. 3 Tage nach der Inoculation setzten allgemeinentzündliche Erscheinungen ein, am 4. Tage folgten Conjunctivitis, Korneatrübung und wäßrige Sekretion; danach generalisierte sich die Hornhauttrübung. Am 7. Tag kam es zu einer immer mehr zunehmenden Exsudation in die vordere Augenkammer, so daß ein ausgeprägter Exophthalmus eintrat. Ein leichter Druck auf die Hornhautoberfläche verursachte am 9. Tag p. infect. einen Kornea-Durchbruch mit eitriger Exsudation nach außen. Der Eiter enthielt Trichomonaden, die aktiv beweglich waren und morphologisch mit dem *Trichomonas fetus*-Infektionsmaterial übereinstimmten. Trat keine Perforation der Kornea ein, so verhärtete die Hornhaut und der Prozeß nahm chronischen Charakter an. Eitriges Exsudat konnte dann nur noch durch Punktion gewonnen werden. Weibliche Meerschweinchen und Kaninchen wurden intravaginal mit 1 ml *Trichomonas fetus* enthaltendem Pyometraeiter infiziert. In 8—14tägigen, über 5 Mon. durchgeführten Untersuchungen ließen sich keine Trichomonaden nachweisen. Bei 2 nach 31 und 36 Tagen p. infect. verendeten Meerschweinchen verlief die parasitologische Sektion ebenfalls negativ. R. Jungmann. 9268.

Wiesenhütter, E.; Berlin-Dahlem, Univ., Veterin. Fak., Inst. für Parasitol. **Ein Beitrag zur Kenntnis der endogenen Entwicklung von Eimeria spinosa des Schweines.** Berliner Münchener tierärztl. Wschr. **75** (1962) Nr. 9. S. 172–173. — 10 Abb., 8 Lit. Zus. in Engl.

Vf. beschreibt erstmalig die endogenen Entwicklungsstadien von *Eimeria spinosa* beim Schwein. Die Oocyste ist 11,2—22:9,6—12,8 μ groß und besitzt eine von Dornen besetzte braune Hülle; die Mikropyle fehlt. Nach der 15—22 Tage dauernden Sporulation bilden sich 4 Sporen, und ein Sporenrestkörper bleibt zurück. Die Oocystenhülle erscheint an einem Pol dünner.

Die endogene Entwicklung wurde an einem mit 12000 sporulierten *Eimeria spinosa*-Oocysten experimentiell infizierten Ferkel studiert. Klinische Symptome, wie Durchfall, Inappetenz, Zittern und Herzschwäche konnten vom 4. Tage nach der Infektion festgestellt werden. 7 Tage p. i. (Präpatentperiode) ließen sich erstmalig Oocysten im Kot nachweisen. Exitus letalis erfolgte 11 Tage nach der künstlichen Infektion. Nativpräparate der Darmschleimhaut, 10 cm vom Magenausgang bis zum Ende des Ileums hergestellt, zeigten zahlreiche Entwicklungsstadien und Oocysten. Da das Ferkel 4 Tage nach Ablauf der Präparatentperiode histologisch ausgewertet wurde (Färbung nach Heidenhain), konnten eindringende Sporozoiten und die ersten Schizontengenerationen nicht mehr erfaßt werden, sondern nur Merozoiten und anschließende Entwicklungsformen. Merozoiten, Makrogameten, Mikrogametocyten und Zygote werden ausführlich beschrieben. R. Jungmann. 9305.

Fitzgerald, Paul R.; Logan, Ut., U.S. Dep. of Agric., A. R. S., Animal Disease and Parasite Res. Div. Coccidia in Hereford calves on summer and winter ranges and in feedlots in Utah. **(Coccidien bei Herefordkälbern auf Sommer- und Winterweiden und in Mastparzellen in Utah.)** J. Parasitology 48 (1962) Nr. 3. S. 347–351. – 2 Abb., 1 Tab., 7 Lit.
Von den Kälbern einer großen Rinderherde wurden in monatlichen Abständen Kotproben auf Coccidien untersucht. Von Juni (Alter etwa 2 Mon.) bis November nahm der Prozentsatz der Coccidienoocysten enthaltenden Proben ständig zu; im November, als ein Ausbruch von Coccidiose bei den 6–8 Mon. alten Kälbern auftrat, wurde der Gipfel erreicht, danach sank die Zahl der positiven Proben wieder ab. *Eimeria bovis* trat am häufigsten auf. *Eimeria zürnii* war während des Herbstes die zweithäufigste Art, im Sommer jedoch seltener. Die Zahl der Oocysten von *Eimeria ellipsoidalis* und *Eimeria auburnensis* hielt sich während der Untersuchungszeit annähernd auf gleicher Höhe. Während des Ausbruches konnten die Symptome und die Ausscheidung der Oocysten durch Behandlung mit Malucidin nicht gemildert werden. Dagegen hörte der Durchfall 48 Std. nach Behandlung mit flüssigem Sulfamethazin (12,5%) auf und die Ausscheidung der Oocysten wurde vermindert. Bei plötzlich abgesetzten Kälbern unterschied sich die Ausscheidungsrate der Oocysten nicht von der bei langsam abgesetzten Kälbern. Nur in 4 von 53 Boden- und Kotproben, die von dem Pferch, den Krippen usw. gesammelt worden waren, wurden Oocysten nachgewiesen. Die Befunde werden diskutiert.
W. Wittig. 9305.

Heath, G. B. S.; Penrith, Cumberland, England. Worms in sheep. **(Helminthen bei Schafen.)** Mod. veterin. Pract. 42 (1961) Nr. 7. S. 34–37. – 4 Lit.
Vf. suchte nach neuen Wegen in der Parasitenbekämpfung. In seiner Arbeit berichtet er über mehrjährig durchgeführte Versuche mit und ohne Anthelminthica, über Eizahlwerte (Trich. spp.), die eine Behandlung für notwendig erscheinen lassen, und unter Auswertung parasitologischer Fachliteratur über Infektion, Immunität und Wurmbeseitigung. Einzelheiten hierüber sind der Originalarbeit zu entnehmen. Es wird die Ansicht vertreten, daß eine regelmäßige, in monatlichen Abständen durchgeführte Verabreichung von Anthelminthica das Wirt-Parasit-Verhältnis stört, das Phänomen der „self-cure" hinauszögert und die normale Immunität sich nicht ausbildet. Werden keine Anthelminthica gegeben, so tritt gewöhnlich nach 8 Tagen eine Selbstheilung ein. Danach bleibt der Parasitenspiegel sehr niedrig. Die Notwendigkeit einer Herdenbehandlung mit Phenothiazin wird von einem quantitativ ermittelten Eizahlwert abhängig gemacht. Erfahrungsgemäß liegt dieser bei Untersuchungen von Sammelkotproben (3mal wöchentlich entnommene Proben von 20 Kotabsätzen auf der Weide) bei 1.000 e. p. g. Trich. spp. Das beschriebene Behandlungsprogramm wird unter aktiver und zuverlässiger Mitarbeit des Tierbesitzers durchgeführt. R. Jungmann. 9325.

Meldal-Johnson, C. M. T.; Hamilton, New Zealand, Dep. of Agric. Seasonal incidence of nematode parasites of sheep in the King William's town area. **(Jahreszeitliches Vorkommen von Schafnematoden im Gebiet von King Williamstown.)** J. South African veterin. med. Assoc. **32** (1961) Nr. 1. S. 65–70. – 1 Abb., 6 Lit.

In 3 Farmen wurden Untersuchungen über das Vorkommen von Nematoden-Infektionen bei Schafen durchgeführt. In jeder Farm standen 25 Mutterschafe mit den während dieser Zeit geborenen Lämmern zur Verfügung. In 14tägigen Abständen überprüfte Vf. Kotproben nach McMaster; die Larvoskopie erfolgte nach der Methode von Whitlock. Die quantitative Angabe des Eizahlwertes bezog sich auf 1 Gramm Faeces (e. p. g.). Darüber hinaus wurden die minimalen und maximalen Temperaturen und Niederschlagsmengen registriert. Die über eine Saison durchgeführten Untersuchungen zeigten ein Vorherrschen von *Haemonchus contortus*; die Eizahlen ließen einen geringen Herbstgipfel und ein starkes Ansteigen im Frühjahr erkennen. *Oesophagostomum columbianum* war in geringer Menge vorhanden und zeigte eine ähnliche Saison-Dynamik wie *Haemonchus contortus*. *Trichostrongylus spp.* ließen sich in relativ geringer Anzahl nachweisen und unterschieden sich von den beiden bisher genannten Arten durch ein Ansteigen der Eizahl während der Wintermonate. *Nematodirus spp.* traten bei Lämmern als Mischinfektionen von *Nematodirus spathiger* und *Nematodirus filicollis* auf, wobei die letztere Art häufiger vorzukommen scheint als bisher angenommen wurde.
R. Jungmann. 9328.

Vaughn, John B. und Murphy, William S.; New Orleans, La., Tulana Univ., School of Med., Dep. of Trop. Med. and Public Health; Animal Res. Lab., Div. of Epidemiol. Intestinal nematodes in pound dogs. **(Darm-Nematoden bei Hütehunden.)** J. Amer. veterin. med. Assoc. **141** (1962) Nr. 4. S. 484–485. – 1 Tab., 8 Lit.

Die Untersuchungen der Kotproben von 623 Hütehunden ergab *Toxocara*-Eier bei annähernd 22%, *Ancylostoma*-Eier bei 92% und Trichuris-Eier bei 41% der Tiere. *Toxocara*-Infektionen wurden vorzugsweise bei jungen Tieren festgestellt, während *Trichuris*-Befall bei dieser Gruppe am wenigsten auftrat. Der *Ancylostoma*-Befall (92%) war bei jungen und erwachsenen Hunden gleich hoch. Im Hinblick auf das Geschlecht des Wirtstieres konnte kein signifikanter Unterschied zu den drei Infektionsarten nachgewiesen werden. Die Befunde ergaben außerdem, daß im Distrikt von New Orleans die Darmnematodeninfektionen bei sich selbst überlassenen Tieren häufiger auftreten als bei wohlbehüteten und gepflegten Hunden.
G. Diez. 9328.

Wensvoort, P. Een spontane infectie van Ascaris lumbricoides bij lammeren. **(Eine spontane Infektion mit Ascaris lumbricoides bei Lämmern.)** Tijdschr. Diergeneeskunde **87** (1962) Nr. 4. S. 260–262. – 2 Lit.

Bei Lämmern, die mit den Mutterschafen auf zwei stark mit Schweinemist gedüngte Parzellen gebracht wurden, traten schwere Erkrankungen und 4 Todesfälle infolge Befalls mit *Ascaris lumbricoides* auf. Bei den verendeten Tieren fanden sich noch nicht erwachsene Ascariden in sehr großer Zahl im Dünndarm, während Trichostrongyliden nur in sehr geringer Zahl vorhanden waren. Die schwere Ascarideninfektion wird auf den Schweinemist zurückgeführt.
W. Wittig. 9330.

Baruš, Vlastimil; Praha, Parasitol. Ústav ČSAV. Další poznatky o helmintofauně koně Převalského (Equus przewalskii Poliakow, 1881). **(Weitere Erkenntnisse über die Helminthenfauna vom Equus przewalskii Poliakow, 1881.)** Zool. Listy **11(25)** (1962) Nr. 4. S. 380–381. – 9 Lit. Zus. in Engl.
9335.

Kassai, Tibor. A protostrongylidák élettartamáról. **(Über die Lebensdauer der Protsotrongyliden.)** Magyar Állatorvosok Lapja [Ung. veterinärmed. Bl.] 17 (1962) Nr. 7. S. 262–264. – 1 Tab., 9 Lit. Zus. in Russ., Engl. Aus: Ung. Agrar-Rdsch. **1963** Nr. 1.

In einem Versuch an 4 Schafen von 1,5 bis 5,5 Jahren, die mit *Cystocaulus ocreatus*, *Protostrongylus rufescens*, *Müllerius capillaris* und *Neostrongylus linearis* unter natürlichen Umständen befallen waren, bewiesen 18 von 81 Mon. lang durchgeführte systematische Kotuntersuchungen, daß alle vier Protostrongylus-Arten Larven ausschieden, in der Intensität aber unregelmäßige Schwankungen zeigten. Die Fähigkeit, Eier zu legen, bestand bei *P. rufescens* 28, bei *M. capillaris* 44, bei *C. ocreatus* 65 und bei *N. linearis* 67 Mon. In der Lunge eines Schafes, das 6¾ Jahre nach dem Beginn der ständigen Stallhaltung geschlachtet wurde, konnten in Wurmknötchen eingeschlossene lebende 48 männliche und 52 weibliche *C. ocreatus*-Würmer aufgefunden werden. Zu der Entwicklung der bereits früher beschriebenen Wurmknötchen stellte Vf. fest, daß diese Knötchen nicht während der Entwicklung der Würmer gebildet werden, sondern erst, wenn ihre Geschlechtstätigkeit aufhört. Die in ihnen nachweisbaren noch lebenden Würmer gehen früher oder später ein. Die sexuell inaktiven Würmer können in Wurmknötchen eingeschlossen mindestens 2 Jahre lang am Leben bleiben. Die potentielle Lebensdauer der *Cystocaulus*-, *Müllerius*- und *Neostrongylus*-Würmer beträgt mindestens 4 bis 7 Jahre. Die verhältnismäßig oft beobachtete frühe Unterbrechung der Larvenausscheidung der mit Protostrongyliden befallenen Schafe kann deswegen nicht mit einem biologischen Altern der Würmer erklärt werden. In diesen Fällen werden die Würmer durch die Steigerung der Resistenz bzw. einer Immunität des Wirtsorganismus gezwungen, ihre Geschlechtstätigkeit verhältnismäßig früh einzustellen. Mit Rücksicht darauf, daß die Schafe im allgemeinen bis zu einem Alter von 5 bis 7 Jahren in der Zucht gehalten werden, genügt es, daß sie sich in der ersten oder zweiten Weideperiode infizieren um lebenslänglich zu Protostrogyliden-Wirten zu werden. Eine Beobachtung der ständigen Geschlechtsinaktivität von 100 geschlechtsreifen Cystocaulus-Würmern über mindestens 16 Mon. unterstützt die Auffassung, nach der in Wurmknötchen eingeschlossene Würmer nicht mehr fähig sind, ihre Geschlechtsaktivität wieder aufzunehmen. Sowohl in Hinsicht der Geschlechtserhaltung sowie der Epizootiologie der Würmer ist deswegen nur der erste Abschnitt der Lebensdauer von Bedeutung. 9340.

Adcock, Jerry L.; Washington, Armed Forces Inst. of Pathol. Pulmonary arterial lesions in canine dirofilariasis. **(Veränderungen der Arteria pulmonalis bei Dirofilariose der Hunde.)** Amer. J. veterin. Res. 22 (1961) Nr. 89. S. 655–662. – 17 Abb., 7 Lit. Zus. in Esperanto.

An 50 mit *Dirofilaria immitis* natürlich infizierten, größtenteils unbehandelten Hunden (6 Tiere und 1 Tier = Antimosan- bzw. Arsentherapie), führte Vf., nachdem die Hunde entweder verendet waren oder zu verschiedenen Zeiten der Erkrankung getötet wurden, pathologisch-anatomische und histologische Untersuchungen der befallenen Organe durch. Bei allen Versuchstieren ließen sich adulte Dirofilarien in den Aufzweigungen der A. pulmonalis sowie im rechten Atrium und Ventrikel nachweisen. Makroskopische Veränderungen: Stauungserscheinungen in den unregelmäßig bis diffus gefleckten Lungenabschnitten mit Bevorzugung des Lobus diaphragmaticus. Ödeme, Hämorrhagien und anämische Infarkte wechselten in unterschiedlicher Ausdehnung und Stärke. Eine große Anzahl von mit gelatinösen bis derben Thromben bedeckte Parasiten waren bis weit in die feinsten Äste der A. pulmonalis zu finden. Die großen, meistens verdickten Äste der Lungenarterie waren dilatiert, gelegentlich auch der rechte Ventrikel. In den Bronchiolen befand sich ein mucös-trüber Inhalt. Mikroskopische Veränderungen:

Stauungen, Oedeme, Hämorrhagien, Hämosiderinablagerungen, interstitielle Pneumonie und Infarzierung. Hämosiderin-enthaltende Makrophagen (sog. Herzfehlerzellen) fanden sich häufig, wenn auch in geringer Anzahl, in den Alveolen. Die ausgedehnte interstitielle Pneumonie war mit zelliger Infiltration (Plasmazellen, Eosinophile) und gelegentlicher Fibrose verbunden. Bei 42 Tieren war eine Arteritis vorhanden mit entzündlicher Infiltration der Intima und Media (37 Hunde), mit Proliferation und Fibrose der Intima und Media (36 Hunde) und mit granulomatösen Reaktionen (4 Hunde). 14 Tiere hatten eine Thrombosis pulmonalis. Bemerkenswert erscheint die Tatsache, daß die eliminierten lebenden, adulten Dirofilarien regelmäßig einen mit Blut gefüllten Verdauungsapparat besaßen. Hierin kann die Ursache für die oftmals auftretenden Anämien bei Dirofilariose liegen. Abschließend wird darauf hingewiesen, daß wegen der Bedeutung der Alterationen am Gefäßsystem in Lunge und Herz weitere Untersuchungen jedoch auf experimenteller Basis notwendig sind. R. Jungmann. 9348.

Baruš, Vlastimil; Praha, Českoslov. Akad. Věd. Biol. Ústav, Odd. Parasitol. **Zur Morphologie der Larven des IV. Stadiums der Nematoden der Gattung Triodontophorus Looss, 1902 (Strongylidae), Cylicocyclus (Ihle, 1922) Erschow, 1939 und Gyalocephalus Looss, 1900 (Trichonematidae).** Věstník českoslov. Společnosti zool. 26 (1962) Nr. 2. S. 105–109. – 2 Abb., 6 Lit. Zus. in Tschech.
Bei Sektion des Pferdedickdarmes und beim Studium der Knötchen-Trichonemidosis fand man eine Reihe von verschiedenen Larventypen des IV. Stadiums in den Schleimhautknötchen und seltener auch freie Exemplare im Darmtrakt. Auf Grund vergleichender Studien sind folgende 4 Larventypen näher beschrieben und festgestellt wurden: *Triodontophorus serratus* (Looss, 1900), Looss 1902, *Cylicocyclus elongatum* (Looss, 1900) Erschow 1939, *Cylicocyclus nassatum* (Looss, 1900), Erschow 1939 (?) und *Gyalocephalus capitatus* Looss 1900. Eine kurze Beschreibung mit Abbildungen ist beigefügt. F. Nádvorník. 9353.

Mehra, R. K.; Allahabad, Univ., Zool. Dep. A new species of the genus Glossodiplostomum Dubois, 1932 of the family Diplostomidae Poirier, 1886. **(Eine neue Art der Gattung Glossodiplostomum [Dubois, 1932] der Familie Diplostomidae [Poirier, 1886].)** Proc. nat. Acad. Sci., India, Sect. B 32 (1962) Nr. 2. S. 125–128. – 1 Abb., 7 Lit.
Bisher war nur eine Art der Gattung Glossodiplostomum bekannt, nämlich *G. glossoides* (Dubois, 1932). Vf. beschreibt eine neue Art, *G. duboisilla* n.sp., von der er nur ein Exemplar aus dem Darm des Schlangenvogels *Anhinga melanogaster* in der Nähe von Allahabad (Indien) isolieren konnte. Der Parasit scheint sehr selten zu sein. Er ist 1,2 mm lang und in Höhe des Bauchsaugnapfes mit 0,3432 mm am breitesten. Dieser neuentdeckte Trematode ist kleiner als *G. glossoides*, und beide Saugnäpfe sind etwa gleichgroß. Weitere Unterscheidungsmerkmale sind die Pharynxform, die Ösophaguslänge, die Eigröße sowie die terminale Lage des Genitalporus. Einzelheiten über die innere Organisation müssen im Original nachgelesen werden.
G. Diez. 9380.

Fried, Bernard; Storrs, Univ. of Connecticut, Dep. of Zool. and Entomol. Growth of Philophthalmus Sp. (Trematoda) in the eyes of chicks. **(Wachstum von Philophthalmus Sp. [Trematoda] in den Augen von Küken.)** J. Parasitology 48 (1962) Nr. 3. S. 395–399. – 9 Abb., 12 Lit.
Das Wachstum von *Philophthalmus* wird in vivo studiert. Als Ausgangspunkt dient *Batillaria minima* (Gmelin), eine Schnecke aus Florida, die *Philophthalmus* enthält. Küken im Alter von 1–7 Tagen erhalten excystierte Metacercarien des Trematoden entweder durch den Augenspalt oder intraocular injiziert in der Menge von 1–10 Stück. Die ersten 5 Tage wachsen die Metacercarien auffällig langsam, bis zum 20. Tag schnell und nach der Befruchtung

wieder langsamer. Wenn keine Befruchtung stattgefunden hat, sistiert das Wachstum am 20. Tag. Unterschiede in der Entwicklung werden bedingt durch angeborene Eigenschaften, physico-chemische Bedingungen des Wirtstieres und der Umgebung. 8 Abbildungen zeigen den anatomischen Aufbau der 5 Entwicklungsstadien des Parasiten, die sich innerhalb von 55 Tagen ergeben. Die Larven können von einem zum anderen Auge wandern.
E. Tempel. 9380.

Fried, Bernard; Storrs, Univ. of Connecticut, Dep. of Zool. and Entomol. In vitro studies on Philophthalmus sp., an ocular trematode. **(In vitro-Untersuchungen von Philophthalmus sp., einem Augen-Trematoden.)** J. Parasitology 48 (1962) Nr. 3. S. 510. — 4 Lit. Vgl. vorst. Ref.
Metacercarien und jugendliche Exemplare von *Philophthalmus* werden in 10 verschiedenen Nährlösungen bei 37—38 °C gehalten und entweder täglich oder in anderen Zeitabständen untersucht. Die Lebensdauer der Metacercarien und Parasiten ist abhängig von dem Medium, in das sie versuchsweise gebracht worden sind. Es handelt sich dabei um Unterschiede von 1—2 Std. in Seewasser, bis zu 7 Tagen in Tyrode-Serum bzw. 9 Tagen bei 3tägigem Wechsel des Tyrode-Serums. E. Tempel. 9380.

Feldman-Muhsam, B. und Saturen, I. M.; Jerusalem, Hebrew Univ., Dep. of Parasitol; Lancaster, Pa., U.S. Dep. of Agric., A.R.S., Animal Disease Eradication Div. Notes on the ecology of ixodid ticks of domestic stock in Israel. **(Bemerkungen zur Ökologie von Ixodes-Zecken der Haustiere in Israel.)** Bull. Res. Council Israel, Sect. B **10B** (1961) Nr. 1/3. S. 53-61. — 1 Abb., 1 Tab., 21 Lit.
Eine in Israel 1950 aufgestellte Übersicht über Ixodes-Zecken bei Haustieren ergibt folgende Parasitengattungen, nach ihrer Wichtigkeit als Zeckenplage eingereiht: *Hyalomma*, *Rhipicephalus*, *Boophilus*, *Haemaphysalis* und *Ixodes*. Mit Ausnahme von *Ixodes* werden alle Gattungen in allen Landesteilen Israels angetroffen. *Ixodes* kommt hauptsächlich in den hügeligen, kälteren Regionen vor. *Hyalomma* und *Rhipicephalus* findet man besonders während des Sommers und *Boophilus* während der Wintermonate. *Haemaphysalis* und *Ixodes* sind nur im Winter anzutreffen. Schafe und Ziegen werden von allen angeführten Gattungen der Zecken befallen, die Rinder, mit Ausnahme von *Ixodes*, ebenfalls. *Hyalomma* und *Boophilus* bevorzugen jedoch Rinder, *Haemaphysalis* und *Rhipicephalus* dagegen Schafe und Ziegen. *Hyalomma* befällt nur die Hinterpartien beim Rind, *Rhipicephalus* außerdem auch die Ohren und *Boophilus* noch den Rücken. Beim Schaf befällt *Hyalomma* nur die Schwanzregion, dagegen attackiert *Rhipicephalus* erst die Ohren und *Haemaphysalis* die Ohren und die Hinterpartien. G. Diez. 9405.

Merinov, V. A. (Merinow, W. A.); Marzinowski-Inst. für Med. Parasitol. und Tropenmed. des Min. für Gesundheitswes. der UdSSR, Abt. für Entomol. Značenie predimaginal'nych faz Dermacentor nuttalli v ėpizootologii severoaziatskogo rikketsioza. **(Die Bedeutung der präimaginalen Phase von Dermacentor nuttalli in der Epizootie der nordamerikanischen Rickettsiose.)** Medicinskaja parazitologija i parazitarnye bolezni, Moskva **31(40)** (1962) Nr. 4. S. 393-398. — 2 Abb., 2 Tab., 12 Lit. Zus. in Engl.
Die Bedeutung der Zecke *D. nuttalli* ist in epidemiologischer Hinsicht genügend bekannt, weniger dagegen in epizootischer Hinsicht. In den Jahren 1959—1960 erfolgten an *Citellus undulatus* (Ziesel) im Gebiet von Krasnojarsk virologische und serologische Untersuchungen, um die Infektionsraten der Tiere festzustellen. Gleiches gilt für *D. nuttalli* und dessen Saisonwechsel. *C. undulatus* gilt als der Hauptwirt der Larven- und Nymphenstadien der Zecke *Dermacentor nuttalli* und als Wirbeltierwirt der Rickettsie *Dermacentroxenus sibiricus*. Der Ziesel bringt innerhalb eines Jahres nur eine Generation an Nachkommen hervor. Die Zecke ist in ihrem Entwicklungszyklus

auf ein Jahr beschränkt. Die Überwinterung des Erregers erfolgt in adulten Zecken, teils wohl auch in Höhlen oder Nestparasiten und den überwinternden Zieseln. Mit Beginn der Aktivität der Larven und Nymphen von *D. nuttalli* erfolgen Masseninfektionen der jungen Zieselgenerationen, die infolge der Gleichaltrigkeit ihrer Individuen eine allmählich ansteigende Infektions- und Immunitätsrate aufweisen. Die gleiche Erscheinung ist bei den präimaginalen Zeckenstadien zu verzeichnen. Infektionen von Nagerhöhlen zu Nagerhöhlen erscheinen möglich. F. Coch. 9405.

Lindquist, William D.; Michigan State Univ. To treat or not to treat worms in sheep. **(Zur Behandlung oder Nichtbehandlung des Wurmbefalls beim Schaf.)** Mod. Veterin. Pract. **43** (1962) Nr. 5. S. 45–47. – 11 Lit. Vf. gibt eine Erwiderung auf den von Heath erschienenen Artikel „Helminthen bei Schafen", (vgl. Mod. Veterin. Pract. **42** [1961] Nr. 7. S. 34.) Er ist der Meinung, daß das vorgeschlagene Bekämpfungsprogramm nicht Allgemeingültigkeit besitzt. Die Durchführung hängt von vielen äußeren Faktoren ab. Der praktizierende Tierarzt verfügt nicht immer über genügende methodische Möglichkeiten und Erfahrungen bei der quantitativen Eizahlbestimmung. Außerdem wird darauf hingewiesen, daß die zur Untersuchung bestimmten Proben oftmals wegen der großen Entfernung zum Untersucher lange Zeit unterwegs sind, so daß eine Weiterentwicklung der parasitären Ausscheidungsprodukte sehr wahrscheinlich ist. Alle diese Faktoren stellen eine exakte Beurteilung der Notwendigkeit einer medikamentellen Herdenbehandlung mit Hilfe des Eizahlwertes sehr in Frage. Bei der Festlegung der Behandlungsgrenze mit einer Eizahl von 1.000 e.p.g. Trich. spp. wird nicht genau definiert, was alles unter Trich. spp. zu verstehen ist. Möglicherweise werden hierunter auch nicht zu den Trichostrongyliden gehörende Arten eingegliedert. Abschließend wird gesagt, daß unter kontrollierten Bedingungen, bei zuverlässiger Mitarbeit der Besitzer und unter der Voraussetzung einer exakten Eizahlwert-Ermittlung das Programm besonders bei der Bergschafhaltung nützlich sein kann. R. Jungmann. 9470.

Lejkina, E. S. (Leikina, Je. S.); Marzinowski-Inst. für Med. Parasitol. und Tropenmed. des Min. für Gesundheitswes. der UdSSR, Abt. für Helminthol. Ob ocenke ėpidemiologičeskoj ėffektivnosti meroprijatij pro bořbe s gel'mintozami. **(Beurteilung des epidemiologischen Effektes bei Bekämpfungsmaßnahmen von Helminthen.)** Medicinskaja parazitologija i parazitarnye bolezni, Moskva **31(40)** (1962) Nr. 4. S. 442–453. – 2 Tab., 10 Lit. Zus. in Engl. Zur Organisierung eines rationellen Bekämfpungssystems von Helminthosen gehört unter anderem eine systematische Kontrolle des epidemiologischen Effektes der durchgeführten Maßnahmen. Sie ist das letzte Glied in der Bekämpfung und dient zur Feststellung von Veränderungen des epidemiologischen Zustandes eines Naturherdes von Beginn der Bekämpfungsaktion an. Dafür ist es notwendig, bestimmte Kriterien herauszuarbeiten, die die Extensität und Intensität seiner Invasion charakterisieren. Weiterhin ist es wichtig, den richtigen Zeitpunkt für Kontrolluntersuchungen auszuwählen, in Abhängigkeit von den Besonderheiten des Lebenszyklus des Erregers und auch entsprechende Bevölkerungsgruppen für Untersuchungen heranzuziehen. Das Hauptkriterium für den epidemiologischen Zustand eines Naturherdes bildet die Infektionsmöglichkeit, durch die die Intensität der Infektionsübertragung auf empfängliche Kontingente charakterisiert wird. Außerdem können noch andere Kriterien herangezogen werden, die mit dem einen oder anderen Glied der epidemiologischen Kette verbunden sind. So wird z. B. die Extensität einer Invasion charakterisiert durch den parasitären Index, den Index der Mikroherde, den Infektionsindex der Zwischenwirte, den Index der Verwurmung des Milieus mit Helmintheneiern u. a. m. Den Gradmesser für die Intensität einer Invasion bilden die Schwere der Invasion, ihr klinischer

Verlauf, durch Helminthen hervorgerufene Letalität usw. Eine gute Organisation der Kontrolle des epidemiologischen Effektes der durchgeführten Maßnahmen gibt die Möglichkeit, ihre Rationalität und den Stand der Tilgung der Helminthosen zu beurteilen. V. Palm. 9472.

Simbircev, N. L. (Simbirzew, N. L.); Irkutsk, Wiss. Inst. für Veterinärhyg. Zaščita životnych ot gnusa. **(Ein Schutz der Tiere vor Insektenschwärmen.)** Veterinarija, Moskva **39** (1962) Nr. 7. S. 82–83. – 1 Abb.

Es besteht eine starke Notwendigkeit, die Tiere vor den großen Insektenschwärmen (besonders in der Nähe der Tundra und in Steppengebieten) zu schützen. Aus diesem Grunde stellte Verfasser mit seinen Mitarbeitern transportable Schirme aus Kapronfasern auf. Diese Schirme wurden für die einzelnen Tierarten, aber auch Altersgruppen verschieden groß gehalten (bis zu 50 m^3), für 100 Rinder waren 5 Schirme notwendig. Um die Insekten abzuwehren, wurde eine Chlorphenolester-Emulsion über die Schirme versprüht, die sich, bedingt durch die Wasserundurchlässigkeit der Kapronfasern, auf deren Oberfläche lange hielt und ihre insektizide Wirkung entfalten konnte. Vf. ließ die Schirme je nach Weidemöglichkeit in verschiedenen Formationen (im Kreis, in mehreren Reihen usw.) aufstellen und gab eine Zufütterung. Durch diese Maßnahme konnte er eine Belästigung der Tiere durch die Insekten fast vollständig ausschalten. E. Werner. 9476.

Manzer, Alfred; Berlin, Humboldt-Univ., Veterinärmed. Fak., Inst. für Veterin.-Parasitol. **Therapeutische Untersuchungen zur Anwendung der Cyanacethydracide Benecid und Certuna bei der Dictyocaulose des Rindes unter Praxisbedingungen. – Ein Beitrag zur medikamentellen Lungenwurmbekämpfung.** Diss. Berlin **1963** 121 S. – 9 Abb., 9 Tab., 68 Lit.

An 461 natürlich infizierten Tieren im Alter von 4 Mon. bis zu 12 Jahren wurde die Wirksamkeit der Cyanacethydracide Benecid und Certuna zur medikamentellen Bekämpfung der Dictyocaulose des Rindes unter Praxisbedingungen geprüft. Die therapeutische Dosis betrug bei Benecid 15–20 mg/kg Kgw. s.c. an 3 aufeinanderfolgenden Tagen, bei Certuna 60 mg/kg Kgw. oral an 2 aufeinanderfolgenden Tagen. Die allgemeine und örtliche Verträglichkeit von Benecid und Cretuna sind gut. Ihre Wirksamkeit kann als befriedigend bis sehr gut bezeichnet werden und ist abhängig vom Erkrankungsgrad bzw. dem Erkrankungsstadium und dem Futterzustand der Tiere. Die sofortige Aufstallung und kräftige, vielseitige Fütterung der Rinder sind dabei erforderlich. Klinisch nicht erkrankte bis klinisch schwerkranke Tiere wurden durch Benecid zu 78,6% bis 100% und nach Applikation von Certuna zu 34,1% bis 100% geheilt. Schwerkranke, kachektische Tiere sind auch trotz vorheriger Sulfonamidbehandlung und kräftiger Fütterung infolge irreparabler Lungenveränderungen durch Benecid in 53,4% und Certuna in 91,6% der Fälle klinisch nicht zu heilen oder zu bessern. Bei den koprologischen Untersuchungen lag der mittlere Wirkungsgrad der Cyanacethydracide auf die Larvenausscheidung im Versuch Benecid bei 99,5% und im Versuch Certuna bei 72,5%. Entzündliche Lungenveränderungen und bakterielle, sekundäre Bronchopneumonien bedürfen vor der Cyanacethydracidapplikation einer gesonderten Behandlung mit Sulfonamiden. Erst nach Abklingen dieser Erscheinungen ist eine gute Wirkung der Cyanacethydracide zu erwarten. Für Herdenbehandlungen wird die parenterale Benecidapplikation wegen der besseren Wirksamkeit und der schnellen und sicheren Durchführung empfohlen. E. Wiesner. 9480.

Srebočan, V., Miklaušić, B. und Žuković, M.; Zagreb, Veterin. Fak., Inst. za Patol. i Terap.; Inst. za Zarazne i Invazione Bolesti. O djelovanju toluola na parascaris equorum i njegovom utjecaju na funkciju jetre. **(Zum Einfluß von Toluol auf Parascaris equorum und auf die Leberfunktion.)**

Veterin. Arh. [Zagreb] **32** (1962) Nr. 7/8. S. 191–195. – 4 Abb., 10 Lit. Zus. in Engl., Franz.
Toluol erwies sich als geeignetes Mittel gegen *Parascaris equorum* bei jüngeren, sonst gesunden Pferden. In einer Dosis von 0,44 cm³/kg Kgw. war die Behandlung aller behandelten Pferde (23) erfolgreich. Bei Pferden in gutem Ernährungszustand kam es vorübergehend zu einer leichten Ataxie und Inappetenz; bei älteren Pferden, erhöhter Dosis und schlechtem Nährzustand traten nach der Applikation ausgeprägtere Nebenerscheinungen auf, z. B. stundenlanges Festliegen. – Die Cholinesterase-Aktivität stieg am Tag der Applikation an; insbesondere bei geschwächten Tieren und Ausgangswerten unterhalb der physiologischen Norm stieg die Aktivität von 105 auf etwa 50 Min. Nach dem 2. Tag post. appl. begann die Aktivität sich wieder zu verringern. Änderungen in der Transaminase-Aktivität wurden bei einem Teil der Pferde festgestellt (Erhöhung). Bei allen Tieren waren die Cholesterolwerte am 1. Tag erhöht (von annähernd 160 auf 180 mg%). Die Bilirubinwerte des Serums stiegen bei Pferden mit Ausgangswerten unterhalb 0,80 mg% und fielen bei Ausgangswerten oberhalb 0,80 mg% und kehrten in beiden Fällen nach 3 Tagen zu den ursprünglichen Werten zurück. P. Schmidt. 9480.

Carlos, Enrique R. und Directo, Arsenio C.; Manila, Philippine Islands. Intravenous treatment of whipworm infection in dogs. **(Intravenöse Behandlung der Peitschenwurm-Infektion bei Hunden.)** J. Amer. veterin. med. Assoc. **141** (1962) Nr. 4. S. 481–483. – 5 Lit.
Es wurden an 30 Hunden, die mit *Trichuris vulpis* infiziert waren, 250 mg Phthalofyn pro kg Kgw. i. v. verabreicht. Klinische Zeichen, die für einen Trichuris-Befall sprachen, wurden bei 12 Hunden festgestellt und waren nach der Behandlung verschwunden. Eine Woche nach Injektion des Medikamentes waren bei keinem Tier mehr Parasiteneier nachweisbar. Diese Prüfung wurde 6 Mon. lang fortgesetzt und blieb auch dann noch negativ. Erbrechen wurde bei 19, Ataxie, bei 6 und Depression bei 7 Hunden nach der Behandlung beobachtet. Alle diese Erscheinungen waren jedoch schnell verschwunden. Blutuntersuchungen vor und nach der Behandlung zeigten gewöhnlich eine Reduktion der Eosinophilen. G. Diez. 9480.

Schulz, J. A., Wujanz, G. und Wick, R.; Leipzig, Karl-Marx-Univ., Med. Tierklin.; Breddin, Kr. Kyritz, Staatl. Tierarztpraxis. **Versuche über die Wirksamkeit der Waschbehandlung mit Trichlorphon („Wotexit") bei der Hypodermatose der Jungrinder.** Mh. Veterinärmed. **17** (1962) Nr. 20. S. 826–828. – 1 Abb., 3 Tab., 11 Lit.
Statistische Erhebungen zeigen, daß insbesondere in den nördlichen Bezirken der DDR ein erheblicher Anstieg an Schäden von Rinderhäuten infolge verstärkten Auftretens von Dassellarven festzustellen ist. Der errechnete jährliche Gesamtschaden beträgt ca. 60 Mill. DM; dabei bleiben die Verluste durch Fleisch- und Milchrückgang sowie Entwicklungsschäden unberücksichtigt. Ursache für den hohen Befall mit Dassellarven ist neben dem hohen Rinderbesatz der Weiden die sich immer mehr durchsetzende Offenstallhaltung. Zur Klärung der Verträglichkeit und therapeutischen Wirksamkeit der Waschbehandlung mit 2% Wotexit-Lösung wurden in einem Feldversuch 556 Jungrinder behandelt. Die vorhandenen Dasselbeulen wurden durch zweimalige Waschung im Abstand von 14 Tagen erheblich vermindert. Sämtliche behandelten Tiere, auch hochtragende Färsen, vertrugen die Behandlung sehr gut. Die die Behandlung ausführenden Personen trugen Gummihandschuhe. Zur Dassellarvenbekämpfung wird von den Vff. vorgeschlagen, alle Jungrinder und Absatzkälber präventiv i. m. mit Bubulin zu behandeln, erkrankte Tiere aber mit Wotexit zu waschen. P. Kielstein. 9480.

Janovič, G. I. (Janowitsch, G. I.); Nowosibirsk, Landwirtsch. Inst. Diètiltoluamid v zaščite skota ot gnusa. **(Diaethyltoluolamid zum Schutz der**

Rinder vor stechenden Dipteren.) Medicinskaja parazitologija i parazitarnye bolezni, Moskva **31(40)** (1962) Nr. 4. S. 479.
Diaethyltoluolamid kommt in verschiedenen Aufbereitungen als Repellent zur Anwendung, so in einer Lösung mit 3–30% Schmieröl, in 70–96%igem Alkohol und in einer 10 und 30%igen wäßrigen Emulsion mit einem Zusatz von 3% Seife. 50 ml der betreffenden Präparate werden beim Kalb, 200–250 ml bei den erwachsenen Tieren auf die Haut oder das Fell bei 2–3maliger Wiederholung aufgetragen. Für Aedes-Mücken und Bremsen der Gattung Tabanus wurde ein Schutz von 1–2 Tagen erreicht, dagegen nicht gegen Bremsen der Gattung Chrysops. Das beste Resultat wurde mit einer 5%igen Schmieröllösung des Wirkstoffes über zwei volle Tage erzielt. Dabei verursachten Wiederholungen mit diesem Präparat bei den Tieren ein Abschuppen der Epidermis mit nachfolgender Dermatitis. F. Coch. 9480.

Horne, Robert D.; Auburn, Ala., Univ., Dep. of Small Animal Surgery and Med. Evaluation of pulmonary arteriotomy for the removal of Dirofilaria immitis. **(Einschätzung der Pulmonalarteriotomie hinsichtlich der Entfernung von Dirofilaria immitis.)** J. Amer. veterin. med. Assoc. **141** (1962) Nr. 2. S. 248–255.
Über das Problem der Dirofilariasis beim Hund ist in den letzten 10 Jahren viel gearbeitet worden. Besonders wurde über die Morphologie, den Lebenszyklus und über die pathologischen Veränderungen berichtet. Die Schwere eines Dirofilariabefalls konnte mit Hilfe der Angiocardiographie erkannt werden. Verschiedene chemotherapeutische Mittel sind als Therapeutica versucht worden. Die Methoden der Chemotherapie wurden verbesert. Nach wie vor bestehen jedoch dabei erhebliche Gefahren. Für die Entfernung von *Dirofilaria immitis* aus dem Herzen und der Pulmonalarterie bei Hunden ohne klinische Erscheinungen einer Dirofilariasis wurden chirurgische Operationstechniken beschrieben. Es konnte gezeigt werden, daß damit bei zunächst nur gering geschädigten Hunden ein hoher Prozentsatz erwachsener Herzwürmer durch Pulmonalarteriotomie entfernt werden kann. Da bei schwer erkrankten Tieren bisher nur die chemotherapeutische Behandlung in Frage kam, wurde untersucht, ob die oben erwähnte chirurgische Behandlung für derartige Tiere irgendwelche Verbesserung der Therapie darstellt. Für die klinische Untersuchung und anschließende Operation standen insgesamt 43 Hunde mit den klinischen Symptomen einer Dirofilariasis zur Verfügung. Vor der Operation wurden das Gewicht der Tiere, Blutstatus, Leberzustand (Leberfunktionsprobe), Harnstoffgehalt usw. ermittelt. Neben der notwendigen intratrachealen Intubation hielt man kurz wirkende Barbiturate als Narkoticum für diese Operation am geeignetsten. Die Thorakotomie erfolgte im linken 4. oder 5. Intercostalraum. Die zum Herzen führenden Venen wurden für wenigstens 45 Sek. und längstens 2 Min. abgeklemmt. Es erfolgte der Einschnitt in die Pulmonalarterie. Zu diesem Zeitpunkt erfolgte der Blutersatz durch Dauertropf von Ringer-Lösung oder Ganzblut. Bei 43 Hunden wurden durch die Arteriotomie die Herzwürmer entfernt. 8 Tiere verstarben. Damit betrug die Überlebensrate 81,4%. Bei den Todesfällen handelte es sich um leicht, mittelschwer und schwer geschädigte Tiere. Durchschnittlich wurden 52 Herzwürmer bei einem Tier entfernt. (Das Minimum lag bei 1 Herzwurm, das Maximum bei 224 Herzwürmern.) Insgesamt wurden 2267 Herzwürmer aus der Pulmonalarterie und 104 aus dem rechten Ventrikel entfernt. Nachuntersuchungsresultate wurden nach 4–8 Mon. nach der Operation erhoben. Die Operation hat sich damit als Mittel der Wahl erwiesen. O. Dietz. 9485.

Pavlovskij, Evgenij Nikanorovič. **Obščie problemy parazitologii i zoologii.** (Allgemeine Probleme der Parasitologie und Zoologie.) Hrsg.: Akad. nauk SSSR. Moskva: Izd. Akad. nauk SSSR. 1961. (424 S.) 4°. (1962 B 107)

Orlov, Nil Petrovič. **Biologičeskie osnovy lečenija i profilaktiki parazitarnych zabolevanij.** (Biologische Grundlagen der Heilung und Prophylaxe parasitärer Krankheiten.) 2. erg. Aufl. Moskva: Sel'chozgiz. 1961. (157 S.) 8°. (1962 A 543)

Invazijni chvoroby sil'škogospodarškych tvaryn. (Invasionskrankheiten landwirtschaftlicher Nutztiere.) Hrsg.: Ukr. akad. sil'škogosp. nauk; Ukr. naukovo-doslidnyj inst. eksperymental'noï veterynariï. Kyïv: Vyd. UASGN. 1960. (65 S. m. Abb.; ukrain.) 4° = Naukovi praci. Ukraïnškyj naukovo-doslidnyj instytut eksperymental'noï veterynariï, Kyïv Bd. 27 Nr. 2. (ZB 588)

XXIII. HAUTKRANKHEITEN

Mundu, M. M. und Mohan, Krishna; Patna, Bihar, Livestock Res. Stat. Contagious pustular dermatitis and some of its infective and immunological aspects. **(Ansteckende pustulöse Dermatitis und einige ihrer infektiösen und immunologischen Gesichtspunkte.)** Indian, veterin. J. **38** (1961) Nr. 10. S. 498–508. E. Wiesner. 9650.

Torda, Martin und Pačenovský, Július; Nitra, Vysoká Škola Pol'nohospodárska, Agronom. Fak. Terénne použitie PBFI na trichofýcie hovädzieho dobytka. **(Anwendung von PBFI gegen Trichophytien des Rindes in der Praxis.)** Pol'nohospodárstvo **9** (1962) Nr. 7. S. 509–518. — 6 Abb., 1 Tab., 34 Lit. Zus. in Russ., Engl.
Mit Rücksicht auf die Verbreitung der Trichophytie des Rindes und auf die Übertragung dieser Krankheit auf das Pflegepersonal wurde gemeinsam mit der Dermatologischen Klinik der Medizinischen Fakultät der Komenský-Universität in Bratislava die Behandlung der Trichophytie mit dem p-Bromphenylisothiocyanat (PBPI) an 119 Kälbern sowohl im Laboratorium als auch in der Praxis erfolgreich ausprobiert. Zur Heilung der Oberflächenformen der Trichophytie (auf Grund Kultivierung auf Sabourod-Nährboden handelte es sich um *Trichophyton faviforme album* und *T. gypseum*) genügte eine einmalige Behandlung der Tiere mit 5% PBPI-Lösung in Diaethylenglykol durch Bespritzen oder Bestreichen der betroffenen Stellen. Bei den tiefen Formen wird nach Krustenerweichung und -entfernung das Bestreichen mit 10%iger Lösung empfohlen. Bei Massenbehandlung ist die Spritzform praktischer. Das Präparat hat keine unangenehmen Nebenwirkungen auf die Tiere. F. Nádvorník. 9650.

XXIV. GEFLÜGELZUCHT, GEFLÜGELKRANKHEITEN

Sibbald, I. R., Slinger, S. J. und Pepper, W. F.; Guelph, Ontario, Canada, Ontario Agric. Coll., Dep. of Nutrit and. Poultry Sci. Interrelationships between riboflavin, niacin, vitamin B_{12} and methionine measured in terms of chick weight gains and dietary metabolizable energy values. **(Die Beziehungen zwischen Riboflavin, Nicotinsäure, Vit. B_{12} und Methionin gemessen durch das Verhältnis von Gewichtszunahme und Energiestoffwechsel bei Küken.)** Poultry Sci. **41** (1962) Nr. 2. S. 380–386. — 3 Tab., 15 Lit.
An 20 vier Wochen alten Küken wurden mittels wirkstoffarmer Fütterung mit den entsprechenden Zusätzen die Einflüsse von Riboflavin, Nicotinsäure, Vit. B_{12} und Methionin untersucht. Es wurden folgende Mengen den Futtermitteln zugesetzt: Riboflavin 2,4 und 6,9 mg/kg — Nicotinsäure 26,7 und 54,4 mg/kg — Methionin 0,80 und 0,89 mg und Vit. B_{12} 0 und 0,02 mg/kg. Gewichtsentwicklung und Futterverbrauch wurden wöchentlich gemessen. Es konnten in den Versuchen eine große Zahl von Wechselbeziehungen zwischen den Stoffen festgestellt werden. So zeigte sich z. B., daß eine Stimulation in der Gewichtszunahme bei Vit. B_{12} aber nur in Abwesenheit von Riboflavin zu ermitteln war. Nicotinsäure verbesserte die Gewichtsentwicklung beim Fehlen von Riboflavin und hat eine nachteilige Wirkung bei seiner Anwesenheit. Die einzelnen Beziehungen der Stoffe untereinander im Hinblick auf die Gewichtszunahmen und den Energiestoffwechsel sind den Tabellen des Originals zu entnehmen. W. Richter/Kleinmachnow. 9710.

Cosserat, Yves; Alfort, École Nat. Vétérin. Prophylaxie sanitaire dans les élevages de volailles de plein air. **(Vorbeugende hygienische Maßnahmen bei Freilufthaltung des Geflügels.)** Diss. Alfort **1961** 70 S. — 65 Lit.

K. Reinhardt. 9710.

Golubničaja, V. Ja. (Golubnitschaja, W. Ja.) Vyraščivanie cypljat na mjaso v kletkach i na glubokoj podstilke pri suchom kormlenii. **(Broileraufzucht in Käfigen und auf Tiefstreu bei Trockenfütterung.)** Izvestija Timirjazevskoj sel'skochozjajstvennoj akademii, Moskva **1962** Nr. 1. S. 167—172. — 6 Tab., 26 Lit. Zus. in Engl.

Im 1. Lebensmonat zeigten die in Käfigen gehaltenen Tiere eine etwas höhere Kgw.-Zunahme als Tiefstreuküken. Im 2. Monat schnitten letztere bedeutend besser ab als die Käfigtiere, was auf den Vitamin B_{12}-Gehalt der Tiefstreu zurückgeführt wurde. Der höhere Vitamingehalt drückte sich in einer erhöhten Speicherung in Leber und Muskulatur der Schlachttiere aus. Im Fleisch-Fett-Verhältnis des Schlachtkörpers schnitten die Tiefstreu-Tiere mit einem höheren Fleischanteil ebenfalls besser ab. Gefüttert wurde in den einzelnen Lebensperioden in unterschiedlichen Mengen: Mais, Weizen, Hirse, Gerste, entspelzter Hafer, Sojaschrot, Sonnenblumenkuchen, Fisch- und Fleischknochenmehl, Magermilchpulver, Heumehl, Futterhefe, Kreide, Knochenmehl und Kochsalz. Die Futterkosten konnten durch Tiefstreuhaltung um 9% gesenkt werden. S. Willer. 9710.

Jochims, Rolf; Hannover, Landwirtschaftskammer, Tiergesundheitsamt. **Das hämorrhagische Syndrom beim Huhn.** Diss. Hannover **1962** 77 S. — 4 Abb., 9 Tab., 131 Lit.

Seit 1951 wird in Amerika vorwiegend in der Broilerhaltung das hämorrhagische Syndrom (h. S.) beobachtet, eine Erkrankung, die nunmehr auch bereits der Intensivhaltung in Deutschland gewissen Schaden zufügt. Pathologisch-anatomisch zeigen sich hierbei ausgedehnte Blutungen in Unterhaut und Muskulatur und Nekrosen und Blutungen an einigen inneren Organen sowie ein hypoplastisches Knochenmark. Da die Ursache der Erkrankung — man vermutete zunächst Vitamin K-Mangel — noch nicht eindeutig geklärt ist, versuchte Vf. das h. S. im Experiment zu erzeugen, um das Verhalten und die Beeinflußbarkeit der Vitamin-K-abhängigen Blutgerinnungsfaktoren der 1. und 2. Phase (Faktor II, VII und X) zu prüfen. Es wurden deshalb die im Schrifttum genannten Stoffe mit hämorrhagischer Eigenschaft überprüft und versucht, den Ort des Koagulationsdefektes im Schema der Blutgerinnung zu bestimmen. Menadionnatriumbisulfit, Nitrofurazon, Fungi, Aureomycin, Terramycin, Marcumar und Sulfaquinoxalin zeigten keinerlei gerinnungshemmende Wirkung, wenn sie in futterüblichen Dosen verabfolgt wurden. Zur Gerinnungshemmung kam es lediglich bei therapeutischen Dosen Sulfaquinoxalin, aber auch erst bei Überdosierung zu ausgedehnten Blutungen. Die Untersuchung der Vitamin-K-abhängigen Gerinnungsfaktoren II, VII und X zeigte, daß der Gehalt aller drei Faktoren in gleichem Maße und mit gleicher Geschwindigkeit wie der Quickwert steigt bzw. fällt. Die Thromboplastinzeit gibt daher hinreichend genaue Werte über den Gehalt der drei Faktoren II, VII und X an. E. Wiesner. 9740.

Bokori, József. A baromfiköszvényröl. I. A betegség elöfordulása, lényege és gazdasági jelentösége. **(Über die Geflügelgicht. 1. Mitt. Vorkommen, Wesen und wirtschaftliche Bedeutung der Krankheit.)** Magyar Állatorvosok Lapja [Ung. veterinärmed. Bl.] **17** (1962) Nr. 7. S. 247—251. — 4 Tab. Zus. in Russ., Engl. Aus: Ung. Agrar-Rdsch. **1963** Nr. 1.

Vf. prüfte die Todesursachenstatistik beim Geflügel, das in den letzten 8—11 Jahren in 3 bulgarischen und 3 ungarischen Tiergesundheitsämtern in der Provinz sowie beim Lehrstuhl für Pathologische Anatomie der Veterinärmedizinischen Universität und beim Zentralen Tiergesundheitsamt in Budapest untersucht wurde. Vorwiegend in Ländern, in denen man zur intensiven Geflügelhaltung übergegangen ist, konnte ein beträchtlicher Anstieg der Fälle von Stoffwechselstörungen und unter diesen auch der Gichtfälle vermerkt werden. Die Gicht verursacht jährlich nach ausländischen Angaben durchschnittlich 0,5 bis 19,3%, nach heimischen aber 0,32 bis 4,27% der Verluste beim Geflügel. Gichterkrankungen werden auch bei jungen (Eintags-)Küken immer häufiger beobachtet. In Ungarn verursachte die Gicht – auf 146546 Tierkörper berechnet – in etwa 10 Jahren 1,6% der Verluste bei Geflügel. Der durch diese Krankheit verursachte wirtschaftliche Schaden wird bei vorsichtiger Schätzung mit 6880000 Ft. angegeben. 9740.

Moreau, Roland; Alfort, École Nat. Vétérin. L'encéphalomalacie de nutrition du poulet. **(Die fütterungsbedingte Encephalomalacie des Junghuhns.)** Diss. Alfort **1961** 57 S. – 5 Abb., 36 Lit. K. Reinhardt. 9740.

Hill, Charles H. und Matrone, Gennard; Raleigh, North Carolina State Coll., Dep. of Poultry Sci. and Animal Ind. Studies on copper and iron deficiencies in growing chickens. **(Untersuchungen über Kupfer- und Eisenmangel bei heranwachsenden Küken.)** J. of Nutrit. **73** (1961) Nr. 4. S. 425–431. – 2 Abb., 6 Tab., 24 Lit.

An Rhodeländerküken wird vom ersten Lebenstage an durch entsprechende Mangeldiätfütterung die Wirkung von Kupfer- und Eisenmangel untersucht. Dabei zeigt sich im Blutbild eine gewisse Wechselwirkung zwischen den beiden Substanzen. Steigt nämlich das Fe an, so wird für eine bestimmte Hämoglobin (Hb)-Konzentration weniger Cu benötigt und umgekehrt. Bei Fe-Mangelanämie sinkt die Zahl der Erythrycyten sowie die Hb-Konzentration ab, während Cu offensichtlich keinen Einfluß auf das Hb, sondern nur auf die Erythrocytenproduktion hat. Bei Fe-Mangel zeigen sich weiterhin Deformation und ausgesprochene Protuberanzenbildung an den roten Blutkörperchen. Letztgenannte Veränderungen sind bei Cu-Mangel nur sehr geringfügig. Bei gleichzeitigem Fe- und Cu-Mangel sind die genannten Veränderungen sehr stark ausgeprägt. Weiterhin tritt bei Cu-Mangel eine starke, bei Fe-Mangel eine etwas geringere Pigmentationsstörung im Gefieder auf. Deshalb kann Pigmentmangel, der durch starke Verabreichung von Molybdän und Natriumthiosulfat hervorgerufen wird, durch Cu-Applikation behoben werden. Die Oxydaseaktivität der Herzcytochrome wird durch Cu-Mangel gesenkt, während sie bei Fe-Mangel unbeeinflußt bleibt. Die Wirkungsmechanismen dieser Vorgänge sind noch ungeklärt.
E. Wojaczek-Steffke. 9740.

Korsun, L. Otravlenie cypljat fosfidom cinka. **(Zinkphosphidvergiftungen bei Hühnern.)** Pticevodstvo, Moskva **1962** Nr. 6. S. 29.

Im Anschluß an Rattenbekämpfungsmaßnahmen kommt es bei Hühnern jeden Alters zu Vergiftungsfällen. Das klinische Bild der Zinkphosphidvergiftung bei Hühnern ist in den einschlägigen Handbüchern nicht hinreichend beschrieben. Daher werden in der Praxis diese Vergiftungsfälle mit Geflügelcholera oder Geflügelpest verwechselt. Die weitverbreitete Meinung, daß das Zinkphosphid an der Luft im Laufe von 3–4 Tagen unschädlich wird, konnte Vf. nicht bestätigen. In einem Stalle, der 2 Wochen nach der Schädlingsbekämpfung mit Hühnern neu belegt wurde, traten bei 2–3wöchigen Junghühnern Todesfälle auf. Innerhalb von 2 Tagen starben 50 Tiere. Danach hörten die Erkrankungsfälle auf, um nach 2–3 Wochen erneut wieder einzusetzen. Die Tiere wurden mit Kaliumpermanganat behandelt. Auffällig war, daß lebhafte Tiere zuerst erkrankten (wegen der vermehrten Giftaufnahme). Die vergifteten Hühner lagen gewöhnlich auf der Seite und zeigten starkes Durstgefühl. Aus dem Schnabel floß eine helle Flüssigkeit, die manchmal Futterreste enthielt. Nach 30 Minuten verfärbten sich Kamm und sichtbare Schleimhäute. Im Kropf fanden sich dunkelrote Schleimhautbezirke, die Leber war vergrößert, hellgelb und brüchig. W. Plaschke. 9740.

Pavlov, P. I. und Morozov, Ju. D. (Pawlow, P. I. und Morosow, Ju. D.); Troizk, Gebiet Tscheljabinsk, Veterinärmed. Inst. Otravlenie utok jadovitymi gribami. **(Vergiftungen von Enten durch Giftpilze.)** Pticevodstvo, Moskva **1962** Nr. 6. S. 31.
Die für die Entenhaltung benutzten Gewässer sind häufig von Wäldern umgeben, in denen an bestimmten Orten zu bestimmten Jahreszeiten viele Pilze, darunter auch Giftpilze, wachsen. Vff. beobachteten im August 1960 Vergiftungsfälle unter Enten nach der Aufnahme von *Amanita phaleides* und *Amanita muscaria*. Die Erkrankungen traten plötzlich unter den erwachsenen Enten auf. Das Krankheitsbild war gekennzeichnet durch allgemeine Abgeschlagenheit und Herzschwäche. Die meisten Tiere saßen unbeweglich mit halbgeschlossenen Augen; aus dem Schnabel entleerte sich schaumiger Schleim; auch profuser Durchfall wurde beobachtet. Nach 3—4 Std. starben die Enten. Jungtiere erkrankten schwerer als Alttiere. Die erkrankten Tiere wurden mit 1 ml einer 10%igen Coffeinlösung behandelt. Mit einer Sonde wurde ihnen Kaliumpermanganat infundiert. Von 115 erkrankten konnten 89 geheilt werden. Bei der Sektion war der Magen-Darm-Trakt hochgradig entzündet, die Leber und die Nieren paranchymatös degeneriert. Im Magen fanden sich unverdaute Pilzreste. Durch Fütterungsversuche wurde festgestellt, daß schon bei der Aufnahme geringer Pilzmengen akute Vergiftungsfälle eintreten. W. Plaschke. 9740.

Perek, M. und Drill, A. E.; Jerusalem, Hebrew Univ., Dep. of Animal Hyg. and Poultry Sci.; Rehovot, Israel, Fac. of Agric. The role of the bursa of Fabricius in developing immunity in chickens treated with Salmonella typhimurium and Spirochaeta gallinarum. **(Die Bedeutung der Bursa Fabricii für die Immunitätsbildung bei Küken, die mit Salmonella typhimurium und Spirochaeta gallinarum infiziert wurden.)** Brit. veterin. J. **118** (1962) Nr. 9. S. 390 bis 393. — 2 Tab., 10 Lit.
Die Bedeutung bzw. Funktion der Bursa Fabricii bei jungen Vögeln ist bis jetzt noch nicht geklärt. Für die Versuche werden Leghornhähnchen verwendet; bei 50% wird die Bursa Fabricii vor Versuchsbeginn entfernt. 200 Tiere erhalten eine Aufschwemmung von inaktivierten Salmonella typhimurium i. m. 64 Hähnchen bekommen eine i. m. Injektion von 0,5 ml mit Sp. gallinarum infiziertes Blut in ein Bein und 0,5 ml immunisierender Eidottersuspension in das andere Bein. Bei der ersten Gruppe wird das Blut mit Hilfe der Agglutination untersucht, bei der 2. Gruppe mit Hilfe der Dunkelfeld-Agglutination. Es ergibt sich in beiden Versuchen, daß die Bursa Fabricii die Fähigkeit hat, die Bildung von Antikörpern zu beeinflussen; denn bei den Tieren mit noch vorhandener Bursa ist der Agglutinationstiter wesentlich höher als bei den Hähnchen, bei denen die Bursa entfernt worden ist.
E. Tempel. 9768.

Magwood, S. E. und Bigland, C. H.; Hull, Quebec, Canada Dep. of Agric., Animal Diseases Res. Inst., Animal Pathol. Lab.; Edmonton, Alberta Dep. of Agric., Veterin. Lab. Salmonellosis in turkeys: Evaluation of bacteriological and serological evidence of infection. **(Salmonellose der Puten: Beurteilung des bakteriologischen und serologischen Nachweises der Infektion.)** Canad. J. comparat. Med. veterin. Sci. **26** (1962) Nr. 7. S. 151–159. — 5 Tab., 9 Lit.
In Kanada spielt die Salmonellose der Puten eine größere Rolle als die der Küken. Bakteriologische und serologische Untersuchungen von Kotproben, steckengebliebenen Küken und Blutproben werden durchgeführt mit Material von gewerblichen Brütereien (Legetieren, Embryonen und Brut), von überlebenden Tieren aus verseuchten Beständen und von künstlich infizierten

Jungputen. In den meisten Fällen wird *Salmonella typhimurium* isoliert; es finden sich aber auch andere Serotypen wie *S. heidelberg*, *S. bareilly*, *S. montevideo* und *S. newington*. Es kommt vor, daß in einer Brüterei 2 oder 3 verschiedene Serotypen vorhanden sind. Die Ausscheidung und damit der Nachweis von Salmonellen bei Salmonellenträgern erfolgt nicht regelmäßig, so daß ein negativer kultureller Befund die Verseuchung einer Herde nicht ausschließt. Bei positiven bakteriologischen Befunden liegen fast immer klinische Veränderungen im Bestand vor. In einer Brüterei, in der *Salmonella typhimurium* nachgewiesen worden ist, liegt der Prozentsatz infizierter Embryonen zwischen 2 und 20%. Mangelnde Hygiene in der Legeherde und in der Brüterei führt vermehrt zu Krankheitsfällen durch Salmonelleninfektionen. Tiere mit latenten Infektionen bieten eine große Gefahr als Ansteckungsquelle. Serologische Methoden wie Agglutination und Hämagglutination sind zu unsicher in der Erfassung von angesteckten Puten. Die Hämagglutination läßt häufiger unspezifische Reaktionen bei klinisch und bakteriologisch negativen Tieren erkennen. E. Tempel. 9768.

Simintzis, G. Epizootie de salmonellose chez le canari. **(Eine Salmonellose-Epizootie bei Kanarienvögeln.)** Bull. Soc. Sci. vétérin. Méd. comparée Lyon **64** (1962) Nr. 3. S. 333–336. K. Reinhardt. 9768.

Sturman, I. I.; Uljanow, Veterinär-Bakteriol. Gebietslab. Podostryj pasterellez utok. **(Die subakute Pasteurellose der Enten.)** Pticevodstvo, Moskva **1962** Nr. 6. S. 29.
In einer Pasteurellose-gefährdeten Wirtschaft beobachtete Vf. eine ungewöhnliche Form von Entenpasteurellose. Während in den vorangegangenen Jahren die Enten unter typischen klinischen Erscheinungen erkrankten, zeigten sie bei dem beschriebenen Ausbruch folgende Symptome: eine oder beide Hinterextremitäten waren geschwollen; die Haut und die Muskulatur der befallenen Gließmaßen von der Hüfte bis zu den Schwimmhäuten verdickt; Haut gerötet bzw. blaurot verfärbt; Temperatur in den ersten 3–5 Tagen erhöht; die Tiere magerten rasch ab. Ein großer Teil der erkrankten Tiere starb nach 5–7 Tagen. Die genesenen Tiere litten weiter an Lahmheiten. Bei der Sektion fanden sich Veränderungen nur im Bereich der Gliedmaßen. Die für Pasteurellose sonst üblichen Veränderungen fehlten. Bei der bakteriologischen Untersuchung wurden in allen inneren Organen Pasteurellakeime nachgewiesen. Die Behandlung mit Natrium-Norsulfazol brachte nur geringe Erfolge.
W. Plaschke. 9772.

Ceccarelli, A.; Ist. Zooprofilattici Sperimentali delle Lazio e della Toscana. Indagini sierologiche sulla micoplasmosi aviare. **(Serologische Untersuchungen über die Mycoplasmose beim Geflügel.)** Zooprofilassi [Rom] **17** (1962) Nr. 9. S. 499–507. K. Reinhardt. 9774.

Prachow, R.; Sofia, Bulgarien, Zentr. Wiss. Untersuch.-Inst. für Biol. und Pathol. der Tiere. **Behandlung der ansteckenden Rhinitis von Hühnern und Puten mit Cardiazol.** Mh. Veterinärmed. **17** (1962) Nr. 22. S. 881–883. – 3 Lit.
In Bulgarien wird der ansteckende Schnupfen im Herbst und Winter häufiger bei Küken, Jung- und Althühnern sowie Puten beobachtet, wenn das Futter nicht vielseitig und die Ställe überbelegt sind. Während durch Spülungen mit verschiedenen Mitteln sowie Sulfonamid- und Antibioticabehandlungen kein spezifischer Erfolg zu erreichen ist, hat sich die Behandlung mit Cardiazol sowohl im Anfangs- als auch im fortgeschrittenen Stadium bewährt. Das Cardiazol wird entweder 2mal täglich i.m. in der Menge von 1 cm^3 einer 1%igen Lösung oder 2mal täglich 1 Dragée zu 0,01 g je kg Kgw. verabreicht. Es wird vermutet, daß die gute Heilwirkung auf die Verflüssigung und danach auf die Verminderung und Unterbrechung der Sekretion zurückzuführen ist.
E. Tempel. 9774.

Čunaev, Ju. V. (Tschunajew, Ju. W.); Fernöstl. Forsch.-Inst. für Veterinärmed. Sinusit utjat. **(Die Sinusitis der Jungenten.)** Pticevodstvo, Moskva **1962** Nr. 6. S. 30–31. – 1 Tab.
In den letzten Jahren beobachtet man im Gebiet Amur in vermehrtem Maße die Sinusitis der Jungenten, die unter den Tieren im Alter von 2–50 Tagen große Verluste verursacht. Besonders hoch sind die Ausfälle bei den spätgeschlüpften Tieren. In den ersten Lebenstagen können die Entenküken ohne klinische Erkrankung plötzlich sterben. Die Schleimhaut der Nasenhöhlen ist gerötet und mit Schleim überzogen. Bei älteren Tieren verläuft die Krankheit unter Erscheinungen der Atemnot. Aus den Nasenlöchern fließt ein seröses bis schleimiges Exsudat, das später eitrig wird. Im weiteren Verlauf der Krankheit kommt es zu Deformationen des Kopfes. – Übertragungsversuche gelangen. Zur Behandlung der Tiere wurden verschiedene Antibiotica eingesetzt. Zur Prophylaxe der Krankheit schlägt Vf. vor, ein vollwertiges Futter zu verabreichen und beim Zukauf von Tieren vorsichtig zu sein. Die regelmäßige gründliche Desinfektion der Stallungen vor der Wiederbesetzung ist unbedingt erforderlich. W. Plaschke. 9775.

Parnas, J., Korzan, R. und Geça, C.; Lublin, Polen, Witold-Chodźko-Inst. für Arbeits-Med. und Hyg. auf dem Lande, Anthropozoonosen-Abt. **Die Ornithose des Geflügels.** Mh. Veterinärmed. **17** (1962) Nr. 22. S. 877–879. – 5 Tab., 39 Lit.
Blutproben von 2401 Vögeln werden serologisch auf Ornithose untersucht. Es handelt sich um 551 Tauben, 743 Hühner, 806 Enten, 87 Gänse, 71 Krähen, 2 Stare, 140 Sperlinge und 1 Papagei. Die Untersuchung wird entweder mit der direkten oder gehemmten Komplementbindungsreaktion mit Hilfe des Ornithosenantigens des Instituts Pasteur in Paris durchgeführt. Von 551 Tauben reagieren 41 = 7,43% positiv, von 836 Enten 8 und von 743 Hühnern 1 positiv. Bei allen anderen Vögeln wird ein negatives Ergebnis erzielt.
E. Tempel. 9784.

Voigt, A., Hille, G. und Lehnert, Ch.; Leipzig, Karl-Marx-Univ., Inst. für Veterin.-Mikrobiol. und Tierseuchenlehre, Abt. für Geflügelkrankh. **Kritische Bemerkungen zur Ornithosebekämpfung.** Mh. Veterinärmed. **17** (1962) Nr. 21. S. 854–861.
Psittakose- und Ornithosevirus läßt sich mit den derzeitigen Methoden nicht unterscheiden. Beide verursachen bei Vögeln latente Infektionen. Sie gehören zu den Miyagawanellen, die auch bei anderen Tierarten vorkommen. Der Mensch kann sich mit beiden Virusarten infizieren; dies hängt sowohl von der Reaktionslage des Menschen als auch von der Virusmenge ab. Vorläufig ist es noch nicht möglich, durch den Mäuseversuch menschenpathogene Stämme von den anderen zu unterscheiden. Weitere serologische und biochemische Untersuchungen sowie Tierversuche – vielleicht mit Tauben – müssen diese Frage zu klären versuchen. Deshalb wäre es nicht richtig, wenn das Psittakose-Gesetz in gleicher Weise auf die Ornithosebekämpfung angewandt würde. In der Literatur bestehen ganz verschiedene Ansichten über die Art der Bekämpfungsmaßnahmen. Der Zufütterung von Antibiotica wird besonderer Wert beigelegt. Das Brühen und Naßrupfen hat sich bewährt. Der direkte Arbeitsschutz im Sinne der angeordneten Maßnahmen ist zu verstärken. Im Rahmen des indirekten Arbeitsschutzes müssen Vorkehrungen getroffen werden, die eine Anreicherung und Adaptation des Erregers weitgehend unterbinden, wie Abstellen resistenzschwächender Faktoren (schlechte, einseitige Fütterung, überfüllte Ställe, langer Transport, lange Wartezeiten vor dem Schlachten), besondere Vorsicht bei Abschlachtung infizierter Bestände, Unterbrechung der Infektionskette, ornithosefreie Aufzucht. Neue gesetzliche Grundlagen müssen getrennte Maßnahmen für infiziertes Wirtschaftsgeflügel und gekäfigte Vögel enthalten. E. Tempel. 9784.

Kovac, Werner und Moritsch, Hans; Wien, Univ., Inst. für Allg. und Exp. Pathol.; Hyg.-Inst. **Zur Entwicklung und Spezifität der Psittakose im Tierexperiment. 2. Mitt. Virologische Untersuchungen.** Zbl. Bakteriol., Parasitenkunde, Infektionskrankh. Hyg., I. Abt., Orig. **186** (1962) Nr. 1. S. 13–21. – 1 Abb., 8 Lit. 1. Mitt. vgl. Zbl. Bakteriol., Parasitenkunde, Infektionskrankh. Hyg., I. Abt., Orig. **181** (1961) Nr. 2. S. 175.

Vff. untersuchten den Infektionsablauf bei Mäusen nach intranasaler Psittakoseinfektion und stellten nach einer Eklipsephase von 12 Std. eine starke Virusvermehrung in der Lunge fest. Bei genügend hoher Infektionsdosis kommt es aber schon 3 Std. p.i. zu einer „resorptiven Virämie", die zu einer frühzeitigen Infektion anderer Organe führt, während die eigentliche, durch neugebildetes Virus hervorgerufene Virämie erst nach 24–48 Std. auftritt. Die dann einsetzende Virusvermehrung in allen Organen führt zu einer allgemeinen Infektion ohne biphasischen Verlauf, so daß von einem Tropismus des Virus nicht gesprochen werden kann. Auf Grund der übereinstimmenden Ergebnisse zwischen Virusgehalt und histologischen Organveränderungen werden letztere als virusspezifisch angesehen. E. Benndorf. 9784.

Illner, F.; Berlin, Staatl. Veterinärmed. Prüf.-Inst. **Ein Beitrag zur Enten-Ornithose und ihrer Epizootiologie.** Mh. Veterinärmed. **17** (1962) Nr. 3. S. 141 bis 146. – 26 Lit.

Durch zahlreiche Literaturhinweise wird aufgezeigt, wie stark seit 1959 die Ornithose bei Personen, welche in der Wassergeflügelwirtschaft beschäftigt sind, angestiegen ist. Die Bekämpfung gestaltet sich sehr problematisch, da die Virusreservoire noch weitgehend unbekannt sind. In dem Bemühen, die starke Ornithoseverseuchung einer Entenhaltung im Kreis Niesky zu klären, wird nach Virusträgern in der heimischen Vogelwelt gesucht. Dabei läßt sich aus dem Gelege zweier Stockenten (mittels Mäuse-Tierversuch) und aus den Organen zweier erwachsener Lachmöwen Ornithosevirus isolieren. Weiterhin wird bei 4 Sammeltierversuchen von insgesamt 26 Möwenküken im Alter von wenigen Stunden bis zu 6 Tagen Ornithosevirus nachgewiesen. Untersuchungen an 5 Bleßhühnern und 3 verwilderten Haustauben verlaufen negativ. Der Virusnachweis aus den Organen eben geschlüpfter Möwenküken läßt die Frage nach der Eiübertragung positiv beantworten. In Beständen mit halbwilder Entenhaltung besteht kaum die Möglichkeit einer Sanierung, da sich die natürlichen Virusreservoire nicht ausschalten lassen. Es muß daher zum Schutz der dort beschäftigten Personen eine wirksame Prophylaxe durchgeführt werden. Dazu gehören neben guter Hygiene Modernisierung der Schlachtstätten, laufende ärztliche Überwachung sowie die Entwicklung wirksamer Impfstoffe. E. Wojaczek-Steffke. 9784.

Rüffle, E.; Berlin, Staatl. Veterinärmed. Prüf.-Inst. **Über Funde von Ornithosevirus in Hausenteneiern.** Mh. Veterinärmed. **17** (1962) Nr. 22. S. 879 bis 881. – 13 Lit.

Aus einer ornithoseverseuchten Entenzucht und -mast werden 90 Enteneier im Rahmen von 18 Mäuseversuchen untersucht. 22 Eier waren unbebrütet, die anderen 2, 8, 13, 14, 21 oder 22 Tage lang bebrütet. Aus technischen Gründen wird das Material mehrerer Eier der gleichen Bebrütungsdauer in einem Mäuseversuch zusammen verimpft. Während 16 Versuche negativ verlaufen, läßt sich das Ornithosevirus 2mal nachweisen, und zwar in 5 zweitägig und in 5 vierzehntägig bebrüteten Eiern. Die Ermittlung gelingt in der 3. Mäusepassage. Die Übertragung des Ornithosevirus mit dem Ei wird sich vor allem in Entenbeständen mit schlechten hygienischen Aufzuchtverhältnissen unangenehm auswirken. E. Tempel. 9784.

Lehnert, Ch.; Leipzig, Karl-Marx-Univ., Inst. für Veterin.-Mikrobiol. und Tierseuchenlehre. **Zur Frage der Übertragung des Ornithosevirus über das**

Brutei bei Enten. Berliner Münchener tierärztl. Wschr. **75** (1962) Nr. 8. S. 151–152. – 1 Tab., 17 Lit.

Aus einem Entenzuchtbestand werden 48 Eier zur Untersuchung auf Ornithosevirus entnommen. Der Betrieb hält 150 Zuchtenten. 8 Tage vorher wird bei 15 Tieren eine serologische Untersuchung mit Hilfe der direkten KBR durchgeführt, bei der sich mehr als die Hälfte als positiv oder verdächtig erweist. Die nicht gewaschenen und nicht desinfizierten Eier werden im Flächenbrüter bebrütet. Im Rahmen des Mäuseversuches werden sowohl unbefruchtete Eier als auch Embryonen und frisch geschlüpfte Küken auf Ornithosevirus untersucht. Das Ornithosevirus ist in der 4. Mäusepassage aus einer Sammelprobe von 3 Eiern nach 20tägiger Bebrütung und einem während des Schlupfes getöteten Entenküken isoliert worden. Das gleichzeitige Vorhandensein von *Salmonella typhimurium* macht sich störend bemerkbar. Das Untersuchungsergebnis läßt keinen Schluß darüber zu, ob die transovarielle Übertragung des Ornithosevirus bei Enten häufig vorkommt und welche epizootiologische Bedeutung sie hat. E. Tempel. 9784.

Pigoury, L., Michel, C. und Chabassol, C. (unter techn. Mitarb. von Cavanagh, A.); Alfort/Seine, Serv. Biol. et Vétérin. des Armées, Lab. de Rech. Note sur le pouvoir cytopathogène du virus de la maladie de Newcastle cultivé sur cellules KB. **(Über den cytopathogenen Effekt der Newcastle Disease [atypischen Hühnerpest] in KB-Zellkulturen.)** Ann. Inst. Pasteur **103** (1962) Nr. 3. S. 443–446. – 4 Abb., 6 Lit.

Die KB-Zellen der mit NDV beimpften Gewebekultur wiesen nach 18 Std. zu 50%, nach 24 Std. zu 80% kleine rötliche, acidophile, homogene rundliche oder ovale, mit einem hellen Hof umgebene cytoplasmatische Einschlußkörper auf. Etwa 2% der Zellkerne zeigten rötliche, punktförmige Einschlüsse mit einem feinen hellen Rand. Zellteilungen wurden nicht mehr beobachtet, sondern zahlreiche Zellen waren unter Kernhyperchromatose degeneriert. Am 3. Tage war die Kultur fast ganz zerstört, obwohl sich bis zum 5. Tage kranzförmig zusammengelagerte Zellen in eosinophilen Massen hielten. Sie werden mit mehrkernigen Plasmodien verglichen. Ähnliche Befunde soll es auch in Gewebekulturen, die mit Röteln und mit Rinderpest beimpft sind, geben. W. Vetterlein. 9790.

Drake, John W.; Urbana, Ill., Univ., Dep. of Microbiol. Multiplicity reactivation of Newcastle disease virus. **(Mehrfachreaktivierung bei Newcastle Disease-Virus.)** J. Bacteriol. **84** (1962) Nr. 2. S. 352–356. – 4 Abb., 18 Lit.

Zwischen durch ultraviolette Bestrahlung inaktivierten Newcastle Disease-Viruspartikeln findet eine sehr schwache Mehrfachreaktivierung statt. Die ersten Schritte der Infektion embryonaler Kükenfibroblasten sind komplex, ihre Beziehung zur Mehrfachreaktivierung wird diskutiert. A. Veckenstedt. 9790.

Skrypnik, E. I., Burcev, V. Ja. und Lykov, V. N. (Skrypnik, Je. I., Burzew, W. Ja. und Lykow, W. N.); Krim, Wiss. Inst. für Veterinärhyg. Ozdorovlenie cypljat ot infekcionnogo kon-junktivita i laringotracheita. **(Die Heilung von Hühnern, die an der infektiösen Konjunktivitis und Laryngotracheitis leiden.)** Pticevodstvo, Moskva **1962** Nr. 6. S. 32–33. – 1 Tab.

In einer Wirtschaft auf der Krim kam es infolge Überbelegung und schlechter Fütterungs- und Haltungsbedingungen zu massenhaften Verlusten während der Kükenaufzucht. Bei 2–4 Mon. alten Jungtieren trat die infektiöse Konjunktivitis und Laryngotracheitis auf. Die Verluste betrugen 9–30%. Die Diagnose wurde labormäßig gesichert. Die Behandlung bestand in der Vitaminisierung und Mineralisierung des Futters und in der Zufütterung von Biomycin. Kranke und schwache Tiere wurden gemerzt; außerdem wurde das Präparat BKW gegeben. Während die Verluste bei den Kontrolltieren 11%

betrugen, lagen sie in den drei Behandlungsgruppen zwischen 0,3 und 1,2%. Nach den Beobachtungen der Vff. unterliegen die beiden Krankheiten jahreszeitlichen Schwankungen. Während der kalten Jahreszeit herrscht die katarrhalisch-diphtheroide Form vor, während im Sommer die konjunktivale Form mit Erscheinungen der Rhinitis und Sinusitis verstärkt auftritt. Schwere Bindehautentzündungen findet man in der Hauptsache in den Farmen, in denen die Ausläufe keinen Schatten aufweisen. W. Plaschke. 9791.

Burba, L. G. und D'jakonova, E. V. (Burba, L. G. und Djakonowa, Je. W.); Kusminki, Gebiet Moskau, Unions.-Inst. für Exp. Veterinärmed., Lab. für Pathol. Anatomie; Lab. zum Studium der Geflügelkrankh. Rasprostranenie lejkoza sredi vzroslych kur v krupnych pticevodčeskich chozjajstvach i ėffektivnost' metodov diagnostiki ėtogo zabolevanija. **(Die Verbreitung der Leukose unter erwachsenen Hühnern in Geflügelzuchtwirtschaften und die Wirksamkeit der Diagnostikmethoden bei diesen Krankheiten.)** Trudy Vsesojuznogo instituta ėksperimental'noj veterinarii, Moskva **26** (1962) S. 30–41. – 5 Abb., 4 Tab., 20 Lit.
Die in mehreren Geflügelzuchtbetrieben durchgeführten pathologisch-anatomischen und hämatologischen Untersuchungen werden mitgeteilt, die Ergebnisse hämatologischer Untersuchungen durch zahlreiches Bildmaterial sowie die sonstigen Ergebnisse durch Tabellen ergänzt. Bei den verendeten und notgeschlachteten Tieren der untersuchten Wirtschaften wurden bei 0,3 bis 16,1% der Hühner Leukose und Geschwulsterkrankungen diagnostiziert. Die Leukose trat in allen drei bekannten Formen auf – Erythroleukose, lymphatische Reticulo-Endotheliose und akute Myeloblastose.
W. Wittmann. 9792.

Greuel, E.; Bonn, Univ., Tierphysiol. Inst. **Ansteckende Gehirn-Rückenmark-Entzündung des Geflügels.** Tierzüchter **14** (1962) Nr. 12. S. 453–454. – 2 Abb.
In einer für den Züchter leicht faßlichen kurzen Art wird das Wesentlichste über die klinischen Erscheinungen, die Labordiagnose, die Prophylaxe und Bekämpfung in Form von Immunisierungsversuchen sowie über die Prüfung der Immunitätslage in den Bruteierlieferbetrieben gesagt. Zu Letzterer sind 40 bis 50 Bruteier der zu untersuchenden Herde erforderlich. Es wird beobachtet, daß Herden, welche im Vorjahr durchseucht oder versuchsweise gegen aviäre Encephalomyelitis geimpft worden waren, immun sind. Es empfiehlt sich, vor Brutbeginn die Immunitätslage der Elterntiere durch den Bruteitest prüfen zu lassen, da eiinfizierte Küken nach dem Verkauf Schadenersatzansprüche veranlassen können. E. Wojaczek-Steffke. 9795.

Maas, H. J. L. und Luginbuhl, R. E.; Storrs, Univ. of Connecticut, Dep. of Animal Diseases. Aviaire encefalomyelitis. Aantekeningen betreffende de epizoötiologie en de preventie. **(Aviäre Encephalomyelitis. Bemerkungen über die Epizootiologie und Vorbeuge.)** Tijdschr. Diergeneeskunde **87** (1962) Nr. 15. S. 1009–1019. – 26 Lit. Zus. in Engl., Franz. Dtsch.
Die aviäre Encephalomyelitis kommt überall in der Welt vor. Der Erreger gehört zu der Gruppe der kleinen Entero-Viren. Die Verbreitung erfolgt vornehmlich über das Brutei. Eine Therapie ist unbekannt. Da die Tiere mit zunehmendem Alter nach Überstehen einer natürlichen Infektion immun sind, sollten nur von diesen Bruteier genommen werden. Die Immunisierung ist möglich durch i.m. Verimpfung lebender Vaccine oder durch die Applikation mit dem Trinkwasser; auch Vaccinen mit abgetötetem Virus sind wirksam. W. Kuhlmann. 9795.

Cimoch, P. P. (Zimoch, P. P.); Charkow, Ukrain. Forsch.-Inst. für Exp. Veterinärmed. Pro biologični vlastyvosti virusu grypu kačenjat. **(Biologische Eigenschaften von Grippevirusstämmen der Enten.)** Visnyk sil'skogospodarskoi

nauky, Kyïv 5 (1962) Nr. 3. S. 85–90. – 3 Abb., 3 Tab., 9 Lit. Orig.: ukrain., Ausz.: russ.
Zur Untersuchung gelangten verschiedene Grippevirusstämme der Enten wie Jalta 60, Borki 60, Sartana 60 und Smiew 61. Die isolierten Viren vermehren und entwickeln sich gut auf Hühnerembryonen mit Hämagglutininbildung. In den Blutseren von Enten im Rekonvaleszenzstadium und von erwachsenen Enten aus befallenen Wirtschaften, finden sich vermehrt virusneutralisierende und hämagglutinationshemmende Antikörper. Das Virus ist für die Enten nur im Alter von 15. bis 21. Tag pathogen, während der Stamm Jalta 60 auch auf weiße Mäuse pathogen wirkt. Durch serologische Untersuchungen konnte nachgewiesen werden, daß eine antigene Verbindung mit dem Grippevirus des Menschen Typ A und dem Grippevirus der Enten besteht, was Veranlassung gibt, den untersuchten Virusstamm zur Gruppe der Myxoviren zu rechnen. H. John. 9795.

Barinov, V. N. (Barinow, W. N.); Atkarsk, Gebiet Saratow, Veterinärmed. und Bakteriol. Lab. Kandidamikoz u cypljat. **(Candidamykose [Soorkrankheit] bei Küken.)** Veterinarija, Moskva **39** (1962) Nr. 4. S. 49.
Beschreibung der Ätiologie, Klinik und Pathologie dieser Pilzerkrankung, wobei bisher unbekannte Besonderheiten nicht erwähnt werden. Zur Therapie wurde das Präparat Nistanin (nicht näher erläutert) eingesetzt. Man verabreichte es gemeinsam mit gebrochenem Weizen in der Menge von 1000 Einheiten je Küken und Tag. Außerdem wurde das Trinkwasser durch eine 1:2000 verdünnte Kupfersulfatlösung für die Dauer von 7 Tagen ersetzt. Bereits nach 2 Tagen hörten die Tierverluste auf. Neben der therapeutischen Behandlung wurden die Fütterungs- und Haltungsbedingungen verbessert. Man legte besonderen Wert auf Grünfutter. W. Bathke. 9805.

Kovaleva, E. P. (Kowaljowa, Je. P.); Moskau, Zentr. Inst. für Ärztl. Fortbild. Toksoplazmoz golubej. **(Die Toxoplasmose der Tauben.)** Pticevodstvo, Moskva **1962** Nr. 6. S. 32.
Untersuchungen, die in einer Reihe von Ländern durchgeführt wurden, weisen darauf hin, daß Tauben in nicht geringem Maße an Toxoplasmose leiden. Auch in Moskau gibt es sehr viele wildlebende Tauben, die vom Vf. untersucht wurden. Die Untersuchungen erstreckten sich auf 100 Tiere aus verschiedenen Bezirken Moskaus und wurden mit Hilfe der KBR durchgeführt. 8 der Blutproben ergaben eine eindeutig positive Reaktion; schwach positiv waren 7 Blutproben. Die gleichzeitig durchgeführte Untersuchung auf Ornithose ergab in 34,5% der Fälle eine positive Reaktion. Die Untersuchungen auf Toxoplasmose sollen fortgeführt werden. W. Plaschke. 9810.

Buša, V.; Košice, Helmintol. Ústav SAV ČSAV. Prehl'ad helmintofauny kačice domácej (Anas platyrhynchos domestica [L.] na Slovensku). **(Übersicht der Helminthenfauna der Hausente [Anas platyrhynchos domestica L.] in der Slowakei.)** Veterin. Časopis **11** (1962) Nr. 5. S. 541–556. – 5 Abb., 1 Tab. 9810.

Belák, M. und Jurásek, V.; Košice, Ústav Patol. Anatómie a Histol.; Katedra Parazitol. a Inváznych Chorôb Veterin. Fak. VŠP. Histomonádová nákaza u páva. **(Histomonas-Infektion bei einem Pfau.)** Veterin. Časopis **11** (1962) Nr. 2. S. 189–192. – 8 Lit. Zus. in Russ., Engl., Dtsch.
Bei einem verendeten Pfau fand man *Histomonas meleagrides* im Inhalt der Blinddärme. Der pathologische Befund entsprach den bei einer Enterohepatitis vorkommenden Veränderungen. Mit einer, aus dem Inhalt der Blinddärme und der Kloake hergestellten Suspension wurde die Krankheit auf einen Hahn und von diesem auf ein Küken übertragen. Die beiden Tiere verendeten am 7. bzw. 8. Tage. Durch bakteriologische Untersuchung der drei Vögel fand man in ihren Organen *E. coli.* F. Nádvorník. 9810

Solovejčik, L. L. (Soloweitschik, L. L.) Zabolevanie pticy zudnem podkožnoj kletčatki. **(Erkrankung des Geflügels, hervorgerufen durch Laminosioptes cysticula.)** Veterinarija, Moskva **39** (1962) Nr. 4. S. 50.
Der Erreger *Laminosioptes cysticula*, dessen Morphologie kurz beschrieben wird, parasitiert vorwiegend bei Hühnern im Unterhautgewebe und im intermuskulären Bindegewebe. Hier verursacht er Entzündungen, die zur Kapselbildung mit anschließender Petrifikation führen. Die verkalkten Herde sind mit unbewaffnetem Auge feststellbar und in der Regel bis linsengroß. Am häufigsten treten sie am unteren Halsteil, an der Brust und an den Innenschenkeln auf. Der Wert solcher zur Nahrung bestimmten Tiere ist durch die Kalkherde gemindert. Eine mechanische Säuberung ist unmöglich, da das intermuskuläre Bindegewebe ebenfalls befallen ist. Vf. fordert eine technische Überarbeitung derartigen Fleisches. W. Bathke. 9810.

Petročenko, V. I. (Petrotschenko, W. I.); Skrjabin-Unions-Inst. für Helmithol. Sovremennye metody boŕby s gel'mintozami ptic. **(Neuere Tilgungsmaßnahmen bei den Geflügelhelminthosen.)** Veterinarija, Moskva **39** (1962) Nr. 4. S. 36–41.
Die enorme Vergrößerung der Geflügelbestände erfordert die Ausarbeitung neuer, besser wirksamer Bekämpfungsmaßnahmen bei Geflügelhelminthosen, um größere Verluste zu verhindern. Hierbei ist immer eine Gruppenbehandlung anzustreben, bei der zweckmäßigerweise auf stark giftige Präparate zu verzichten ist. Eine Tilgung der Helminthosen ist nur bei Durchführung eines gesamten Komplexes von Maßnahmen zu erreichen; dieser besteht vorwiegend aus der allgemeinen Prophylaxe, der Chemoprophylaxe und der therapeutischen Wurmbehandlung. Die Ascaridose und Heterakidose des Huhnes sowie die wichtigsten Helminthosen der Enten und Gänse sind Erörterungsgegenstand in vorliegender Arbeit. Vf. referiert hier die in der UdSSR in den letzten Jahren erschienen wichtigsten Arbeiten und Erfolge bei der praktischen Durchführung der eingeleiteten Maßnahmen. Interessenten können dieser Arbeit Angaben über die Dosierungen verschiedener chemischer Mittel und die notwendigen hygienischen Aufgaben entnehmen. W. Bathke. 9810.

Deo, P. G. und Srivastava, H. D.; Izatnagar, Uttar Pradesh, Indian Veterin. Res. Inst. Studies on the age resistance of chicken to Ascaridia galli (Schrank) freeborn. **(Untersuchungen über die Altersresistenz der Küken gegen Ascaridia galli [Schrank].)** Indian J. veterin. Sci. Animal Husbandry **32** (1962) Nr. 2. S. 93–96. – 1 Abb., 1 Tab., 18 Lit.
Vff. infizierten, zur Feststellung einer bestehenden Altersresistenz gegen *Ascaridia galli*, von 36 weißen Leghorn-Küken, die unter gleichen Haltungsbedingungen parasitenfrei aufgezogen worden waren, jeweils 6 Tiere im Alter von 29, 60, 90, 105, 121 und 136 Tagen mit je 200 ansteckungsfähigen Eiern des Spulwurmes gleicher Herkunft. 2½ bis 3 Mon. post infect. wurden die Versuchstiere getötet, der parasitologischen Sektion unterzogen und die Zahl der im Darmkanal befindlichen Spulwürmer ermittelt. Weiterhin wurden regelmäßig während des Versuchsablaufes die Eizahl in 1 g Kot und die Größe der in den einzelnen Gruppen gefundenen Wurmeier bestimmt. Es zeigte sich, daß mit steigendem Alter der Küken deren Infektion bzw. die Entwicklungsmöglichkeit der Spulwürmer im Wirtstier geringer wurde. Deutliche Anzeichen einer Altersresistenz wurden in den Infektionsgruppen mit 90 und 105 Tage alten Küken beobachtet. Hier kam es nur zur Entwicklung eines geringgradigen *Ascaridia*-Befalls und zu einer geringen Wurmeiausscheidung. Bei den 121 und 136 Tage alten Küken ging die Infektion nicht mehr an. Die Eigröße war in allen Gruppen gleich. S. Nickel. 9810.

Deo, P. G. und Srivastava, H. D.; Izatnagar, Indian Veterin. Res. Inst. Studies on the effects of different deficient diets on the natural resistance of chickens to Ascaridia galli (Schrank) freeborn. **(Untersuchungen über die Wirkung unterschiedlicher Mangelernährung auf die natürliche Resistenz der Küken gegen Ascaridia galli [Schrank].)** Indian J. veterin. Sci. Animal Husbandry **32** (1962) Nr. 1. S. 54–69. – 3 Abb., 3 Tab., 37 Lit.

Vff. teilten 60 vier Wochen alte, etwa gleichwertige weiße Leghorn-Küken, die bei gleichen Haltungsbedingungen aufgezogen worden waren, in 5 Gruppen zu je 12 Tieren auf, von denen eine Gruppe ein ausreichendes Standardfutter (Kontrolle) erhielt, während den übrigen Gruppen von der 5. bis 9. Lebenswoche ein Futter gereicht wurde, dem es entweder an Protein, Vitamin A, Vitamin D oder Calcium mangelte. Dann wurden alle Küken außer 5 Tieren der Kontrollgruppe mit je 200 ansteckungsfähigen Eiern von *Ascaridia galli* infiziert. In den Gruppen mit Vitamin A- und Calcium-Mangelfutter war die Eiausscheidung viermal und in den Vitamin D- und Protein-Mangelgruppen zwei- bzw. dreimal größer als in der Kontrollgruppe. Vitamin A-, Calcium- und Protein-Mangel minderten deutlich die Resistenz gegen *A. galli*-Infektionen. So wurden in den mit Vitamin A-, Calcium- und Protein-Mangelfutter ernährten Gruppen im Durchschnitt 33,8, 45,9 und 31,2 Würmer gegenüber 2,8 Würmern in der Kontrollgruppe gefunden. Die Durchschnittslänge der in der Vitamin A-Mangelgruppe isolierten Würmer betrug 7,4 cm gegenüber etwa 5,55 cm in den anderen Gruppen. Der Vitamin D-Mangel beeinflußte dagegen die Resistenz der Küken gegen *A. galli* nicht. Nach Umstellung der bei Mangelfutter gehaltenen Küken auf ausreichende Standard-Fütterung nahmen diese beachtlich an Gewicht zu, und es bildete sich eine Resistenz gegen *A. galli* heraus, die sich durch eine verminderte Eiausscheidung und einen geringeren Wurmbefall äußerte. Es werden die in den einzelnen Gruppen durch die Mangelernährung bedingten klinischen Symptome beschrieben.
S. Nickel. 9810.

Klimeš, B. und Gažo, M.; Ivanka/Donau, Inst. für Geflügelzucht; Brno, Veterin. Fak., Inst. für Geflügelkrankh. **Wechselbeziehung zwischen dem Vitamin A und der Geflügelascaridiose.** Arch. Geflügelkunde **26** (1962) Nr. 3. S. 165–175. – 2 Tab., 9 Lit. Zus. in Engl.

Zu den Versuchen werden Weiße Leghorn-Küken verwendet, 4 Wochen in Batteriekäfigen gehalten und dann in 6 Gruppen eingeteilt. Die ersten beiden Gruppen erhalten eine Grunddiät ohne besonderen Zusatz von Vitamin A, die nächsten beiden Gruppen Vitamin A in öliger Lösung in Form von Axerophthol mit 120 000 I E in 1 ml, die letzten zwei Vitamin 300 von der Fa. Pfizer, das in Gelatine stabilisiert ist, einen Gehalt von 300 000 I E auf 1 g aufweist. Die beiden Vitamin A-Präparate werden dem Grundfutter in der Menge beigegeben, daß 1 kg Futtergemisch 7000 I E Vitamin A enthält. Die Infektion mit Larven von *Ascaridia galli* erfolgt im Alter von 4 Wochen. Am stärksten verseucht erweist sich Gruppe 1 ohne Vitamin A-Gabe, etwa $^2/_3$ mehr als die anderen beiden. Bei der Untersuchung der Leber auf Vitamin A stellt es sich heraus, daß die Verabreichung des synthetischen und in Gelatine stabilisierten Vitamins A eine höhere Reserveeinlagerung von Vitamin A in den Lebern hervorruft als die Applikation in öliger Form. Der *Ascaridia*-Befall der infizierten Gruppen setzt den Vitamingehalt in den Lebern erheblich herab. Der Zusatz von Vitamin A hat keinen Einfluß auf die Gewichtszunahme und den Futterverbrauch. Die heutige Tiefstreuhaltung fördert den Wurmbefall, da bei einer Kur die Ascaridien dort abgesetzt werden, deren Eier rasch reifen und die Junghennen in kurzer Zeit neu anstecken, Durch eine ausreichende Vitamin A-Zufuhr wird die Verseuchung wirksam herabgesetzt.
E. Tempel. 9810.

Deo, P. G. und Srivastava, H. D.; Izatnagar, Uttar Pradesh, Indian Veterin. Res. Inst. The acquired resistance of chicken to Heterakis gallinae (Gmelin) freeborn. **(Die erworbene Resistenz der Küken gegen Heterakis gallinae**

[Gmelin].) Indian J. veterin. Sci. Animal Husbandry **32** (1962) Nr. 2. S. 139 bis 142. — 2 Tab., 6 Lit.

Um festzustellen, ob Küken eine Resistenz gegen Zweitinfektionen mit *Heterakis gallinae* erwerben können, infizierten Vff. von 50 vier Wochen alten, etwa gleichwertigen weißen Leghorn-Küken, die bei gleichen Haltebedingungen parasitenfrei aufgezogen worden waren, 30 in 3 Gruppen aufgeteilte Tiere zweimal im Abstand von 3 Wochen mit je 200 ansteckungsfähigen Eiern. Zweimal 10 Küken dienten als Kontrollen und wurden nur einmal zum Zeitpunkt der 2. Infektion der erstgenannten Versuchstiere infiziert. 3 Wochen nach der letzten Infektion wurden alle Küken getötet, der Blinddarm parasitologisch ausgewertet und die Zahl der gefundenen Würmer, aufgeteilt nach Größe und Reifezustand, ermittelt. Die durchgeführten Versuchsreihen ergaben, daß die Zahl der Würmer der 1. Infektion immer wesentlich größer war als die der zweiten. In den Kontrollgruppen lagen bei der zum Zeitpunkt der 2. Infektion durchgeführten einmaligen Ansteckung etwa entsprechende Wurmmengen vor. Hieraus kann gefolgert werden, daß durch die Erstinfektion keine Resistenz gegen weitere Ansteckungen mit der Art erworben wird. Die beobachtete Minderung des Befalls bei den zu einem späteren Zeitpunkt durchgeführten Infektionen wird der Altersresistenz zugeschrieben.
S. Nickel. 9810.

Thienpont, D. und Mortelmans, J.; Ibersom, Brussels; Antwerp, Inst. de Med. Trop. Méthyridine in the control of intestinal capillariasis in birds. **(Methyridin in der Bekämpfung der Darm-Capillariasis bei Vögeln.)** Veterin. Rec. **74** (1962) Nr. 31. S. 850–852. — 2 Tab., 10 Lit.

Die Capillariasis bei Tauben und Hennen wurde durch s. c. Injektionen von mit dest. Wasser auf 10% verdünntem Methyridin bekämpft. Durch diese Verdünnung wurden gleichzeitig Nebenwirkungen ausgeschaltet. Tauben von 450 g wurden mit 1 ml 10%igem Methyridin behandelt, das sind 222 mg pro kg. Küken erhielten 200 mg/kg. Bei beiden Vogelarten wurden die Darm-Capillarien (Trichosomen) vollständig entfernt. Schwere Nebenwirkungen mit Todesfällen gab es nur bei Überdosierungen. G. Diez. 9810.

Challey, John R.; Madison, Univ. of Wisconsin, Dep. of Zool. The role of the bursa of Fabricius in adrenal response and mortality due to Eimeria tenella infections in the chicken. **(Die Bedeutung der Bursa Fabricii für die Nebennierenwirkung und Mortalität, bedingt durch Infektionen mit Eimeria tenella des Kükens.)** J. Parasitology **48** (1962) Nr. 3. S. 352–357. — 2 Abb., 5 Tab., 29 Lit.

Weiße Leghorn-Hähnchen werden in 5 verschiedene Versuche eingestellt. Ein Teil von ihnen wird bursektomiert. Im Alter von 4–4,5 Wochen werden sämtliche Tiere infiziert mit etwa 35000 sporulierten Oocysten von *Eimeria tenella*. Die Mortalität ist am 4. und 5. Tag p. inf. am höchsten. Die Tiere ohne Bursa Fabricii weisen eine größere Zahl von Todesfällen auf. Vermutlich können sie sich durch mangelnde Immunkörper weniger schützen. Bei den Hähnchen ohne Bursa wird eine höhere Produktion von Ascorbinsäure der Nebenniere beobachtet als bei den normalen Tieren. Die Bildung von Corticosteron der Nebenniere steigt bis zum 4. Tag in beiden Gruppen an und steht damit in enger Beziehung zur hämorrhagischen Phase der Coccidieninfektion. Bei den Hähnchen mit entfernter Bursa Fabricii ist diese Beziehung viel weniger ausgeprägt. Es wird vermutet, daß die Bursa Fabricii einen besonderen Einfluß auf die Bildung von Ascorbinsäure und Corticosteron der Nebenniere ausübt. E. Tempel. 9810.

Günther, R.; Stendal, Veterinäruntersuchungs- und Tiergesundheitsamt. **Coccidioseprophylaxe heutzutage.** Medicamentum [Berlin] **1962** Nr. 8. S. 233 bis 236.

Auch im Bezirk Magdeburg verursacht die Coccidiose die höchsten Verluste unter der Küken-Aufzuchtkrankheiten und wird nur unter Durchführung einer strengen Hygiene und Anwendung geeigneter Coccidiostatica mit Erfolg bekämpft. Die Wirkung der bekanntesten modernen Coccidiostatica wie Nitrophenid, Nicarbacin und Nitrofurazon wird mit ihren schädlichen Nebenwirkungen bei Überdosierung anhand der Literatur durchgesprochen. Beispielsweise bleiben bei zu hoher Dosierung von Nicarbacin Rückstände des Medikamentes im Fleisch der Schlachttiere, die durch Kochen oder Lagerung nicht zerstört werden. Verschiedentlich wird empfohlen, das Medikament 4 Tage vor der Schlachtung nicht mehr zu verabreichen. Wesentlich bei der Anwendung der Coccidiostatica ist ihre gute Durchmischung im Futter, damit die Konzentration für das Einzeltier nicht zu hoch oder zu niedrig wird. Diesbezüglich empfiehlt Vf. geeignete Vormischungen, wie z. B. Ursocin S. Deutliche Analysenangaben an den Sackanhängern sind notwendig. Bereits 1959 begonnene Versuche mit Nitrofuracon bei unter Tage gehaltenen Junghennen zeigen, daß dieses Coccidiostaticum in 0,0075 prozentiger Futtermischung sogar unter den dortigen schwierigen Bedingungen imstande ist, die Verluste durch Coccidiose von 20 bis 30% auf 1 bis 2% im Jahre 1962 zu senken. Erfahrungsgemäß beruht die wirksamste Prophylaxe auf guten hygienischen Maßnahmen und gleichzeitiger Anwendung geeigneter Coccidiostatica. Die unter Tage entstehenden Kosten für eine ausreichende Nitrofuracon-Behandlung betragen für Tiere bis zu 1 kg Kgw. 0,20–0,30 DM, was wirtschaftlich noch tragbar ist. Der Anschluß an den internationalen Stand in der Coccidiosebekämpfung muß auch in der DDR angestrebt werden.

E. Wojaczek-Steffke. 9810.

Prosandeev, V. K. (Prossandejew, W. K.); Selonowsker Veterinär-Stützpunkt, Gebiet Kalinin. PABK v profilaktike kokcidioza. **(Die PABK in der Prophylaxe der Coccidiose.)** Pticevodstvo, Moskva **1962** Nr. 6. S. 30.

Zur Behandlung der Coccidiose der Hühner gibt es eine Reihe sehr wirksamer Präparate. Wegen ihrer kurz andauernden Wirkung sind sie jedoch für die Prophylaxe wenig geeignet. Vf. verwandte zur Prophylaxe der Coccidiose ABK (acidophile Bouillonkultur) und PABK (Propion-acidophile Bouillonkultur). Insgesamt wurden 261000 Jungtiere in einem Jahre behandelt. Die Präparate müssen ununterbrochen gegeben werden. Vf. schildert einen Fall, bei dem die Coccidiose 6 Tage nach Absetzen des Präparates wieder auftrat. Das Präparat PABK enthält Vitamin B_{12} und stimuliert das Wachstum der Jungtiere. In den Wirtschaften, in denen die Tiere mit den beiden genannten Präparaten behandelt werden, traten im Laufe der letzten 3 Jahre auch keine Fälle von Magen-Darm-Erkrankungen und Pullorumseuche auf. Die Jungtiere erhalten die Präparate vom ersten Lebenstage an bis zum Alter von 2 Monaten. Für 1000 Tiere braucht man in dieser Zeit etwa 10 l. Ein Liter des Präparates kostet 1 Rubel. Das Präparat wird in das Trinkwasser gegeben oder unter das Futter gemischt. W. Plaschke. 9810.

Drill, A. E. und Perek, M.; Rehovot, Hebrew Univ., Fac. of Agric., Dep. of Animal Hyg. and Poultry Sci. Studies on the efficacy of various coccidiostatic drugs against experimental infection with Eimeria tenella in chicks. **(Untersuchungen über die Wirksamkeit verschiedener Coccidiostatica auf eine experimentelle Infektion mit Eimeria tenella bei Küken.)** Refuah Veterinarith [Jerusalem] **19** (1962) Nr. 1. S. 61–57. — 2 Tab., 14 Lit.

Die durch *Eimeria tenella* verursachte caecale Coccidiose bei Küken stellt für Israels Geflügelzucht noch immer ein schwieriges Problem dar. Ihre weite Verbreitung wird durch günstige klimatische Bedingungen leicht gemacht, die fast das ganze Jahr hindurch herrschen. Da es im Handel eine große Anzahl Coccidiostatica gibt, erscheint es Vff. angebracht, ihre Wirksamkeit allein und in mehreren Kombinationen zu bestimmen. Es wurden an 375 künstlich infizierten Küken verschiedene Coccidiostatica getestet. Jedes Küken wurde mit 100000 sporulierenden Oocysten von *E. tenella* infiziert. An Gruppen von 20–25 Tieren wurden geprüft; Nitrofurazon (NFZ) in Gaben von 54 und 108 g/t Futtergemisch und NFZ kombiniert mit Furadroxyl (FX), Furazolidon (FZ) und 3-Nitro-4-hydroxyphenylarsensäure (NHPAS); außerdem Kombinationen von NFZ, FZ und 3,5-Dinitrobenzamid wie auch NFZ, FX und 3,5-Dinitrobenzamid und schließlich die beiden neuen Coccidiostatica Arzen (Arsenosobenzen) und Zoalen (3,5-Dinitro-O-toluamid). NFZ zeigte in der Dosierung von 108 g/t eine ziemlich hohe Wirkung, hatte aber etwas hemmenden Einfluß auf das Wachstum der Tiere. Der Zusatz von FX und FZ zu der höheren Dosis von NFZ verminderte sehr die Mortalität nach der Infektion, und das Zusetzen von NHPAS zur gleichen hohen NFZ-Dosis verminderte die Mortalität völlig. Die Ergebnisse mit Arzen und Zoalen werden als gut bezeichnet. Weitere Details müssen im Original nachgelesen werden. G. Diez. 9810.

Clarke, M. L.; Frant, Sussex, Wellcome Veterin. Res. Stat. A mixture of diaveridine and sulphaquinoxaline as a coccidiostat for poultry. I. Preliminary studies on efficiency against Eimeria tenella and E. necatrix infections, and on toxicity in poultry. **(Eine Mischung von Diaveridin und Sulphachinoxalin als Coccidiostaticum für Geflügel. 1. Mitt. Vorläufige Untersuchungen über Wirksamkeit gegen Eimeria tenella- und E. necatrix-Infektionen und über Toxizität beim Geflügel.)** Veterin. Rec. **74** (1962) Nr. 31. S. 845–848. – 4 Tab., 12 Lit.

Vf. berichtet, daß eine Mischung von 0,001% Diaveridin mit 0,008% Sulphachinoxalin höchst wirksam bei der Bekämpfung von *Eimeria tenella*- und *E. necatrix*-Infektionen des Geflügels ist. Diese durch Synergismus entstehende höhere Wirkung beider Substanzen als Coccidiostaticum erlaubt die Anwendung geringerer Konzentrationen der Einzeldrogen, die auch bei längerer Verabreichung untoxisch sind. G. Diez. 9810.

Mel'nikov, V. A. (Melnikow, W. A.); Gebiet Moskau, Geflügelzuchtkombinat „Ptitschnoje". Primenenie urotropina pri kokcidioze cypljat. **(Die Verwendung von Urotropin bei der Kükencoccidiose.)** Veterinarija, Moskva **39** (1962) Nr. 4. S. 47–48.

In Ermangelung des Präparates Osarsol, einem bei der Coccidiose gut wirksamen Medikament, wurden Phenothiazin, Protargol, Albargin, Methylenblau, Norsulfazol, Trypanblau, Sulfadimesin und Urotropin auf ihre Brauchbarkeit überprüft, Lediglich das Urotropin ließ eine gute Wirksamkeit und Verträglichkeit erkennen (letzteres war beim Albargin nicht der Fall). In Feldversuchen, bei denen vergleichend Gruppen mit Osarsolbehandlung eingeschaltet wurden, ergaben sich folgende Dosierungen. Die täglich zweimalige Verabreichung von je 0,03 g/kg Kgw. Urotropin im Trinkwasser schützt die Jungtiere (15–60 Tage alt) sicher vor der Coccidiose. Eine therapeutische Wirksamkeit zeigt das Präparat, wenn es in der Dosis von 0,05 g/kg Kgw. zwei bis dreimal täglich verabreicht wird. Toxische Nebenerscheinungen wurden durch das Urotropin nicht hervorgerufen. Neben der spezifischen Behandlung tragen allgemeine veterinärhygienische Maßnahmen zur schnellen Tilgung der Coccidiose bei. W. Bathke. 9810.

Silvén, Lena. Kycklingcoccidios och coccidiostatica. Ett fall av akut nitrofenidförgiftning hos kycklingar. **(Kükencoccidiose und Coccidiostatica. Ein Fall akuter Nitrophenidvergiftung bei Küken.)** Medlemsbl. Sveriges Veterinärförbund **14** (1962) Nr. 16. S. 447–458.

Nach einer Übersicht über die gebräuchlichen Therapeutica und deren Wirkungsweise bei Kükencoccidiose berichtet Vf. über beobachtete Vergiftungen unter Küken und Junghühnern verschiedener Züchter. Nitrophenid verursachte die Vergiftungen. Das fragliche Futter enthielt das Coccidiostaticum Megasul; der Nitrophenidgehalt des Futters betrug 0,14% entgegen der deklarierten Dosis von 0,0225%. Histologisch fanden sich Zelldegeneration und Nekrosen in der Leber, Depression des Knochenmarks mit verminderter Dichtheit der Zellen. E. Lehnert. 9810.

Palimsestov, M. A., Timčenko, A. D. und Lupinos, I. T. (Palimsestow, M. A., Timtschenko, A. D. und Lupinos, I. T.); Charkow, Zootechn. und Veterinärmed. Inst.; Gebiet Charkow, Geflügelzuchtsowchos „1. Mai". O lečebnoj ėffektivnosti furazolidona pri kokcidioze cypljat. **(Die therapeutische Wirksamkeit des Furazolidons bei der Kükencoccidiose.)** Veterinarija, Moskva **39** (1962) Nr. 4. S. 46–47.

Furazolidon wurde in stark mit Coccidiose verseuchten Kükenbeständen eingesetzt. Die Tiere erhielten 0,015 g/kg Kgw. dreimal täglich im Verlauf von 5 Tagen mit leicht angefeuchtetem Futter; die Futterration und Trinkwassermenge wurden nicht verringert. Im Vergleich zu den Kontrollgruppen trat bei den erkrankten Tieren eine Besserung ein. Die Verluste wurden geringer, die Durchfälle hörten auf und die Tiere wurden beweglicher. Bei koprologischen Untersuchungen wurden nur noch vereinzelte Oocyten ermittelt. Die Erhöhung der Furazolidondosis auf 1,3 g/kg Kgw. bei einem 25 Tage alten Küken führte zu toxischen Erscheinungen. W. Bathke. 9810.

Litviško, N. T. (Litwischko, N. T.); Charkow, Veterinärmed. Inst. O knemidokoptoznoj česotke kur. **(Zur Cnemidocoptose [Fußräude] der Hühner.)** Veterinarija, Moskva **39** (1962) Nr. 4. S. 50–51.

Von 5600 untersuchten Hühnern (1½ Jahre und älter) konnte bei 1820 Fußräude ermittelt werden, wobei der überwiegende Teil der Tiere sich im Privatbesitz befand. Bei Jungtieren im Alter von 3–12 Monaten war nur zu 0,46% Fußräude nachweisbar. Zur vollen Entwicklung benötigt *Cnemidocoptes mutans* bei Sommertemperaturen 20–27 Tage. Die Lebensdauer in Geflügelstallungen beträgt bei Temperaturen um 7–8 °C nicht mehr als eine Woche; auf den Extremitäten geschlachteter Hühner erhalten die Milben ihre Lebensfähigkeit bis zu 15 Tagen. Durch heißes Wasser (70 °C) werden sie abgetötet. Zur Behandlung werden 5%ige Hexachloranlösungen und DDT in Mineralölen empfohlen, die bei der Verwendung auf 38–40 °C zu erwärmen sind. In Wirtschaften mit Fußräude ist es zweckmäßig, jährlich zweimal klinische und akarologische Untersuchungen durchzuführen; bei positiven Befunden sind die entsprechenden Maßnahmen einzuleiten. Gleichzeitige Milbenbekämpfung in den Stallungen ist unbedingt notwendig. Die Vergasung mit Schwefeldioxyd oder die Benetzung mit 3–5%iger Seifen-Carbol-Lösung haben sich gut bewährt. Die Arbeitsschutzkleidung ist für 10 Minuten in eine 5%ige Kreolin- oder Lysolemulsion zu verbringen. Werden die Hühner für die Dauer von mindestens 15 Tagen nicht in die Stallungen gelassen, sterben die Milben ebenfalls ab. Als sehr gute Prophylaxe hat sich bei der Fußräude die ganztägige Weidehaltung erwiesen. W. Bathke. 9810.

Trofimov, V. P. (Trofimow, W. P.); Nelidowo, Gebiet Kalinin, Veterinärmed. und Zootechn. Gebietslab. Ėchinoparifioz i strigeidoz utok. **(Echinoparyphiose und Strigeidose der Enten.)** Veterinarija, Moskva **39** (1962) Nr. 4. S. 46.

In einem landwirtschaftlichen Betrieb, in dem erstmalig Enten gehalten wurden, traten gehäufte Verluste unter den 2 Monate alten Tieren auf. Die erkrankten Tiere setzten stark flüssigen Kot ab und ließen eine allgemeine Abgeschlagenheit erkennen. Die Sektion ergab katarrhalisch-haemorrhagische Entzündungen des Dünndarmes. Nachdem der Vergiftungsverdacht nicht bestätigt werden konnnte, ermittelte man bei den koprologischen Untersuchungen 3 Trematodenarten: *Echinoparyphium recurvatum* (Linstow, 1883) und

Apotemon gracilis (Rudolphi, 1819; Szidat, 1928), der zur Familie *Strigeidae* gehört. Histologisch ermittelte man eine starke Infiltration der Darmschleimhaut mit zellulären Elementen. Die Ansteckung erfolgte wahrscheinlich über das wildlebende Wassergeflügel. W. Bathke. 9810.

Hungerford, T. G. **Diseases of poultry.** London: Angus & Robertson LTD. 90 s.

XXV. KRANKHEITEN DER TIERE ZOOLOGISCHER GÄRTEN, DER PELZTIERE, DES WILDES, DER FISCHE

Šanda, Alexej; Brno, z. I. Interní Klin. Veterin. Fak. VŠZ. Zdravotní problematika zoologických zahrad. **(Veterinärmedizinische Probleme in zoologischen Gärten.)** Sborník českoslov. Akad. zemědělských Věd, veterin. Med. **7(35)** (1962) Nr. 3. S. 261–264. – 3 Lit. Zus. in Russ., Engl., Dtsch.
Die Aufgaben der zoologischen Gärten, ihre Unterhaltungskosten und die Sicherheit des Gartens in der betreffenden Umgebung erfordern eine systematische und vollentfaltete tierärztliche Fürsorge. Ihre Grundlage bilden hauptsächlich Präventivmaßnahmen aller Art, besonders gründliche Untersuchung neu untergebrachter Tiere, die vorher immer eine Quarantäne von angemessener Dauer durchmachen sollen. Einwandfreie Nahrung und Futteraufbereitung sind besonders sorgfältig und systematisch zu beaufsichtigen, gegen Parasitosen sind Präventivmaßnahmen zu ergreifen, koprologische Untersuchungen sind regelmäßig vorzunehmen, der Entwurmung und der Hygiene des ganzen Milieus muß erhöhte Aufmerksamkeit gewidmet werden. In dieser Hinsicht muß das Personal der zoologischen Gärten erzogen werden, und die Arbeitshygiene und -sicherheit müssen gewährleistet werden.
F. Nádvorník. 9862.

Klavins, I. V., Hackel, D. B., Kinney, T. D. und Wendt, W.; Cleveland, O., Western Reserve Univ., School of Med., Cleveland Metropolitan Gen. Hospital, Dep. of Pathol. Escherichia coli infections in captive wild cats. **(Escherichia coli-Infektionen bei gefangengehaltenen Wildkatzen.)** J. Amer. veterin. med. Assoc. **140** (1962) Nr. 10. S. 1086–1088. – 1 Tab., 7 Lit.
Die Sektionsbefunde der in den Jahren 1951–60 im Cleveland-Zoo gestorbenen 36 Raubkatzen werden mitgeteilt. 29 Tiere waren nicht älter als 4 Mon. und größtenteils von der Mutter aufgezogen worden. Bei 26 Raubkätzchen wurden Pneumonien als Todesursache erkannt. In 21 Fällen wurden *E. coli*-Keime aus Organen bzw. aus Blut oder Harn gezüchtet. Aus den Organen der 7 älteren Tiere (5 Mon.–14 Jahre) wurden dagegen niemals Colikeime isoliert. Jungtiere erliegen wahrscheinlich wegen ihrer geringen Abwehrkraft den Coliinfektionen. A. Kuntze. 9862.

Dekker, N. D. M. und Schaaf, A. van der; Utrecht, Rijksuniv., Klin. voor Veterin. Inwendige Ziekten; Inst. voor Veterin. Bacteriol. Een geval van open tuberculose bij een kameel. **(Offene Tuberkulose bei einem Kamel.)** Tijdschr. Diergeneeskunde 87 (1962) Nr. 17. S. 1133–1140. – 1 Abb., 15 Lit. Zus. in Engl., Franz., Dtsch.
Von einem auf Tournee in den Niederlanden befindlichem großen, ausländischen Zirkus wird ein Kamel in die Innere Tierklinik der Universität Utrecht eingeliefert mit dem Vorbericht, daß es in letzter Zeit stark abmagere und seit einiger Zeit rot gefärbten (blutigen) Urin absetze. Klinischer Status und genauer Untersuchungsgang werden beschrieben. Mit bovinem Tuberkulin im Simultantest (mit Johnin und aviärem Tuberkulin) ergab sich eine positive Reaktion; Hautdickenzunahme 6 mm. Die Autopsie erwies das Vorliegen einer Nierentuberkulose und fortgeschrittener tuberkulöser Erkrankung der Lunge und Leber. Im Harnsediment wurden zahlreiche Tuberkelbakterien nachgewiesen. K. Reinhardt. 9862.

Buchwalder, R.; Berlin, Humboldt-Univ., Inst. für Veterinärmed. Parasitol.; Berlin-Friedrichsfelde, Tierpark. **Koprologische Untersuchungen bei Cameliden (Camelus dromedarius, Camelus bactrianus) im Tierpark Berlin-Friedrichsfelde unter besonderer Berücksichtigung des Jahreszyklus.** Arch. exp. Veterinärmed. **16** (1962) Nr. 3. S. 413–431. – 14 Abb., 3 Tab., 22 Lit.
Mindestens einmal wöchentlich wurden die Faeces von 5 Dromedaren (*Camelus dromedarius*) und 8 Trampeltieren (*Camelus bactrianus*) ein Jahr lang auf Parasiteneier untersucht. Durch Larvenzüchtung und Infektionsversuche wurde bewiesen, daß die gefundenen Eier von 4 verschiedenen Nematodenarten stammten (vorwiegend *Camelostrongylus mentulatus*). Das Minimum der Eiausscheidung lag im kalten, trockenen Dezember, während in den regenreichen August-Septemberwochen die höchste Eiausscheidungsrate nachgewiesen wurde. Geringe (Jungtiere) oder herabgesetzte Widerstandskraft (Krankheit, Trächtigkeit, Laktation) verschoben das Wirt-Parasitengleichgewicht immer zugunsten der Parasiten. Hinweise zur Prophylaxe werden gegeben. Die Larvenzüchtungsmethoden werden eingehend erörtert.
A. Kuntze. 9862.

Pande, B. P., Rai, P. und Bhatia, B. B.; Mathura, Uttar Pradesh. Coll. of Veterin. Sci. and Animal Husbandry. On two new records of a trichostrongylid and a heligmostomatid nematode hitherto unknown from Camelus dromedarius L. in India with remarks on the genus Impalaia Mönnig. **(Über zwei neue Mitteilungen eines bisher unbekannten Trichostrongyliden und eines heligmostomatiden Nematoden vom Camelus dromedarius L. in Indien mit Bemerkungen über die Gattung Impalaia Mönnig.)** Indian J. veterin. Sci. Animal Husbandry **32** (1962) Nr. 1. S. 27–32. – 12 Abb., 14 Lit.
In *Camelus dromedarius* L. wurden bisher folgende Nematoden gefunden: a) Familie *Trichostrongylidae*: *Cooperia onchophora, C. pectinata, Camelostrongylus mentulatus, Nematodirus spathiger, N. dromedarius, N. mauritanicus, Haemonchus contortus, H. longistipes, Ostertagia circumcincta, O. trifurcata, Trichostrongylus colubriformis, T. probolurus, T. vitrinus, T. affinis* und *T. calcaratus*. b) Familie *Heligmostomidae*: *Anthostrongylus somalilensis* (Synonym: *Impalaia tuberculata*) und *I. nudicollis*. *Cooperia pectinata* und *Impalaia nudicollis* wurden erstmalig 1947 von Nagaty u. a. aus einem ägyptischen *Camelus dromedarius* beschrieben. Vff. stellten diese beiden Nematodeu zum ersten Mal in Indien fest. Die Autoren stimmen mit Travassos überein, der die Gattungen *Anthostrongylus* und *Impalaia* als Synonyma betrachtet und verwerfen die von Skrjabin neu aufgestellte Gattung *Anthostrongylus*, da die morphologischen Merkmale beider Gattungen höchst ähnlich sind und die Aufstellung einer neuen Gattung nicht rechtfertigen. G. Diez. 9862.

Vickers, J. H.; Pearl River, N. Y., Amer. Cyanamid Co., Lederle Lab. Div. Generalized staphylococcic infection in a monkey. **(Generalisierte Staphylokokkeninfektion bei einem Affen.)** J. Amer. veterin. med. Assoc. **141** (1962) Nr. 2. S. 256–257. – 2 Abb., 3 Lit.
Ein Husarenaffe (*Erythrocebus patas*), der an abszedierenden Ellenbogen- und Kniegelenksschwellungen litt, erhielt deswegen 3 Tage lang je 300000 IE Penicillin. Aus dem Abszeßeiter wurden Staphylokokken gezüchtet, die penicillinresistent, aber tetracyclinempfindlich waren. Trotz nachfolgender mehrtägiger Tetracyclingaben verendete das Tier. Bei der Sektion fand man zahlreiche kleinere Abszesse in Lungen, Leber und Milz. Die Harnleiter waren eitergefüllt. Als Todesursache wurde mithin eine generalisierte Staphylokokkose erkannt. A. Kuntze. 9862.

Gvazava, I. S., Magakjan, G. O., Ravič, I. V. und Akcenova, A. S. (Gwasawa, I. S., Magakjan, G. O., Rawitsch, I. W. und Axenowa, A. S.); Suchumi, Klin. Abt. des Inst. für Exp. Pathol. und Therapie der Akad. der Med. Wiss. der UdSSR; Moskau, Zentralinst. für Ärztl. Fortbild., Lehrstuhl für Mikrobiol. Ėksperimental'naja terapija bakterial'noj dizenterii u obežjan polimiksinom M. **(Experimentelle Therapie der bakteriellen Dysenterie bei Affen mit Polymyxin M.)** Antibiotiki, Moskva 7 (1962) Nr. 4. S. 327–331. — 1 Tab., 9 Lit. Zus. in Engl.

Da die Dysenterie auch weiterhin eine relativ weite Verbreitung aufweist, erfolgten Untersuchungen über die zweckmäßigste Anwendungsart der Antibiotica aus der Tetracyclinreihe am Modell der Affendysenterie. Aus den zahlreichen Versuchsreihen, die ausführlich beschrieben sind, ist ersichtlich, daß gute Erfolge bei folgender Kombination erreichbar sind. Perorale Verabreichung des Polymyxin M in relativ hohen Dosierungen bei gleichzeitiger intramuskulärer Applikation des in Novocain gelösten Chlortetracyclin und Äkmolin sowie die zusätzliche Verabreichung von tonisierenden Medikamenten. Lagen Komplikationen durch Pneumonien vor, erwies sich die Kombinierung des Polymyxin M mit Bicillin-3 bei verlängerten Behandlungszeiten als vorteilhaft. Im Verlauf der Versuche stellte man fest, daß bei oraler Applikation des Polymyxin M eine Resistenzsteigerung der Dysenterieerreger nicht eintritt. Ebenso konnten bei dieser Behandlungsart keine unerwünschten Nebenerscheinungen örtlicher oder allgemeiner Art beobachtet werden. W. Bathke. 9862.

Elze, K.; Leipzig, Karl-Marx-Univ., Ambulator. und Geburtshilfl. Tierklin., Zool. Garten. **Graviditätsbedingte Stoffwechselstörungen bei Zootieren (besonders bei Herbivoren), ihre Therapie und Prophylaxe.** Mh. Veterinärmed. **17** (1962) Nr. 13. S. 548–552. — 35 Lit.

Infolge ungenügender Bewegung und zu engem Eiweiß-Stärkeverhältnis können auch bei Zootieren gelegentlich schleichend verlaufende Ketosen beobachtet werden. Bei zu geringen Rauhfuttergaben können hochtragende Wiederkäuer akut an Graviditätstoxikosen erkranken und eingehen. Zur Prophylaxe derartiger Störungen empfiehlt Vf., den Muttertieren 20 Tage ante partum und 15 Tage post partum reichlich Rauhfutter und zusätzlich 30 bis 100 ml Natriumpropionat pro die geben zu lassen. A. Kuntze. 9862.

Dathe, H.; Berlin, Tierpark. **Zur Pathogenese von Mykosen bei Zoovögeln.** Mh. Veterinärmed. **17** (1962) Nr. 13. S. 544–548. — 2 Abb., 40 Lit.

Mykosen werden fast ausschließlich — wie anhand umfangreichen Sektionsmaterials bestätigt wird — bei solchen Vögeln beobachtet, die aus staubfreien oder wenigstens staubarmen Biotopen stammen. Belastenden Umweltfaktoren wie Fang, Transport, psychische Belastungen des Tieres sowie Futter- und Klimawechsel kommt große Bedeutung für den Ausbruch der Erkrankung zu. In Hungerzeiten sterben Millionen südamerikanischer Guanovögel an sekundär auftretenden Mykosen. Meeresvögel besitzen besondere Nasendrüsen, von denen mit der Nahrung oder Wasser überschüssig aufgenommenes Salz wieder ausgeschieden wird. Es wird vermutet, daß durch die Salzabscheidung eine gewisse Filterung der Atemluft erfolgt. Um die Funktion der Drüsen zu erhalten, wird angeregt, frisch importierte sowie besonders pilzempfindliche Vogelarten (z. B. Pinguine) im Zoo auf Salzwasser zu halten. Wissenschaftliche Untersuchungen über diesbezügliche prophylaktische Maßnahmen werden vorgeschlagen. A. Kuntze. 9862.

Beach, J. E.; London, Roy. Veterin. Coll., Dep. of Pathol. Diseases of budgerigars and other cage birds. A survey of post-mortem findings. Part. II. **(Krankheiten der Wellensittiche und anderer Käfigvögel. Eine Übersicht der Sektionsbefunde. 2. Mitt.)** Veterin. Rec. **74** (1962) Nr. 2. S. 63–68. — 6 Tab., 1. Mitt. vgl. LZ. Abt. IV 7 (1962) Nr. 11. S. 2462.

In 33 Fällen lagen Störungen im weiblichen Fortpflanzungsapparat vor (Legenot, Eileitervorfall, Eikonkremente, vom Eileiter ausgehende Peritonitis, cystische Hyperplasie des Eileiters, multiple Eierstockscysten, Tumoren), in 41 Fällen Neubildungen an den männlichen Keimdrüsen. Von den Krankheiten des Nervensystems betrafen 29 Fälle das Gehirn. Das Kreislaufsystem war in 13 Fällen betroffen, die Niere in 71 Fällen (Gicht, Neubildungen, Nephritis), die Leber in 34 Fällen (akute Hepatitis, chronische Hepatitis, Neubildungen). Bei mehreren Tieren wurden Milzschwellungen auch Neubildungen und Hyperplasie der Hypophyse wurden festgestellt. Bei 56 Vögeln wurde eine Vergrößerung der Schilddrüse gefunden. B. Busch. 9862.

Beach, J. E.; London, Roy. Veterin. Coll., Dep. of Pathol. Diseases of budgerigars and other cage birds. A survey of post-mortem findings. Part III. **(Krankheiten der Wellensittiche und anderer Käfigvögel. Eine Übersicht der Sektionsbefunde. 3. Mitt.)** Veterin. Rec. **74** (1962) Nr. 5. S. 134–140. — 4 Abb., 30 Lit. 2. Mitt. vgl. vorst. Ref.
In 21 Fällen wurden Veränderungen an der Haut beobachtet (Milben, Federausfall, Ekzeme, Neubildungen), in 21 Fällen an den Knochen (Frakturen, Skoliosen, Dislokationen, Hyperostosen, Neubildungen). Außer an den beschriebenen Organen wurden Neubildungen in Form von Lipomen bei 41, andere mesodermale Tumoren bei 33 und epitheliale Tumoren bei 7 Tieren gefunden. In 32 Fällen wurden Befunde erhoben, die als Todesursache Verhungern vermuten lassen, in 40 Fällen Fettleber und Adipositas. Bei 8 Tieren wurde eine Septikämie diagnostiziert. Spezifische Infektionen: Der Nachweis des Psittacosisvirus gelang nicht bei Wellensittichen, wohl aber bei je einem Tier von *Poicep halussenegalus* und *Platycereus venustus*. Von 17 Tieren, die Paralyse gezeigt hatten, wurde der Darminhalt auf das Poliomyelitis-Virus untersucht, jedoch mit negativem Erfolg. Tuberkulose konnte nicht nachgewiesen werden, Salmonellose und Pasteurellose nicht bei Wellensittichen, jedoch in je 3 Fällen bei anderen Käfigvögeln. Der Nachweis von Vergiftungen war schwierig. — 67 Fälle konnten nicht geklärt werden. B. Busch. 9862.

Charpentier, Jean-Pierre; Alfort, École Nat. Vétérin. Situation des élevages d'animaux à fourrure en France. **(Zur Lage der Pelztierzüchtereien in Frankreich.)** Diss. Alfort **1961** 60 S. – 1 Abb., 16 Lit. K. Reinhardt. 9870.

Pankov, V. A. (Pankow, W. A.); Udelnaja, Gebiet Moskau, Forsch.-Inst. für Pelztier- und Kaninchenzucht. Kak predochranit' pušnych zverej ot infekcionnych boleznej. **(Verhütung von Infektionskrankheiten bei Pelztieren.)** Krolikovodstvo i zverovodstvo, Moskva **5** (1962) Nr. 4. S. 23–25.
Die Ursachen für das Auftreten von Infektionskrankheiten (Parathyphus, Botulismus, Leptospirose, Pasteurellose, Aujeszkysche Krankheit u. ä.) in Pelztierfarmen sind in der Übertragung durch infiziertes Fleisch, in der Einschleppung durch Tierzugänge und in der Übertragung durch das Pflegepersonal zu suchen. Es ist daher notwendig, von Seiten des Veterinärpersonals eine laufende Kontrolle der Futterküchen vorzunehmen und auf die Keimfreimachung von Fleisch- und Fischfuttermitteln (Vakuumerhitzung, Behandlung des Futters mit 2–4%igem Kaliumsupersulfid oder Ameisensäure) zu achten. Für besonders wichtig hält Vf. aber die Impfung der Tiere mit polyvalenten Vaccinen. Er beschreibt seine Großversuche mit verschiedenen kombinierten Vaccinen (Staupe, Parathyphus-Botulismus, Encephalomyelitis-Staupe-Aujeszky) in Nerz- sowie Blau- und Silberfuchsfarmen. Gleichzeitig werden auch die einzelnen Dosierungen angegeben. In einer Nerzfarm starben z. B. von 20000 vaccinierten Tieren nur 16 an Staupe, während in anderen Beständen, wo die Impfung zu spät einsetzte, Verluste von 10–20% und darüber auftraten. Vf. kommt zu der Schlußfolgerung, daß der größte Nutzeffekt einer Vaccinierung in Pelztierfarmen dann gegeben ist, wenn sie entweder in bestimmten Zeitabständen regelmäßig durchgeführt wird, oder wenn sie sofort beim Auftreten der ersten Seuchenanzeichen vorgenommen wird. E. Werner. 9870.

Cochrane, R. L. und Shackelford, R. M.; Univ. of Wisconsin, Dep. of Genetics; Madison, Wis., U.S. Dep. of Agric. Effects of exogenous oestrogen alone and in combination with progesterone on pregnancy in the intact mink. **(Die Wirkung von Oestrogen allein und in Kombination mit Progesteron auf die Trächtigkeit gesunder Nerze.)** J. Endocrinology **25** (1962) Nr. 1. S. 101 bis 106. — 1 Tab. 15 Lit.
In mehreren Versuchen wurde der Einfluß von Hormonen auf tragende Nerzfähen untersucht. In Gruppe 1 erhielten 10 tragende Fähen 2,4 mg Progesteron und 24 mg Oestradiol- Benzoat 12 Tage lang. Von diesen wurde insgesamt 1 Welpe nach 64 Tagen Tragezeit geworfen. Die Fähen der Gruppe 2, die 20 Tage lang dieser Behandlung unterzogen wurden, brachten keine Würfe. Erhielten die Fähen 8 mg Progesteron und 2 mg Oestron pro Tag über eine Zeit von 12 Tagen (Gruppe 3), erfolgte eine Verringerung des Wurfdurchschnittes gegenüber der Kontrollgruppe. Den Fähen der Gruppe 4 wurden 3 mg Oestron 8 Tage lang verabreicht, wodurch eine Verlängerung der Tragezeit und Verringerung der Wurfgröße eintrat. Aus den Untersuchungen geht hervor, daß die Oestrogen-Gaben allein oder in Verbindung mit Progesteron die Wurfgröße reduzieren und eine Verzögerung der Ei-Implantation beim Nerz bewirken. H. Zimmermann. 9870.

Konrád, Jaroslav; České Budějovice, KVZ — Krajská Veterin. Nemocnice. Klinika sněti slezinné u kožišinových zvířat. **(Klinische Verfolgung des Milzbrandes bei Pelztieren.)** Sborník českoslov. Akad. zemědělských Věd, veterin. Med. **7(35)** (1962) Nr. 3. S. 239–248. — 3 Abb., 16 Lit. Zus. in Russ., Dtsch.
Es wird das Vorkommen des Milzbrandes in zwei Pelztierzuchten (bei Nerzen und Waschbären), mit akutem bis perakutem Verlauf und 100%iger Mortalität beschrieben, Bei den Nerzen konnte die Incubationsfrist nicht festgestellt werden. Während der letzten 10 Tage wurden die Tiere mit einer gemahlenen Mischung aus Rindfleisch und Eingeweiden, aus Fleisch eines verendeten Kalbes und ferner aus frischem Blut und Haferflocken gefüttert. Von 25 Nerzen verendeten 12 innerhalb von 14 Std. nach der letzten Fütterung, die übrigen im Laufe des ersten und zweiten Tages. Bei den Waschbären betrug die Incubationszeit etwa 64 Std.; auch sie wurden mit einer aus Schlachthofkonfiskaten bestehenden Mischung gefüttert, die allerdings in den letzten Tagen von schlechterer Qualität war und der Mineralien, Weizenschrot, Hefe und Frischgemüse zugesetzt waren. Fleisch von besserer Qualität erhielten Nerze und Füchse, die nicht erkrankten, ähnlich wie Wachhunde mit ihren Welpen, die am kritischen Tage dasselbe Futter kriegten wie die Waschbären. Neun Waschbären starben plötzlich, die übrigen 5 innerhalb von 2 Stunden. Bei den erkrankten Tieren beobachtete man Appetitlosigkeit, zeitweiligen Brechreiz, Mattigkeit, Atembeschwerden, krampfartige Muskelzusammenziehungen und bei den Nerzen auch Paresen der Hintergliedmaßen. Die Sektion ergab Milz- und Lebervergrößerungen und katarrhalische Entzündung der Magen- und Darmschleimhäute mit Exsudat in der Brust- und Bauchhöhle. Bakteriologisch stellte man Milzbranderreger fest. Als Infektionsquelle wird in beiden Fällen infiziertes Fleisch angesehen, das jedoch im zweiten Falle auch andere Tiere erhielten (namentlich Hunde, Nerze und Füchse), ohne zu erkranken. Aus diesem Grunde wird die Möglichkeit einer verschieden starken Empfänglichkeit der Tiere gegen *B. anthracis* erwogen. F. Nádvorník. 9870.

Arro, I. V. (Arro, I. W.); Veterin.-Bakteriol. Republikslab. der Lett. SSR. Otravlenie norok progorklymi žirami. **(Vegiftung bei Nerzen mit verdorbenem Fett.)** Krolikovodstvo i zverovodstvo, Moskva **5** (1962) Nr. 4. S. 24–25.
Bei jungen Nerzen wurden Fälle von Intoxikation im Juli/August 1961 beobachtet. Das klinische Bild war gekennzeichnet durch Inappetenz,

Apathie, Schwäche oder Parese der Nachhand, Durchfall und beschleunigten Puls. Die erkrankten Tiere verstarben meist plötzlich, frühestens 1–2 Tage, spätestens 1 Woche nach dem klinischen Ausbruch der Erkrankung. Kurz vor dem Tode zeigten die Tiere noch komatöse Zustände. Das Sektionsbild wird ausführlich geschildert. Es ist gekennzeichnet durch eine hämorrhagische Gastroenteritis und Schwellung der abdominalen Lymphgefäße. Eine Infektion konnte in allen Fällen bakteriologisch ausgeschlossen werden. Die Analyse ergab, daß in den betreffenden Betrieben Fisch und Fleisch verfüttert worden war, welches 8–9 Mon. im Kühlhaus gelegen hatte, obwohl die Haltbarkeitsgrenze bei 3 Mon. lag. Die eigentliche Ursache der Intoxinkationserscheinungen und Todesfälle bei den Nerzen war die Verfütterung von ebenso lange gelagertem Pferdefett. In den Betrieben, in welchen regelmäßig Vitamin E appliziert wird, traten trotz der gleichen Fütterung keine Todesfälle ein.
E. Werner. 9870.

Eremeev, M. N. und Stepanenko, N. D. (Jeremejew, M. N. und Stepanenko, N. D.); Kirow, Unions-Forsch.-Inst. für Tier. Rohstoffe und Felle. O zabolevanii sobolej listeriozom. **(Zur Erkrankung von Zobeln an Listeriose.)** Veterinarija, Moskva **39** (1962) Nr. 3. S. 57–58.

Über die Erkrankungen von Zobeln unter natürlichen Bedingungen ist wenig bekannt. Vff. untersuchten die Tierkörper von 17 Zobeln und fanden bei zwei Zobeln Reinkulturen von *Listeria monocytogenes*. Die bekannten bakteriologischen Eigenschaften der Listerien werden beschrieben. Die gefundenen Stämme erwiesen sich im Tierversuch an Kaninchen, Meerschweinchen und weißen Mausen als apathogen. Zur Steigerung der Virulenz züchteten Vf. die Kulturen über 0,2%igem Agar. Nach 18–20stündiger Bebrütung wurden die Kulturen gemeinsam mit dem Agar in einer Dosis von 0,5 Milliarden Bakterien intraperitoneal an weiße Mäuse verimpft. Die Tiere starben nach 36–48 Stunden; in Ausstrichen aus ihren Organen konnten Listerien wieder nachgewiesen werden. Die Virulenzsteigerung, die man bei Keimen der TPE-Gruppe durch Züchtung in halbflüssigem Agar erreicht, ist also auch bei Listerien möglich. W. Plaschke. 9870.

Krupp, Jerome H.; Denver, Univ. of Colorado, Med. Center, Dep. of Surgery. Treatment of opossums with Physaloptera infections. **(Behandlung von Opossums mit Physaloptera-Befall.)** J. Amer. veterin. med. Assoc. **141** (1962) Nr. 3. S. 369–370. – 1 Abb., 1 Tab., 3 Lit.

In einer Opussum-Zucht gingen die Tiere unter Durchfallserscheinungen und Gewichtsverlust ein. Durch Sektionen konnte bei mehreren Tieren eine Rötung der Magenschleimhaut mit fleckigen Erosionen festgestellt werden. Außerdem ließen sich 2,5 bis 5 cm lange, fest an die Schleimhaut geheftete Würmer nachweisen, die als *Physaloptera turgida* diagnostiziert wurden. Der Verdauungstrakt wies eine hämorrhagische Enteritis auf. Behandlungsversuche mit Piperazinhexahydrat und 2-betamethoxyaethylpyridin führten lediglich zu einer Verringerung des Parasitenbefalles, wogegen nach Gaben von 0,75 cm^3 Carbondisulfid per os ein Wurmbefall nicht mehr ermittelt wurde. Drei Monate später wiesen die Opossums wieder einen guten Gesundheitszustand auf.
H. Zimmermann. 9870.

Naumov, V. A. (Naumow, W. A.); Kirow, Landwirtsch. Inst. Inkljuzionnaja citomegalija u šinšill. **(Einschlußcytomegalie bei Chinchillas.)** Krolikovodstvo i zverovodstvo, Moskva **5** (1962) Nr. 2. S. 24–25. – 5 Abb.

Vf. beobachtete 1961 erstmalig die Einschlußcytomegalie bei Chinchillas. In Leber, Lunge wie auch im Dünn- und Dickdarm waren kleine weißliche Knötchen vorhanden. Die typischen intranuclearen Einschlüsse waren in den Zellen der subpleuralen Knötchen, an den Bronchien, in den Wänden der Blutgefäße und Alveolen anzutreffen. Rings un die Anhäufungen der Cytomegalien war das Gewebe injiziert und manchmal mit Epitheloidzellen durchsetzt. M. Rolle. 9870.

Lissot, M. Traitement efficient des maladies des lapins. **(Wirksame Behandlung von Kaninchenkrankheiten.)** Bull. Acad. vétérin. France [N. S.] **35** (1962) Nr. 5. S. 163–165. – 1 Tab.

Vf. beschreibt durch Zukauf aufgetretene Krankheitserscheinungen in einer Kaninchenzucht. Es wurden Leber- und Darmcoccidiose, Spirochaetose und eine Lungen-Brustfellentzündung gefunden. Neben einer Mischflora wurden vorwiegend Pasteurellen aus Lungen und Pleuraexsudat ermittelt. Eine stallspezifische Vaccine mit Arsenikverbindungen wurde hergestellt und 3 Injektionen s. c. in achttägigen Intervallen verabreicht. Die Vaccine wurde sowohl an tragende, säugende und Jungtiere prophylaktisch wie kurativ verrabreicht. Sie zeigte sich wirksam gegen die Pasteurellose, Spirochaetose sowie die Coccidiose. H. Linsert. 9870.

Abramov, M. I. (Abramow, M. I.); Kursk, Landwirtsch. Inst., Lehrstuhl für Veterinärmed. Opyt raspoznavanija i likvidacii vroždennogo rachita krolikov. **(Ein Versuch zur Feststellung und Verhütung angeborener Rachitis bei Kaninchen.)** Krolikovodstvo i zverovodstvo, Moskva **5** (1962) Nr. 6. S. 25–29. – 4 Abb., 2 Tab.

Rachitis wurde vom Vf. bei jungen Kaninchen (20–45 Tage alt) häufig diagnostiziert. In einer Farm verstarben 79% der Jungtiere, wobei meist Septikämie und Coccidiose als Verdachtsdiagnosen gestellt wurden. Diese konnten aber weder pathologisch-anatomisch noch bakteriologisch bestätigt werden, vielmehr handelt es sich ebenfalls um rachitische Erkrankungen. Vf. führte daraufhin in verschiedenen Kaninchenfarmen klinische, biochemische, röntgenologische, pathologisch-anatomische und histologische Untersuchungen durch, deren Ergebnisse er in Form von Tabellen und Abbildungen zusammenfaßt, und kommt zu folgenden Schlußfolgerungen: 1) durch unterschiedliche Fütterung der Muttertiere kommt es bei diesen zu Störungen im Mineralstoffwechsel; das wirkt sich schädigend auf die embryonale Entwicklung der Kaninchen aus, so daß bereits stark geschwächte Jungtiere geboren werden (der Ca- und P-Blutspiegel dieser Tiere liegt weit unter der Norm); 2) die rachitischen Veränderungen betreffen nicht nur die Knochen, sondern es können auch Veränderungen der Lungen, des Herzens, der Nieren, der Leber sowie des Nerven- und Muskelsystems auftreten; wenn die Knochendeformationen klinisch manifest werden, ist die Erkrankung schon sehr weit fortgeschritten; 3) die Behandlung und Prophylaxe muß während der embryonalen Entwicklung mittels Verabreichung von Calcium- und Phosphorpräparaten sowie leicht verdaulichem Eiweiß und Vitamin D an die Muttertiere begonnen werden. E. Werner. 9870.

Gusev, B. A. und Rachmetullin, R. G. (Gussew, B. A. und Rachmetullin, R. G.) Dejstvie furazolidona pri paratife krolikov. **(Die Wirkung von „Furazolidon" bei Paratyphus der Kaninchen.)** Krolikovodstvo i zverovodstvo, Moskva **5** (1962) Nr. 6. S. 24–25. – 1 Tab.

In der Literatur sind nur Hinweise über die gute Wirkung des Furazolidon bei Paratyphus der Pelztiere (Nerze, Silber- und Blaufüchse) und des Geflügels vorhanden. Aus diesem Grunde führten Vff. mehrere Versuche in Kaninchenfarmen durch, in welchen Paratyphus (Typ Breslau) sehr häufig auftrat. Nachdem an wenigen Tieren die toxische Dosis, die Applikationsmethode, die Verträglichkeit und der Infektionsmodus geklärt worden waren, wurde mit dem Versuch begonnen. Dabei wurden den Versuchskaninchen (6–8 Wochen alt, in Einzelkäfigen gehalten) Paratyphus-Kulturen mit dem Futter zugeführt. Eine Tiergruppe bekam sofort per os Furazolidon mit verabreicht, während

der zweiten Gruppe das Medikament erst nach dem klinischen Ausbruch der Erkrankung gegeben wurde. Es zeigten sich gute Ergebnisse im Gegensatz zu den Kontrollgruppen (tabellarische Zusammenstellung der Ergebnisse). Bei der Sektion der Kontrolltiere zeigten sich nekrotische Veränderungen der Schleimhaut des Magen-Darm-Kanals, besonders des Blinddarms, außerdem konnten bakteriologisch Paratyphuserreger nachgewiesen werden. Die Zerlegung von an Coccidiose gestorbenen Kaninchen der Versuchsgruppen zeigte diese Veränderung nicht, ebenfalls konnten keine Paratyphuskeime herausgezüchtet werden. Daraus ergibt sich nach Meinung der Vff., daß beim Paratyphus der Kaninchen zur Heilung zweimal täglich 30 mg/kg Kgw. und bei ansteckungsgefährdeten Tieren einmal täglich dieselbe Menge Furazolidon, jeweils über einen Zeitraum von 7 Tagen verabreicht, gute Ergebnisse zeitigt.
E. Werner. 9870.

Eremeev, M. N. und Čurkina, R. A. (Jeremejew, M. N. und Tschurkina, R. A.); Kirow, Landwirtsch. Inst. Listerioz u šinšill. **(Die Listeriose der Chinchillas.)** Krolikovodstvo i zverovodstvo, Moskva **4** (1961) Nr. 12. S. 26–27. — 3 Abb.
Ende 1960 wurde aus den USA eine kleine Gruppe Chinchillas importiert, um zu prüfen, ob die Möglichkeit zu iherer Akklimatisierung und Vermehrung in der UdSSR besteht. Nach einiger Zeit erkrankten die Tiere fieberhaft, verstarben und wurden einer gründlichen Untersuchung unterzogen. Das Material für die bakteriolog. Untersuchung wurde in 40%igem Glycerin konserviert. Bei den dabei isolierten Kulturen handelte es sich um *Listeria monocytogenes*, die für Laboratoriumstiere pathogen waren. Die bakteriolog. Technik wird beschrieben; außerdem wird das pathologisch-histologische Bild eingehend dargestellt. W. Plaschke. 9870.

Rastoropov, G. P. (Rastoropow, G. P.); Borowljanka, Region Altai, RSFSR. Lečenie i profilaktika infekcionnogo stomatita. **(Behandlung und Prophylaxe der infektiösen Stomatitis.)** Krolikovodstvo i zverovodstvo, Moskva **5** (1962) Nr. 2. S. 26.
Der Vf. behandelte erkrankte Kaninchen mit Sulfodimesin. Eine Tablette von 0,5 wurde zerrieben und ein Fünftel davon in Intervallen von 4–10 Std. den Kaninchen in den Mund gestreut. Nach 3tägiger Behandlung waren die Tiere gesund. Eine dreimalige Verabreichung an gesunde Tiere machte diese gegen die Infektion widerstandsfähig. M. Rolle. 9870.

Semenov, B. G. (Semjonow, B. G.); Rayon Roslawl, Gebiet Smolensk, Sowchos „Sharynski". Iz opyta bor'by s pasterellezom krolikov. **(Erfahrung der Bekämpfung der Pasteurellose bei Kaninchen.)** Krolikovodstvo i zverovodstvo, Moskva **5** (1962) Nr. 2. S. 26.
In mit Pasteurellose verseuchten Beständen wurden an alle Jungtiere 3–4 Tage lang 2mal täglich 0,2 Norsulfazol mit dem Futter prophylaktisch verabreicht. Erkrankte Tiere wurden isoliert und mit 20000 E in 1%igem Novocain verdünntem Terramycin i. m. gespritzt. Am ersten Tage wurden zusätzlich 5 cm^3 trivalentes Antiserum injiziert. In den nächsten 4 Tagen kam nur Terramycin und am 5. Tage wieder Serum zur Verabreichung. Auf diese Weise wurden 960 Tiere behandelt. Nach 11 Tagen hörte die Pasteurellose im Bestande auf. Die Stallungen und die Umgebung wurden mit Natronlauge und die Gehege samt Zubehör mit 2%igem Kreolin desinfiziert.
M. Rolle. 9870.

Bouvier, G., Bourgisser, H. und Schneider, P. A.; Lausanne, Inst. Galli-Valerio; Serv. Vétérin. Cantonal. Observations sur les maladies du gibier et des animaux sauvages faites en 1959 et 1960. **(Beobachtungen über die Krankheiten des Wildes in den Jahren 1959 und 1960.)** Schweiz. Arch. Tierheilkunde **104** (1962) Nr. 7. S. 440–450. — 11 Abb.

In diesen beiden Jahren haben Vff. insgesamt 791 Wildtiere, Vögel und Fische untersucht und bei ihnen die Todesursache ermittelt. Bei Steinböcken wurden chronische Nephritis, Entkräftung und Coccidiose gefunden. Die Verluste bei den Gemsen und Hirschen traten im Winter auf und beruhten bei den jungen Tieren auf Verletzungen oder Erschöpfung infolge des starken Schneefalles im Winter 1959/60. Dazu kamen bei den Gemsen noch verminöse Bronchopneumonie und Infektionen der Haut. Die Todesursache bei den Rehen waren Altersschwäche, Zahnanomalien, Verletzungen und Entkräftung im Winter, besonders bei jungen und ganz alten Tieren. In Einzelfällen traten Pseudotuberkulose, Listeriose, Toxoplasmose und mehrmals Mykosen auf. Erhebliche Ausfälle waren durch Endoparasiten bedingt. Bei den Hasen war in bestimmten Gegenden Brucellose vorhanden, die Pseudotuberkulose ging zurück. Außerdem wurden Pasteurellose, Staphylomykose und Toxoplasmose beobachtet. Endoparasiten waren bei den Hasen ziemlich häufig (Lungenwurm, Leberegel, *Strongylus intestinalis*). Bei den Eichhörnchen lagen häufig Oxyuren und Coccidien vor. Die Igel hatten viel Endoparasiten. Bei den Dachsen wurden zwei Fälle mit boviner Tuberkulose festgestellt. Zahlreiche weitere Einzelheiten im Original. A. Meyer. 9880.

Keymer, J. F., Rose, J. H., Beesley, W. N. und Davies, S. F. M.; Weybridge, Surrey, Centr. Veterin. Lab. A survey and review of parasitic diseases of wild and game birds in Great Britain. **(Übersicht und Betrachtung der parasitären Erkrankungen der wilden und jagdbaren Vögel in Großbritannien.)** Veterin. Rec. 74 (1962) Nr. 33. S. 887–894. E. Wiesner. 9880.

Nováková, Eliška; Praha, Lab. pro Užitou Lesnickou Zool. Lesnické Fak. VŠZ; Zbraslav-Strnady, Výzkumný Ústav Lesního Hospodářství a Myslivosti. Vztah mezi pohlavím hostitele a extensitou a intensitou invaze srostlicí travlou (Syngamus trachea Mont.). **(Beziehung zwischen dem Geschlecht des Wirtes und der Extensität und Intensität der Invasion von Syngamus trachea Mont.)** Lesnictví 8(35) (1962) Nr. 6. S. 453–462. – 2 Tab., 13 Lit. Zus. in Russ., Engl., Franz.

Rebhühner aus verschiedenen Gebieten der Tschechoslowakei wurden auf Syngamose untersucht, wobei der Beziehung zwischen dem Geschlecht des Wirtes und dem Befallsgrad durch *Syngamus trachea* Mont. eine erhöhte Aufmerksamkeit gewidmet war. 1670 erlegte Tiere wurden auf die Anwesenheit und Zahl erwachsener Parasiten (jedes Paar galt als ein einziger Fall) und 204 Stück nur auf die Anwesenheit der Spulwürmer untersucht. Annähernd die Hälfte der untersuchten Rebhühner waren Hähne. Im allgemeinen und ohne Rücksicht auf das Alter werden die Hennen fast zweimal so oft und dreimal stärker befallen als die Hähne. Bei den Hennen wurden folgende Werte festgestellt: befallen 7,2% (evtl. 7,4%), auf jede befallene Henne entfielen 2,49 und auf jede untersuchte 0,18 Parasiten. Die Befallsquote der Hähne betrug 3,4% (evtl. 3,1%), auf jeden befallenen Hahn entfielen 1,83 und auf jeden untersuchten Hahn 0,06 Parasiten. Die Extensität, d. h. Verhältnis der Befallenenzahl zur Gesamtzahl der untersuchten Individuen, war bei den Küken größer als bei den älteren Stücken. Die weiblichen Küken werden öfter befallen, und ihre Gefährdung nimmt mit dem Alter zu, während die Invasion bei älteren Rebhühnern mitunter häufiger die Hähne, dann wiederum die Hennen trifft. Die tatsächliche Intensität, d. h. die auf 1 befallenes Stück entfallende Parasitenzahl, weist nur minimale Unterschiede auf. Die absolute Intensität (Zahl der auf 1 Stück entfallenden Parasiten) ist bei den Hennen etwa dreimal so hoch. B. Hamzová. 9880.

Ursíny, Juraj; Bratislava, VVS. Výskyt lyssy u divej zveri v ČSSR pro druhej svetovej vojne a jej následky. **(Auftreten der Tollwut beim Wild in der Tschechoslowakei nach dem zweiten Weltkrieg und seine Folgen.)**

Sborník českoslov. Akad. zemědělských Věd, veterin. Med. **7(35)** (1962) Nr. 3. S. 213–226. – 3 Abb., 2 Tab. Zus. in Russ., Dtsch.
Auf Grund von Literaturangaben (Kraus, Düwer, Kauker-Zettel, Hussel, Kaiser u. a.) wird eingangs eine Übersicht über das Auftreten der Tollwut in Mitteleuropa dargeboten. Die Tollwut verbreitete sich damals besonders auf dem Gebiet von Polen, DDR und DBR, Oesterreich und Ungarn. Auch die Tschechoslowakei ist nicht verschont geblieben, besonders die Grenzgebiete von Böhmen und Mähren und die ganze Slowakei. Das Tollwutvorkommen in der Tschechoslowakei wird nach Ländern und Jahren beschrieben. Die Tollwut überwiegt namentlich bei wildlebenden Tieren, vor allem Füchsen, bei denen sie 55% aller Fälle erreicht. In den Jahren 1945–1960 wurde in der Tschechoslowakei die Tollwut bei 287 Füchsen, 5 Wölfen, 2 Wildkatzen, 6 Dachsen und einem Reh festgestellt. In den Jahren 1958, 1960 und 1961 verbreitete ein tollwütiger Wolf die Tollwut in der Ostslowakei. 1958 wurden von einem tollwütigen Wolf 12 Kühe und 1 Ziege gebissen, die 3–4 Wochen später an Tollwut erkrankten; 1960 waren es 51 Rinder, 3 Pferde, 2 Ziegen, zahlreiche Hunde und 2 Menschen. Insgesamt 236 Menschen und zahlreiche Tiere wurden zur Behandlung und auch präventiv geimpft. Eine Kuh erkrankte erst nach 9 Monaten. Die Infektion verlief bei 80% der Rinder in stiller und bei 20% in rasender Form. 1961 wurden 4 Rinder, 4 Pferde und eine Ziege von einem tollwütigen Wolf gebissen, der auch einen Menschen tödlich verwundete. Neben diesen Fällen kam die Tollwut auch bei Füchsen vor. Die Folge war, daß eine systematische Vertilgung der karnivoren Raubtiere (Wölfe, Luchse, Wildkatzen, Füchse) vorgeschlagen wurde; außerdem schlug man vor, die Verlautbarung über die Schonzeit für Füchse, Dachse und Wildkatzen in der Slowakei zu widerrufen. Das aus den Revieren stammende Wildbret sollte vor der Freigabe nach der Methode von Sellers auf Tollwut untersucht werden. F. Nádvorník. 9880.

Ursíny, Juraj; VVS. Brucelóza a zajačia zver. **(Brucellose und das Hasenwild.)** Pol'ovníctvo Rybárstvo **1962** Nr. 3. S. 7. – 1 Abb.
Eine populärwissenschaftliche Abhandlung über das Auftreten der Brucellose bei Hasen, über die Symptome und Feststellungen, die man hauptsächlich bei Hasenuntersuchungen in den Veterinäruntersuchungsanstalten macht, und über die Möglichkeiten einer gegenseitigen Infektion der landwirtschaftlichen Nutztiere und der Hasen. Vf. berichtet, daß die Haseninfektion im Jahre 1941 in Schlesien festgestellt worden und gegenwärtig auch in Frankreich, in der DBR, Dänemark, Italien, Oesterreich, Ungarn, Polen und in der Sowjetunion verbreitet sei. Seit 1961 ist die Hasenbrucellose in der Tschechoslowakei meldepflichtig. Das Auftreten der Krankheit darf den Plan zur Tilgung der Brucellose bei landwirtschaftlichen Nutztieren, der in der Tschechoslowakei spätestens im Jahre 1964 erfüllt werden soll, nicht stören. F. Nádvorník. 9880.

Klähn, J.; Greifswald, Veterinäruntersuchungs- und Tiergesundheitsamt. **Das Vorkommen der Hasenbrucellose in Mecklenburg.** Mh. Veterinärmed. **17** (1962) Nr. 14. S. 569–573. – 1 Abb., 1 Tab., 56 Lit.
Nach einer Besprechung der Literatur über das Vorkommen, die pathologisch-anatomischen Veränderungen und die Epidemiologie der Hasenbrucellose wird über 12 Fälle von Hasenbrucellose aus den Kreisen Greifswald, Rügen, Anklam, Grimmen und Wolgast berichtet. Pathologisch-anatomische Veränderungen in Form von Abszessen und Organschwellungen werden an den Hoden, in der Leber, Milz und in den Lungen festgestellt. Die aus dem Abszeßeiter von 7 Fällen isolierten Brucellen konnten als *B. suis var. Dänemark* (Thomsen) differenziert werden. Vf. nimmt an, daß als Infektionsquelle für die Hasen nicht die Schaf- oder die Schweinebrucellose, sondern vielmehr die stark verbreitete Rinderbrucellose (?) in Frage kommt. E. Kunter. 9880.

Weidenmüller, H.; Schleißheim, Bayer. Landesanst. für Tierseuchenbekämpf. **Zur hämorrhagischen Septikämie der Hasen.** Berliner Münchener tierärztl. Wschr. **75** (1962) Nr. 16. S. 314–315.

Vornehmlich im Winter und Frühjahr tritt diese Krankheit oft mit bis zu 80% Todesfällen auf. Bei Zerlegung findet man scharlachrote Verfärbung der Kehlkopf- und Luftröhrenschleimhaut, die außerdem noch mit Blutungen übersät ist; zusätzlich besteht manchmal fibrinöse Pleuritis, Pericarditis und katarrhalische Gastroenteritis. Als Erreger wurde *Pasteurella multocida* ermittelt. Auf Grund von 72 isolierten Stämmen, von denen 52 in der Mukoidform, 16 andere in der Glattform und 4 weitere in der Mischform wuchsen, kommt Vf. zu dem Schluß, daß als primäre Krankheit bei Vorliegen der nach allgemeiner Auffassung wenig virulenten Mukoidform vorwiegend Lungenwurmbefall angesehen werden muß, somit nicht in jedem Falle die Isolierung von *Past. multocida* die Diagnose „Haemorrhagische Septikämie" (Pasteurellose) rechtfertigt. W. Mathieu. 9880.

Zavadil, Rostislav; Brno, Katedra Parazitol. a Invazních Chorob Veterin. Fak. VŠZ. Listroforóza u našich zajíců. **(Die Listrophorose bei unseren Hasen.)** Sborník českoslov. Akad. zemědělských Věd, veterin. Med. **7(35)** (1962) Nr. 3. S. 167–172. – 8 Abb., 6 Lit. Zus. in Russ., Engl., Franz., Dtsch.

Es wird die durch die Milbe *Listrophorus gibbus* (Pagenstecher 1862) hervorgerufene Hasenräude und ihre Charakteristik beschrieben. Außerdem wird der Erreger lokalisiert, der auch auf Kaninchen übertragen werden kann. In einem Fall fand man im im Hasenhaar gleichzeitig auch noch eine andere Milbenart, *Cheyletiella parasitivorax* (Mégnin, 1878), die sich mit den Milben *Listrophorus gibbus* nährt und ursprünglich für den Hasenräudeerreger gehalten wurde. Die Veränderungen der Körperoberfläche wie Haarausfall und Schuppenbildung kommen am Rücken, Hals und zu beiden Seiten des Brustkorbes am häufigsten vor. Die Haut dieser kahlen Flächen ist gewöhnlich dunkel bis schwarz; die kranken Hasen fallen deshalb auf. Sie müssen so rasch als möglich aus dem Revier entfernt werden. F. Nádvorník. 9880.

Mikula, Alois. Rožňavská epidémia trichinelózy – vážna výstraha pre pol'ovnikov. **(Trichinosis bei freilebenden Tieren in der Slowakei.)** Myslivost **1962** Nr. 5. S. 86. – 1 Tab.

Ein kurzer Bericht über die Erkrankung von 18 Personen (zumeist Jäger und ihre Familienangehörigen) in der Gegend von Rožnov an Trichinosis nach Genuß von nichtgekochten geräucherten Bratwürsten aus Wildschweinfleisch, das keiner tierärztlichen Untersuchung unterzogen wurde. Weitere 30 Personen waren infektionsverdächtig. In diesem Zusammenhang wird auf die Gefahr des Auftretens von Trichinellen bei Füchsen, Wildkatzen, Luchsen und Wölfen in der Slowakei und auf die obligatorische Fleischbeschau erjagter Wildschweine aufmerksam gemacht. F. Nádvorník. 9880.

Kotrlý, Alois; Zbraslav n/Vlt., Výzkumný Ústav Les. Hosp. Cizopasníci kamzíků jesenické oblasti. **(Gamswildparasiten im Gesenkegebiet.)** Lesnictví **8(35)** (1962) Nr. 11. S. 941–956. – 7 Abb., 3 Tab., 43 Lit. Zus. in Russ., Engl., Span. 9880.

Chroust, Karel; Brno, Katedra Parazitol. Veterin. Fak. VŠZ. Svalovec stočený (Trichinella Spiralis) u divoce žijících masožravců. **(Trichinella spiralis bei freilebenden Karnivoren.)** Sborník českoslov. Akad. zemědělských Věd, veterin. Med. **7(35)** (1962) Nr. 3. S. 173–184. – 8 Abb., 1 Tab., 38 Lit. Zus. in Russ., Engl., Dtsch.

Mit Rücksicht auf Trichinenbefunde bei Karnivoren, die in der älteren Literatur erwähnt werden, untersuchte man in den Jahren 1958–1960 170 wildlebende und aus verschiedenen Gebieten der Tschechoslowakei stammende kleine und große Tiere auf Trichinen. Mit Hilfe der Kompressions- und bei den meisten Tieren auch Verdauungsmethode wurden insgesamt 22 400 Muskelgewebeproben untersucht, die von 77 Raubtieren (Familien der Katzen- und Hundeartigen, von 30 Stück der Familie der Wieselartigen, von 50 Nagern [Familien der Eichhorn- und Mäuseartigen] und von 13 Paarhufern [Familie der Schweineartigen]) stammten. Auf jedes Stück entfielen durchschnittlich 132 Proben. Trichinellen fand man bei 6 Tieren (1 Wildkatze, 1 Fuchs, 2 Luchse und 2 Wölfe) von insgesamt 4 Gegenden, davon 5 Tiere aus der Ostslowakei und 1 Luchs aus Nordmähren), und zwar mit Hilfe der Kompressionsmethode. Untersucht wurden Proben der Zungen- und Herzmuskulatur, der Intercostalmuskulatur sowie der Muskulatur der vorderen und hinteren Gliedmaßen und des Zwerchfells: am stärksten befallen waren die Proben der Zungenmuskulatur, der Muskulatur der Hintergliedmaßen und des Zwerchfells. Der positive Befund wurde außerdem durch Tierversuch überprüft. Bei der helminthologischen Magen- und Darmsektion fand man selbst bei positiven Tieren keine erwachsenen Trichinellenstadien. Die Untersuchungsergebnisse stimmten mit den bisherigen Angaben im großen ganzen überein, nur war die Verseuchung der Füchse verhältnismäßig schwächer, und negative Befunde bei kleinen Karnivoren zeugen dafür, daß diese bei der Verbreitung der Trichinellose keine besondere Rolle spielen. Die bisherigen Untersuchungen der Muskulaturproben von Zwerchfellpfeilern müssen um die Untersuchung der Zungenmuskulatur und der Muskulatur der hinteren evtl. auch der vorderen Gliedmaßen und der Intercostalmuskulatur erweitert werden, und zwar bei der Anwendung sowohl der Kompressions- als auch der Verdauungsmethode. Infolge der Migration der Tiere kann das Entstehen neuer natürlicher Infektionsherde (besonders in der Slowakei) nicht als ausgeschlossen gelten. F. Nádvorník. 9880.

Páv, Jaromír, Kotrlý, Alois und Zajíček, Dalibor; Zbraslav n/Vlt., Výzkumný Ústav Lesního Hospodářství a Myslivosti; Praha, Státní Veterin. Ústav. Cizopasní červi černé zvěře (Sus scrofa L.) některých oblastí v Čechách a na Moravě. II část. **(Parasitische Würmer des Schwarzwildes in einigen Gebieten Böhmens und Mährens. 2. Mitt. Die ökologische Beziehung der Intensität und Extensität der Invasion beim eingegatterten und in der freien Wildbahn lebenden Schwarzwild.)** Sborník českoslov. Akad. zemědělských Věd, veterin. Med. **7(35)** (1962) Nr. 3. S. 185–192. – 1 Tab., 58 Lit. Zus. in Russ., Engl., Dtsch. 1. Mitt. vgl. LZ. Abt. IV 7 (1962) Nr. 4. S. 907.

Um den parasitären Befall aufzuklären, wurden 30 Stück von eingegattertem und in der freien Wildbahn in Böhmen und Mähren lebendem Schwarzwild (*Sus scrofa*) untersucht. Sowohl bei jungem als auch älterem, aus Gattern stammendem Schwarzwild wurden mehrere Parasitenarten und auch stärkerer Befall (besonders Metastrongyliden) festgestellt. Die Zahl der in den Gattern festgestellten Arten betrug 13, in den Wildbahnen 6. Insgesamt fand man 14 verschiedene Arten; die am meisten verbreiteten und gesundheitlich gefährlichsten waren die Lungenwürmer *Metastrongylus pudendotectus* und *M. elongatus* sowie die Magenwürmer *Physocephalus sexalatus*, *Ascarops strongylina* und *Simondsia paradox*. Verhältnismäßig häufig (26,31% der untersuchten Fälle) waren *Oesophagostum dentatum* und *Trichocephalus latus* und in 15% der aus den Gattern stammenden Fälle auch *Fasciola hepatica*. Die Untersuchung auf Trichinen war in allen Fällen negativ. Die Arten *Globocephalus urosubulatus* und *Simondsia paradox* sind in der Tschechoslowakei beim Schwarzwild zum ersten Mal festgestellt worden. Mit Rücksicht auf diese Befunde müssen die Präventivmaßnahmen in den Gattern intensiver werden, die Frischlingsfutterplätze müssen abgesondert und ihre Umgebung muß saniert werden; außerdem müssen ausreichende Mengen Qualitätsfutter gesichert sein. Die Erhöhung der Schwarzwildbestände und deren Migration können zu einer Verbreitung der Helminthosen bei weidenden landwirtschaftlichen Nutztieren führen. F. Nádvorník. 9880.

Beresford-Jones, W. P.; London, Roy. Veterin. Coll., Dep. of Pathol. Observations on the helminths of British wild red foxes. **(Beobachtungen über die Helminthen bei wildlebenden Rotfüchseh in Großbritannien.)** Veterin. Rec. **73** (1961) Nr. 36. S. 882–883. – 1 Tab., 8 Lit.
Es werden die qualitativen Ergebnisse von helminthologischen Sektionen bei 300 wildlebenden Rotfüchsen aus 27 Grafschaften in Schottland, Wales und England mitgeteilt. In 137 Fällen lag ein *Toxocara canis*-Befall vor, dicht gefolgt von *Uncinaria stenocephala* (129 Fälle). Dagegen konnte *Toxascaris leonina* nur bei 8 Füchsen festgestellt werden; bei weiteren 47 Füchsen wurden zwar unreife Askariden gefunden, es gelang jedoch nicht, deren Artspezifität zu ermitteln. *Trichinella spiralis*, als Muskeltrichine, konnte nur 1 mal nachgewiesen werden. Weitere Befunde: *Capillaria aerophila* (59 Fälle), *Capillaria plica* (54 Fälle bei 275 untersuchten Harnblasen), *Crenosoma vulpis* (1), *Taenia sp.* (20), *Taenia serialis* (1), *Hymenolepis nana* (1), *Mesocestoides sp.* (7); nicht zu definierende Taenien (6), *Euparyphium melis* (1), *Eristalis sp.* (1). In den 261 untersuchten Nieren wurden in keinem Falle Parasiten gefunden. Bei der koprologischen Untersuchung wurden außerdem Eier von *Ancylostoma* (1 Fall; 1 weibl. Expl.), *Anoplocephalidae* (7), *Ascaris suum* (1), *Syngamus trachea* (1) sowie Milben (10) und 1 Laus festgestellt, die sich ausnahmslos als Darmpassanten erwiesen. Schließlich wurden bei der Kotuntersuchung in 52 Fällen Oocysten – *Eimeria* und *Isospora* – gefunden; wobei Vf. vermutet, daß die Oocysten in einigen Fällen von verzehrten Kaninchen, Kleinsäugern oder Küken stammten. Th. Hiepe. 9880.

Mituch, Ján; Košice, ČSAV Helmintol. Ústav SAV. Príspevok k poznaniu helmintofauny líšky obyčajnej eurázijskej (Vulpes vulpes crucigera L.) na Slovensku. **(Ein Beitrag zur Kenntnis der Helminthenfauna des Fuchses [Vulpes vulpes crucigera L.] in der Slowakei.)** Sborník českoslov. Akad. zemědělských Věd, veterin. Med. **7(35)** (1962) Nr. 3. S. 227–238. – 5 Tab., 20 Lit. Zus. in Russ., Dtsch.
In den Jahren 1954–1960 wurden nach der Skrjabin'schen helminthologischen Sektionsmethode 112 hauptsächlich aus verschiedenen slowakischen Kreisen stammende Füchse untersucht; bei 100 Tieren fand man insgesamt 15 Helminthenarten. Am häufigsten kamen der Bandwurm *Mesocestoides lineatus* (bei 46,4% der Fälle), ferner *Toxocara canis* (40,1%) und *Thomix aerophilus* (28,5%) vor. Das Vorkommen des Bandwurmes *Taenis crassiceps* zeugt dafür, daß die Füchse an der Vertilgung von Mäusen beteiligt sind, während das Vorkommen von *Taenia pisiformis* einen Beweis dafür liefert, daß die Füchse auch Hasen überfallen. Verhältnismäßig häufiges Vorkommen von *Trichenella spiralis* (19,6%) bedeutet eine ständige potentiale Gefährdung von Tieren und Menschen. Es gab Füchse, die bis zu 5 verschiedenen Helminthenarten beherbergten. Die stärkste Invasion wiesen der Verdauungstrakt, besonders der Dünndarm, und die Atmungswege, vor allem die Lunge auf. F. Nádvorník. 9880.

Páv, Jaromír, Zajíček, Dalibor und Zima, Ladislav; Zbraslav n/Vlt., Výzkumný Ústav Lesního Hospodářství a Myslivosti; Praha, Státní Veterin. Ústav. K výskytu Paramphistomum cervi (Schrank 1790) u naší spárkaté zvěře. **(Zum Vorkommen von Paramphistomum cervi bei unserem Schalenwild.)** Sborník českoslov. Akad. zemědělských Věd, veterin. Med. **7(35)** (1962) Nr. 3. S. 161–166. – 9 Abb., 23 Lit. Zus. in Russ., Engl., Dtsch.
Es werden Funde von Pansenegeln im Magen erlegten oder verendeten Schalenwildes aus drei Lokalitäten der ČSSR beschrieben; es handelte sich um: europäischen Hirsch, Weißhirsch, Damhirsch, Mufflon, Rehbock. Die

Funde wurden zuerst makroskopisch untersucht; dann wurden die Pansenegel zwecks systematischer Einordnung histologisch geprüft; und als *Paramphistomum cervi* (Schrank 1790) bestimmt. Übereinstimmend mit den Befunden von Nikolaevskij (1953, bei Rentieren), wurden die Pansenegel nur im Magen zu Hunderten bis Tausenden in verschiedenen Entwicklungsstadien gefunden. Das befallene Wild zeigte keine Krankheitssymptome, nur zwei junge Exemplare von Weißhirsch, die auch von *Fasciola hepatica* stark befallen waren, wiesen Veränderungen auf, die auf eine Gastroenteritis schließen ließen. Der Ernährungszustand des Damwildes war auch bei starker Invasion gut. Die Pansenegel saugen sich im Magen an den Papillen fest oder liegen zwischen ihnen. Die Schleimhaut um die Saugstelle herum war mit Blut überfüllt, die Distalpartie der betroffenen Papillen war verdickt und wies als Folge der mechanischen Beschädigung Veränderungen auf (histologisch Anzeichen einer durch Druck verursachten Zellatrophie). Abbildungen zeigen histologische Schnitte des Pansenegels und der Papille.
F. Nádvorník. 9880.

Krul, Jaromír; Brno, Katedra pro Patol. Morfol. a Fysiol. Veterin. Fak. VŠZ. Tuberkulóza srnčí zvěře. **(Tuberkulose des Rehwildes.)** Sborník českoslov. Akad. zemědělských Věd, veterin. Med. **7(35)** (1962) Nr. 3. S. 207–212. – 4 Abb., 10 Lit. Zus. in Russ., Engl., Dtsch.
Nach einigen Literaturangaben über Tuberkulosebefunde beim Wild, namentlich beim Rehwild, beschreibt Vf. aus eigener Erfahrung einen Tuberkulosefall bei einem Reh, das wegen Lähmung der Hintergliedmaßen zur Sektion in die Anstalt angeliefert worden ist. Die Sektion ergab Tuberkulose der Lunge und der mediastinalen Lymphknoten mit einem tuberkulösen Knoten zwischen dem 4. und 5. Brustwirbel an der Ventralseite der Wirbelsäule, der eine Kompression und Stenose des Rückenmarks verursachte, ferner Herzerweiterung, akute katarrhalische Enteritis und Hyperämie der Leber. Die Veränderungen in der Lunge und den Lymphknoten waren im großen ganzen ähnlich wie bei der Lungentuberkulose des Rindes. Durch Typisierung wurde boviner Typus der Tuberkuloseerreger festgestellt. Die Lähmung der Hintergliedmaßen ist wohl auf den tuberkulösen Wirbelsäulenprozeß zurückzuführen. F. Nádvorník. 9880.

Alibasoglu, Mehmet, Kradel, David C. und Dunne, H. W.; University Park, Pennsylvania State Univ., Dep. of Veterin. Sci. Cerebral nematodiasis in Pennsylvania deer (Odocoileus virgineanus). **(Nematodenvorkommen im Gehirn des Pennsylvania-Hirsches [Odocoileus virgineanus].)** Cornell Veterinarian **51** (1961) Nr. 3. S. 431–441. – 5 Abb., 18 Lit.
Das Auffinden von Lungenwürmern der Art *Elaphostrongylus tenuis* im Kopf eines Weißwedelhirsches (*Odocoileus virgineanus*) veranlaßte Vff. weitere 80 Tiere, die im Winter 1959 im Staate Pennsylvania (USA) erlegt worden waren, auf das Vorkommen dieses Nematoden zu untersuchen. Die Erhebungen ergaben, daß 75% der Hirsche mit 2 bis 20 vollentwickelten Exemplaren dieser haardünnen, 48 bis 68 mm langen, oft recht aktiven Würmer befallen waren, die vorwiegend im subduralen Raum, im meningealen Sinus, auch im Bereich der Hypophyse und der Hemisphären des Großhirns sowie in anderen Hirnabschnitten angetroffen wurden. Bei histologisch ausgewerteten Gehirnen konnte eine chronische, nichteitrige, eosinophile, verminöse Meningitis besonders im Bereich der Dura mater festgestellt werden. Die gemachten klinischen Beobachtungen und die histologischen Untersuchungsergebnisse wiesen darauf hin, daß unter bestimmten Umständen dieses Nematodenvorkommen die Ursache nervöser Störungen sein kann. Nach der vorliegenden Literatur halten es Vff. für wahrscheinlich, daß der Entwicklungsablauf dieses Lungenwurmes des Hirsches an das zentrale Nervensystem gebunden ist. S. Nickel. 9880.

Trainer, Daniel O. und Hanson, Robert P.; Madison, Univ. of Wisconsin, Wisconsin Conserv. Dep.; Dep. of Veterin. Sci. The association of white-tailed deer and cattle in Wisconsin. **(Die Gemeinschaftshaltung von Virginia-Hirschen und Rindern in Wisconsin.)** Cornell Veterinarian **52** (1962) Nr. 3. S. 431–438. K. Reinhardt. 9880.

Smirnov, A. N. (Smirnow, A. N.); Kusminski, Gebiet Moskau, Unions-Inst. für Exp. Veterinärmed., Lab. für Mikrobiol. und Immunität. Patologija kopyt olenej, perebolevšich jaščurom. **(Pathologie der Klauen von an MKS erkrankte Renen.)** Trudy Vsesojuznogo instituta ėksperimental'noj veterinarii, Moskva **26** (1962) S. 26–29. – 5 Abb.

Vf. beschreibt die pathologische Anatomie und Histologie von 23 Renklauen, die charakteristische MKS-Veränderungen zeigten. Beim an MKS erkrankten Ren sind häufig die Vorderextremitäten in Mitleidenschaft gezogen (Loslösung des Klauenhorns, Deformierung der Klauen durch ungleichmäßiges Nachwachsen des Horns im Bereich des Zwischenklauenspaltes). – Das Ausschuhen (häufig nur einer Klaue) wird noch dadurch begünstigt, daß das Ren sich durch Scharren im Schnee sein Futter sucht, der Schnee in die Spalten der beschädigten Klaue eindringt, vereist und das Klauenhorn absprengt. Auch die Afterklauen werden mit in den Zerstörungsprozeß einbezogen. Eine physiologische Regeneration des Horns ist durch rechtzeitige Pflege der durch MKS veränderten Klaue möglich. D. Weyhe. 9880.

Lebeda, M.; Brno, Ústav pro Patol. Fyziol. Veterin. Fak. VŠZ. Nález klíšťat Ixodes ricinus v hlubokých vrstvách kůže a v mízní uzlině lišek (Vulpes vulpes L.). **(Zeckenfunde [Ixodes ricinus] in tiefen Hautschichten und in Lymphknoten der Füchse.)** Veterin. Časopis **11** (1962) Nr. 2. S. 193 bis 205. – 10 Abb., 25 Lit.

Weibliche Imagines der Zecke *Ixodes ricinus* fand man in tiefen Hautschichten bei 4 Füchsen (Vulpes vulpes L.), in einem subcutanen Muskel und im Kniekehlenlymphknoten bei einem Fuchs. Wiederholte Funde dieser Art weisen darauf hin, daß die intradermale oder subcutane Lokalisation dieser Zecke gar nicht so selten ist, so daß sie auch bei anderen Tieren verfolgt werden sollte. Nach histologischer Untersuchung wird der Parasit im Wirt von einer feinen fibrinösen Kapsel umgeben, so daß er sich nicht mehr vermehren kann und im Gewebe abstirbt. Die Zusammensetzung der Zellenschicht stimmte nicht in allen Fällen überein. Oft fand man, besonders in den Arterien, kubische und zylindrische Endothelien wahrscheinlich als Folge einer Resorption der pathologischen Zeckenprodukte, da die Zeckenausscheidungen toxisch sind (Pavlovský, Stein). Die Füchse waren körperlich in einer guten Kondition, gut behaart, und ihre Behaarung wies keine Veränderungen auf. Die Pathogenese des Vordringens der Zecken in die tiefen Hautschichten, in die subcutanen Schichten und in die Lymphknoten muß weiterhin untersucht werden. F. Nádvorník. 9880.

Dyk, Václav und Dykový, Ivan; Brno, Parazitol. Katedra Veterin. Fak. VŠZ. Oblastní rozdíly ve výskytu a uvolňování larev střečka Cephenomyia stimulator z hostitele. **(Regionale Unterschiede im Auftreten und Freiwerden von Dasselfliegenlarven.)** Sborník českoslov. Akad. zemědělských Věd, veterin. Med. **7(35)** (1962) Nr. 3. S. 193–206. – 6 Abb., 6 Tab., 12 Lit. Zus. in Russ., Dtsch.

Es wurden 179 erlegte, aus 26 Gebieten stammende Rehböcke auf das Vorhandensein von Dasselfliegenlarven der Art *Cephenomia stimulator* (Clark 1815) mit dem Ergebnis untersucht, daß 88 Tiere (49,1%) befallen waren (Befallsintensität 1–39 Larven). Befallen waren überwiegend junge Tiere und Tiere von mittlerem Alter bis zu 6 Jahren ohne Rücksicht auf die Bestandesart und die Seehöhe (200–100 m). Die Larven befanden sich in den

Atmungswegen von Rehböcken, die vor Ende Mai, in einigen Fällen jedoch auch noch im ersten Augustdrittel erlegt wurden; mit dem Flug der Imagines muß man noch im September rechnen. Die Larven waren bis 32 mm lang; ihre Körperlänge kann bei wiederholtem Befall des Rehbockes verschieden sein. Es zeigte sich, daß die Kontrolle der Dasselfliegenkrankheit auf junge Tiere (bis zu 2 Jahren) nicht beschränkt bleiben darf, da auch ältere Rehböcke bis zu 6 Jahren befallen werden können. Stark befallene, mit Atmungsbeschwerden behaftete, schnaubende und hustende Tiere sollen abgeschossen werden; ihre Köpfe werden dann abgeschnitten und die Larven vernichtet. F. Nádvorník. 9880.

Flückiger, G.; Bern. **Zur Gemsblindheit.** Schweiz. Arch. Tierheilkunde **104** (1962) Nr. 7. S. 436–439. – 1 Lit.
Bereits 1927 wurde durch Versuche bewiesen, daß Gemsblindheit und infektiöse Agalaktie der Hausziegen wechselseitig nicht übertragbar sind. Eine gewisse Parallelität besteht aber darin, daß bei beiden Erkrankungen nur eine geringe Anzahl Tiere akut erkranken, während die übrigen wahrscheinlich stumm „durchseuchen". Vf. vermutet, daß es sich beim Erreger der Gamsblindheit ebenfalls um einen Mikroorganismus der PPLO-Gruppe (Mycoplasmen) handelt, der zur Auslösung der Infektion bestimmter Hilfsfaktoren bedarf. Entsprechende Untersuchungen hierüber werden angeregt. A. Kuntze. 9880.

Harrison, Jeffery und Kear, Janet; Slimbridge, Glos, Wildfowl Trust. Some congenital abnormalities in the beaks and skulls of wildfowl. **(Einige angeborene Schnabel- und Schädelabnormitäten beim Wildgeflügel.)** Veterin. Rec. **74** (1962) Nr. 22. S. 632–633. – 3 Abb., 6 Lit.
Im Wildfowl-Trust wurden während der Brutperiode 1961 mehrere befruchtete, aber abgestorbene Eier geöffnet, um die Todesursachen zu ergründen. Sowohl bei Stockentenküken als auch bei anderem Wildwassergeflügel wurden 6 verschiedene Schnabel- und Schädelmißbildungen festgestellt, von denen man annimmt, daß sie rezessiv vererbt werden. A. Kuntze. 9880.

Jellison, William L., Vinson, William und Borg, Karl; Boston, Mass., Harvard Univ., School of Public Health, Dep. of Microbiol.; Hamilton, Mont., Nat. Inst. of Health; Nat. Inst. of Allergy and Infectious Diseases, Rocky Mountain Lab.; Stockholm, Sweden, Statens Veterinärmed. Anst. Adiaspiromycosis (Haplomycosis) in Sweden. **(Adiaspiromycosis [Haplomycosis] in Schweden.)** Acta veterin. scand. **2** (1961) Nr. 2. S. 178–184. – 4 Abb., 1 Tab., 10 Lit.
1956 wurde erstmalig auch in Schweden bei einem Nagetier die bislang nur in den USA bekannte Haplomycosis, die durch einen pneumotropen Pilz – *Emmonsia crescens* – hervorgerufen wird, nachgewiesen. Durch systematische Untersuchungen an wilden Nagetieren (Mäusen, Ratten, Lemmingen, Hasen, Nerzen, Nutrias) und Füchsen wurden jetzt 5 neue Haplomycosisfälle festgestellt, von denen 4 auf Kleinnager entfallen, die äußerlich gesund erschienen. Bei einem hochgradig abgemagerten Fischotter (*Lutra lutra*) wurden massive Lungenveränderungen gefunden, die durch Emmonsien verursacht worden waren. Es ist wahrscheinlich, daß Abmagerung und Tod als Folgen der Haplomycosisinfektion aufzufassen sind. A. Kuntze. 9880.

Dyk, Václav und Tesarčík, Jan; Brno, Vodňany. Terapie ichtyoftiriózy generačních kaprů malachitovou zelení v terénních podmínkách. **(Therapie der Grießkörnchenkrankheit [Ichthyophthiriose] der Generationskarpfen mit Malachitgrün unter Praxisbedingungen.)** Veterinářství **12** (1962) Nr. 6. S. 166–168. – 2 Abb.
Es wird die versuchsweise Therapie der Grießkörnchenkrankheit (Ichthyophthiriose) von Generationskarpfen mit Malachitgrün beschrieben, die bereits

in Polen, der DDR und Ungarn mit Erfolg angewandt wird. Die erfolgreiche Therapie in der Praxis setzt voraus, daß eine minimale Farbstoffkonzentration von 0,5 mg/l eingehalten und die maximal zulässige Gabe je Karpfen (0,9 mg Farbstoff/l) nicht überschritten und daß der Farbstoff im Fischbehälter gleichmäßig und gründlich, auch in den Ecken und an den Rändern, vermischt wird. Die Kur dauert 6 Tage und am jeden Tag muß die volle Farbstoffgabe frisch zugesetzt werden; der Wasserzufluß und -abfluß im Behälter muß verhindert werden. Die Wirkung des Bades wurde mikroskopisch überprüft. Die Versuchsfische laichten gut und ihre Brut bis zu 6 cm Länge wies keine Grießkörnchen mehr auf. F. Nádvorník. 9890.

Ljubašenko, Sergej Jakovlevič und *Petrov, Aleksandr Michajlovič*. **Bolezni pušnych zverej.** (Krankheiten der Pelztiere.) Moskva: Sel'chozizdat. 1962. (214 S.) 8°. (1962 A 1146)
MacDiarmid, A. **Diseases of free-living wild animals.** Rome: Food and agric. org. of the U. N. 1962. (119 S.) 8° = FAO-agricultural-studies. No. 57. (SR 393, 57)

XXVI. ZOONOSEN

Lipnicki, Janusz; Warszawa. Zoonozy w Polsce. **(Zoonosen in Polen.)** Med. weteryn. **18** (1962) Nr. 10. S. 591–599. – 1 Tab., 40 Lit. Zus. in Russ., Engl., Franz., Dtsch.

Der Ausdruck „Zoonosen" wurde von der Weltgesundheitsorganisation (WHO) für die von Wirbeltieren auf den Menschen und umgekehrt auf natürlichem Wege übertragbaren Krankheiten und Infektionen endgültig festgelegt. Andere Definitionen wie z. B. „Anthropozoonosen" usw. sind nicht mehr aktuell. Nach der Besprechung des Zoonosenproblems als solchem sowie der polnischen veterinärhygienischen Bekämpfungsmaßnahmen stellt Vf. eine Übersicht der Zoonosen in Polen nach dem zweiten Weltkrieg zusammen. Rotz, sporadische Ornithoseherde, Q-Fieber, Schweine- und Schafbrucellose wurden durch die Tötung der kranken und krankheitsverdächtigen Tiere grundsätzlich getilgt. Es können derzeit Milzbrand, Tollwut, Leptospirose, Räude, Tularämie und Listeriose sporadisch festgestellt werden. Ein Problem bilden noch Rinderbrucellose, Schweinerotlauf, Echinokokkose, Finnen- und Bandwurmerkrankungen. Die wichtigsten Probleme sind jedoch für den Menschen Tuberkulose, Salmonellose und Trichinose (0,013% der geschlachteten Schweine), für Tiere dagegen Rindertuberkulose, Salmonellose und aus den Nachbarländern übergreifende MKS. Außerdem wurden bei Menschen die Katzenkrallenkrankheit, die Frühjahr-Sommer-Zeckengehirnentzündung und Balantidiasefälle festgestellt. Zwecks erfolgreicherer Zoonosenbekämpfung ist eine enge Zusammenarbeit der Gesundheits- und Veterinärdienste unbedingt erforderlich. Ein besonderer Nachdruck ist auf die gänzliche Menschen- und Tierbrucellose-, Trichophytiase- und Räudetilgung, auf beträchtliche Salmonelloseverminderung und auf die Milzbrand-, Tollwut-, Trichinose-, Echinokokkose-. Bandwurm- und Finnenvorbeugung bei Menschen zu legen. W. Radomiński. 9900.

Glenchur, Harry, Seal, Ulysses S., Zinneman, Horace H. und Hall, Wendell H. (unter techn. Mitarb. von Lewis, Mary D. und Towner, Luther P.); Minneapolis, Minn. Serum precipitins in human and experimental brucellosis. **(Serumpräzipitine bei menschlicher und experimenteller Brucellose.)** J. Lab. clin. Med. **59** (1962) Nr. 2. S. 220–230. – 6 Abb., 2 Tab., 12 Lit.

Nach der Infektion mit *B. melitensis,* Stamm 363, traten beim Kaninchen ab 2. Woche Serumpräzipitine auf. Es konnten höchstens 10 Präzipitine festgestellt werden. Zwischen der Schwere des Infektionsverlaufes und der Zahl der Präzipitine bestanden direkte Beziehungen. Mit abgetöteten *B. abortus*-Bakterien hyperimmunisierte Kaninchen bildeten nur nach hohen Dosen Präzipitine, die nach Abschluß der Immunisierung innerhalb zweier

Monate wieder verschwanden. Nach einer Wiederholungsinjektion traten sofort wieder Präzipitine im Serum auf. Mit Hilfe der Agar-Gel-Diffusionstechnik konnten in einem durch mechanische Aufbereitung gewonnenen *B. melitensis*-Extrakt 36 Präziptinogene nachgewiesen werden. Bei der Elektrophorese konnte gezeigt werden, daß alle Serumpräzipitine in der Gamma-Fraktion enthalten sind; in den Alpha- oder Beta-Globulinen ließen sich keine Präzipitine feststellen. Von 11 Patienten mit bakteriologisch nachgewiesener Brucellose konnten nur bei 2 Patienten mit Brucellose-Abszessen und bei einem Patienten mit Verdacht auf akute Brucellose Serumpräzipitine ermittelt werden. Die Serumpräzipitine sind demnach wahrscheinlich besonders bei chronischer, aktiver Brucellose ausgebildet. E. Kunter. 9908.

Jindřichová Jiřina; Hradec Králové. Několik poznámek o profesionální brucelóze v ČSSR. **(Erfahrungen aus dem ersten Bezirk in der ČSSR, in welchem die Brucellose getilgt wurde.)** Veterinářství 12 (1962) Nr. 5. S. 139–140. – 1 Abb. 2 Tab.
Zur Brucellosebekämpfung in der Tschechoslowakei tragen neben den tierärztlichen Maßnahmen auch sanitäre Vorkehrungen bei, die zum Schutze von Personen laut Richtlinien des Gesundheitsministeriums durchgeführt werden. Dank der materiellen Interessiertheit der Werktätigen gelang es, die Brucelloseisolate im Ostböhmischen Bezirk beschleunigt zu tilgen, wo insgesamt 765 unter dem Risiko der Brucellose beschäftigte Personen unter Evidenz standen, darunter 43 Kranke. Bei 5 Isolaten sind auch 484 Familienangehörige untersucht worden einschließlich der Kinder von Bewohnern der Isolate, bei denen die Möglichkeit einer alimentären Infektion gegeben war. Die Untersuchung war bei allen negativ, auch der Agglutinationstiter war nicht höher. Die epidemiologische Übertragungsgefahr besteht im Bezirk trotz der Tilgung der Brucellose noch weiter, und zwar durch Personen, Futtermittel, Dünger, durch Hasen und andere wildlebende Tiere, wofür neue Brucellosefälle in 3 Rinder- und 4 Schweinezuchten Zeugnis ablegen, in denen es nicht gelang, die Art der Einschleppung zuverlässig aufzuklären. Wegen dieser Gefahr müssen die in den enzootischen Herden Beschäftigen noch eine längere Zeit gründlich beobachtet und untersucht werden. Die Lage in der Tschechoslowakei ist in dieser Hinsicht günstiger als in anderen volksdemokratischen Staaten und vor allem in Frankreich (siehe Berichte des Internationalen Kongresses über den Gesundheitsschutz der Landbevölkerung in Tours und über das Internationale Symposium in Lublin 1961). F. Nádvorník. 9908.

Popcova, M. D., Chrustaleva, L. A. und Skorynina, Z. P. (Popzowa, M. D., Chrustalewa, L. A. und Skorynina, S. P.); Perm, RSFSR, Inst. für Vaccine und Seren. Nekotorye voprosy ėpidemiologii salmonellezov. **(Einige Probleme der Salmonellosen-Epidemiologie.)** Žurnal mikrobiologii. ėpidemiologii i immunobiologii, Moskva **33** (1962) Nr. 6. S. 139–141. – Zus. in Engl.
Bei sporadisch auftretenden Salmonellosen besitzen Verfolgungsuntersuchungen über Ansteckungsherde und Ausbreitungswege besondere Bedeutung. Deshalb wurden 39 sporadische Salmonellosefälle (34 *S. typhimurium*, 5 *S. virchow*, *S. newport* und *S. suipestifer*) einer näheren Betrachtung unterzogen. Die Verfolgungsuntersuchungen, die in der Regel erst 3 Wochen nach der Hospitalisierung des Erkrankten einsetzten, zeigten, daß bei Kontaktpersonen und -tieren Erreger und Antikörper ungeachtet fehlender bzw. nur kurze Zeit vorhanden gewesener atypischer klinischer Symptome nachweisbar waren. Nahrungsmittel konnten in einigen Fällen als Ansteckungsquelle ermittelt werden. Bei *S. suipestifer* lag eine Kontaktinfektion von der Mutter auf das Brustkind vor. Wahrscheinlich überstehen die Erwachsenen öfter als Kinder leichte und symptomlose Formen der Salmonellosen, woraus gefolgert wird, daß unter der Bevölkerung ein großes und zugleich beständiges Reservoir an Salmonellen besteht. Die sogenannten sporadischen Salmonello-

seausbrüche stellen nach Ansicht der Vff. Erkrankungen innerhalb einer Familie dar, bei denen ein Familienmitglied klinisch erkrankt und weitere Familienmitglieder symptomlos die Infektion überstehen.
W. Bathke. 9910.

Černucha, Ju. G. und Kokovin, I. L. (Tschernucha, Ju. G. und Kokowin, I. L.); Moskau, Gamaleja-Inst. für Epidemiol. und Mikrobiol. der Akad. der Med. Wiss. der UdSSR. O leptospiroze tipa saxkoebing. **(Über eine vom Typ Saxkoebing hervorgerufene Leptospirose.)** Žurnal mikrobiologii, ėpidemiologii i immunobiologii, Moskva **32** (1961) Nr. 12. S. 84–87. — 1 Tab., 10 Lit. Zus. in Engl.
In der Umgebung von Smolensk und Moskau wurde aus der sibirischen Wurzelmaus (*Microtus oeconomus*) *L. saxkoebing* isoliert. Die gleichen Leptospiren wurden von an Leptospirose erkrankten Menschen gezüchtet. Serologisch waren *L. saxkoebing* mit *L. hebdomadis*, *L. medanensis*, *L. wolffi*, *L. nero* und *L. sejroe* identisch. Die Krankheitssymptome bei Menschen waren den klinischen Erscheinungen bei *L. grippotyphosa*-Erkrankungen gleich.
M. Rolle. 9912.

Redečkina, Z. P. (Redetschkina, S. P.); Saratow, RSFSR, Med. Inst. Nekotorye materialy k kliničeskoj charakteristike lichoradki ku. **(Über klinische Symptome bei Q-Fieber.)** Žurnal mikrobiologii, ėpidemiologii i immunobiologii, Moskva **32** (1961) Nr. 12. S. 75–78. — 2 Lit. Zus. in Engl.
Während einer Q-Fieber-Epidemie bei Menschen wurden 1960 in Saratow bei Nagetieren, Hühnern, Enten und Tauben Rickettsien ermittelt. Der Krankheitsverlauf bei Menschen war akut, mit 8–31 Tage lang andauerndem Fieber von 39–40 °C, begleitet von Schüttelfrost, Kopf-, Muskel- und Gelenkschmerzen. Am Anfang der Erkrankung konnte eine mäßige Leukopenie mit Linksverschiebung festgestellt werden. Am Ende der zweiten Krankheitswoche trat eine Leucocytose auf und die Sedimentierung der Erythrocyten war beschleunigt (50–55 mm/Std.). In dieser Zeit wurden auch durch die Komplementbindungsreaktion Antikörper im Blute festgestellt.
M. Rolle. 9912.

Volkova, L. A. und Juškin, G. V. (Wolkowa, L. A. und Juschkin, G. W.); Orenburg, RSFSR, Hyg.-Epidemiol. Gebietsstat. Tuljaremija v Orenburgskoj oblasti. Predvaritel'noe soobščenie. **(Tularämie im Gebiet von Orenburg. Vorl. Mitt.)** Žurnal mikrobiologii, ėpidemiologii i immunobiologii, Moskva **32** (1961) Nr. 12. S. 56–60. — 1 Tab., 1 Lit. Zus. in Engl.
In der Gegend von Orenburg wurde 1928 erstmalig in der UdSSR *Past. tularensis* aus erkrankten Menschen und aus *Arvicola terrestris* isoliert. 1949 bis 1951 traten in der gleichen Gegend zum zweiten Mal in 17 Ortschaften 72 Erkrankungsfälle bei Menschen auf. Auf der Suche nach der Infektionsquelle wurden 417 verschiedene Nagetiere einer Beobachtung unterzogen. Von 370 untersuchten *Arvicola terrestris* wurden bei 53 pathologisch-anatomische Veränderungen in den Organen festgestellt und aus 3 Tieren *Past. tularensis* isoliert. Da einige Menschen nach dem Stich von Zecken erkrankt waren, wird eine Übertragung auf diesem Wege vermutet. An Ufern von Seen und Flüssen wurde *Dermacentor marginatus* und *Rhipicephalus rossicus* festgestellt.
M. Rolle. 9912.

Milek, E.; Praha-Bulovka, Klin. Infekčnich Nemoci. **Klinische-epidemiologische Studie der Ornithose.** Časopis lékařů českých [Prag] **101** (1962) Nr. 10. S. 1196.
9922.

Žitňan, Rudolf. Mačky domáce-nebezpeční širitelia helmintov prenosných z rýb na zvieratá a človeka. **(Die Verbreitung von Helminthen, die von Fischen auf Menschen und Tiere übertragbar sind, durch Hauskatzen.)** Pol'oníctvo Rybárstvo **1962** Nr. 3. S. 15. — 1 Abb.

Da man bei Fischen, die in der Donau und in einigen slowakischen Flüssen gefangen worden waren, Helminthenlarven von *Metagonimus yokogawai* festgestellt hatte, suchte man nach ihren definitiven Wirten. Bei der Sektion von Katzen, die Fischerleuten an der Donau und am Hron-Fluß gehörten, fand man in einigen Fällen 3 Arten dieser Helminthen, und zwar *Metagonimus yokogawai* im Dünndarm zu je 30–58 Expemplaren, *Apophalbus mühlingi* im Dünndarm und *Metorchis albidus* in den Gallengängen. Die Parasiten verbreiten sich durch menschliche und tierische Ausscheidungen, die ihre Eier enthalten. In Wasser entwickeln sich dann die Larven, denen die Schnecke als Zwischenwirt dient. Nicht nur Katzen, sondern auch Hunde, Schweine, Füchse, Wölfe, Mäuse und verschiedene Arten von fischfressenden Vögeln (Reiher, Kormoran, Taucher, Fischadler u. a.) und auch der Mensch können von diesen Helminthen befallen werden. Um die Verbreitung dieser Parasiten zu verhindern, empfiehlt es sich, Fische in sämtlichen Gewässern sowie die aus dem Auslande importierten Fische parasitologisch zu untersuchen und die Bevölkerung über die richtige Zubereitung von Fischspeisen zu belehren. F. Nádvorník. 9930.

Vanbreuseghem, R., de Gryse, G., de Wever, A., Gregoire, C. und Grembergen, G.; Existe-t-il en Belgique un problème de la distomatose humaine. **(Gibt es in Belgien eine Frage der Distomatose beim Menschen?)** Ann. Méd. vétérin. **106** (1962) Nr. 4. S. 236–251. K. Reinhardt. 9930.

XXVII. BIENEN- UND SEIDENRAUPENKRANKHEITEN

Kulikov, N. S. (Kulikow, N. S.) Diagnostika nozematoza matok. **(Die Diagnostik der Nosemaseuche der [Bienen-]Königinnen.)** Pčelovodstvo, Moskva **39** (1962) Nr. 7. S. 31.

Nosema-verseuchte Königinnen sind die Quelle für die Infektion eines ganzen Stockes. Von anderer Seite (Bodgan, Popa, Foti 1959) war für die Lebenddiagnostik folgende Methode vorgeschlagen worden. Man nimmt die Königin aus dem Stock und setzt sie auf einen Objektträger, den man in ein Glas von 3 cm ⌀ verbringt. Innerhalb von 30 Min. setzen die Königinnen auf dem Objektträger Kot ab, den man auf das Vorhandensein von Nosemaerregern bzw. Sporen untersuchen kann. Vf. überprüfte an 24 Königinnen diese Methode und fand sie brauchbar. Die Ergebnisse der Kotuntersuchungen waren gleichlautend mit den Ergebnissen der Untersuchung des Darminhaltes nach der Tötung der Königinnen. — Der Kot der Königinnen ist wäßrig, durchsichtig, cremefarben, von alkalischer Reaktion und enthält wenig feste Bestandteile. Nach dem Eintrocknen bleibt auf dem Objektträger ein cremefarbener Fleck. Die Objektträger mit dem eingetrockneten Kot konnen auch an ein Laboratorium zur Untersuchung eingesandt werden. Diese Methode wurde im Jahre 1961 in Rumänien und Frankreich in die Richtlinien zur Bekämpfung der Nosemaseuche eingearbeitet. W. Plaschke. 9950.

Redaktionsschluß: 21. 3. 1963

Herausgeber: Deutsche Demokratische Republik · Deutsche Akademie der Landwirtschaftswissenschaften zu Berlin, Institut für Landwirtschaftliche Information und Dokumentation, Berlin W 8, Krausenstraße 38/39; Fernsprecher: 22 51 61. Chefredakteur: Dr. Ursula Wittbrodt, stellvertretender Chefredakteur: Dr. Werner Kleeberg, Berlin W 8, Krausenstraße 38/39; Fernsprecher: 22 51 61. Redaktion der Abteilung IV — Veterinärmedizin: Oberveterinärrat Dr. Kurt Reinhardt und Prof. Dr. Ekkehard Wiesner, Berlin W 8, Krausenstraße 38/39; Fernsprecher: 22 51 61. Verlag: Akademie-Verlag GmbH, Berlin W 8, Leipziger Straße 3—4; Fernsprecher: 22 04 41, Telex-Nr. 011773, Postscheckkonto: Berlin 350 21. Bestellnummer dieses Heftes: 1030 IV — VIII/6. Das Landwirtschaftliche Zentralblatt, Abt. Veterinärmedizin, erscheint monatlich. Einzelheft DM 16,—; einseitig bedruckte Ausgabe DM 20,—. Jahresbezugspreis DM 192,—; einseitig bedruckte Ausgabe DM 240,— einschl. Register, zuzüglich Porto- und Versandkosten. Gesamtherstellung: VEB Druckerei „Thomas Müntzer" Bad Langensalza. Veröffentlicht unter der Lizenznummer 1292 des Presseamtes beim Vorsitzenden des Ministerrates.

www.ingramcontent.com/pod-product-compliance
Lightning Source LLC
LaVergne TN
LVHW042239300926
849161LV00003B/401